DUMONT

*»Faszinierend zu lesen – ein Buch für jeden, der sich für Autismus und das menschliche Gehirn interessiert!«*

*Oliver Sacks*

In seinem bahnbrechenden Buch kommt Steve Silberman den bis heute mysteriösen neuronalen Besonderheiten des Autismus auf die Spur. Er nimmt den Leser mit auf eine Kreuzfahrt nach Alaska – an Bord die führenden Programmierer des Silicon Valley. Oder auch ins London des 18. Jahrhunderts, wo der exzentrische Henry Cavendish das ohmsche Gesetz entdeckte, aber niemandem davon erzählte. Und wir hören die Geschichte von Hans Asperger, der seine kleinen Patienten vor den Nazis zu beschützen versuchte. Am Ende zeigt uns Steve Silberman, dass wir Autisten und ihre Art zu denken brauchen.

*Steve Silberman* arbeitet seit mehr als 20 Jahren als Wissenschafts- und Kulturjournalist, u. a. für Wired, The New Yorker und Time Magazine. Er lebt in San Francisco. 2015 wurde sein Buch ›Geniale Störung‹ mit dem renommierten Samuel-Johnson-Preis ausgezeichnet.

Steve Silberman

# GENIALE STÖRUNG

*Die geheime Geschichte des Autismus
und warum wir Menschen brauchen,
die anders denken*

Aus dem Amerikanischen
von Harald Stadler und Barbara Schaden

DUMONT

MIX
Papier | Fördert gute Waldnutzung
FSC® C083411

Das bei der Produktion dieses Buches entstandene $CO_2$ wurde durch die Finanzierung von Klimaschutzprojekten kompensiert: climate-id.com/17531-2110-1001/de

5. Auflage 2024
DuMont Buchverlag, Köln

Die amerikanische Originalausgabe erschien 2015 unter dem Titel ›NeuroTribes. The Legacy of Autism and the Future of Neurodiversity‹ bei Avery, New York

Übersetzung: Harald Stadler und Barbara Schaden
Umschlaggestaltung: Lübbeke Naumann Thoben, Köln
Umschlagabbildung: © Shutterstock/Marzolino und © binik – Fotolia.com
Satz: Fagott, Ffm
Gesetzt aus der Arno
Druck und Verarbeitung: CPI books GmbH, Leck
Gedruckt auf säurefreiem und chlorfrei gebleichtem Papier
Printed in Germany
ISBN 978-3-8321-6434-8

www.dumont-buchverlag.de

*Für Keith Karraker*

# INHALT

# VORWORT
## von Oliver Sacks

Ich lernte Steve Silberman 2001 kennen. Er war damals ein junger Journalist, der vor der Veröffentlichung meines Memoirenbandes *Onkel Wolfram* ein Kurzporträt von mir erstellen sollte. Er gewann rasch mein Vertrauen, und ich verbrachte viele Stunden im Gespräch mit ihm. Wir fuhren gemeinsam nach London, wo ich aufgewachsen war, und ich stellte ihn vielen meiner Freunde und Kollegen vor. Steve bohrte stets tiefer, stellte weitere eindringliche Fragen. Er dachte über die Dinge nach und knüpfte Verbindungen.

Etwa ab jener Zeit interessierte er sich immer mehr für die ausufernde »Epidemie« von Autismus und Asperger-Syndrom. Er war fasziniert gewesen, als ich in *Eine Anthropologin auf dem Mars* über Temple Grandin und den Savant-Künstler Stephen Wiltshire geschrieben hatte. Und nun machte er sich daran, mit Forschern, Ärzten und Therapeuten zu sprechen, mit Eltern autistischer Kinder und – vor allem – mit Autisten selbst.

Ich kenne niemanden, der so viel Zeit damit verbracht hat, einfach zuzuhören und verstehen zu wollen, wie es ist, Autist zu sein. Steve hat mit journalistischem Gespür und Geschick ungeheuer viel recherchiert und die Geschichte Leo Kanners und Hans Aspergers sowie ihrer Nachfolger so detailliert beleuchtet wie niemand zuvor. Er hat die bemerkenswerte Haltungsänderung gegenüber Autismus und Asperger-Syndrom in den vergangenen Jahrzehnten eingehend dargestellt.

Steves Buch ist eine ebenso in die Breite wie in die Tiefe gehende Chronik all dieser Facetten, die mit seltenem Verständnis und Einfühlungsvermögen vorgestellt werden. Das Buch ist spannend zu lesen und wird den Blick auf das Thema Autismus verändern. Es gehört neben den Werken von Temple Grandin und Clara Claiborne Park in das Regal eines jeden, der sich für Autismus und das Funktionieren des menschlichen Gehirns interessiert.

# EINLEITUNG
## Jenseits des *Geek*-Syndroms

*Nicht nur ein Weg führt zum Ziel.*

Larry Wall

An einem strahlenden Morgen im Mai 2000 stand ich auf dem Deck eines Schiffs, das mit mehr als einhundert Computerprogrammierern an Bord zur Inside Passage von Alaska tuckerte. Die glitzernden Türme von Vancouver verschwanden hinter uns, als wir unter der Lions Gate Bridge hindurch in die Salish Sea hinausfuhren. Anlass war die erste »*Geek*-Kreuzfahrt« – der Versuch eines Unternehmers, statt Hightech-Konferenzen in leblosen Kongresszentren erfrischende Schifffahrten mit exotischen Zielen zu bieten. Ich buchte eine Passage an Bord der *Volendam*, um für das Magazin *Wired* über die »Jungfernfahrt« zu berichten.[1]

Der unangefochtene *Geek*-Star unter den zahllosen legendären Programmierern an Bord war Larry Wall, der Erfinder von »Perl«, einer der ersten und meistverwendeten quelloffenen Programmiersprachen der Welt. Tausende Webseiten, auf die wir täglich vertrauen – darunter die von Amazon, Craigslist und die Internet Movie Database –, würden gar nicht funktionieren ohne Perl, dem geliebten »Schweizer Armeemesser« gestresster Systemadministratoren weltweit.[2]

Die Programmiersprache ist in einem ungewöhnlichen und schillernden Maße Ausdruck des Geistes ihres Erfinders, eines jungenhaft wirkenden ehemaligen Linguisten mit einem Schnurrbart, der an die Zeichentrickfigur Yosemite Sam erinnert. Einzelne Abschnitte des Codes beginnen mit Epigrammen aus Larrys Lieblingsbuch, *Der Herr der Ringe*. Alle möglichen albernen Backronyme wurden erfunden, um den Namen »Perl« zu deuten (darunter »Pathologisch eklektischer Ramsch-Lister«), doch Larry erzählte mir, dass er ihn dem »Gleichnis der kostbaren Perle« im Matthäus-Evangelium entlehnt habe.[3] Der Code sollte in seiner eigenen bescheidenen Art wie Jesus sein, erklärte er: »Frei, lebensverändernd und allgemein zugänglich.« Ein häufig verwendeter Befehl heißt *bless* – »segne«.

Das Geheimnis der Vielseitigkeit von Perl besteht darin, dass auch die klugen Köpfe von Larrys weit gespanntem Mitarbeiternetz darin ihren Ausdruck finden: die globale Community von Perl-Hackern. Der Code ist so angelegt, dass Programmierer dazu angeregt werden, ihren eigenen Stil zu entwickeln, und jeder ist dazu eingeladen, zu seiner Verbesserung beizutragen; das offizielle Motto dieser Community lautet: »Nicht nur ein Weg führt zum Ziel.«

So hatte Perl eine florierende digitale Meritokratie hervorgebracht, in der Ideen nicht nach persönlichem Charisma oder nach Einfluss beurteilt werden, sondern nach ihrer Brauchbarkeit und Originalität. Aufgrund dieser Werte – Flexibilität, Demokratie und Offenheit – konnte der Code omnipräsent werden; laut Perl-Hackern ist er »das Klebeband, das das Internet zusammenhält«.

Während die *Volendam* in offenes Wasser hinaussteuerte, sah ich voller Bewunderung zu, wie meine Reisegefährten Ethernet-Kabel, Router und anderes Vernetzungszubehör auspackten, um die Kommunikationssysteme des Schiffs hochzurüsten. Anstatt neben dem Pool auf Liegestühlen zu dösen, waren meine streberhaften Schiffskameraden eifrig dabei herauszufinden, wie alles Mögliche funktionierte und sich verbessern ließ. Bereits nach wenigen Tagen konnten sie den Kapitän überreden, sie durch den Maschinenraum zu führen.

Auf der Route zum nördlichen Polarkreis bot Larry jeden Abend einen dramatischen Auftritt, wenn er in neonfarbenem Smoking und Rüschenhemd am Arm seiner Frau, Gloria, den Speisesaal betrat. Jeden Abend trug er, dank eines Räumungsverkaufs in seiner Heimatstadt, einen Smoking in einer anderen Farbe – in einem netzhautreizenden Spektrum von Orange über Senfgelb und Limone bis Himmelblau. Larry und meine anderen Kameraden am »Tisch der Genies« widerlegten das stereotype Bild, wonach eingefleischte Programmierer langweilige und unbeholfene Gesprächspartner sind, und zeigten eine erstaunliche Gabe für Wortspiele und Witzelei. An einem Abend unterhielt sich die Runde über theoretische Physik, am nächsten Abend über die Gleittöne in der Kanton-Oper, gefolgt von Erörterungen der Frage, warum so viele Programmierer und Mathematiker zugleich auch Schachspieler und Musiker sind. Ihre unerschöpfliche Neugier verlieh diesen leicht angegrauten Genies etwas liebenswert Jugendliches. Es schien so, als hätten sie Möglichkeiten gefunden, pubertäres Streben nach obskurem Wissen in einträgliche Berufe zu verwandeln. Am Wochenende programmierten sie gleichsam zur Entspannung und lancierten so Nebenprojekte, welche die Grundlagen für neue Technologien und Start-ups bildeten.

Nach einigen Tagen an Bord hatte ich den Eindruck, dass meine Mitreisenden nicht nur eine Gruppe von IT-Experten waren, die zufällig mit denselben Instrumenten arbeiteten. Sie kamen mir eher wie ein Stamm von *digital natives* vor, mit einer eigenen Geschichte und Überlieferung sowie eigenen Ritualen, Werten und Spielformen. Auch wenn der zentrale Fokus in ihrem Leben die Arbeit war, die sie in Abgeschiedenheit verrichteten, so genossen sie doch sichtbar die Gesellschaft anderer, die auf der gleichen Wellenlänge funkten. Sie bildeten ein geselliges Häuflein von Leuten, die sonst nicht sonderlich umgänglich sind.

Ihre Vorgänger im Mittelalter verbrachten ihre Tage vielleicht damit, Handschriften zu kopieren, Musikinstrumente gestimmt zu halten oder unedle Metalle in Gold verwandeln zu wollen. Ihre Geistesverwandten in der Mitte des 20. Jahrhunderts richteten Teleskope auf Gestirne, bastelten sich aus Bausätzen vom Versandhaus Radios oder ließen in der Garage Laborgläser explodieren. In den letzten vierzig Jahren wanderten einige Angehörige dieses Stammes von den Rändern der Gesellschaft zum Mainstream und arbeiten derzeit für Unternehmen wie Facebook, Apple und Google. Dabei haben sie die Populärkultur nach ihrem eigenen Bild umgeformt; inzwischen gilt es als cool, auf Dinosaurier, Periodentabellen und Science-Fiction-Serien abzufahren – in jedem Alter. Aus Kids, die früher als Streber und Intelligenzbestien verspottet wurden, sind inzwischen Architekten unserer Zukunft geworden.

Als die *Volendam* zur Halbzeit unserer Reise in Glacier Bay ankam, trieben wir mit abgeschalteten Motoren durch eine natürliche Kathedrale aus Eis. Das Donnern von Gletschern, die ein paar Hundert Meter entfernt kalbten, hallte über das Deck. Um drei Uhr in jener Nacht senkte sich die Sonne nur knapp zum Horizont, bevor sie wieder aufstieg.

Kurz bevor wir wieder in Vancouver eintrafen, fragte ich Larry, ob ich ihn in seinem Haus im Silicon Valley noch einmal ausführlicher interviewen könnte. »Kein Problem«, erwiderte er, »aber Sie sollten wissen, meine Frau und ich haben eine autistische Tochter.« Ich nahm dies zur Kenntnis, dachte aber nicht weiter darüber nach. Alles, was ich über Autismus wusste, hatte ich aus dem Film *Rain Man* von 1988, in dem Dustin Hoffman einen Menschen mit dem Savant-Syndrom spielte, der ganze Telefonbücher auswendig lernte und die Anzahl von Zahnstochern auf einen Blick erfasste. Diese Figur des Raymond Babbitt war sicherlich unvergesslich, doch die Chance, im wahren Leben solch einer Person zu begegnen, schien doch eher gering. Soweit ich wusste, war Autismus eine sehr seltene und fremdartige neurologische Störung, und Savants wie Raymond waren sogar noch seltener.

Larry zeigte sich während unseres Interviews freundlich und mitteilsam. Er schilderte, wie Perl als streng geheimes Projekt bei der National Security Agency (NSA) entstanden war. Sein Vorgesetzter hatte ihm damals aufgetragen, ein Softwaretool zu entwickeln, mit dem sich zwei verschiedene Computer, einer an der Ostküste und einer an der Westküste, aus der Ferne konfigurieren ließen. Larry, der einmal geschrieben hat, die drei großen Tugenden der Programmierer seien deren Faulheit, Ungeduld und Selbstüberschätzung[4], hatte jedoch keine Lust, einen ganzen Monat lang ein Steuerelement zu programmieren, das nur einer einzigen Aufgabe diente. Stattdessen entwickelte er Perl und schmuggelte ein Magnetband mit dem Quellcode in seine Tasche, bevor er Adieu sagte.

Während ich mit Larry über seine berühmte Erfindung plauderte, leuchtete an der Wand hinter uns eine Glühbirne auf. Er hatte das Tonsignal seines Wäschetrockners gegen eine unaufdringliche Lampe ausgetauscht, weil ihn das Klingeln am Ende eines jeden Trockengangs verrückt machte. Solches Tüfteln passte zu einem Mann, dessen Code es einem Perl-Hacker namens Bruce Winter ermöglicht hatte, sämtliche Geräte in seinem Haushalt zu automatisieren und sich seine E-Mails über das Telefon vorlesen zu lassen – und das bereits 1998. Erst viel später wurde mir klar, dass Larrys Empfindlichkeit gegenüber Geräuschen vielleicht eine Verbindung darstellte – zwischen dem Zustand seiner Tochter und dem exzentrischen Stamm von Einzelgängern, die unsere moderne digitale Welt erfanden.

Einige Monate später begann ich, ein Profil über eine der angesehensten Frauen im Silicon Valley auszuarbeiten. Die Unternehmerin Judy Estrin hatte in den 1970er-Jahren als Doktorandin an der Stanford University dem Informatiker Vinton Cerf geholfen, die TCP/IP-Protokolle zu entwickeln, die zur Grundlage des Internets werden sollten.[5] Judy legte eine großartige Karriere hin; sie lancierte Start-ups und managte Risikokapital in der von Männern beherrschten Hightechindustrie. Um ihre persönliche Lebensgeschichte näher zu beleuchten, nahm ich Kontakt zu ihrem Schwager Marnin Kligfeld auf. Ich fragte ihn, ob ich ihn zu Hause interviewen könne.[6] »Na klar«, erwiderte er, »aber nur damit Sie es wissen: Ich habe eine autistische Tochter.«

Das kam mir wirklich wie ein seltsamer Zufall vor – *zwei* technisch versierte Familien im Silicon Valley mit Kindern, die eine seltene neurologische Störung aufwiesen? Am nächsten Tag erzählte ich einem Freund in einem Café bei mir um die Ecke von diesem merkwürdigen Zusammentreffen. Da platzte eine junge Frau am Nebentisch heraus: »Ich bin Sonderschullehrerin. Wissen Sie überhaupt, was Sache ist? Im Silicon Valley grassiert eine Autismus-Epidemie! *Etwas Schreckliches geschieht mit unseren Kindern.*«

Ihre Worte trieben mir einen kalten Schauer über den Rücken. Konnte das wahr sein?

Ich begann, jeden Artikel über Autismus zu lesen, den ich finden konnte, und massenweise Fachartikel aus dem Internet herunterzuladen. Bald wurde klar, dass sich die rätselhafte Zunahme an Diagnosen nicht auf das Silicon Valley beschränkte. Das Phänomen war weltweit zu beobachten.

Um mir ein klares Bild zu verschaffen, ging ich zurück zu den Anfängen und machte mich mit der bekannten Geschichte vertraut. So erfuhr ich, wie dieser unergründliche Zustand von einem Kinder- und Jugendpsychiater namens Leo Kanner 1943 in Baltimore entdeckt wurde; Kanner stellte fest, dass elf seiner jungen Patienten in einer Eigenwelt zu leben schienen und die Menschen um sie herum ausblendeten. Sie konnten sich stundenlang mit kleinen Ritualen amüsieren, etwa indem sie Topfdeckel auf dem Boden kreiseln ließen, wurden jedoch durch die geringsten Veränderungen in ihrer Umgebung in Panik versetzt, beispielsweise wenn ein Stuhl oder ein Lieblingsspielzeug ohne ihr Wissen von seinem gewohnten Platz entfernt wurde. Einige dieser Kinder konnten überhaupt nicht sprechen, andere hingegen wiederholten nur Dinge, die sie aufschnappten, oder sprachen von sich in der dritten Person. Kanner zufolge unterschied sich der Zustand dieser Kinder »deutlich und unverwechselbar« von allem, worüber bisher in der klinischen Literatur berichtet worden war, und er bezeichnete ihr Zustandsbild als »Autismus« – nach dem griechischen Wort *autós,* »selbst« –, weil sie in Abgeschiedenheit am zufriedensten zu sein schienen.

Ein Jahr später stieß ein Wiener Kinderarzt und Heilpädagoge namens Hans Asperger unabhängig von Kanner auf vier junge Patienten, denen andere Menschen, auch die eigenen Eltern, seltsamerweise völlig fremd erschienen. Anders als Kanners junge Patienten in Baltimore drückten sich diese Kinder in einer blumigen Sprache aus und zeigten frühreife Fähigkeiten im mathematischen und naturwissenschaftlichen Bereich. Asperger verglich sie liebevoll mit »kleinen Professoren«. Er bezeichnete deren Zustand ebenfalls als »Autismus«, obwohl noch umstritten ist, ob er es mit dem gleichen Syndrom zu tun hatte, das Kanner beschrieben hatte.

Jahrzehntelang blieben die Schätzungen über die Häufigkeit von Autismus unverändert bei lediglich vier oder fünf Kindern unter zehntausend. In den 1980er- und 1990er-Jahren wuchs die Zahl jedoch lawinenartig an und ließ ein Horrorszenarium fürchten, wonach eine ganze Kindergeneration von einer Epidemie unbekannten Ursprungs erfasst worden war. Nachdem ich meinem Chefredakteur erzählt hatte, welches Schreckgespenst der Lehrerin zufolge im Silicon Valley – der Hochburg der Hightech-beflissenen Leserschaft von *Wired* – umgehe, durfte ich diese faszinierende Spur weiterverfolgen.

Meine Recherchen wurden dadurch erleichtert, dass ich in San Francisco unweit der University of California wohne, die eine der besten medizinischen Bibliotheken des Landes besitzt. Fortan stöberte ich regelmäßig in den Magazinen, vertiefte mich in Aufsätze über Epidemiologie, Pädiatrie, Psychologie, Genetik, Toxikologie und andere einschlägige Themen. Unterdessen füllten sich meine Regale zu Hause mit Büchern wie Clara Claiborne Parks *The Siege* (deutsch: *Eine Seele lernt leben*), Oliver Sacks' *Eine Anthropologin auf dem Mars* und Temple Grandins *Thinking in Pictures* (deutsch: *Ich bin die Anthropologin auf dem Mars: Mein Leben als Autistin*). Jedes dieser Werke bot eine Sicht aus einem einzigartigen Blickwinkel auf die facettenreiche Welt des Autismus.

*Eine Seele lernt leben* erschien 1967 und war das erste Buch über das Aufziehen eines autistischen Kindes aus der Feder eines liebevollen und treu sorgenden Elternteils. In einer unaufgeklärten Zeit, in der Psychiater fälschlicherweise behaupteten, »Kühlschrankmütter« seien schuld am Autismus ihrer Kinder, weil sie sie nicht angemessen ernährten, zeichnete Park ein ehrliches Bild vom Leben mit ihrer kleinen Tochter Jessy (die in dem Buch Elly heißt), die stundenlang nur dasaß und Sand durch ihre Finger rieseln ließ. Mit dem sorgfältigen Blick eines Forschers, der unbekanntes Terrain kartografiert, zeichnete Park jede Kleinigkeit auf, die Jessy in ihren ersten Lebensjahren meist mit großer Anstrengung lernte und kurz darauf bereits wieder zu verlernen schien.

> In dem Sommer, in dem sie zwei wurde, hörte ich sie oft morgens im Bett ihren Namen aussprechen. »El-ly«, sagte sie, lachend, kichernd, »El-ly«. Die Laute, selbst die Konsonanten, waren außerordentlich klar. Ich freute mich, dass ich Gelegenheit hatte, sie zu belauschen. Ungefähr einen Monat lang sagte sie es. Dann vergingen mindestens zwei Jahre, bis sie ihren Namen wieder aussprach.[7]

Oliver Sacks betrachtete den Autismus aus der Perspektive eines einfühlsamen Klinikers, ganz in der Tradition scharfsinniger Beobachter wie Jean-Martin Charcot, der die moderne Neurologie begründete, und Aleksandr Lurija, der in den Fallgeschichten seiner Patienten so tiefe Einblicke in die menschliche Verfassung lieferte, dass sie sich wie Romane lesen. In fein nuancierten Porträts autistischer Menschen wie dem Künstler Stephen Wiltshire und der Industrieplanerin Temple Grandin beleuchtete Sacks die Herausforderungen, mit denen Betroffene im Alltagsleben konfrontiert sind, und würdigte zugleich die Weise, in der sie die Stärken ihres atypischen Geistes in ihre Arbeit einbringen. »Kein Autist ist wie der andere; Form oder Ausdruck des Autismus ist in keinem Fall gleich«, schrieb Sacks. »Überdies können die autistischen Merkmale auf höchst komplexe (und potentiell kreative) Weise mit anderen Eigenschaften des Betroffenen zusammenwirken. Für die klinische Diagnose mag also ein Blick genügen, doch wollen wir das autistische Individuum je wirklich verstehen, bedarf es dazu nichts Geringerem als einer umfassenden biographischen Erhebung.«[8]

Temple Grandin schilderte in ihrem eigenen Buch, *Ich bin die Anthropologin auf dem Mars,* ihre Lebensgeschichte aus der Innensicht. Sie lernte erst mit vier Jahren sprechen. Ursprünglich wurde ihr ein Hirnschaden attestiert – eine nicht seltene Fehldiagnose in einer Zeit, in der Autismus selbst unter erfahrenen Medizinern weitgehend unbekannt war. Mit der Unterstützung ihrer Mutter, Eustacia Cutler, und eines Naturkundelehrers namens Bill Carlock entwickelte Grandin aus ihrer instinktmäßigen Vertrautheit mit Tieren ganz praktische Fähigkeiten, mit denen sie große Erfolge in der anspruchsvollen Tätigkeit erzielte, Anlagen für die kommerzielle Viehzucht zu entwerfen. Statt der gewohnten Mär vom geplagten Menschen, der über ein tragisches Leiden »triumphiert«, berichtete Grandin darüber, wie sie lernen musste, ihren Autismus sowohl als Behinderung wie auch als Gabe anzusehen – als Eigenart, nicht als Mangel.

Dann erst begann meine echte Reportagearbeit. Ich befragte einen elfjährigen Jungen namens Nick, der mir erzählte, er konstruiere in seinem Computer ein imaginäres Universum. Der pummelige, rotbäckige Knabe war ausgesprochen redegewandt und vertraute mir an, er habe bereits seinen ersten Planeten entworfen: ein ambossförmiges Gestirn namens Denthaim, auf dem Gnomen, Götter und eine Rasse von Lebewesen mit drei Geschlechtern lebten. Während er mir von der Zivilisation erzählte, die er an seinem Computer schuf, starrte er an die Decke und summte immer wieder die Bruchstücke einer Melodie. Seine hohe Sprechstimme klang abwechselnd poetisch und pedantisch, so als sei der Geist eines Oxford-Professors unpassenderweise im Körper eines Jungen wiedergeboren worden. »Ich denke darüber nach, aus der Magie eine Form der Quantenphysik zu machen, aber ich habe mich noch nicht entschieden«, sagte er. Ich schloss den Jungen sofort ins Herz.

Nicks Mutter brach jedoch in Tränen aus, als sie mir gestand, er habe keinen einzigen Freund in seinem Alter. Sie erinnerte sich an einen schlimmen Tag, an dem seine Klassenkameraden ihn dazu verleitet hatten, mit einem lächerlichen Outfit in die Schule zu kommen. Weil es Autisten schwerfällt, soziale Signale in Echtzeit zu verstehen, hatte Nick nicht erkannt, dass seine Mitschüler ihn zum Gespött hatten machen wollen. Ich fragte mich, was aus diesem aufgeweckten, ideenreichen und treuherzigen Jungen werden würde, wenn er älter wird und seine Altersgenossen nur noch an Sozialstatus und Partnersuche denken.

Andere Eltern berichteten mir von den genialen Strategien, die sie entwickelt hatten, damit ihre Kinder lernen konnten, in einer Welt voller unvermeidlicher Veränderungen und Überraschungen zurechtzukommen. Ein Familienereignis wie etwa eine erste Flugreise erforderte wochenlanges Planen und sorgfältiges Vorbereiten. Marnin erzählte mir von den Schritten, die er und seine Frau, Margo, unternommen hätten, damit sich ihre Tochter Leah bei ihrem ersten Termin bei einem neuen Zahnarzt wohlfühlte. »Wir machten Fotos von der Praxis und den Mitarbeitern und fuhren mehrere Male mit ihr an der Praxis vorbei«, erklärte er. »Der Zahnarzt nahm uns am Ende des Tages dran; da waren keine anderen Patienten mehr da. Dann setzten wir Ziele fest. Das Ziel des ersten Termins bestand darin, meine Tochter dazu zu bringen, sich auf den Stuhl zu setzen. Beim zweiten Termin ging es darum, die für die Behandlung notwendigen Schritte zu proben, ohne sie tatsächlich durchzuführen. Der Zahnarzt gab all seinen Geräten und Apparaturen extra für sie besondere Namen. Dabei verwendeten wir ständig einen großen Spiegel, damit sie genau sehen konnte, was vor sich ging, und sicher sein konnte, dass keine Überraschungen auftraten.«

Wie so viele Eltern waren auch Marnin und Margo selbst zu Amateurforschern in Sachen Autismus geworden. Jede Woche verwendeten sie Stunden ihrer wertvollen Auszeit darauf, sich in die neuesten Studien zu vertiefen und Therapien auszuwerten, die Leah helfen könnten. Nicht selten mussten Eltern, deren Finanzlage bereits durch die Kosten für Verhaltenstherapien angespannt war, einen geliebten Beruf aufgeben, um de facto Fallmanager ihrer Kinder zu werden; sie mussten ganze Therapeutenteams rekrutieren und sich mit Schulbehörden sowie Versicherungen herumschlagen, damit ihre Kinder die Versorgung und Förderung erhielten, die sie verdienten.

Eine der größten Schwierigkeiten für Eltern mit einem autistischen Kind bestand indes darin, die Hoffnung nicht aufzugeben, trotz düsterer Prognosen seitens der Ärzte, Schulbehörden und anderer Instanzen, die ihnen eigentlich zur Seite stehen sollten. Als Leah ihre Diagnose erhielt, erklärte ihr Kinderarzt den Eltern: »Es besteht nur ein kleiner Unterschied zwischen Ihrer Tochter und einem Tier. Wir haben keine Ahnung, wozu sie später einmal fähig sein wird.« In gewisser Weise hatte sich nicht viel geändert, seit Clara Claiborne Park und Eustacia Cutler geraten worden war, ihre Töchter in ein Heim zu stecken und ihr eigenes Leben weiterzuleben.

Um herauszufinden, was im Silicon Valley vor sich ging, bat ich Ron Huff vom kalifornischen Referat für Förderungseinrichtungen (California Department of Developmental Services), die Daten aus Santa Clara County mit denen anderer Bezirke zu vergleichen. Huff bestätigte, dass in der Wiege der Hightechindustrie tatsächlich ein unverhältnismäßig hoher Bedarf an Dienstleistungen für Autisten bestand.

Als ich meinen Artikel schrieb, wurde die Vorstellung, dass Hightech-Hotspots wie Silicon Valley und Route 128 außerhalb von Boston Sammelbecken für geniale, aber sozial unbeholfene Programmierer und Ingenieure seien, zu einem Klischee der Populärkultur. In der Branche witzelte man ständig darüber, dass viele eingefleischte Programmierer in IT-Hochburgen wie Intel, Adobe und Silicon Graphics – die früh zur Arbeit kamen, spät gingen und in ihren Arbeitsnischen Cola aus Zweiliterflaschen tranken – irgendwo in Asperger-Gefilden angesiedelt seien. Kathryn Stewart, die Leiterin der Orion Academy, einer Highschool für autistische Kinder im kalifornischen Moraga, bezeichnete das Asperger-Syndrom als »die Störung der Ingenieure«. Und Douglas Coupland witzelte in seinem populären Roman *Microserfs* (deutsch übersetzt als *Microsklaven* oder *Micro-Sklaven*): »Ich glaube, alle Hightech-Leute sind leicht autistisch.«

Eine mögliche Erklärung für ein erhöhtes Auftreten von Autismus in Hightech-Hochburgen wie dem Silicon Valley lieferte der Neurogenetiker Dan Geschwind von der University of California in Los Angeles (UCLA); laut Geschwind eröffnete die Kultur jener Orte Männern und Frauen auf dem Autismusspektrum soziale Möglichkeiten, die noch nie zuvor bestanden hatten. Eine Sprachtherapeutin namens Michelle Garcia Winner erzählte mir, viele Eltern in ihrer Praxis seien sich überhaupt erst nach der Diagnose des Kindes ihrer eigenen autistischen Züge bewusst geworden. Temple Grandin bemerkte in ihrer Autobiografie: »Ehen funktionieren am besten, wenn zwei Menschen mit Autismus heiraten oder wenn eine autistische Person eine behinderte oder exzentrische Person heiratet. [...] Sie fühlen sich voneinander angezogen, weil sie sich intellektuell auf einer ähnlichen Wellenlänge befinden.«[9]

In der Genetik spricht man von »assortativer Paarung«, wenn sich Individuen Partner suchen, die ihnen besonders ähnlich sind, auch auf geistiger Ebene. Im Jahr 1997 stellte der Psychologe Simon Baron-Cohen fest, dass autistische Kinder mit sehr hoher Wahrscheinlichkeit Ingenieure als Väter oder Großväter hatten.[10] Könnte die assortative Paarung von Männern und Frauen mit genetischer Veranlagung zum Autismus für die steigende Zahl entsprechender Diagnosen im Silicon Valley verantwortlich sein?

Mein Artikel »*The Geek Syndrome*«, in dem ich dieser Frage nachging, erschien im Dezember 2001 im Magazin *Wired*. Die Welt taumelte noch immer nach den Anschlägen auf das World Trade Center und das Pentagon am 11. September jenes Jahres, aber bereits bevor das Heft offiziell in den Kiosken auslag, gingen bei mir massenhaft E-Mails ein. Eltern erklärten mir, sie fühlten sich aufgrund des Aufsatzes weniger isoliert von anderen Eltern, die mit ihren Kindern das Gleiche durchmachten. Ich hörte von Klinikern, die in ihren eigenen Hightech-Communities dieselbe Dynamik beobachteten. Und zahlreiche Leser berichteten, sie hätten fast ihr ganzes Leben lang in sozialen Situationen zu kämpfen gehabt, ohne zu wissen, warum. Die Flut an Rückmeldungen war ebenso erfreulich wie bedrückend.

Ich habe einen zwölfjährigen Sohn. Er belegt beschleunigte Kurse in Mathe und Naturwissenschaften. Als Hobby lernt er Fakten und Zahlen über Zivil- und Militärflugzeuge zurück bis zum Ersten Weltkrieg auswendig. Er hat sich schon immer für Uhren aller Art begeistert. Wie Sie wohl bereits vermutet haben, hat er das Asperger-Syndrom. Ich habe mich immer gefragt: »Warum ist mein Sohn so?« Niemand konnte mir eine plausible Antwort geben, bis ich Ihren Artikel las. Sie müssen wissen: Mein Mann ist Ingenieur. Nach der Lektüre Ihres Artikels hatte ich das Gefühl, alles passt zusammen.

—

Ihr Artikel gab mir Aufschluss über meinen früheren Computerlehrer. Er kann vier Schachpartien gleichzeitig spielen und alle vier Gegner besiegen. Im Supermarkt weiß er immer genau, welche Endsumme auf dem Kassenbon steht, einschließlich der Mehrwertsteuer, bevor er sich an der Kasse anstellt. Aber seinem Sohn fällt es schwer, Blickkontakt aufzunehmen.

—

Als ich fünf Jahre alt war, nahm ich meine elektronischen Spielzeuge auseinander, um zu sehen, wie sie funktionieren. (Ich versuchte auch, sie wieder zusammenzubauen, mit gemischten Ergebnissen.) Ich war schon immer ein begieriger Leser. Bereits in der zweiten Klasse las ich Physiklehrbücher fürs College, die ich auf Flohmärkten kaufte. Meinen Vater nervte ich ständig damit, dass ich maßstabgetreue Modelle von Atomreaktoren, U-Booten, Zügen und allem Möglichen bauen wollte. Ich habe von klein auf nur einen sehr kleinen Kreis enger Freunde gehabt. Ich empfand das immer als merkwürdig, wusste aber nie, wie sich das ändern ließe. Offen gesagt, finde ich die meisten Menschen ziemlich nervig und unlogisch – wahrscheinlich ebenfalls ein verbreitetes Asperger-Merkmal.

—

Es ist sehr wichtig, dass die Allgemeinheit und die Arbeitgeberschaft diese Menschengruppe verstehen. Viele fallen aufgrund ihres »sonderbaren« Verhaltens durch das Raster. Dabei haben viele so viel beizutragen, wenn man ihnen die Chance gibt.

Zum Glück erhielt ich nur wenige E-Mails wie diese:

> Wie so viele Menschen habe ich allmählich genug von der ständigen Zunahme psychischer Störungen wie dem Aufmerksamkeitsdefizit-Syndrom und dem Asperger-Syndrom. Früher wurde man geprügelt, wenn man in der Schule nicht aufpasste, und bei vielen Kids hatte das meist Erfolg.

Auch ein Abteilungsleiter von Microsoft rief mich an und erzählte mir: »Alle meiner besten Programmprüfer haben das Asperger-Syndrom. Sie können sich Hunderte Programmierzeilen als visuelles Bild merken. Sie suchen nach Abweichungen in den Mustern und entdecken so die Fehler.«

Ein paar Monate nachdem mein Artikel erschienen war, bat mich bei einer Konferenz die Großmutter eines kleinen Mädchens, eine Kopie meines Textes zu signieren, die schon so häufig kopiert worden war, dass die Buchstaben kaum noch zu erkennen waren.

Noch Jahre später bekam ich fast jede Woche E-Mails zum »*Geek Syndrome*«. Im Lauf der Zeit wurde mir allerdings klar, dass ich das eigentliche Thema verfehlt hatte, indem ich mich auf die steigende Zahl von Fällen in einem ganz bestimmten Umfeld konzentriert hatte.

»Der ultimative Hack für ein Team von Programmierern im Silicon Valley«, schrieb ich 2001, »könnte womöglich darin bestehen, den genetischen Code zu knacken, der sie so gut in ihrer Arbeit macht.« Als der Artikel erschien, äußerten viele Eltern die Hoffnung, aufgrund verschiedener sich abzeichnender technologischer Fortschritte könnten Forscher das Rätsel des Autismus lösen. Gleichzeitig war die öffentliche Diskussion über das Thema Autismus von einer erbitterten Debatte über Impfungen beherrscht, die von den umstrittenen Erkenntnissen des englischen Gastroenterologen Andrew Wakefield ausgelöst wurde, der behauptete, einen möglichen Zusammenhang zwischen der Impfung gegen Masern, Mumps und Röteln (MMR-Impfung) und einer Form von Regression entdeckt zu haben, die er als »autistische Enterokolitis« bezeichnete.

Eltern, die nach Rat suchten, wie sie ihre frisch diagnostizierten Kinder großziehen sollten, landeten in einem Minenfeld widersprüchlicher

Informationen über die Sicherheit routinemäßiger Kinderimpfungen und die mögliche Mitschuld von Schwermetallen wie Quecksilber (die in geringen Mengen als Konservierungsstoffe in Vakzinen enthalten waren) an der verzögerten Entwicklung ihrer Kinder. Im neu aufkommenden Internet kursierten Ängste über eine riesige Verschwörung der Pharmaindustrie und korrupter Beamter, die einen globalen Impfskandal vertuschen wollten. Und weltweit gingen die Impfraten zurück, was wiederum Ängste vor einem Wiederauftreten von Krankheiten wie Keuchhusten schürte, an denen früher Zehntausende Kinder pro Jahr gestorben waren. Als offizielle Erklärung für die steigenden Fallzahlen hieß es, die Diagnosekriterien für Autismus seien im Lauf der Jahre allmählich ausgeweitet worden. Wenn dies stimmte, stellte sich jedoch die Frage, warum die Kriterien ursprünglich so unangemessen eng definiert worden waren. Wie konnte ein bislang seltenes Syndrom, das angeblich in der Genetik wurzelte, plötzlich scheinbar überall auftreten?

Befeuert durch den öffentlichen Aufschrei über die steigenden Fallzahlen stand die Autismusforschung – die von Förderorganisationen wie den National Institutes of Health (NIH) lange vernachlässigt worden war, eben weil man das Syndrom für so selten gehalten hatte – an der Schwelle einer goldenen Ära. Zwischen 2000 und 2011 stiegen die entsprechenden NIH-Zuschüsse jedes Jahr um durchschnittlich 51 Millionen Dollar, einschließlich einer Milliardenspritze durch das Gesetz zur Bekämpfung von Autismus im Jahr 2006.[11] Private Förderer wie die Simons Foundation trugen ebenfalls ihren Teil bei, sodass die Gesamtinvestitionen in die Autismusforschung ein Allzeithoch erreichten.[12] Im Jahr 2011 kündigte die größte Autismusförderorganisation der Welt, *Autism Speaks*, ein 50 Millionen Dollar teures Gemeinschaftsprojekt mit dem Genominstitut von Peking an, mit dem sämtliche Genome von zehntausend Personen aus Familien mit zwei oder mehr autistischen Kindern kartiert werden sollten. Der stellvertretende wissenschaftliche Leiter, Andy Shih, versprach, das Projekt werde »eine transformative Stufe der Information« erzeugen.[13]

Am Ende des Jahrzehnts zeigte sich, dass die Wissenschaftler genau das vollbracht hatten, wofür sie bezahlt worden waren. Molekularbiologen hatten mehr als eintausend Kandidatengene und Hunderte *De-novo*-Mutationen identifiziert, die mit Autismus in Zusammenhang gebracht wurden. Sie erlangten auch tiefere Einblicke in die Epigenetik – also jene Faktoren, die Wechselwirkungen zwischen Genen und äußeren Einflüssen steuern. Die Liste mutmaßlicher Autismusauslöser in der Umwelt schien mit jedem Tag länger zu werden; darunter waren Dutzende Chemikalien, die im Alltag verwendet werden. Daraufhin schrieb Emily Willingham, eine Wissenschaftsjournalistin des Magazins *Forbes* und Mutter eines autistischen Sohnes, einen Blog zum Thema Autismus.[14] Für Familien wie die Willinghams trat der lang versprochene transformative Moment, der die Lebensqualität ihrer Kinder verbessern sollte, aber irgendwie nie ein.

Die Autoren einer großen Studie, die in *Nature* veröffentlicht wurde, räumten ein, dass selbst die häufigsten genetischen Faktoren, die in ihrer Forschung aufgedeckt wurden, bei weniger als einem Prozent der untersuchten Kinder anzutreffen waren. »Die meisten Menschen mit Autismus sind wahrscheinlich genetisch ziemlich einmalig«, erklärte Stephen Scherer vom Kinderhospital in Toronto.[15] Der UCLA-Neurogenetiker Stanley Nelson fügte hinzu: »Bei hundert Kindern mit Autismus könnten hundert verschiedene genetische Ursachen vorliegen.«[16] Ein sarkastischer Spruch, der unter Autisten geläufig ist, scheint sich selbst für Molekularbiologen bewahrheitet zu haben: »Wenn du *einem* Menschen mit Autismus begegnest, hast du *einen* Menschen mit Autismus kennengelernt.« Jeder Autist ist anders.

Im Jahr 2010 unterhielt ich mich mit einem der Väter, die ich neun Jahre zuvor befragt hatte; er erklärte mir, er mache sich keine Gedanken mehr darüber, was den Autismus seiner Tochter verursacht habe. Vielmehr mache er sich Sorgen um ihre Zukunft. Das Mädchen war aus den bescheidenen Förderprogrammen, die der Staat Kalifornien der Familie zur Verfügung stellte, bald »herausgewachsen«. Trotz jahrelanger Verhaltenstherapie hatten sich ihre Fähigkeiten nicht so weit entwickelt, dass die Eltern davon ausgingen, ihre Tochter könnte irgendwann auf eigenen Beinen stehen. »Eine Frage raubt mir immer wieder den Schlaf«, gestand der Mann. »Was wird aus unserer geliebten Tochter, wenn wir nicht mehr leben?«

Da die Centers for Disease Control (CDC, Zentren für Krankheitskontrolle) schätzen, dass eins von 68 Schulkindern in Amerika auf dem Autismusspektrum angesiedelt ist, stehen Millionen Familien in den kommenden Jahrzehnten schlaflose Nächte bevor. Viele autistische Erwachsene verfügen nicht über die Stärken der atypischen Genies in Unternehmen wie Apple und Google. Im Gegenteil: Neun von zehn sind arbeitslos und schlagen sich mit Behinderten- oder Erwerbsunfähigkeitsrenten durch. Zwanzig Jahre nach Verabschiedung des Gesetzes zur Behindertenförderung, das Kindern mit Lernproblemen eine kostenlose, angemessene Ausbildung in einer möglichst uneingeschränkten Umgebung zusichern sollte, müssen Eltern autistischer Kinder ihre örtliche Schulbehörde immer noch regelmäßig verklagen, um ihren Söhnen oder Töchtern das ihnen zustehende Recht auf Bildung zu sichern.

Folgendes kommt hinzu: Sehr wenig von dem Geld, das Organisationen wie *Autism Speaks* aufbringen, wird für die alltäglichen Bedürfnisse autistischer Menschen und ihrer Familien verwendet. Diese Organisationen fördern in erster Linie die Erforschung möglicher Ursachen und Risikofaktoren und bestärken damit die Annahme, Autismus sei eine zeitgeschichtliche Anomalie – ein spezifisches Problem der modernen Zeit, das sich durch eine Entdeckung lösen lässt, die fortwährend kurz bevorsteht.

Während die übrige Welt endlos über Impfungen debattierte, standen frisch diagnostizierte Erwachsene vor dem Problem, sich in einer Welt zurechtfinden zu müssen, die nicht für sie gemacht war. Indem sie sich über ihre Lebensgeschichten austauschten, kamen sie dahinter, dass viele ihrer Alltagsschwierigkeiten nicht »Symptome« ihres Autismus waren, sondern Belastungen, die ihnen von einer Gesellschaft aufgebürdet wurden, die sich um Menschen mit kognitiven Behinderungen nicht in der gleichen Weise kümmern will wie um Menschen mit körperlichen Behinderungen wie Blindheit oder Gehörlosigkeit.

Eine scheinbar einfache Frage stellte sich mir: Warum wissen wir selbst nach siebzig Jahren Autismusforschung immer noch so wenig über dieses Syndrom?

Um für dieses Buch eine Antwort auf jene Frage zu finden, beschloss ich, mit meiner Reportage ganz am Anfang zu beginnen und die Jahre zu beleuchten, bevor Kanner und Asperger in den 1940er-Jahren angeblich unabhängig voneinander den Autismus entdeckten. Indem ich verwischte Spuren aus vergangener Zeit aufdeckte, kam ich dahinter, dass die übliche Zeitschiene für die Entdeckung des Autismus – sein Gründungsmythos sozusagen – so fehlerhaft und ungenau ist, dass wir autistische Menschen in früheren Generationen nur schwer ausmachen können. Und solange diese falsche Sicht nicht korrigiert ist, können wir auch nicht sachkundig darüber entscheiden, welche Forschungsansätze und Sozialmaßnahmen autistischen Menschen und ihren Familien am meisten zugutekommen würden.

Eine der verheißungsvollsten Entwicklungen in den Jahren seit Erscheinen des »*Geek Syndrome*« war das Aufkommen des Begriffs »Neurodiversität« – der Vorstellung, dass Zustände wie Autismus, Legasthenie und ADHS als natürlich auftretende kognitive Variationen mit spezifischen Stärken angesehen werden sollten, die zur Entwicklung von Technologie und Kultur beigetragen haben, und nicht als Anhäufungen von Defiziten und Fehlfunktionen. Das Modell eines Autismusspektrums und der Begriff der Neurodiversität gelten zwar weithin als Produkt unserer postmodernen Welt, sind im Grunde aber der älteste Ansatz in der Autismusforschung überhaupt und wurden von Hans Asperger bereits in seinem ersten öffentlichen Vortrag über Autismus im Jahr 1938 vorgebracht.

Der Begriff der Neurodiversität ließ eine rasch wachsende Bürgerrechtsbewegung aufkommen, die sich auf den einfachen Gedanken stützt, dass nicht Ärzte oder Eltern autistisches Verhalten am besten beurteilen können, sondern autistische Menschen selbst. Ein bekanntes Beispiel vermittelte 2007 eine Frau namens Amanda (inzwischen Amelia) Baggs mit ihrem YouTube-Video *In My Language* (In meiner Sprache). Ihr Verhalten würde von jedem Kliniker als typisch autistische Selbststimulation bezeichnet werden. »In meiner Sprache geht es nicht darum, Wörter oder visuelle Symbole zu entwickeln, die andere Menschen interpretieren können«, erklärte Baggs. »Sie dient dazu, in ständiger Zwiesprache mit jedem Aspekt meiner Umgebung zu stehen und körperlich auf alle Teile meines Umfelds zu reagieren. Die Art, wie ich mich bewege, ist alles andere als zweckfrei und sinnlos, sondern ist eine ständige Reaktion auf das, was um mich herum geschieht.« Ihre Worte werden von einem Programm artikuliert, das eingetippten Text in gesprochene Sprache umwandelt und so klingt, als spreche eine Maschine, doch nur wenige Clips auf YouTube bieten einen so tiefen Einblick in eine so menschliche Psyche.

Eine weitere Anregung, dieses Buch zu schreiben, lieferte der Besuch einer jährlichen Veranstaltung mit dem Titel *Autreat*, die Autisten für Autisten organisieren. Dabei wird das soziale Umfeld bewusst so gestaltet, dass Quellen der Reizüberflutung ausgeschaltet werden und Autisten aller Grade sich entspannen und austauschen können. Die Gespräche, die ich bei *Autreat* führte, teils unterstützt durch technische Hilfsmittel, lehrten mich mehr über die Alltagsrealität von Autisten als das Lesen Hunderter Fallgeschichten. Nach nur vier Tagen in diesem »Autismusland« erschien mir die »normale« Welt wie ein Dauerbombardement auf die Sinne.

Die Auffassung, dass eine Heilung für die am stärksten behindernden Aspekte des Autismus niemals in einer Pille zu finden sein wird, sondern in Gemeinschaften des gegenseitigen Respekts, hat sich bei betroffenen Eltern bereits seit Generationen von allein entwickelt. Clara Claiborne Park schilderte in ihrem letzten Buch, *Exiting Nirvana*, wie die Nachbarn ihrer Tochter halfen, sich in Williamstown, Massachusetts, ein glückliches und erfülltes Leben aufzubauen, wo Jessy heute immer noch lebt, Jahre nach dem Tod ihrer Mutter. Mit ihren 55 Jahren arbeitet sie nach wie vor in der Poststelle des Williams College und malt leuchtende, eigentümlich präzise Bilder der Welt, wie sie sie sieht.

»Dass die Gesellschaft einen Platz für Jessy geschaffen hat, ebnete mehr als alles andere den Weg dafür, dass sie in der Gemeinschaft, in der sie geboren wurde, leben und zu dieser sogar etwas beitragen kann«, schrieb Park 2010. »Ich kann dies mit einem Glauben an eine Zukunft schreiben, die ich nicht mehr erleben werde.«

Steve Silberman
*San Francisco*
*August 2015*

# 1
# Der Genius von Clapham Common

*Als Experimentator nahm er die Natur nicht als gegeben hin, sondern passte sie so an, dass sie auf seine Fragen antwortete.*

Christa Jungnickel und Russell McCormmach, *Cavendish: The Experimental Life*

In den letzten Jahren des 18. Jahrhunderts trat jeden Abend genau zur gleichen Stunde eine einzelne Gestalt aus dem ungewöhnlichsten Haus am Clapham Common im Südwesten Londons und unternahm einen Spaziergang. Um den neugierigen Blicken der Nachbarn zu entgehen, hielt sich der Mann in der Mitte der Straße und sprach keinen an, der ihn erkannte, und tippte nicht einmal an den Hut, wenn Passanten ihn grüßten.[1] Er trug ein Gewand, das seit Jahrzehnten aus der Mode war, ging leicht gebeugt und hielt seine linke Hand hinter dem Rücken. Stets wählte er dieselbe Route. Er marschierte die Dragmire Lane hinunter zur Nightingale Lane und ging noch eine weitere Meile, vorbei an ruhigen Stadthäusern mit Reihen von Eichen und Weißdorn, bis zum Wandsworth Common. Dann ging er denselben Weg zurück.

Er hatte seine Strecke binnen eines Vierteljahrhunderts nur ein einziges Mal geändert, nachdem er zwei Frauen aufgefallen war, die sich an einer Straßenecke postiert hatten, welche er passieren musste. Als er sie aus der Ferne sah, bog er abrupt im rechten Winkel ab und entkam so auf wirkungsvolle, wenn auch würdelose Weise über ein frisch gedüngtes Feld.[2] Fortan verlegte er seine Spaziergänge auf die Zeit nach der Dämmerung, in der er am wenigsten damit rechnen musste, gesehen zu werden.

In seinen eigenen vier Wänden war er ebenso sehr auf sein kostbares Alleinsein bedacht wie außerhalb. Mit seinen Hausangestellten verständigte er sich über Notizzettel, die er in der Diele auslegte. Eine Magd beging einmal den Fehler, ihn auf einer Treppe zu überraschen, woraufhin er umgehend anordnete, im hinteren Teil des Gebäudes eine zweite Treppe einbauen zu lassen, auf dass sich solch ein Vorkommnis niemals wiederholen würde.[3] Als Spross einer angesehenen und wohlhabenden Familie sah Henry Cavendish eine streng gewahrte Privatsphäre als unveräußerliches Recht an.

Seine Nachbarn in diesem damals ländlichen Vorort Londons wussten wenig von seinem abgeschiedenen Laborieren in dem Schuppen neben dem Haus, durch das sein Name einst unsterblich werden sollte. In Clapham ging das Gerücht um, er sei eine Art Hexenmeister. Und das auffallendste Merkmal seines Anwesens trug auch nicht gerade dazu bei, diese Gerüchte zu zerstreuen. Auf einem kleinen Hügel im Hof ragte ein fast 25 Meter hoher Pfahl in den Himmel, wie ein Schiffsmast auf trockenem Land.

Weil er sich weigerte, für ein offizielles Porträt Modell zu sitzen, was für einen Mann seines Standes normalerweise ein unerlässliches Zugeständnis war, wäre es ihm fast gelungen, den neugierigen Blicken künftiger Historiker verborgen zu bleiben. Das einzige Abbild Cavendishs, das zu seinen Lebzeiten gefertigt wurde, zeigt einen aristokratisch aussehenden Mann mit Gehrock, gekräuselten Manschetten und weißen Strümpfen sowie einer Perücke unter einem schwarzen Dreispitz. Dies war selbst im ausgehenden 18. Jahrhundert ein eigensinnig unmodischer Kleidungsstil, und Cavendish trug jeden Tag dieselbe Kluft. Jedes Jahr, kurz bevor sein Rock abgetragen war, forderte er seinen Schneider auf, einen neuen zu nähen, stets im gleichen Schnitt und Farbton wie der vorige.

In seinen Essgewohnheiten ließ er genauso wenig Abwechslung zu. Aufgrund seines privaten Vermögens hätte er sich eine bunte Tafel mit exotischen Delikatessen aus den fernsten Winkeln des Empire leisten können, doch er begnügte sich jahrzehntelang bei fast jeder Mahlzeit mit dem gleichen bescheidenen Gericht – Hammelkeule. Wenn er einmal in der Woche mit seinen Kollegen im Royal Society Club speiste, saß er stets auf demselben Stuhl, nachdem er Mantel und Hut an einen Haken gehängt hatte, unter dem sein Name hätte eingraviert sein können.

Einem listigen jungen Zeichner namens William Alexander gelang es aber schließlich, ein Porträt von ihm zu fertigen, indem er ihm wie ein Paparazzo auflauerte. Nachdem sich Alexander Zutritt zu dem Club verschafft hatte, setzte er sich unauffällig in eine Ecke und skizzierte Cavendishs Hut und Mantel, die wie gewohnt an dem Haken hingen. Bei einer späteren Gelegenheit zeichnete er das Gesicht des Kauzes. Dann kombinierte der Künstler die beiden Zeichnungen zu einem vollständigen Abbild.

Die starren Gewohnheiten und der stets gleiche Tagesablauf des Henry Cavendish waren ebenso unabänderlich wie die Gezeiten im Hafen von Portsmouth. Als er einmal bei einem seltenen Anlass vier Kollegen von der Royal Society zu sich nach Hause zum Essen einlud, erlaubte sich ein Koch kühn einzuwenden, eine Hammelkeule werde kaum für fünf Männer reichen. Cavendish erwiderte in seiner kurz angebundenen Art: »Dann besorgt zwei.«

Trotz seiner exzentrischen Kleidung und des seltsamen Totempfahls in seinem Hof war Henry Cavendish kein Hexer. Er war nach der Begrifflichkeit des 18. Jahrhunderts ein Naturphilosoph beziehungsweise nach heutigem Sprachgebrauch ein Naturwissenschaftler. (Das Wort »Wissenschaftler« [*scientist*] wurde erst im 19. Jahrhundert geprägt, nämlich als Gegenstück zu »Künstler« [*artist*], und zwar von dem Ozeanografen und Poeten William Whewell.) Cavendish war nicht nur einer der genialsten Naturphilosophen aller Zeiten, sondern auch einer der ersten wahren Wissenschaftler im modernen Sinn.

Mit unermüdlichem Forschergeist widmete er sich einem ganzen Universum von Disziplinen, darunter Chemie, Mathematik, Physik, Astronomie, Metallurgie, Meteorologie und Pharmazie sowie einige Gebiete, auf denen er ganz allein Pionierarbeit leistete. In einer Zeit, in der es noch nicht als legitimer Beruf, sondern eher als Hobby eines Neugierigen galt, in der Schöpfung Gottes nach Daten zu schürfen, definierte er den Gegenstandsbereich, die Verfahrensweisen und den Zieleifer naturwissenschaftlicher Methodik für die kommenden Jahrhunderte.

Das älteste erhaltene Dokument seiner Laborarbeit, ein Bündel Papiere von 1764, beschreibt seine Analyse von Arsen und dessen Verwandlung in ein grauweißes Pulver namens »Arsensalz«, das wir inzwischen als »Kaliumarsenit« (das Kaliumsalz der Arsenigen Säure) kennen. Wie die meisten seiner Kollegen glaubte auch Cavendish irrtümlicherweise, der verborgene Wirkstoff dieser Verwandlung sei die hypothetische Substanz Phlogiston, die man hinter dem chemischen Prozess der Verbrennung vermutete. Mithilfe einer Analyse dieses Elements hoffte er, eine Erklärung für viele Arten chemischer Reaktionen zu finden. Die Phlogistontheorie erwies sich als Unsinn – und Cavendish gab sie rasch auf –, doch seine Beobachtungen im Labor waren so scharfsinnig, dass ihm die Synthese von Kaliumarsenit zehn Jahre früher und durch ein einfacheres Verfahren gelang als dem Mann, dem diese Entdeckung üblicherweise zugeschrieben wird, dem Apotheker Carl Wilhelm Scheele. Im Gegensatz zu Scheele versäumte es Cavendish jedoch, so etwas wie eine Pressenotiz herauszugeben, und so konnte er dafür nicht die Lorbeeren einsammeln, während Scheele berühmt wurde, indem er ein weniger geniales Syntheseverfahren bekannt machte.

Die nächsten größeren Durchbrüche erzielte Cavendish mit der Untersuchung der Atmosphäre. Anders als seine Kollegen fing er recht spät an, in Fachzeitschriften zu publizieren. Er war bereits 35 Jahre alt, als sein erster Aufsatz erschien. Darin dokumentierte er seine Entdeckung eines instabilen Gases, das er als »entflammbare Luft« bezeichnete – jenes Element, das wir heute als Wasserstoff kennen, den Grundbaustein des Universums. Danach bestimmte er die Zusammensetzung von Wasser, indem er mit einem elektrischen Funken dieses neuentdeckte Gas mit »dephlogistierter« Luft, also Sauerstoff, verband. Als er in seinem Labor aus einem Kolben Stickstoff und Sauerstoff entzog, stellte er fest, dass eine winzige Blase eines dritten Gases übrig blieb. In jener Blase befand sich das Element Argon, das erst hundert Jahre später offiziell entdeckt wurde.

Zahllose ebenso kühne Experimente folgten. Cavendish untersuchte die mathematischen Verhältnisse musikalischer Intervalle; er formulierte die Theorie des elektrischen Potenzials und kam als Erster dahinter, dass sich die elektrische Leitfähigkeit einer Lösung mit deren Konzentration ändert. Er behauptete, dass ein Fisch namens Torpedo eigenständig

Strom erzeugen könne, wie eine lebende Batterie, und wies dies schließlich nach, indem er in seinem Labor aus Schuhleder, Zinnplatten, Glasröhren und Schafsfell einen künstlichen Fisch konstruierte und an Leidener Flaschen anschloss, womit er die elektrischen Organe des Fischs exakt nachbildete.[4]

Im Jahr 1796 schlug in den Turm der Kirche San Nazaro im norditalienischen Brescia ein Blitz ein. Der gewaltige Hochspannungsimpuls wurde durch die Mauern der Kirche bis ins Untergeschoss geleitet, in dem die venezianische Armee damals unpassenderweise hundert Fässer Schießpulver eingelagert hatte. Bei der Explosion, die dadurch entstand, kamen 3 000 Menschen ums Leben, ein Sechstel der Stadt wurde plattgemacht.[5] Damit dem Pulvermagazin der britischen Armee in ihrem Arsenal in Purfleet nicht ein ähnliches Schicksal drohte, berief die Royal Society den wackeren Lord Henry Cavendish in das »Blitzschlagkomitee«, das Isolationsmöglichkeiten erproben sollte. Unter den ausländischen Würdenträgern, die sich an jenem Projekt beteiligten, war ein Naturphilosoph aus den Dreizehn Kolonien, der selbst ein wenig über Elektrizität Bescheid wusste – Benjamin Franklin.

Das Blitzschlagkomitee entwickelte einen cleveren Plan, der auf Cavendishs vorausschauenden Theorien der Elektrizität beruhte: Man umgab ein Lagerhaus mit Metallstäben, die an den Enden Kupferleiter aufwiesen, und leitete so gefährliche Entladungen von dem entzündlichen Pulver weg.[6] Cavendishs Schrift zur elektrischen Theorie wurde zwar zu seinen Lebzeiten als zu abstrus abgetan, doch zwei Jahre nach seinem Tod beurteilte ein Historiker der Royal Society sie als »die klarste und überzeugendste Erklärung für das Phänomen der Elektrizität [und] unbestritten die wichtigste bisher veröffentlichte Abhandlung über das Thema«.[7]

Cavendish reichte nur einen Bruchteil seiner Arbeiten bei der Zeitschrift der Royal Society, den *Philosophical Transactions*, ein. Seine Forschungsarbeiten dokumentierte er jedoch umfassend; er produzierte eine Flut sorgfältig kommentierter Tabellen, Tafeln und Grafiken sowie Notizbücher, die nur ein kleiner Kreis seiner Kollegen je zu sehen bekam. Er hielt viel davon, Forschungsdaten offen auszutauschen, sah sich jedoch nicht veranlasst, die Urheberschaft für seine Entdeckungen zu beanspruchen. Er mied stattdessen jede Form von Konkurrenz und Kontroverse und wollte einfach in Ruhe seine Experimente durchführen.

So geschah es, dass die Formel, die den Fluss elektrischen Stroms als Funktion des elektrischen Widerstands beschreibt, nicht als Cavendishs Gesetz bekannt wurde, sondern als Ohm'sches Gesetz, obwohl der Brite dem Deutschen um ein Jahrhundert vorausging. Und ein Gesetz, das die elektrostatische Interaktion zwischen geladenen Partikeln beschreibt und die Grundlage für die moderne elektromagnetische Theorie bildet, trägt den Namen des französischen Physikers Charles Augustin de Coulomb, auch wenn Cavendish es zuerst erdachte. Seine bahnbrechende Entdeckung, dass Wasser kein unteilbares Element ist, sondern aus Wasserstoff und Sauerstoff besteht, wird in der Regel dem Franzosen Antoine Laurent de Lavoisier zugeschrieben. Auch in diesem Fall war Cavendish früher darauf gekommen, hatte aber kein großes Aufheben darum gemacht – anders als der großspurige Lavoisier, der Mitglieder der Royal Academy einlud, ihm bei einer öffentlichen Vorführung zu assistieren. Und so gilt nicht Cavendish, sondern Lavoisier als Vater der modernen Chemie, obwohl Cavendishs experimentelle Methoden jene Revolution überhaupt erst ermöglichten.[8]

Cavendish mochte sich altmodisch gekleidet haben, aber er lebte gleichsam in der Zukunft. Wäre er drei Jahrhunderte später zur Welt gekommen, hätte man ihn als visionären »Macher« gefeiert, als Datensammler, der sich nicht scheute, sich die Hände schmutzig zu machen.

## II

Es wäre untertrieben zu sagen, Cavendishs Abneigung gegen Rummel und Eigenwerbung habe auch sein Privatleben betroffen. Der Staatsmann Lord Henry Brougham bemerkte 1845, dass sein wortkarger Kollege »im Lauf seines Lebens weniger Wörter geäußert habe als irgendein anderer Achtzigjähriger, die Mönche von La Trappe nicht ausgenommen«.[9]

Quell dieser offenkundigen Befangenheit war eine Sozialphobie, die so ausgeprägt war, dass sie ihn in bestimmten Situationen nahezu lähmte. Brougham beschrieb Cavendishs Antlitz als »klug und gutmütig, doch wegen der nervösen Reizung, die er zu empfinden schien, ließe sich der

Ausdruck kaum als ruhig bezeichnen«.[10] Ging er zu den wöchentlichen Zusammenkünften mit Kollegen, die der Präsident der Royal Society, Joseph Banks, veranstaltete, hielt er vor dem Eingang inne und zögerte anzuklopfen, bis er durch das Kommen oder Gehen eines anderen Gastes förmlich gezwungen wurde einzutreten.

Bei einem dieser Anlässe wurde ihm ein Bewunderer aus Österreich vorgestellt, der ihn mit Lob förmlich überschüttete. Cavendish stand stumm da, mit gesenktem Blick, bis er eine Lücke in der Menge entdeckte, durch die er verschwand; er sprang in seine Kutsche und fuhr umgehend nach Hause. Sein Unbehagen in der Öffentlichkeit mag dadurch verstärkt worden sein, dass andere Menschen seine Stimme als merkwürdig unangenehm empfanden; dem Chemiker Humphry Davy zufolge klang sie »quiekend«. Ein anderer Kollege schilderte, wie Cavendish bei einer Versammlung der Royal Society einen »gellenden Schrei« ausgestoßen habe, während er »rasch von einem Raum in den anderen huschte«, um nicht angesprochen zu werden. Cavendish war besonders verunsichert, wenn jemand versuchte, seinen Blick auf sich zu lenken.[11]

Es stimmt jedoch nicht, dass er sich der Gesellschaft seiner Kollegen völlig zu entziehen trachtete; er wollte nur abseits stehen und alles in sich aufnehmen. Wenn sich zwei Wissenschaftler in der Royal Society über ein interessantes Thema unterhielten, bemerkten sie vielleicht eine gebeugte Gestalt in einem graugrünen Rock, die im Dunkel lauerte und intensiv lauschte. Wenn seine Kollegen darauf erpicht waren, ihm eine Beurteilung ihrer Arbeit zu entlocken, wandten sie eine listige, aber wirksame Methode an, um ihn in ein Gespräch zu ziehen.

»Wenn man mit Cavendish sprechen will, darf man ihn nie anschauen«, erklärte der Astronom Francis Wallaston, »sondern muss gleichsam ins Leere reden; dann kann es sein, dass er darauf anspringt.« Und wenn dies gelang, hatte er viel zu sagen. »Wenn er mit Euch spricht, setzt die Unterhaltung fort«, riet Wallaston. »Er steckt voller Wissen, besonders über Chemie.«

Einer der wenigen Menschen, die Lord Henry an sich heranließ, war der junge Forscher Charles Blagden, den er über die Royal Society kennenlernte und der ihm in einigen wichtigen Aspekten ähnelte. Blagden war unersättlich neugierig, höchst gewissenhaft beim Experimentieren und besaß ein unauslöschliches Gedächtnis. Blagden war zudem ein eifriger Leser, sprachbegabt und ein gewandter Gesprächspartner, der mit Forschern und Gelehrten auf der ganzen Welt korrespondierte. »Es ist kaum denkbar, dass irgendwelche philosophischen Entdeckungen in England gemacht werden, ohne dass ich auf dem einen oder anderen Weg davon erfahre«, prahlte er einmal.

Die zwei schmiedeten eine Allianz, die für beide unentbehrlich war. Cavendish wurde für Blagden gleichsam eine wandelnde Suchmaschine, denn er wusste auf jede Frage eine Antwort. Die leitende Hand des Älteren wurde in sechs der zehn Aufsätze sichtbar, die Blagden in den *Philosophical Transactions* veröffentlichte. Und im Gegenzug blieb der einsiedlerische Lord stets auf dem neuesten Stand, ohne ständig bei Konferenzen plaudern zu müssen. Durch Blagden war er mit dem Werk zahlreicher Denker in aller Welt vertraut, die dennoch in sicherer Distanz blieben.

## III

Cavendishs Vorliebe für Zurückgezogenheit wurde, teils wegen seines immensen Vermögens, häufig mit Arroganz, Selbstsucht oder Dünkel verwechselt. Ein Kollege bezeichnete ihn einmal als »ausgesprochen kalt und gleichgültig«, und andere charakterisierten ihn als unsensibel, blind gegenüber den Gefühlen anderer beziehungsweise gemein. Cavendish war jedoch kein fieser oder garstiger Kerl; er wusste bloß nicht, wie er sich in der Öffentlichkeit zu verhalten hatte. In einem Gespräch mit Blagden erklärte er sein Verhalten einmal so: Manchen Menschen mangele es an »bestimmten Gefühlen«. Genauer wurde er jedoch nicht. Blagden bezeichnete seinen Mentor in seinem Tagebuch wohlwollend als Menschen »ohne Zuneigung«, der es aber trotzdem »immer gut meint«.

Den vielleicht tiefsten Einblick in die Seele dieses schwer zu fassenden Genies bot der Chemiker George Wilson, der 1851 die erste umfassende Biografie über Cavendish schrieb, gestützt auf Zeugnisse seiner Zeitgenossen. Dass sich Cavendish anscheinend für nichts anderes als für die Naturwissenschaften interessierte, erklärte Wilson mit Cavendishs verarmtem Gefühlsleben, das er mit einer Reihe von Negativen umschrieb:

»Er liebte nicht, er hasste nicht, er hoffte nicht, er bangte nicht. [...] Sein Gehirn schien nichts als eine Rechenmaschine gewesen zu sein. [...] Er war kein Poet, kein Priester und auch kein Prophet, sondern nur ein kühler, klarer Geist, der reines weißes Licht ausstrahlte, das alles erhellte, auf das es fiel, aber nichts erwärmte.«

Wilson erkannte aber auch, dass genau diese Zurückgezogenheit es Cavendish ermöglichte, sich mit so unbeirrbarer Intensität seinen Forschungsarbeiten zu widmen. Cavendish war nicht ichbezogen, im Gegenteil. Er ging ganz in seinem Studium der Natur auf, das ihm eine eigene Form der Verbundenheit bot – wenn auch nicht mit dem Innenleben anderer Menschen, so doch mit den verborgenen Kräften hinter der sichtbaren Hülle der Dinge.

> Mit Bedacht hielt er sich daher abseits und nahm Abschied von der Welt, legte das selbstgewählte Gelübde eines wissenschaftlichen Anachoreten ab und schloss sich, wie weiland die Mönche, in seiner Zelle ein. Dies war ein Reich, das ihm genügte, und von seinem schmalen Fenster aus sah er so viel vom Universum, wie er sehen wollte.[12]

Das Reich der Naturphilosophie, das Cavendish sich am Clapham Common aufbaute, war gewiss mehr als »ausreichend« – es hätte einem Wissenschaftler jedweden Zeitalters ungewöhnliche Ressourcen geboten. Die Kollegen, die zu einem Mahl mit Hammelkeule eingeladen wurden, müssen Erstaunliches gesehen haben – ein Haus, verwandelt in einen riesigen Apparat zum Durchleuchten der Geheimnisse der Existenz.

Wenn ein Besucher mit der Kutsche aus London eintraf, dürfte er als Erstes jenen hohen Masten bemerkt haben, der am Fuß von großen Streben gestützt wurde und hoch in den Himmel aufragte. Es handelte sich jedoch nicht, wie man im Ort munkelte, um ein Werkzeug der Mantik, sondern um das Stativ für eines von Cavendishs Teleskopen. Als er das Anwesen 1785 pachtete, skizzierte er gleich einen Entwurf für dieses eindrucksvolle Gerät als wichtigen Teil seines Vorhabens, aus dem oberen Stockwerk des Hauses eine Sternwarte zu machen.

Im unteren Salon richtete er ein Laboratorium ein, samt Ofen, Schmelztiegel und Rauchfang, das er mit zahllosen Messbechern, Flaschen, Kolben, Röhrchen und Waagen ausstattete. In einem Nebenraum baute er eine Schmiede ein. Cavendishs Hang zur Präzision äußerte sich in der erstaunlichen Vielzahl von Messinstrumenten – Barometer, Uhren, Sonnenuhren, Kompasse und Niederschlagsmesser –, die überall im Haus und auf dem Grundstück zu finden waren. Wenn er mit Blagden eine Ausfahrt machte (niemals zum Vergnügen, sondern stets für Erkundungen), brachte er an den Rädern der Kutsche einen primitiven Kilometerzähler an, einen sogenannten »Wegmesser«, um die genaue Fahrtstrecke berechnen zu können. Cavendish nahm auch ein Thermometer mit, um die Temperatur von Quellen zu messen, auf die sie eventuell stießen.

Als Neuling der Royal Society hatte Cavendish einst entsetzt festgestellt, dass die damaligen Thermometer bei der Anzeige des Siedepunkts von Wasser mitunter um zwei bis drei Grad differierten. Zu seinem Stab von Hausangestellten in Clapham gehörte auch ein passionierter Instrumentenbauer. Seine Schränke quollen über von speziell gefertigten Linealen, Gradmessern, Messdreiecken und anderen Messinstrumenten aus Holz und Messing. An einem Gerüst draußen vor dem Haus konnten meteorologische Apparaturen angebracht werden. Keine potenzielle Datenquelle auf dem Anwesen blieb ungenutzt. Alles wurde aufgezeichnet – der Wind, der Niederschlag, der Durchzug von Sonnenlicht durch den Garten, ja sogar das Gewicht des Taus, der sich auf den Blättern der Eichen sammelte, die wie Wächter um das Haus standen.

Selbst der Vorgarten wurde genutzt, um Messungen vorzunehmen. Laut Wilson stand auf dem Rasen »eine hölzerne Plattform, von der man einen großen Baum erklimmen konnte, zu dessen Wipfel Cavendish im Rahmen seiner astronomischen, meteorologischen, elektrischen und anderweitigen Forschungen gelegentlich emporstieg«. Sechs Jahre nach seinem Tod, als seine letzten Gerätschaften versteigert wurden, nachdem seine Kollegen das meiste bereits eingeheimst hatten, waren immer noch 11 Teleskope und 44 Thermometer vorhanden.

Der Inhalt eines Laborschranks gibt keinerlei Aufschluss über das Gefühlsleben eines Menschen. Aber auch in anderer Hinsicht hielt sich Cavendish bedeckt. In seinen Briefen befasste er sich, wie zu vermuten, mit wissenschaftlichen Themen und den Details seines Alltagslebens. Unter seinen Schriften finden sich keine aufschlussreichen Tagebucheinträge, Geständnisse oder Beichten über unerwidertes Verlangen. Der charismatische Kollege Humphry Davy, der bei seinen Vorträgen massenweise Zuhörer anlockte, wollte offensichtlich eine Freundschaft mit dem Mann knüpfen, den er als Mentor ansah, doch irgendetwas anderes als eine Arbeitsbeziehung kam für Cavendish niemals infrage. »Er schenkte mir einmal einige Stückchen Platin, für meine Experimente, und kam zu mir, um sich meine Ergebnisse der Alkalienzersetzung anzusehen«, erinnerte sich Davy. »Aber er förderte keinerlei Vertrautheit mit irgendjemandem.« Nach Cavendishs Tod gestand Davy gegenüber Wilson, er halte Cavendish für einen »bedeutenden Menschen mit außergewöhnlichen Besonderheiten«.[13]

Es ist aber nicht so, dass das Leben eines nüchternen Wissenschaftlers als öde oder unerfüllt gelten könnte. Cavendish verwandelte seine gesamte Umgebung in ein Spielfeld für seine scharfen Sinne und seinen kühnen Intellekt. Charles Darwin bezeichnete einmal sein eigenes Gehirn als Maschine, die dazu diene, Hypothesen zu produzieren. Das Gehirn von Cavendish war darauf eingestellt, fein kalibrierte Unterscheidungen zu treffen. Seine Analyse einer einzigen Substanz konnte ganze Bände rhapsodischer Beschreibungen umfassen. Seine neuesten Biografen, Christa Jungnickel und Russell McCormmach, schrieben in *Cavendish: The Experimental Life*:

> Per Geruch unterschied er zwischen den verschiedenen Säuren und ihren Produkten. Er fühlte und beobachtete Texturen: trocken, hart, wächsern, klebrig, dick, steif, klumpig. Bei Farben traf er die meisten Unterscheidungen: milchig, gehl, strohgelb, rötlich gelb, blass Madeira, rot, rötlich braun, schmutzig rot, grün, bläulich grün, blau, perlmuttern sowie transparent und trüb. Kein Poet achtete so sehr auf seine Sinneseindrücke wie Cavendish auf die seinen.[14]

Ein hausgroßes Laboratorium allein genügte seinem Forscheranspruch jedoch nicht. In einem hübschen dreistöckigen Wohnhaus am Londoner Bedford Square richtete er sich auch noch eine Privatbibliothek ein, die seiner Alma Mater, der Cambridge University, würdig gewesen wäre. Entgegen der Auffassung, er sei nicht großzügig gewesen, gewährte er seinen Kollegen freien Zutritt zu den Beständen seiner Bibliothek. Extra für die Besucher gab es einen Katalog, einen Bibliothekar, der jedem half, sich in den Regalen zurechtzufinden, und eine Liste für ausgeliehene Posten. (Die Bücher, die Cavendish selbst mit nach Hause nahm, trug er pflichtbewusst ebenfalls ein.) Die seinem geliebten Gehrock entsprechend ganz in Grün gehaltene Bibliothek verfügte sogar über den Prototyp einer Kopierpresse, den James Watt entwickelt hatte. Und in einem eigenen »Museumsraum« stellte er stolz seine Sammlung seltener Mineralien zur Schau.

Eine Audienz beim Eigentümer der Bibliothek selbst wurde erwartungsgemäß nicht gewährt. Benutzer der Einrichtung wurden angewiesen, den Hausherrn nicht zu stören, falls sie ihm begegneten. Offensichtlich hatte er nicht viel für Menschen übrig, was auch ein anderer sozial unbeholfener Genius, Albert Einstein, einmal von sich sagte.

Verfehlt wäre es jedoch, Cavendish als einen gefühllosen oder leidenschaftslosen Menschen zu bezeichnen. Er widmete sein Leben einer einzigen, alles verzehrenden Leidenschaft: der langsamen und geduldigen Mehrung der Summe menschlichen Wissens. Sein Geist glich einem Spiegel, welcher der Natur vorgehalten wird, ungetrübt durch Vorurteil, Rationalisierung, Begierde, Eifersucht, Konkurrenzdenken, Kleinlichkeit, Groll, Egoismus und Glaubensvorstellungen.

Wilson drückte es so aus:

> Seine Theorie des Universums sah wohl so aus, dass dieses *ausschließlich* aus einer Vielzahl von Objekten bestehe, die gewogen, gezählt und gemessen werden könnten; und die Aufgabe, zu der er sich berufen fühlte, bestand darin, so viele dieser Gegenstände zu wiegen, zu zählen und zu messen, wie ihm in den ihm zugeteilten siebzig Jahren möglich war.

Jener virtuose Akt des Messens, mit dem er endgültig in die Geschichte einging, wird inzwischen schlicht als »Cavendish-Experiment« bezeichnet. Dessen Ziel war ebenso hochgesteckt, wie die dazu erforderliche Apparatur einfach war. Cavendish konstruierte mit vier Bleikugeln, ein paar Stangen und einem Stück Draht ein Gerät, um die Dichte der Erde zu bestimmen. Dabei stützte er sich auf eine Erkenntnis, die der Geologe

John Michell grob formuliert hatte, aber vor seinem Tod nicht mehr selbst erproben konnte: Die Masse eines Objekts korrespondiert mit seiner Gravitationskraft.

Zwei der Kugeln wogen 350 Pfund, die anderen beiden waren mit jeweils 1,6 Pfund vergleichsweise leicht. Cavendish befestigte die leichteren Kugeln an den Enden einer Holzstange, die waagrecht an einem Draht hing, montierte die schwereren Kugeln in einem kleinen Abstand und setzte die Stange wie ein Pendel in Bewegung. Er wollte messen, in welchem Maß sich der Draht beim Pendeln verdrehte. Aus diesem Drehmoment hoffte er, nach Newtons Gravitationsgesetz die Kraft errechnen zu können, die auf die Kugeln wirkte, und so die Dichte des Planeten bestimmen zu können. Dies war ein ehrgeiziges Ansinnen, und Newton selbst zweifelte an einem Erfolg. Die Anziehung zwischen den Kugeln würde so gering ausfallen, sagte er voraus, dass sie von der Gezeitenanziehung der Erdmasse überdeckt würde.

Newton hatte recht darin, dass die Anziehung zwischen den Kugeln sehr gering war, doch er unterschätzte, was ein Mann wie Cavendish mit purer Beharrlichkeit zustande zu bringen vermochte. Zunächst baute Cavendish in seinem Hinterhof einen frei stehenden Schuppen, um die feinen Pendelschwingungen des Mechanismus vor zufälligem Luftzug und unbeabsichtigten Vibrationen zu schützen. Dann schloss er den Apparat selbst in ein Mahagonigehäuse ein und bastelte diverse Hebel, damit er das Pendel in Bewegung setzen konnte, ohne es zu berühren. Um die Kräfte zu berechnen, die auf die Kugeln wirkten, installierte er an beiden Seiten der Kiste Teleskope, die er auf Noniusskalen im Inneren des Gehäuses richtete, mit denen er das Drehmoment des Drahtes bis auf ein Hundertstel Inch genau messen konnte.

Cavendish machte sich ganz allein ans Werk. Er begann seine Messungen im August 1797. (Er war inzwischen 66 Jahre alt.) Immer wieder setzte er das Pendel in Bewegung, nahm seine Position an den Teleskopen ein und zeichnete seine Beobachtungen in einem Notizbuch auf. Monatelang widmete er sich mit größter Sorgfalt dieser einen Aufgabe. Im Mai 1798 schloss er seine monumentale Versuchsreihe endlich ab.

Ironischerweise unterlief Cavendish in seinem Bericht für die *Philosophical Transactions* ein kleiner Additionsfehler, sodass seine publizierten

Ergebnisse um den Bruchteil eines Prozents danebenlagen. Die Zahl, die er errechnete, lag jedoch so nah an der tatsächlichen Dichte der Erde, dass sie in den folgenden hundert Jahren kein Forscher präziser bestimmen konnte. Als Nebeneffekt lieferte sein Experiment indirekt die erste Schätzung der Gravitationskonstante, die sich ebenfalls als erstaunlich korrekt erwies. Cavendishs Experiment gilt inzwischen als Geburtsstunde der modernen Physik, denn er legte damit den Grundstein für die Durchbrüche der kommenden Jahrhunderte, einschließlich Einsteins Theorien der Relativität.

Dies war zugleich Cavendishs letzter großer Vorstoß im Bereich der Wissenschaft. Am 24. Februar 1810 erlag er einer Dickdarmentzündung. Selbst im Sterben war er auf die Abgeschiedenheit bedacht, die es ihm ermöglicht hatte, so viel zu erreichen. Seinen Bediensteten trug er am Schluss auf, nach seinem letzten Atemzug lediglich seinen Neffen George zu rufen, dem er den Löwenanteil seines Vermögens vermachte, und ihn allein zu lassen, damit er seine letzten Momente in Frieden verbringen konnte.[15]

Einige Tage nach seinem Tod würdigte Blagden seinen Mentor, indem er ihn als »wahren Anker« bezeichnete, der »stets wusste, was richtig für ihn war«.[16] Dies war eine treffende Lobrede auf einen Mann, der vollkommen nach seinen eigenen Bedingungen gelebt, damit aber allen anderen Nutzen gebracht hatte.

Das große Hause in Clapham steht längst nicht mehr; 1905 musste es einer Reihe von Backsteinvillen weichen.[17] In der Gegend um die Nightingale Lane leben inzwischen junge Unternehmer, die in der U-Bahn nach London in ihre Smartphones plappern und mit jener unablässig summenden, informationsgesättigten, eng verbundenen Welt vernetzt sind, die Cavendish möglich machte, indem er in aller Abgeschiedenheit seiner Muse, der quantifizierenden Wissenschaft, diente.

Sein letztes Experiment brachte ihm nach seinem Tod mehr Ruhm ein, als er zu Lebzeiten je angestrebt hatte. Noch Jahrzehnte nach seiner Beisetzung in der Familiengruft in der All Saints' Church nördlich von London blieben Mütter ehrfurchtsvoll vor seinem Hof stehen, deuteten auf den verlassenen Schuppen und erklärten ihren Kindern: »An dieser Stelle hat ein Mann namens Henry Cavendish die Welt gewogen.«

## IV

Die außergewöhnlichen Besonderheiten dieses einzelgängerischen Pioniers sorgten bei seinen Kollegen stets für Verwirrung und Frustration. In seiner Biografie machte Wilson Anspielungen auf »Gerede über Mr. Cavendish & Charakterdeutung«.[18] Die Theorien, die im Lauf der Jahre zur Erklärung seiner Exzentrik aufgestellt wurden, klangen jedoch häufig behelfsmäßig oder unvollständig, so als fehlte ein entscheidender Punkt.

Das Wort, mit dem am häufigsten versucht wurde, Cavendishs Verhalten begreiflich zu machen, war »scheu«. Seine Zeitgenossen schilderten ihn als »überaus scheu«, »merkwürdig scheu« oder sogar als »beinahe krankhaft schüchtern und verlegen«. Doch bloße Schüchternheit erklärt nicht die durchgehende Eigentümlichkeit seines Gebarens, etwa sein Festhalten an strengen Zeitabläufen, die jahrzehntelange Beschränkung auf ein einziges Gewand und die Angewohnheit, indirekt Gespräche mitzuhören, anstatt sich von Angesicht zu Angesicht zu unterhalten. Die Einleitung der umfassenden Biografie von Jungnickel und McCormmach trägt den Titel »Das Problem Cavendishs« und klingt damit fast so, als sei der Mensch selbst eines der komplexen Rätsel gewesen, die er sein Leben lang zu lösen suchte. In einem Nachfolgeband gestand McCormmach, dass er sich noch nicht von dem Enigma verabschiedet habe:

> Nach all diesen Jahren suche ich immer noch nach einem volleren Verständnis, das heißt einer Erklärung. [...] Wenn wir Cavendishs Verhalten nicht verstehen, erscheint er einfach sonderbar, bestenfalls als Kuriosität, schlimmstenfalls als Gegenstand moralischer Verurteilung, als jemand, der Mitleid oder Verachtung auf sich zieht. Ihn ohne Not so zu belassen, wäre eine Schande. Er war ein überragender Forscher und eine der unergründlichsten Persönlichkeiten in der Geschichte der Wissenschaft. Ein tieferes Verständnis seines Wesens kommt sowohl seiner Biografie als auch der Wissenschaftsgeschichte zugute.[19]

Häufig wurde erzählt, dass Cavendish einmal gesehen habe, wie sich seine Kollegen an ein Fenster drängten, und gemeint habe, sie betrachteten den Mond. Aber nachdem er festgestellt habe, dass die Männer eine hübsche Frau bewunderten, habe er sich mit einem »Pah!« abgewandt.[20] Da es kaum mehr Anhaltspunkte als diese Episode und jene Begegnung mit seiner Magd gab, äußerten einige Kollegen den Verdacht, er hege eine pathologische Abneigung gegenüber Frauen. Die Herzogin Georgiana von Devonshire, die sich eingehend für Chemie interessierte, war indes eine der wenigen Personen, die er regelmäßig über seine Experimente auf dem Laufenden hielt.[21]

Psychoanalytisch ausgerichtete Gelehrte spekulierten, Cavendish könnte als Kind durch den Tod seiner Mutter, Lady Anne Grey, traumatisiert worden sein. Sie starb jedoch vor seinem zweiten Geburtstag, und aus seinem Bruder, Frederick, wurde später ein leutseliger, ja extrovertierter Mensch. Wilson sagte dazu:

> Hunderte Jugendliche wuchsen, wie Cavendish, ohne Mutter auf und wurden trotzdem zu warmherzigen, großzügigen und sogar schwärmerischen Menschen. Frederick Cavendish war denselben Einflüssen ausgesetzt wie sein Bruder Henry und entwickelte sich trotzdem zu einem äußerst fröhlichen, freundlichen und wohlwollenden, wenn auch etwas exzentrischen Mann. Die Besonderheiten eines Charakters wie dem Henry Cavendishs müssen viel eher auf die ursprüngliche Prägung zurückgeführt werden als auf irgendetwas anderes.[22]

Eine gründliche Beurteilung seiner »ursprünglichen Prägung« würde eine detaillierte Analyse seiner psychischen Entwicklung erfordern, doch aus Cavendishs frühen Jahren sind nur wenige Dokumente erhalten. Blagden sagte aus, Cavendishs Vorliebe für Abgeschiedenheit sei bereits in sehr jungen Jahren entstanden – »von klein auf war es seine Angewohnheit, sich abzusondern«.[23] Über seine Kindheit ist nur wenig bekannt, etwa dass sich sein Eintritt in die Hackney Academy, ein privates Internat nördlich von London, um vier Jahre verzögerte; das normale Eintrittsalter war sieben, doch Henry wurde bis zum elften Lebensjahr von Hauslehrern unterrichtet, was in der damaligen Oberschicht längst nicht mehr üblich war.

Einige Historiker behaupteten, Henry habe sich mit seinem Vater nicht verstanden; Lord Charles, ein prominenter liberaler Parlamentarier, war selbst ein namhafter Naturphilosoph. Es deutet jedoch alles darauf hin, dass Charles seinem Sohn liebevoll zugetan war. Er ließ den jungen Henry im Garten des Hauses, in dem sie dreißig Jahre lang gemeinsam wohnten, an Messungen zum Magnetfeld der Erde teilnehmen. Nachdem Henry aus Cambridge zurückgekehrt war, richtete sein Vater ihm ein Laboratorium ein, damit er ernsthaft mit seinem Lebenswerk beginnen konnte. Charles umgab ihn mit potenziellen Mentoren, indem er Kollegen der Royal Society einlud. Den Intellekt seines Sohnes auf entsprechende Tätigkeiten zu lenken wurde die große Leidenschaft in seinem Leben. Und sein letztes Geschenk – ein stattliches Vermögen – ermöglichte es Henry schließlich, für den Rest seines Lebens in einer privaten Welt zu leben, die ideal auf seine Bedürfnisse zugeschnitten war.

Cavendish war eindeutig ein außergewöhnlicher Mensch. Er hatte das Glück, Spross einer ungewöhnlich wohlhabenden Familie zu sein. Wäre sein Vater Bremser oder Bergarbeiter gewesen, wäre einer der bedeutendsten Wissenschaftler der Geschichte vielleicht in einer Irrenanstalt wie dem Bethlem Royal Hospital gelandet und hätte dort die kalten Güsse über sich ergehen lassen müssen, mit denen man damals »in sich gekehrte« Patienten gewöhnlich behandelte.[24]

Nur wenige Nobelpreisträger beiderlei Geschlechts entsprachen je dem Renaissance-Ideal des *uomo universale* – des allseits begabten und gewandten Menschen, der im Laboratorium genauso geschickt ist wie im Atelier und zudem die Kunst der sprühenden Konversation beherrscht. Die meisten waren pedantische Kauze in schlecht sitzenden Anzügen, nüchternen Kostümen und zerknitterten Strickjacken, die mit Rechenschiebern und unbeirrbarer Genauigkeit die abgelegensten Fachgebiete durchmaßen. In vielerlei Hinsicht waren der Vater der modernen Physik und das unbeholfene Wunderkind, das die Disziplin ins Quantenzeitalter zu führen half, verwandte Seelen, die durch zwei Jahrhunderte getrennt waren.

## V

Paul Dirac wuchs in bescheideneren Verhältnissen auf als sein adeliger Vorgänger. Er war der Sohn eines tyrannisch strengen Französischlehrers. Seinen Schulkameraden in Bristol zufolge war er ein großer, ruhiger, »unenglisch aussehender« Junge in altmodischen Knickerbockern, der praktisch in der Bibliothek lebte, sich »monoman« mit der Naturwissenschaft befasste und in Abenteuerromanen und Comicheften Zuflucht vor der Pedanterie seines Vaters suchte.[25]

Seine verblüffende mathematische Begabung zeigte sich schon früh. Aufgaben, für die andere Schüler einen halben Tag brauchten, erledigte er in kürzester Zeit. Schon als Junge war ihm stilles Nachdenken lieber als der Rummel auf dem Schulhof. Als er neun Jahre alt war, überreichten ihm seine Lehrer einen vielsagenden Preis: ein Exemplar von Daniel Defoes *Robinson Crusoe*, der fiktiven Autobiografie eines Schiffbrüchigen, der 28 Jahre lang auf einer abgelegenen Insel festsaß.

Ohne adeligen Vater, der ihn potenziellen Mentoren hätte vorstellen können, studierte Dirac an einer Fachschule, um Elektroingenieur zu werden. Bereits in seinem ersten Studienjahr zeichnete er sich so sehr aus, dass ihm die Universität Cambridge ein Stipendium für ihren angesehenen Fachbereich Mathematik anbot. Am St. John's College wurden seine Befangenheit und Einsilbigkeit »legendär«, schreibt Graham Farmelo in seiner Dirac-Biografie mit dem Titel *The Strangest Man*.[26] Der frisch eingeschriebene Dirac saß steif im Speisesaal und scheute sich sogar, seinen Tischnachbarn um das Salz zu bitten. Auf jede Frage, die ihm gestellt wurde, antwortete er mit einem deutlichen Ja oder Nein oder blankem Schweigen. Er war nicht imstande, den Benimmregeln zu entsprechen, und sei es auch nur durch Vortäuschung, weswegen er kühl, unhöflich, desinteressiert oder gleichgültig wirkte, auch wenn er dies gar nicht beabsichtigte.

Ein Mitschüler versuchte einmal, das Eis zu brechen, indem er beiläufig sagte: »Es ist ein wenig verregnet.« Dirac reagierte streng empirisch; er marschierte ans Fenster, sah hinaus, ging an seinen Tisch zurück und sagte: »Im Moment regnet es nicht.« Angeregt durch seine extreme Einsilbigkeit erfanden seine Kommilitonen eine Maßeinheit für die Zahl von Wörtern, die ein Mensch in einem Gespräch äußert; die kleinste Einheit bezeichneten sie als »ein Dirac« – ein Wort pro Stunde. Doch ähnlich wie Cavendish, der aus dem Hintergrund lauschte, hörte Dirac unauffällig mit, wenn seine Kameraden Geschichten austauschten.

Dirac achtete überhaupt nicht auf aktuelle Modestile und trug bei jedem Wetter billige, unelegante Anzüge, bis diese völlig abgetragen waren, selbst während er als Mathematikprofessor in Cambridge (auf dem Lucasischen Lehrstuhl für Mathematik, den später Stephen Hawking innehatte) ein großzügiges Gehalt bezog. Seine Mutter flehte ihn förmlich an, sich einen Wintermantel zu kaufen, um nicht um seine Gesundheit fürchten zu müssen. Selbst eisige Temperaturen schienen ihm nichts auszumachen, doch gegenüber Geräuschen war er sehr empfindlich, besonders dem Bellen von Hunden, um die er stets einen Bogen machte. Diracs motorische Fähigkeiten waren notorisch eingeschränkt; ein Klassenkamerad beschrieb seine Art, einen Kricketschläger zu schwingen, als »eigenartig unbeholfen«. Aber genau wie Cavendish machte er gern lange Spaziergänge, ebenfalls nach einem strengen Zeitplan. Dabei hielt er seine Hände hinter dem Rücken und zählte mit seinem »metronomischen« Schritt präzise die Entfernung.[27]

Zu jener Zeit wurden Physiker wie Albert Einstein und Max Planck in der Presse als internationale Stars gefeiert, doch Dirac zeigte keinerlei Interesse, im Rampenlicht der Öffentlichkeit zu stehen. Immer wieder schlug er Ehrendoktortitel aus, weil er meinte, Doktortitel sollten allein aufgrund von Verdiensten verliehen werden, und er lehnte es auch ab, in den Ritterstand erhoben zu werden, weil er nicht wollte, dass Wildfremde ihn leutselig mit »Sir Paul« anredeten, statt mit »Mr. Dirac«. Als er 1933 gemeinsam mit Erwin Schrödinger den Physiknobelpreis erhielt, gestand er dem Reporter einer schwedischen Zeitung: »Meine Arbeit hat keine praktische Bedeutung.«

Sein Weg durchs Leben unterschied sich zumindest in einer wichtigen Hinsicht von dem Cavendishs. Er heiratete eine quirlige Ungarin namens Margit Wigner (Spitzname »Manci«), die ihn dazu anhielt, nicht nur Comichefte zu lesen und Mickey-Mouse-Zeichentrickfilme zu sehen, sondern auch Romane zu lesen und gelegentlich einmal ins Ballett zu gehen. (»Er heiratete sein Antiteilchen«, wie Farmelo es ausdrückte.)

Die Flitterwochen verbrachten die Frischvermählten an der Küste in Brighton. Doch selbst am Strand trug der schlaksige Physiker seinen gewohnten dreiteiligen Anzug, wie ein Foto verrät; und aus der Brusttasche ragte ein Bündel Bleistifte. »Du hast mein Leben auf wunderbare Weise verändert«, gestand Dirac seiner Frau kurz nach der Hochzeit schwärmend. »Du hast einen Menschen aus mir gemacht.« Für Manci war dies jedoch eine Lebensaufgabe. Als sie sich einmal darüber beschwerte, dass er ständig ihre Fragen ignoriere, klebte er ihre Fragen in ein Tabellenblatt und fügte seine Antworten ein.

Als theoretischer Physiker brauchte Dirac für seine Arbeit kein Labor; er kam mit einem Bleistift aus, denn sein am feinsten kalibriertes Instrument war sein inneres Auge. Bereits in der Schule attestierte ihm eine Lehrerin, er denke nicht in Worten, sondern in »einem anderen Medium von Formen und Zahlen«. Er selbst erklärte einmal, seine Gedanken seien im Grunde »geometrisch«. Beim Besuch einer Kunstgalerie in Kopenhagen zeigte er seinem Nobelkollegen Niels Bohr ein Bild und sagte, es gefalle ihm, denn es habe »durchweg denselben Grad an Ungenauigkeit«. Journalisten baten ihn, für ihre Leser Skizzen seiner hochabstrakten Vorstellungen zu zeichnen, doch er wies sie ab und erklärte, die Ideen würden dahinschmelzen wie »Schneeflocken«, wenn er es versuchte.

Der Durchbruch, mit dem er sich einen Platz in der Geschichte der Wissenschaft sicherte, ist die nach ihm benannte Gleichung. Ausgearbeitet hatte er sie 1927 auf einem Haufen Zettel in seinem spärlich eingerichteten Zimmer am St. John's College binnen weniger Monate. Seine Formel schloss eine scheinbar unüberbrückbare Kluft in der Physik, indem er die Quantenmechanik und Einsteins spezielle Relativitätstheorie in einer einzigen präzisen Zeile von Variablen vereinigte. Seine Gleichung postulierte zudem die Existenz einer bis dahin nicht vermuteten Partikelform, der Antimaterie – drei Jahre bevor ein Forscher namens Carl Anderson die geisterhaften Positronenstrahlen in seinem Labor nachwies.

Dem Forscher Dirac unterlief in seiner gesamten Laufbahn nur eine einzige größere Fehleinschätzung: Er unterschätzte die praktische Anwendbarkeit seiner Arbeit. Die von ihm beschriebenen Beziehungen zwischen Materie und Energie ermöglichten die Entwicklung von Halbleitern, Transistoren, integrierten Schaltkreisen, Computern und Fernsteuerungen sowie andere Neuerungen in der Mikroelektronik, die das digitale Zeitalter einleiteten. Indem Dirac seine flüchtigen mentalen »Schneeflocken« in der universellen Sprache der Mathematik fasste, erleichterte er der ganzen Menschheit die Kommunikation, die ihm selbst so schwer fiel.

Doch selbst in einem Fach, in dem zerstreute Professoren eher die Regel als die Ausnahme sind, waren die Kollegen durch Diracs Verhalten verunsichert und verwirrt. Albert Einstein gestand: »Ich habe Probleme mit Dirac. Dieser Balanceakt auf dem schwindelerregenden Grat zwischen Genie und Wahnsinn ist schrecklich.« Und Niels Bohr behauptete, Dirac sei »der sonderbarste Mensch«, dem er je begegnet sei, und lieferte Farmelo so den Titel für seine Biografie.[28] Wie Cavendish war er für jeden, der seinen Weg kreuzte, ein wandelndes Rätsel.

## VI

Es ist schwer vorstellbar, wie die moderne Welt aussehen würde, wenn diese beiden bemerkenswerten Wissenschaftler nicht gelebt hätten. Vieles in unserem Lebensalltag, das wir für selbstverständlich halten, wäre vielleicht nie entdeckt oder erfunden worden. Beide mögen sich bisweilen gefragt haben, ob sie zufällig auf dem falschen Planeten geboren wurden, unter wohlmeinenden, aber geschwätzigen Geschöpfen, die wertvolle Zeit verschwendeten, indem sie versuchten, einander zu beeindrucken, zu schmeicheln, zu überlisten und zu verführen. Ihr untypischer Geist war jedoch genau für jene Arbeit geeignet, für die sie bestimmt waren. Ihre Lebensweise war ebenso präzise, ritualisiert und methodisch wie ihre Experimente.

Im Jahr 2001 erklärte der Neurologe Oliver Sacks, er habe die schwer greifbare Lösung für das Problem Cavendishs in einem Zustandsbild gefunden, das ihn schon seit Jahrzehnten fasziniere. In der Fachzeitschrift *Neurology* schrieb Sacks, die Berichte über die scheinbar unerklärlichen Eigenheiten des zurückgezogenen Lords – »seine auffallende Nüchternheit im Ausdruck und Geradlinigkeit im Denken, seine extreme Unbeirrbarkeit [und] Leidenschaft für das Rechnen und die genaue Quantifizierung [...], gepaart mit einem Mangel an Verständnis für gesellschaftliche Verhaltensweisen und menschliche Beziehungen«[29] – ähnelten sehr stark den Beschreibungen von Erwachsenen mit einem Typ von Autismus, der als »Asperger-Syndrom« bezeichnet werde und in Amerika erstmals in der 1994er-Ausgabe des *Diagnostic and Statistical Manual of Mental Disorders* (Diagnostisches und Statistisches Handbuch für Geistesstörungen) beschrieben worden sei. Sacks wies aber auch darauf hin, dass genau jene Eigenschaften Cavendish zu einem so großartigen und erfolgreichen Wissenschaftler gemacht hätten. Seine Eigentümlichkeiten seien untrennbar mit seiner Genialität verknüpft.

Als Sacks diese provokative These aufstellte, erinnerte man sich kaum noch an eine Zeit, in der Autismus kein so häufiger Gesprächsgegenstand gewesen war, selbst unter Menschen, die keinen persönlichen Bezug zu dem Thema hatten. Doch innerhalb einer erstaunlich kurzen Zeit waren enorme Veränderungen eingetreten. Nur 15 Jahre zuvor hatten Mütter autistischer Kinder häufig richtigstellen müssen, dass sie ihre Kinder *nicht* als »*artistisch*« bezeichnet hatten.[30] Die wenigen Kinderärzte, Psychiater und Lehrer, die etwas über die obskure Krankheit gelesen hatten, konnten getrost davon ausgehen, in ihrer gesamten Laufbahn keinen einzigen derartigen Fall diagnostizieren zu müssen. Sacks selbst hatte bei diesem Umbruch eine Rolle gespielt, indem er die besonderen Kennzeichen des Autismus für seine Kollegen erkennbar machte – in den einfühlsamen Porträts, die er in den Büchern *Eine Anthropologin auf dem Mars* und *Der Mann, der seine Frau mit einem Hut verwechselte* von der Industriedesignerin Temple Grandin und dem Künstler Stephen Wiltshire sowie den »rechnenden Zwillingen« George und Charles Finn zeichnete. Sacks beriet außerdem Dustin Hoffman bei der Vorbereitung auf die Rolle des Raymond Babbitt in dem Film *Rain Man*, der einem großen Publikum weltweit zum ersten Mal einen autistischen Menschen vor Augen führte.

Als der in London geborene Neurologe sein diagnostisches Auge auf den Vater der modernen Physik richtete, war das bislang obskure Syndrom in Amerika bereits auf dem besten Weg, zur Obsession zur werden. Es war eine Art Gesellschaftsspiel geworden, selbst die kleinsten Anzeichen von Blickvermeidung und manischem Wippen bei absonderlichen Promis wie Bill Gates zu registrieren, und die bequeme Phrase »auf dem Spektrum« vermittelte eine breite Skala von Schrullen und Verschrobenheiten. Zu Beginn seiner Monografie über Cavendish erklärte Sacks jedoch nachdrücklich, er sei nicht bloß einem Modetrend gefolgt, bei berühmten *Geeks* der Geschichte nachträglich eine trendige Störung zu diagnostizieren. »In jüngster Zeit neigte man dazu, Einstein, Wittgenstein, Bartok und anderen Autismus anzudichten«, schrieb er, doch seiner Meinung nach waren die Rechtfertigungen dafür »bestenfalls sehr mager«. Aber im Falle Cavendishs fand er die Indizien für eine Asperger-Diagnose »beinahe erdrückend«.

Der Dirac-Biograf Graham Farmelo kam zu einer ähnlichen Schlussfolgerung, nachdem er die Alternativen vorsichtig abgewogen hatte. »Nahezu alle« Anekdoten, die sich Physiker seit Jahren über Dirac erzählen, schrieb er in *The Strangest Man*, »könnten auch als ›Autismus-Anekdoten‹ bezeichnet werden«.[31] Er hegte nicht die Absicht, sich eine Diagnose zu erlauben, als er anfing, für die Biografie des bedeutenden Mannes zu recherchieren. »Erst nachdem ich mit ungefähr dreißig Leuten gesprochen hatte, die Dirac sehr gut kannten (einschließlich zweier naher Verwandter), kam ich zu der Erkenntnis, dass sein Verhalten so ungewöhnlich war, dass ich etwas darüber sagen musste«, erzählte er mir. »Meine Schlussfolgerung lautete: Er erfüllte ganz klar jedes Kriterium für autistisches Verhalten.«[32]

Der Physiker Freeman Dyson kritisierte Farmelo im *New York Review of Books* für seine spekulative Beurteilung eines Menschen, den seine eigene Frau ihm gegenüber als »freundlich und amüsant« bezeichnet hatte. »Autismus war bis vor Kurzem eine seltene Krankheit, gekennzeichnet durch Geistesstörungen, die es dem Patienten unmöglich machten, ein normales Leben zu führen«, schrieb Dyson. »Das Hauptsymptom war die Unfähigkeit, soziale Beziehungen zu anderen Menschen aufzubauen oder zu verstehen. Wenn Dirac autistisch war, dann muss das Wort ›Autismus‹ eine andere Bedeutung haben.«[33]

Dyson hatte das Recht, skeptisch zu sein. Inzwischen hatte das Wort »Autismus« tatsächlich eine andere Bedeutung angenommen gegenüber jener, mit der er vertraut war. Doch diese radikale Neuausrichtung der Diagnose war in wenig bekannten Fachzeitschriften und auf Klausurtagungen von Unterausschüssen der Amerikanischen Gesellschaft für Psychiatrie ausgehandelt worden, fern der Öffentlichkeit. Die Auswirkungen dieser weitreichenden Entscheidungen sickerten erst langsam durch in eine Welt, die sie noch gar nicht verstehen konnte.

Eines ist gewiss: Hätte der Genius von Clapham Common eine Zeitmaschine bauen und sich direkt ins Wartezimmer des Kinderpsychiaters

Leo Kanner beamen können, der 1943 seine Entdeckung des Autismus bekannt gab, wäre er von dem brüsken, Zigarre rauchenden Kliniker in eine andere Fachabteilung geschickt worden. Erwachsene tauchten erst viel später auf Kanners Bildschirm auf, und die Vorstellung, seine jungen Patienten könnten später einmal Physiker oder Chemiker werden, wäre ihm unsinnig optimistisch erschienen. Eine wahrscheinlichere Prognose war ein Leben unter Vormundschaft in einer staatlichen Anstalt – das Schicksal Raymond Babbitts in *Rain Man*.

Selbst heute wissen nur wenige außerhalb eines kleinen Kreises kognitiver Psychologen, dass die Einführung des Spektrum-Modells des Autismus durch das Psychiatrie-Establishment in den 1980er-Jahren eine entschiedene Niederlage für den Vater der Diagnose darstellte. Jahrzehntelang hatte Kanner behauptet, sein Syndrom sei per definitionem monolithisch, auf die Kindheit begrenzt und verschwindend selten. Ihm wäre es unverantwortlich, wenn nicht sogar regelrecht wahnhaft erschienen, dass ein einflussreicher Ökonom wie Tyler Cowen es als Tugend anpreisen könnte, einen »autistischen kognitiven Stil« zu besitzen, oder dass ein Hollywoodstar wie Daryl Hannah sich in der Mitte ihres Lebens zu ihrer Autismusdiagnose bekennt oder ein mit der Fields-Medaille ausgezeichneter Mathematiker wie Richard Borcherds in der Presse über seine autistischen Züge nachsinnt.[34] (Selbst der amerikanische Comedian Jerry Seinfeld mischte schließlich mit und erzählte in *Nightly News*: »Auf einer sehr weit ausgedehnten Skala bin ich wohl auch auf dem Spektrum. Grundlegende soziale Bindungen und Verpflichtungen sind für mich ein Problem. Ich sehe es jedoch nicht als Fehlfunktion. Für mich ist es bloß eine andere Form von Mentalität.«[35]) Für Kanner war Autismus nicht bloß eine exzentrische Denkhaltung oder eine andere Form von Mentalität. Er hielt Autismus für eine tragische Ausprägung einer Kinderpsychose, ähnlich der Schizophrenie, die durch ein Versagen der Eltern verursacht wurde. Es war sicherlich nichts, worauf man stolz sein konnte.

Die Urheberin des Spektrum-Modells, die britische Psychiaterin Lorna Wing, war selbst Mutter eines autistischen Kindes. Kanner hätte in ihrer Tochter Susie sicher sofort ein Mitglied seines seltenen Stammes erkannt, doch Wing verstand sehr wohl die Probleme von Familien mit

Kindern, die von einer Diagnose nach Kanners Begriffen ausgeschlossen worden waren. Indem Wing seine Auffassung von Autismus als einer seltenen, stets gleichartigen und zwangsläufig behindernden Störung über den Haufen warf, ermöglichte sie es, dass Zehntausende Kinder, Jugendliche und Erwachsene erstmals in der Geschichte Zugang zu den Bildungseinrichtungen und Sozialdiensten erhielten, die ihnen zustanden.

Wings stiller Sieg über den Kliniker, der das Feld mehr als 40 Jahre lang beherrscht hatte, brachte ungeahnte Folgen mit sich. Eine bestand darin, dass begabte autistische Erwachsene wie Temple Grandin im öffentlichen Leben auftauchten. Als sie anfingen, ihre Erfahrungen in Kindheit und Jugend zu artikulieren, entdeckten sie Gemeinsamkeiten, die selbst Wings lang gehegte Annahmen über Autismus infrage stellten, wie etwa die Vorstellung, dass es Menschen wie ihrer Tochter an Empathie fehle. Anstatt sich selbst als psychotisch oder intrinsisch Gestörte zu sehen, zeigten sie sich stolz auf ihre Exzentrik und lernten, ihr geistiges Potenzial als »anders, aber nicht defizitär« zu betrachten, wie es Grandin ausdrückte.

Die Einführung des Spektrum-Modells hatte jedoch noch eine weitere unbeabsichtigte Folge: die Reaktion besorgter Eltern auf den jähen Anstieg der geschätzten Autismusfälle weltweit. Nur wenige Kinder, die nach Wings neuen Kriterien diagnostiziert worden waren, schienen dafür bestimmt zu sein, zurückgezogene Nobelpreisträger, gesellschaftlich unbeholfene Hollywoodstars oder der nächste Bill Gates zu werden. Viele mühten sich ab, auch nur einfache Sprechfähigkeiten und grundlegende Fertigkeiten der Selbstversorgung zu erlernen, und waren anfällig für selbstverletzendes Verhalten oder Anfälle. Für viele Kinder schien es sogar unerreichbar, ein echter Raymond Babbitt zu werden (der stets als ein seltener und außergewöhnlich begabter »Savant« bezeichnet wurde, obwohl man ihn für unfähig hielt, außerhalb des Pflegeheims allein zurechtzukommen).

Während sich der Bereich und das Verständnis der Diagnose drastisch änderten, rangen viele Kliniker und Pädagogen darum, Anschluss an die Entwicklung zu finden. Autismus galt weithin als durchweg behindernder Zustand, und Eltern wurden regelmäßig dazu angehalten, sich darauf vorzubereiten, dass ihr Sohn oder ihre Tochter eines Tages in eine Anstalt eingewiesen werden müsse.

Parallel zu den steigenden Fallzahlen tauchten im damals aufkommenden Internet Meldungen über Babys auf, die sich normal zu entwickeln schienen, bis sie routinemäßig gegen Masern, Mumps, Diphtherie oder Keuchhusten geimpft wurden. Eltern berichteten, in den Augen ihrer Kinder sei gleichsam das Licht ausgegangen, als die Nadel ihre Haut durchstach, gefolgt von heftigen Krämpfen, Schreianfällen, Fieber und plötzlich auftretenden schweren Verdauungsstörungen. Gerüchte über eine neue und schreckliche »idiopathische« Form von Autismus, die durch eine dramatische Regression gekennzeichnet sei, kreisten durch die Internetforen. Eltern sprachen davon, ihre Kinder seien gleichsam gekidnappt worden, so als habe ein Dieb – im weißen Kittel eines Kinderarztes – sie nachts entführt. Vertreter des Gesundheitswesens, die von den stark steigenden Fallzahlen ebenso überrascht wurden und mit Sorge beobachteten, dass immer mehr Eltern ihre Kinder aus vorgeschriebenen Impfprogrammen herausnahmen, versuchten derweil, jede Panik zu unterdrücken – mit verhaltenen Fachausdrücken wie »erweiterte Diagnosekriterien«, »gesteigertes öffentliches Bewusstsein« und »verbesserte Fallfindung«. Für eine besorgte Mutter, die im Gesicht ihres Kindes nach einem verräterischen Mangel an Blickkontakt suchte, klang das alles wie unverständliches Latein.

Eltern von Kindern, die im letzten Jahrzehnt des 20. Jahrhunderts geboren wurden, mussten sich ihren Weg durch ein Labyrinth widersprüchlicher Informationen bahnen. War Autismus nun eine angeborene und unheilbare Entwicklungsstörung, die in den Komplexitäten des menschlichen Genoms wurzelte, oder das toxische Nebenprodukt eines korrupten medizinischen Establishments, das um jeden Preis nach Profit trachtete? Sollten sie ihre Kräfte im täglichen Kampf mit Schulbehörden, Versicherungen und anderen Bürokratiemonstern einsetzen oder lieber die unzähligen Wege zur »Genesung« verfolgen, die von Gruppen wie *Defeat Autism Now!* und *Talk About Curing Autism* propagiert wurden?

Die Eltern, die diesen Selbsthilfegruppen angehörten, wurden häufig als schlecht informiert oder als wissenschaftsfeindliche Realitätsleugner hingestellt, doch sie waren im Allgemeinen besser mit dem Stand der Autismusforschung vertraut als die Außenstehenden, die sich anmaßten, sie zu beurteilen. Über E-Mails und Websites verfolgten sie wie besessen die neuesten Entwicklungen. Sie verwandelten ihr Zuhause regelrecht in ein Labor und dokumentierten sorgfältig die Reaktionen ihrer Kinder auf die aussichtsreichsten alternativen Behandlungsformen. Sie hielten die Gesundheit ihrer Kinder für zu wichtig, um sie angeblichen Experten zu überlassen, die Familien wie die ihre jahrzehntelang getäuscht und betrogen hatten. Angespornt durch den festen Entschluss, das Leiden ihrer Kinder zu lindern, wurden sie selbst zu Amateurforschern, wie der einsiedlerische Mann, der mithilfe seines globalen Netzes von Briefkontakten in seinem Hof die Dichte der Erde errechnete.

# 2
# Der Junge, der grüne Strohhalme liebt

Die Sonne bricht durch eine Nebelbank und füllt das Fenster mit orangefarbenen und purpurnen Streifen. Leo Rosa erwacht in seinem Zimmer, von dem aus er die kalifornischen Santa Cruz Mountains überblickt. Der engelhafte Elfjährige mit haselnussbraunen Augen und einem Schopf rostbrauner Locken steigt aus dem Bett und umarmt seinen Vater.

Leos Vater, Craig, produziert naturwissenschaftliche Videos für KQED, einen öffentlichen Fernsehsender in San Francisco. Die Mutter, Shannon, ist Bloggerin, Redakteurin und Software-Beraterin. Jeden Morgen schaut Leo als Erstes auf eine Liste von Bildzeichen, die Shannon aus dem Internet heruntergeladen, laminiert und an seine Tür geklebt hat. Diese Liste ist in einer Sprache verfasst, die er leichter aufnehmen kann als Worte. Einzelne Bilder halten ihn dazu an, sich anzuziehen, die Zähne zu putzen und sein Bett zu machen.

Leos »visueller Zeitplan« gliedert die ausufernde Unvorhersehbarkeit im Tagesablauf eines Elfjährigen in eine Reihe eigenständiger, machbarer Schritte. Dies hilft ihm, die Ängste zu bezähmen, mit denen Autisten jeden Alters kämpfen. Überall im Haus finden sich konkrete Spuren seines Ringens darum, seine unbändigen Energien zu kanalisieren, aber nur wenn man weiß, wo man hinsehen muss. Die weißen Pfosten des Geländers im oberen Stock wurden erneuert, weil Leo sie eines Tages entzweibrach, während er das erleichternde Gefühl starken Drucks genoss, als er sich zwischen die Pfosten und die Wand quetschte. Im Deckel einer alten Truhe aus Kampferholz am Fuß des Bettes der Eltern sind schmale Risse aufgetreten, weil sich die Truhe ideal als Sprungbrett eignete, um experimentelle Flüge auf die Matratze zu starten.

Die Rosas haben ihren Alltag und ihren Lebensraum so eingerichtet, dass Leo eine möglichst sichere und angenehme Umgebung vorfindet. Das Haus selbst liegt an einer Sackgasse auf einem grünen Hügel in einem nicht weiter erschlossenen Gebiet von Walnut Creek, weit weg von jedem Autoverkehr, sodass sich die Eltern keine allzu großen Sorgen machen müssen, wenn Leo einmal allein nach draußen verschwindet. Und auch der Grundriss des Gebäudes – ein zweistöckiges Ranch-Haus mit einem großen offenen Raum ohne Möbel in der Mitte – erlaubt es Leo, wilde Sprünge zu machen und mit seinem Scooter Board herumzudüsen, ohne irgendwo anzustoßen. Für den Fall, dass nichts anderes hilft als eine Stunde intensiver körperlicher Aktivität, steht hinter dem Haus ein Trampolin bereit.

Weil das Haus fast keine Zwischenwände hat, können die Rosas ihren Sohn immer im Blick haben, und auch er weiß stets, wo seine Eltern sind. Liegt Shannon nachts neben Craig im Bett, kann sie die Geräusche hören, die Leo in seinem Zimmer nebenan macht. Wenn sie hört, wie er sich sanft in den Schlaf singt, dann weiß sie, dass alles in Ordnung ist.

An der Haustür hängt ein Zettel mit der Aufschrift »Fragen, die man Leo stellen kann«. Shannon stellte auch diese Liste zusammen: *Wie heißt du? Wie alt bist du? Wo wohnst du? Wie heißt deine große Schwester? Wie heißt deine kleine Schwester?* Dies dient zwei verschiedenen Zwecken: Schüchterne Besucher sollen ermutigt werden, ihren Sohn anzusprechen, und Leo soll besser lernen können, Dinge sprachlich auszudrücken, die er weiß und kennt, aber nicht immer kundtun kann. Leo kann viele der Sätze verstehen, die ihm seine Eltern sagen (das heißt, er hat ein solides Sprachverständnis, eine rezeptive Kompetenz), doch der sprachliche Ausdruck (die expressive Kompetenz) ist eingeschränkt.

An einem guten Tag spricht Leo vielleicht 40 Wörter, überwiegend Substantive. (Die meisten Kinder in seinem Alter verfügen über einen Wortschatz von 5 000 bis 10 000 Wörtern.[1]) »Pizza zum Abendessen«, sagt er beispielsweise strahlend. An manchen Tagen sagt Leo fast gar nichts, allerdings kann man nicht behaupten, er drücke sich nicht aus. Er besitzt ein eigenes vielseitiges Lexikon aus nonverbalen Lauten, Liedfragmenten und Schlagwörtern, die er zur Kommunikation mit vertrauten Menschen einsetzt.

Wenn Leo gut drauf ist, bricht er in lauten Scatgesang aus und erfindet dabei kurze Melodien. Wenn er im Grunde zufrieden, aber ruhelos ist, rattert er »*Ticka, ticka, ticka*«. Ist er noch angespannter, äußert er eine Lautfolge wie Jimmy Durante: »*A tsch – tscha – tscha!*« Bei einem plötzlich auftretenden Glücksgefühl wirbelt er mit den Armen umher, galoppiert im Kreis herum und ruft: »*Whoop! Whoop! Whoop!*« Wenn er müde ist, lässt er ein leises Jammern hören. Und wenn er Hunger hat, weint er sich schlicht die Seele aus dem Leib. Nach dem Besuch eines Aquarienhauses in Seattle mit seiner Familie nahm er das Zwitschern der Weißwale in sein Echolalie-Repertoire auf (mit »Echolalie« bezeichnet man die Art, wie Autisten Laute aus ihrer Umgebung aufschnappen und auf eigene Weise verwenden).

Wenn Leo mit seiner Mutter im Auto unterwegs ist und nicht weiß, wohin sie fahren, sagt er vielleicht: »Wir holen aber nicht Kianna ab« (das Mädchen Kianna gehörte vor Jahren einer Kindergarten-Fahrgemeinschaft an). Möchte er am liebsten auf etwas hinaufklettern, weiß aber, dass er es nicht darf, sagt er: »Nicht raufsteigen!« Und wenn Leo so wütend ist, dass er jemanden schubsen möchte, gleichzeitig aber seiner Mutter zeigen will, dass er sich im Griff hat, brummt er: »Will nicht schubsen.«

In einem vollgestopften Zimmer neben dem von Leo machen sich auch seine beiden Schwestern fertig. Zelly zeigt bereits die selbstbeherrschte Pose der nachdenklichen jungen Frau, zu der sie mit ihren dreizehn Jahren heranwächst. In einer Familie ausgemachter Exzentriker hat sie die Rolle der »Normalen« übernommen. Die fünf Jahre jüngere India strahlt bereits ihr eigenes mächtiges Charisma aus, in das sich allerdings etwas Verschmitztes mischt, denn in ihren hellen blauen Augen hinter dicken Brillengläsern blitzt ständig der Schalk auf. Zelly ist im Allgemeinen eher zurückhaltend; India dagegen geht auf jeden zu und weiß instinktiv, wie sie zum Zentrum der Aufmerksamkeit wird. Die Mädels machen keinerlei Hehl daraus, dass sie inzwischen etwas zu alt sind, um sich ein Zimmer zu teilen. »Meine Schwester nervt total«, flüstert India in einem unbemerkten Moment. Aber kurz darauf machen die beiden gemeinsam Gymnastik auf dem Boden. Ihr Wunsch nach mehr Privatsphäre wird übertrumpft durch die unerschütterliche Loyalität gegenüber ihrem Bruder.

Während Leo mit seinen Schwestern in der Küche frühstückt, springt er plötzlich vom Stuhl auf; eine beunruhigende Miene gleitet über sein Gesicht – ein Ausdruck zwischen Schrecken und Begeisterung. Er stürmt zur Tür, aber sein Vater sagt nur seelenruhig: »Wo willst du hin, Kumpel?«

Leo setzt sich sofort wieder hin und isst weiter, so als wäre nichts geschehen. Unter seinen Frühstücksjoghurt hat seine Mutter eine zerriebene Tablette Risperdal gerührt, ein atypisches Neuroleptikum, das zur Behandlung von Schizophrenie bei Erwachsenen entwickelt wurde. Seine Eltern sind nicht davon begeistert, ihm dieses starke Medikament zu geben, aber vorläufig scheint es ihm zu helfen, sein unangenehmstes Verhalten zu zügeln, nämlich sein Sticheln und Schikanieren der kleinen Schwester. Leo hat ihr nie ganz verziehen, dass sie unerwartet in eine Welt eingedrungen ist, an die er sich selbst gerade erst gewöhnen musste. Eine der nachteiligen Nebenwirkungen des Medikaments besteht darin, dass Leos ohnehin schon großer Appetit noch zunimmt. Weil er es immer wieder schafft, selbst von weit entfernten Tellern Essen zu schnappen, hat er sich in der Familie den Spitznamen »die Kobra« eingehandelt.

In der Küche duftet es nach frischem Toast und Kaffee. Leo fängt an, mit seinem Teller auf den Tisch zu klopfen, doch India schaut nicht einmal auf. Sie wirkt wie eine kleine Prinzessin aus einem vornehmeren Reich, die die Gastfreundlichkeit einfacher Leute duldet, die ihr Bestes geben.

Plötzlich springt Leo wieder vom Tisch auf und fragt seinen Vater: »Grüner Strohhalm?« Es ist noch zu früh für den ersten grünen Strohhalm, doch er bekommt einen, bevor der Schulbus vorfährt. Im Lauf der Jahre verwendete Leo schon Zehntausende dicke grüne Strohhalme von Starbucks zur »Selbststimulation«, mit der autistische Menschen versuchen, ihre Anspannung zu steuern. Und es macht ihnen auch offensichtlich Spaß. Wenn Nichtautisten dieses Verhalten zeigen, spricht man von »Fummeln« oder »Zappeln« und kommt selten auf die Idee, es als pathologisch zu bezeichnen.

Ein roter Strohhalm von Burger King erfüllt gelegentlich ebenfalls den Zweck, auch ein blauer von Peet's. Durchsichtige von Costco gehen dagegen gar nicht. Ein grüner Strohhalm von Starbucks ist Leos Lieblingsstimulans. Wenn Shannon es erlaubte, würde er auch einen mit ins Bett nehmen, am liebsten sogar zwei – einen zwischen den Lippen und einen zwischen den Zehen.

Leos Begeisterung für grüne Strohhalme ist wunderlich anzusehen. Zuerst zieht er das begehrte Objekt aus der Papierhülle; dann befeuchtet er die Lippen und fängt an, der Länge nach auf dem Halm herumzuknabbern, bis das steife Plastik biegsam ist; schließlich zerbeißt er es zu einem gelenkigen L. Dabei dreht er unentwegt seine Fingerspitzen, sodass der Halm höchst virtuos zu tanzen scheint. Beobachtet man Leo bei seinem Strohhalmritual, meint man, eine von W. C. Fields' Varieténummern mit Hut und Stock im Schnelldurchlauf zu sehen.

Die Rosas erlauben es ihrem Sohn in gewissen Grenzen, seiner Leidenschaft für grüne Strohhalme zu frönen. Shannon erkannte jedoch schnell, dass es nicht ausreichen würde, bei jedem Besuch in der Mall ein paar zusätzliche Halme in die Tasche zu stecken. Und so tat sie, was sie inzwischen häufig tut, wenn sie mit einer von Leos Verhaltensformen klarkommen muss, die sich als unerwartet schwierig zu meistern erweist: Sie wandte sich an ihre Internetclique. Im Mai 2009 teilte sie in ihrem Blog mit, dass sie Freiwillige für ein Basisprojekt suche, das sie als *L.U.S.D.* titulierte – »Liga der Unverbesserlichen Strohhalm-Diebe«:

> Die Akteure von *L.U.S.D.* sind passioniert und raffiniert. Sie versorgen Leo laufend mit Schmuggelware. Im Restaurant zahlen sie neben der Rechnung ein großzügiges Trinkgeld, um davon abzulenken, dass sie die halbe Tasche mit Strohhalmen vollpacken. Selbst an Feiertagen wie Thanksgiving wird zur Not auf den letzten Drücker für Nachschub gesorgt, denn sie wissen, dass die Strohhalme darüber entscheiden, ob ein Festtagsessen feierlich oder explosiv vonstattengeht.

Die verdeckten Agenten fallen in die Lokalitäten der gesamten Umgebung ein. Und so war die Operation bisher ein voller Erfolg. Leo bekam, was er brauchte, und wenn er wusste, dass viel von dem Stoff vorrätig war, konnte er auch schon einmal unerwartet gesprächig werden. Zugegeben, die Äußerungen waren nur auf eines fixiert: »Neuer Strohhalm! Neuer *grüner* Strohhalm! Ich will einen neuen Strohhalm! Mami, ich will einen neuen Strohhalm, bitte! Mami, *Mami*!« In Zusammenarbeit mit Leos Beschäftigungstherapeutin lernte Shannon, dass es möglich ist, einen Mittelweg zu finden, indem sie ihrem Sohn versichert, seine Strohhalmsucht werde in regelmäßigen Abständen befriedigt. Sofort wurde ein L-förmiges Bildzeichen in Leos visuellen Zeitplan eingefügt.

Als Leo vor ein paar Jahren auf einer Fahrt zu Zellys Ferienlager im Beisein seiner Schwester India und deren Freundin Lucy vor Erreichen des Ziels mitteilte, er müsse pinkeln, blieb Shannon nichts anderes übrig, als ihren Sohn hinter einen Busch zu führen. Die Mädchen taten so, als würden sie nicht hinschauen. Shannon versicherte ihnen, dass es unter bestimmten Umständen erlaubt und sogar cool sei, auf freiem Gelände zu pinkeln. »Manchmal ist es super, ein Junge zu sein«, erklärte sie. »Dann kann man überall hinter Büschen pinkeln.«

»Und manchmal haben Mädchen einen Bruder mit Autismus«, gab India zurück. »Dann ändert sich alles komplett.«

## II

Das Leben mit Leo veränderte die Welt der Familie Rosa in vielerlei Hinsicht, teils auf ungeahnte Weise. Eines der gängigsten Missverständnisse über Autismus ist die irrige Ansicht, Familien würden daran zerbrechen. (Dies ist ein böser Mythos, den die Medien aufrechterhalten; in Familien wie den Rosas sind die Scheidungsraten keinesfalls höher.[2]) Im Gegenteil: Der Wunsch, Leo eine optimale Entwicklung zu ermöglichen, schweißte die Familie zusammen; die Liebe und der Rückhalt machten sie zu einem eingeschworenen Zirkel. Als Zelly zehn Jahre alt war, schrieb sie ein Gedicht:

Leo
Mein Bruder
Leo ist anders
Aber ich liebe ihn
Trotzdem. Er schlägt
Kaut auf Strohhalmen

Ich komme damit zurecht
Denn ich bin seine Schwester

Das alltägliche Ringen darum, dass Leo die Rücksicht und Unterstützung erfährt, die er verdient, hat die Rosas auch anderen Familien nähergebracht. Viele ihrer Freunde haben ebenfalls Kinder mit Entwicklungsstörungen oder sind selbst auf dem Autismusspektrum angesiedelt beziehungsweise beides. Diese Freunde zucken nicht zusammen, wenn Leo beim Anstehen an der Museumskasse aus der Schlange springt und wie Tarzan aufheult. Und sie werfen keine vernichtenden Blicke in Shannons Richtung, wenn er im Einkaufszentrum einen Koller kriegt. Sie verstehen, warum sie und Leo im Kino immer in der letzten Reihe nah am Ausgang sitzen.

Diese Freunde beherrschen die Sprache der Eingeweihten. Sie kennen all die Abkürzungen wie BT (für Beschäftigungstherapie) und ST (für Sprachtherapeut). Sie wissen, wie man mit Lehrern zusammenarbeitet, um ein IEP zusammenzustellen, ein Individuelles Erziehungsprogramm, in dem bestimmte Lernziele für ein einzelnes Kind festgelegt werden. Bevor der amerikanische Kongress 1975 das Behinderten-Bildungsgesetz verabschiedete, wurde Kindern mit unterschiedlichsten Behinderungen der Zugang zum Bildungssystem systematisch verwehrt. Autistische Kinder waren institutionalisierten Vorurteilen besonders ausgeliefert, denn die meisten Psychologen glaubten, solche Kinder wären nicht einmal imstande, auch nur Dinge auswendig zu lernen. Diese These wurde in den 1970er-Jahren widerlegt, doch subtilere Formen der Diskriminierung bestehen immer noch. Einige Ehepaare im Bekanntenkreis der Rosas mussten ihre Schulbehörde verklagen, damit ihren Kindern die Bildung zuteilwurde, die ihnen per Gesetz zusteht.

Um Leo großzuziehen, mussten die Rosas aber auch einige der Träume zurückstellen, die sie in jungen Jahren gehegt hatten. Als Shannon Mitte zwanzig war und den idealen Job hatte, das Fertigen digitaler Karten und Atlanten, träumte sie davon, sich mit fremden Kulturen vertraut zu machen und in exotischen Klimazonen zu weilen, mit einem Freund, der nicht bloß am Pool abhängen wollte, während sie Tauchgänge machte. Einige solche Reiseziele rückten in noch weitere Ferne, als Leos Verhaltenstherapie jährlich Zehntausende Dollars verschlang, die erst seit Kurzem von Craigs Krankenversicherung übernommen werden. Die Rosas entschieden jedoch gleich zu Beginn, dass sie nicht darauf verzichten würden, ins Museum, Kino oder Restaurant zu gehen, bloß weil sie einen ausgelassenen Jungen hatten, der manchmal meinte, er müsse sich die Kleider vom Leib reißen. Sie ließen ihre Freunde und Bekannten wissen, dass ihnen sehr daran liege, zu Familienaktivitäten eingeladen zu werden – selbst wenn man sich dafür speziell vorbereiten, eventuell früher gehen oder letztlich doch absagen müsse.

In dem Café, in dem Craig und Shannon immer schon gern am Samstagmorgen frühstückten, auch als die Kinder noch gar nicht geboren waren, helfen die Angestellten Leo, seine soziale Kommunikation zu üben, indem sie ihn fragen: »Wie geht es dir?«, und wirklich zuhören, wenn er antwortet. Der Besitzer einer Bäckerei will gar nichts davon hören, wenn die Rosas sich dafür entschuldigen, dass Leo vor Begeisterung über das Aroma frischer Croissants einen Schreianfall bekommt. Er zuckt nur mit den Schultern und sagt: »So sind Kinder nun mal.«

Nach einem langen Tag im Schneideraum seines Senders setzt sich Craig neben Leo auf die Couch, um Hayao Miyazakis amüsanten Animationsfilm *Mein Nachbar Totoro* zu sehen. Es ist nicht das erste Mal, dass sie den Film zusammen anschauen, und auch nicht das fünfhundertste Mal; seit fast zehn Jahren sagt Leo so gut wie jeden Abend, wenn er fast schon müde ist: »Totoro!«

»Wenn man schon nach etwas süchtig ist, dann wenigstens nach einem so guten Film wie diesem«, kichert Craig. Um nicht abzustumpfen, versucht Craig jeden Abend, ein Detail zu entdecken, das ihm zuvor entgangen war. Der Film ist aber auch ein nützliches Hilfsmittel für die Sprachentwicklung des Jungen. Wenn Leo in ganz jungen Jahren einem Unbekannten vorgestellt wurde, rief er: »Das ist Mei!«, wie das kleine Mädchen bei ihrem ersten Auftritt im Film. An diesem Abend bekommt Leo nicht viel von *Totoro* mit, denn es war ein langer Tag in dem Autismus-Zentrum in San José, in dem er von hoch engagierten Lehrern in kleinen Klassen unterrichtet wird. Er springt von der Couch und sagt: »Oben!« – »Was ist oben?«, fragt Craig. »Bett!«, piepst Leo. Dieser Wortwechsel ist beiden so vertraut, dass er im trostspendenden Rhythmus einer Litanei erfolgt.

Vor ein paar Jahren wurde Shannon im Radio von einem Autismusexperten einer Ärzteschule interviewt. Als die Mikrofone abgeschaltet waren, sah der Psychologe sie zweifelnd an und sagte: »Für die Mutter eines autistischen Kindes sehen Sie aber echt glücklich aus.« (Das war Shannon neu, die sich selbst als eher mürrisch bezeichnet.) Sie und ihr Mann wirken derzeit tatsächlich überwiegend zufrieden, doch es war nicht leicht, diese Gelassenheit zu erlangen. Sie verdienten sie sich auf einer langen Wegstrecke; dazu gehörten auch viele Umwege und gelegentlich eine schmerzliche Umkehr sowie ein unablässiges Vorwärtstasten im Dunkeln auf ein ungewisses Ziel hin.

## III

In den ersten paar Monaten nach seiner Geburt schien sich Leo wie ein typisches Baby zu entwickeln. Das einzig Auffallende war seine Ausgelassenheit. Er ließ sich problemlos stillen, schlief regelmäßig und nahm oft Blickkontakt mit den Menschen um ihn herum auf. Häufig fing er an, ohne ersichtlichen Grund zu kichern. Leos Verschiedenheit war anfangs unsichtbar, gleich einer Saat, die im Verborgenen keimt. Seine Diagnose folgte einer langsamen und sorgfältigen Sammlung von Beobachtungen und Ahnungen – wie das allmähliche Sichverlieben seiner Eltern.

Craig und Shannon lernten sich Ende der 1980er-Jahre über einen gemeinsamen Freund an der University of California in Los Angeles kennen. Craig war ein geselliger Fußballspieler und Fan der Aktionskunst; er zog sich ein berauschendes Gebräu aus Science-Fiction, *Omni*-Magazin und New-Wave-Rock-and-Roll rein. Shannon war ein faszinierend unnahbares Girl der Gothic-Szene mit violetten Haaren, Netzstrümpfen und Monkey Boots. Sie arbeitete im Kiosk des Studentenwohnheims. Ein paar Jahre vergingen, bevor sie überhaupt miteinander sprachen.

In dieser Zeit bewarb sich Shannon für ein Austauschprogramm an einer anderen Universität, um Geografie zu studieren – und um eine gescheiterte Beziehung zu überwinden. Um so weit wie möglich wegzukommen, wählte sie eine Hochschule an einer ganz anderen Westküste – der ehemaligen Goldküste Afrikas. Shannon schrieb sich an der Universität von Ghana ein, wo sie intensiv in die örtliche Kultur eintauchte. Sie begeisterte sich für die Stoffhändler im Basar, die ganze Ballen bunter Batikstoffe feilboten, und die Schneider, die aus jedem Tuch in ein, zwei Tagen ein maßgeschneidertes Kleid fertigten. Und sie erlag der aromatischen einheimischen Küche mit ihren Gewürzen, für die es im Westen nicht einmal Namen gibt.

In Ghana liebt man gutmütiges Necken, und auch Shannon entdeckte die Freude am Hänseln ohne jede Bosheit. Sie selbst wurde verspottet, weil sie nur Englisch sprach, während ihre Kommilitonen drei oder mehr ghanaische Sprachen beherrschten. Wenn sie in einer Prüfung eine Eins bekam, zog der Professor die Studienkollegen auf: »Tja, die Frau hat es euch wieder einmal gezeigt.« Selbst ein Bursche auf Krücken, der eine Polioerkrankung überlebt hatte, war vor den Übergriffen nicht sicher; seine Kumpels sagten häufig: »Kannst du dich nicht etwas schneller bewegen?« Und er konterte sofort und veräppelte die anderen. Shannon war erstaunt darüber, dass Behinderung als ganz normaler Aspekt des Lebens angesehen wurde, ohne die üblichen Bekundungen von Mitleid und überzogenem Ernst. »Es war toll, in einer vollkommen anderen Realität zu leben, in der alle meine gewohnten Maßstäbe aufgehoben waren«, erinnerte sie sich. »Alles war neu und anders, und das war gut so.«

Nach der Rückkehr ins heimische Los Angeles lief sie ihrem künftigen Mann wieder über den Weg, doch der baggerte gerade eine ihrer Freundinnen an. Shannon ließ sich nicht entmutigen; sie bombardierte Craig mit Grußkarten und Blumen von einer »heimlichen Verehrerin«. Nach wochenlangem Katz-und-Maus-Spiel machte sie den Sack zu: Sie schickte ihm ein eigens gefertigtes Comicheft mit einer erfundenen Geschichte, in der sie selbst Kontaktanzeigen durchstöberte, bis sie auf eine Annonce stieß, die den idealen Mann verhieß, der eine unheimliche Ähnlichkeit mit Craig hatte. Craig tauchte unangekündigt im Kiosk des Wohnheims auf, mit einem Blumenstrauß. 1995 heirateten sie.

Zellys Geburt war nicht einfach. Shannon bekam Schwangerschaftsdiabetes und war wochenlang ans Bett gefesselt. Und die ersten Monate der Mutterschaft waren hart für sie, weil Zelly sich nicht an die Brust gewöhnen wollte. Und so musste Shannon jede Nacht alle zwei Stunden aufstehen, Milch abpumpen, abfüllen und sterilisieren.

Doch irgendwann wurde es leichter mit ihrer Tochter. Plötzlich war die Mutterschaft genau so, wie sie in Frauenzeitschriften angepriesen wird. Zelly wurde ein so glückliches und braves Kind, dass Shannon sie bald als »Lockbaby« bezeichnete – jene putzige Art von Knirps, die andere junge Paare glauben lässt, Kinder zu haben sei die reinste Freude.

Im Vergleich zu ihren Erfahrungen mit Zelly war Shannons Schwangerschaft mit Leo einfach. Die Entbindung im Krankenhaus, bei der Craig und eine Geburtsbegleiterin zugegen waren, verlief problemlos. Als ihr Sohn Leonel am 9. November 2000 auf die Welt kam, begrüßte Shannon ihn mit den Worten: »Hallo Leo, wie geht es dir? Es ist so schön, dich zu sehen. Willkommen!«

Leo gewöhnte sich sofort an die Brust. Shannon fühlte sich bald so wohl und sicher in der Mutterrolle, dass sie sich sogar um die Kinder anderer Leute kümmern konnte. Ihr Sohn saß mit sieben Monaten aufrecht, genau nach Zeitplan. Einen Monat später krabbelte er, und vier Monate danach machte er seine ersten zaghaften Schritte – alles ganz im Rahmen einer typischen Entwicklung. Erst an Leos erstem Geburtstag bemerkten die Rosas etwas Ungewöhnliches an ihm. Ab dieser Zeit schob er seine Lieblingsspielzeuge unentwegt auf dem Boden hin und her. Er schien sich nicht sonderlich dafür zu interessieren, mit den Sachen zu spielen; es ging ihm nur darum, sie hin und her zu schieben, wie in einer Art privater Zeremonie.

Als Leo anfing, das Haus zu erkunden, legte er sich eine Lieblingsroute durch das Wohnzimmer zurecht, an die er sich hielt wie ein Pilger an den Kreuzweg. Er berührte jedes Mal dieselben Stühle und Tische, genau an derselben Stelle, wenn er den Raum durchquerte, und warf sich zum Schluss immer auf die Couch. Zunächst hielten Craig und Shannon dieses kleine Ritual für drollig. »Aber irgendwann«, gestand Craig, »wurde es ein wenig unangenehm zuzusehen, wie häufig hintereinander er das machte.«

Als Leo eineinhalb Jahre alt war, machte die Familie Rosa Urlaub bei einem Freund, der Arzt war. In dem Gästehaus legte sich Leo sofort einen neuen Parcours zurecht. Der befreundete Arzt sah zu, wie er seine Runden drehte – *tatschen, rennen, tatschen, rennen, tatschen, rennen, plumps* –, und rief seinen Namen, doch Leo ignorierte ihn und machte einfach weiter.

»In diesem Alter sollte er schon mehr Aufmerksamkeit zeigen«, erklärte der Arzt den Eltern vertraulich. »Vielleicht wollt ihr das mal überprüfen lassen.«

Als Erstes gingen die Rosas mit Leo zum Ohrenarzt, um sein Gehör testen zu lassen, denn er hatte in den vergangenen Monaten etliche Ohrenentzündungen gehabt. Die Untersuchungen mussten kurz gehalten werden, denn Leo konnte es nicht ausstehen, wenn ihm jemand in den Ohren herumstocherte; es stellte sich jedoch heraus, dass sein Gehör in Ordnung war. Der Arzt verschrieb ihm ein Antibiotikum namens Augmentin, um künftige Infektionen zu verhindern. Doch Leos Entwicklungsverlauf insgesamt wich immer mehr von dem typischer Kinder ab. Shannons Versuche, ihn ans Töpfchen zu gewöhnen, blieben lange erfolglos.

Seine ersten Worte – »*dada*« und »*ball*« – hatte Leo gesprochen, als er zehn Monate alt war. Doch dann hörte er einfach auf, sie zu sagen, so als wären die ersten grünen Keime seiner Sprache verwelkt. Und auch die anderen Dinge, die er bereits gelernt hatte, verloren sich nach und nach wieder. Der Kinderarzt versicherte den Eltern, Leos verzögerte Entwicklung bedeute nichts Ernsthaftes. Der Junge war ein heiterer, anhänglicher kleiner Bär, der gern geherzt und gekitzelt wurde. »Kinder mit Autismus sind ganz anders«, beteuerte der Pädiater.

»Außerdem schaut mir Leo in die Augen«, fügte der Arzt hinzu, um das Thema endgültig abzuhaken. Ohne Zweifel war der Junge kein »*Rain Man*« im Werden. Aber irgendetwas an Leo war unverkennbar, unbestreitbar *anders*, etwas, das mit jedem Tag deutlicher wurde. In den kommenden Monaten folgten viele weitere Termine, Untersuchungen, Gespräche und Begutachtungen durch Experten.

»Sorgt mit Handziehen, Grunzen und Privatsprache dafür, dass Bedürfnisse erfüllt werden«, schrieb ein Kliniker in Leos Akte. »Therapeut sagte während Sitzung immer wieder laut seinen Namen, aber Leo reagierte kaum«, schrieb ein weiterer. Ein dritter notierte, dass Leo 15 Minuten zu brauchen schien, um ihn überhaupt zu bemerken.

Die Rosas streckten ihre Fühler in alle Richtungen aus, um dahinterzukommen, was mit ihrem kleinen Bär los war. Beim Essen zeigte er sich wählerisch. Er ernährte sich fast ausschließlich von Sandwiches mit Erdnussbutter, Bananen, Avocado-Dip sowie Crackern wie Goldfischli und Veggie Booty, obwohl Shannon versuchte, mehr Abwechslung in den Ernährungsplan zu bringen. Schon bald bekam Leo häufig Durchfälle und Brechanfälle. Shannon ging mit ihm zu einem Allergiespezialisten, der ihn auf verschiedene Unverträglichkeiten und Allergien testete – gegen Soja, Mais, Eiweiß, Erdnuss, Milch, Katzenhaare, Hausstaubmilben sowie Pollen heimischer Bäume und Büsche. Alle Testergebnisse waren negativ.

Währenddessen wurden seine privaten Zeremonien immer ausgeklügelter. Er war fasziniert von Mustern auf Gehwegen. Wenn aber zwei Menschen gleichzeitig sangen, was seine Schwestern gern taten, flippte er aus. Unbekannte Dinge untersuchte er, indem er sie in den Mund steckte. Gab Shannon ihm einen Orangenschnitz, zerrieb er sich diesen auf den Lippen und Augenlidern. Und er entwickelte eine seltsame Begeisterung für Strohhalme, die er immer wieder gegen seine Oberlippe presste.

Inzwischen tauchte in den Gutachten immer häufiger das »A-Wort« auf. Der Leiter eines regionalen Gesundheitszentrums erklärte Craig und Shannon, wenn ihr Sohn älter wäre, würde er ihn sofort als autistisch oder »geistig zurückgeblieben« einstufen. Es blieb nicht mehr viel Spielraum, irgendetwas zu leugnen.

Shannon fühlte sich am Boden zerstört, teils weil sie sich gern als hochkompetent ansah. »Helfen, reparieren, etwas abhaken und zur nächsten Aufgabe übergehen – das macht mich glücklich und zufrieden«, sagte sie. Bei Leos Autismus wusste sie jedoch nicht, wie sie da helfen und reparieren konnte. Sie hatte immer gut geschlafen, doch neuerdings starrte sie jede Nacht um drei Uhr in der Früh gegen die Decke. Wenn sie mit dem Auto irgendwohin fuhr, musste sie häufig plötzlich rechts ranfahren, weil sie das Gefühl hatte, die Verkehrsregeln ergaben keinen Sinn mehr.

Als sie im Internet Informationen für Eltern suchte, die mit der Autismusdiagnose eines Kindes konfrontiert sind, stieß sie auf einen Artikel von Scot Sea, der erklärte, aufgrund seiner Erfahrung mit seiner eigenen autistischen Tochter könne er verstehen, warum ein Kalifornier namens Delfin Bartolome zuerst seinen autistischen Sohn und dann sich selbst erschossen habe.

Aus seiner eigenen Lebenswelt schilderte Sea Folgendes: »Der Geruch ist inzwischen durch den ganzen Flur gezogen. Wenn du das zusammengeknäuelte Höschen samt Windel auf dem Boden siehst, weißt du, du kommst zu spät«, hob Sea unheilvoll an. »Eine hellrote Schmierspur quer über die Tür, den Rahmen, die Wand. Du gehst um die Ecke, und das Schlafzimmer ist ein Tatort. Ein Axtmord? In Wahrheit ist es nur deine Tochter, die sich von ihrer schlimmsten Seite zeigt.« Sea schilderte eine Szenerie, die eines Slasher-Films würdig wäre. »Spritzer von Blut, die wie Farbe glänzen, schwarze Klumpen, gelbbraune Fäkalien und ein meterbreiter Haufen von Erbrochenem, in dessen Mitte deine Tochter steht [...] Hände tropfend, Gesicht verschmiert, wie eine Kannibalin.«[3]

In früheren Epochen sei Eltern solcher Horror erspart geblieben, erklärte Sea, denn »schwachsinnige« Kinder seien sofort »in den Brunnenschacht geworfen oder gegen den Zaunpfahl geschleudert« worden. Für »gebildete« Familien in jüngerer Zeit bestehe zumindest ein Ausweg, fügte er hinzu, die Unterbringung in einer Anstalt. Aber inzwischen müssten verzweifelte Eltern einen eigenen Ausweg finden, so wie Bartolome mit einer Handfeuerwaffe, als ihm nichts anderes mehr übrig geblieben sei. So sah Sea zufolge die brutale Realität des Aufziehens eines autistischen Kindes aus. (Sea erwähnte jedoch nicht, dass Bartolome – der von seinen Verwandten als liebevoller Vater bezeichnet wurde – ein paar Wochen vor den tödlichen Schüssen kurz vor seiner Pensionierung entlassen worden war, wodurch die künftige Versorgung seines Sohnes gefährdet wurde.[4])

Shannon wurde regelrecht übel, als sie Seas Artikel las. Sah so die Zukunft ihrer Familie aus?

## IV

Nun waren Shannons Fähigkeiten als freischaffende Recherchekraft gefragt. Sie verbrachte Stunden im Internet, in Buchläden und Bibliotheken, sprach mit anderen Eltern und suchte nach jeder noch so knappen Information, die sie nutzen konnte, um ihrem Sohn zu helfen.

Vor allem zwei Bücher machten tiefen Eindruck auf sie: Catherine Maurice' *Let Me Hear Your Voice: A Family's Triumph Over Autism* (deutsch: *Ich würde euch so gern verstehen! Eine Mutter kämpft um ihre autistischen*

*Kinder)* und Karyn Seroussis *Understanding the Mystery of Autism and Pervasive Developmental Disorder: A Mother's Story of Research and Recovery* (Das Rätsel um Autismus und tiefgreifende Entwicklungsstörungen verstehen: Die Erfahrungen einer Mutter mit Forschung und Heilung; liegt nicht auf Deutsch vor). Beide Autorinnen vertraten die Ansicht, bei autistischen Kindern sei durchaus eine Genesung möglich, und zeigten dafür unterschiedliche Wege auf. »Diese Bücher vermittelten mir das Einzige, was ich hören wollte«, sagt Shannon. »Dass mein Sohn wieder normal gemacht werden könne.«

Das Buch von Maurice orientierte sich an der Angewandten Verhaltensanalyse (AVA, *Applied Behavior Analysis, ABA*), einer Methode der Verhaltensveränderung, die auf B. F. Skinners Lerntheorien bei Tieren beruhte und in den 1960er-Jahren von dem Psychologen Ivar Lovaas an der University of California in Los Angeles als eine der ersten Interventionen bei Autismus erprobt wurde. In den einleitenden Kapiteln schildert Maurice, wie ihre zweijährige Tochter Anne-Marie in einen Strudel der Regression gerät, den sie als Rückwärtsentwicklung in Zeitraffer beschreibt. Nachdem Anne-Marie die wenigen Wörter, die sie Monate zuvor gelernt hatte, wieder vergessen hatte, schien sie sich in eine hermetische Existenz zurückzuziehen, abgesondert und unerreichbar.

> Ihre Handlungen wurden immer unverständlicher und wunderlicher. Der Panik nahe beobachtete ich, wie sie die Einzelteile eines Puzzles durchforstete. Sie hielt sie paarweise empor, immer im rechten Winkel zueinander, und starrte sie an. Oh, bitte, Kleines, bitte, tu das nicht. Warum tust du das?[5]

Als Anne-Maries Verhalten immer stärker autistische Züge annahm, fühlten sich Catherine und ihr Mann, Marc, dem Untergang geweiht; es kam ihnen vor, als müssten sie zusehen, wie ihre Tochter vor ihren Augen von einem Ungeheuer verschlungen wurde. Es sei ein Anrennen gegen die Zeit gewesen, schrieb Catherine. Alle versuchten, den unerbittlichen Verfall aufzuhalten. Catherine trauerte um das kleine Mädchen, das ihr zu entgleiten drohte; sie fiel auf die Knie und flehte Gott an, den Wahnsinn zu stoppen.

Catherine und Marc waren bereit, nahezu alles zu versuchen. Sie probierten einige Interventionen, die damals in Mode waren, auch die sogenannte »Festhaltetherapie«, die auf Arbeiten des Verhaltensforschers und Ornithologen Nikolaas Tinbergen beruhte.[6] Der holländische Tierverhaltensforscher, der bislang nicht mit Kindern gearbeitet hatte, behauptete, Autismus werde nicht durch genetische oder andere Faktoren ausgelöst, sondern durch »verstörende Erfahrungen in der frühen Kindheit« und »sehr ernste Eltern«. »Wir geben diesen bedauernswerten Eltern keine *Schuld*«, erklärte er nach der Verleihung des Medizinnobelpreises 1973. »Die Eltern von Autisten verdienen ebenso viel Mitgefühl und brauchen vielleicht genauso viel Unterstützung wie die Autisten selbst.«[7]

Seine Therapie sah vor, dass Mütter ihre Kinder »zähmen«, indem sie sie jeden Tag eine Stunde lang fest halten – nötigenfalls sogar mit Gewalt[8] – und ihnen dabei intensiv in die Augen schauen und ihre innersten Gefühle aussprechen. Ziel dieses Prozesses sollte ein emotionaler Durchbruch sein, eine sogenannte »Auflösung« (von Ängsten, aggressiven Impulsen oder schmerzlichen Gefühlen), die Tinbergen als »neue Hoffnung für Eltern [und] als Heilung für ihre Kinder« propagierte.[9] Catherine machte die Erfinderin der Festhaltetherapie ausfindig – Martha Welch, die mit einer 50-prozentigen Heilungschance bei ihren Klienten warb. Als Catherine unbedingt Belege für die Wirksamkeit der Therapie sehen wollte, warf Welch ihr vor, von »Zahlen und Statistiken« besessen zu sein. In einem ihrer Trainingsvideos war zu sehen, wie eine Mutter im Bett auf ihrer autistischen Tochter liegt und dieser sagt, wie wütend sie sei, weil sie nicht zuhören wolle.

»Wie fühlst du dich dabei?«, will die Mutter wissen.

»Ich kriege keine Luft!«, stöhnt die Tochter.

»Tja, das ist mir jetzt egal«, faucht die Mutter zurück. »Du stehst erst wieder auf, wenn wir das geklärt haben.«[10]

Die Suche nach dem Rat und der Hilfe eines Experten, der ihnen vorwarf, den Autismus des eigenen Kindes ungewollt hervorgerufen zu haben, führte viele Eltern in eine Zwickmühle, doch für Catherine war die Festhaltetherapie vor allem deswegen so ansprechend, weil Welch Verständnis für ihre Ängste und Nöte zu haben schien. Im Gegensatz dazu war die Angewandte Verhaltensanalyse streng behavioristisch ausgerichtet; man belohnte das Kind mit Bonbons, einem Schluck Apfelsaft oder Sätzen wie »Gut gemacht!«, wenn es beispielsweise Blickkontakt aufnahm oder sich an den Tisch setzte, und bestrafte es dagegen mit einem lauten »Nein!« für Händewedeln oder Selbststimulation. Gegen Welchs Rat nahm das Ehepaar Maurice auch die Dienste einer jungen AVA-Therapeutin namens Bridget Taylor in Anspruch, die keine psychologischen Autismus-Theorien propagierte und auch keine wundersame Heilung versprach. »Ich habe es noch nie erlebt«, gestand sie Catherine freiheraus – obwohl Lovaas selbst behauptete, nahezu die Hälfte der Kinder in seinem Intensivprogramm hätten gelernt, »normal« zu funktionieren, und seien nicht mehr von Nichtautisten zu unterscheiden.[11] Zwar hatte Catherine anfangs ihre Zweifel bezüglich der Angewandten Verhaltensanalyse, weil dieser Ansatz verglichen mit Welchs Betonung des emotionalen »Rebonding« eher roboterhaft und mechanisch anmutete, doch die Therapeutin kam jeden Nachmittag, arbeitete geduldig mit der Tochter und wurde schließlich fast so etwas wie ein Familienmitglied.

In den folgenden Monaten wurde Anne-Marie reger und aufmerksamer und schien die äußerst vorhersehbare, stabile und strukturierte Umgebung zu genießen, die Taylor in ihren Sitzungen bot. Catherine fühlte sich schließlich von Welch betrogen, weil diese sie nötigte, in einer BBC-Sendung zu bestätigen, der Fortschritt ihrer Tochter sei auf eine Stunde Festhaltetherapie pro Woche zurückzuführen. Nachdem die Sendung ausgestrahlt worden war, wollten Familien in ganz Europa Festhaltetherapeuten für ihre Kinder finden, und Catherine fühlte sich mitschuldig, sie in die Irre geführt zu haben. Die Angewandte Verhaltensanalyse hatte dem Ehepaar Maurice jedoch einen echten Grund zur Hoffnung gegeben. Mit dem Eifer Neubekehrter übernahmen sie die Rolle von Kotherapeuten. Die geringsten Anzeichen autistischen Verhaltens wurden nicht länger geduldet. Mit jedem Tag wurden die Eltern strenger. Ihre Tochter durfte nicht mehr in die Luft starren, mit den Zähnen knirschen, mit ihren Händen spielen – nichts tun, was irgendwie autistisch aussah.

Nachdem Anne-Maries Verhalten »normaler« geworden war, räumte Catherine ein, nicht sagen zu können, worauf dies zurückzuführen sei – auf die Festhaltetherapie, die Angewandte Verhaltensanalyse oder den eigenen Reifungsprozess des Mädchens. Allmählich tauchten die Spuren der frühen Sprachform wieder auf, die anscheinend untergegangen war: *ba-ba* (für *bye-bye*, tschüs), *ju* (für *juice*, Saft) oder *ka* (für *cookie*, Keks). Am Ende des Buches war Anne-Marie vier Jahre alt, und ihr Arzt erklärte, sie sei »definitiv nicht mehr autistisch«. Auf der Heimfahrt nach der Begutachtung wandte sich Catherine an Marc und flüsterte: »Gott hat unsere Gebete erhört.«

Als Shannon das Buch zu Ende gelesen hatte, meldete sie Leo zu einem Intensivprogramm mit Sprachtherapie, Beschäftigungstherapie und Angewandter Verhaltensanalyse an. Dieses Programm kostete die Rosas mehrere Tausend Dollar pro Monat, was sie sich nur mithilfe von Craigs Vater leisten konnten. Aber sie hatten das Gefühl, keine Zeit verlieren zu dürfen. Unter Autismus-Klinikern herrschte folgende Auffassung: Wenn Kinder wie Leo ein schmales Zeitfenster in ihrer Entwicklung verpassen, in dem ihr Gehirn durch Lernerfahrung noch neu verschaltet werden kann (man spricht hier von »Neuroplastizität« und weiß inzwischen, dass diese ein Leben lang gegeben ist), würden sie ihren Autismus niemals überwinden.

Während Catherine Maurice eine Heilung vom Autismus durch Verhaltensveränderung suchte – mit einem Ansatz, bei dem gleichsam von außen nach innen gearbeitet wurde –, erzählt Karyn Seroussi in ihrem Buch *Unterstanding the Mystery of Autism and Pervasive Developmental Disorder* die Geschichte einer Mutter, die das gleiche Ziel in umgekehrter Richtung verfolgt, von innen nach außen.

Die Schilderung beginnt mit einer Szene in einer Notfallambulanz, in der der 18 Monate alte Sohn der Autorin, Miles, unter hohem Fieber zittert. Am Morgen zuvor hatte der Junge die altersgemäße Impfung gegen Diphtherie, Keuchhusten und Tetanus erhalten. Seroussi wollte wissen, ob die beiden Ereignisse im Zusammenhang standen. Der Arzt wusste es nicht. Eine ähnlich schlimme Reaktion hatte Miles nach seiner ersten Impfung gegen Diphtherie, Keuchhusten und Tetanus gezeigt und auch nach der Routineimpfung gegen Maser, Mumps und Röteln. Einen Monat später stellte ein Psychologe aufgrund seines verzögerten Spracherwerbs eine vorläufige Diagnose: Autismusspektrumstörung. Für Seroussi beschwor das gefürchtete Wort »Autismus« eines herauf: das Bild eines

»zutiefst verstörten Kindes, das in einer Ecke vor sich hin wippt«. Die Diagnose wurde kurz darauf durch eine offizielle Analyse bestätigt.

Das Ganze kam nicht unbedingt aus heiterem Himmel. Miles war schon immer etwas unnahbarer und eigenbrötlerischer gewesen als seine Schwester Laura. Laura liebte es, morgens ins Bett der Eltern zu kriechen und mit ihnen zu kuscheln, Miles dagegen gar nicht. Als er sich auf dem Spielplatz einmal das Knie aufgeschürft hatte, rannte er zu seiner Mutter, um sich trösten zu lassen, wandte sich jedoch ab, als sie ihn in den Arm nehmen wollte. Anstatt einfach mit seinem Spielzeug zu spielen, schien er »systematisch damit zu experimentieren«, bemerkte Seroussi. Darin schien er ganz nach seinem Vater, Alan, zu geraten, einem exzellenten Chemiker, der in gesellschaftlichen Situationen jedoch unbeholfen wirkte. Als Alan um Karyns Hand anhielt, sagte er: »Ich kann dir alles über die Welt beibringen, und du kannst mir beibringen, wie man darin lebt.«

Karyn Seroussi ging in die Gemeindebibliothek und fand dort nur zwei Bücher über Autismus: Eines von einem Arzt, der über seinen Sohn schrieb, und Catherine Maurice' *Let Me Hear Your Voice.* Sie meldete Miles zu einem AVA-Intensivprogramm an. Aber sie ging noch weiter. Im Gespräch mit ihrer Schwiegermutter erfuhr sie, dass auch Alan als Kleinkind ernste Entwicklungsverzögerungen gezeigt hatte. Er hatte still in seinem Kinderbett gesessen, immer wieder ein und dasselbe Spielzeug umgedreht oder seine kleinen Autos in Linien aufgereiht. Es war sogar spekuliert worden, ob er geistig behindert sein könnte, was definitiv nicht der Fall war. Diese Spekulationen endeten, als seine Mutter ihn keine Milch mehr trinken ließ. Kurz darauf fing Alan spontan an zu gehen und zu reden.

Um ihren Sohn zu heilen, wandte Seroussi eine spezielle Methode an, die sogenannte »Biomedizinische Intervention«. Entwickelt worden war diese von einem Netzwerk aus Eltern, Klinikern und Praktikern der alternativen Medizin unter Leitung eines angesehenen Autismusexperten, des Psychologen Bernard Rimland. Grundlage dieses Ansatzes bildete die sogenannte »GFCF-Diät«, eine glutenfreie und caseinfreie Ernährung (Gluten und Casein sind Proteine, die in Getreide und Milchprodukten vorkommen). Rimland glaubte, einige Kinder könnten aufgrund von Impfungen diese Eiweiße nicht mehr richtig verdauen und bildeten eine pathologisch durchlässige Darmwand aus. Die unverdauten Proteine wanderten dann durch den Blutkreislauf ins Gehirn, wo sie die normale Entwicklung massiv störten. Neben der GFCF-Diät setzte Seroussi auch hochdosierte Vitamine, Mineralien und Enzyme ein, wie es von Rimlands Netzwerk *Defeat Autism Now!* (*DAN!*) empfohlen wurde.

Seroussi stellte ihren Kampf gegen den Autismus ihres Sohnes in biblischen Begriffen dar, als Urkonflikt zwischen Gut und Böse. »Der Schatten der Bestie ist auf mein Haus gefallen, und meine Eingangstür wird von seinem gefürchteten Antlitz verdüstert«, schrieb sie. »Miles wird eines Tages Vater sein, und es besteht durchaus das Risiko, dass er um seine eigenen Kinder bangen muss. Wenn es so weit ist, muss ich wissen, dass die Bestie besiegt ist.« Wie *Let Me Hear Your Voice* endet auch dieses Buch triumphierend. Ein Mitglied des *DAN!*-Netzwerks erklärt Seroussi: »In diesem Jungen ist keine Spur von Autismus mehr zu finden.«

In seiner Einleitung zu Seroussis Buch erklärte Rimland, die Autorin habe gefunden, »was alle Eltern erhoffen: eine Heilung für ihr Kind«. Durch seine Bestätigung bekräftigte er die Vorstellung, autistische Kinder könnten durch eine Veränderung ihrer Ernährungsweise geheilt werden, und weckte Hoffnungen bei den betroffenen Eltern, gerade als die Furcht, Impfungen würden eine weltweite Autismus-Epidemie auslösen, ihren Höhepunkt erreichte.

Nachdem Shannon Seroussis Buch gelesen hatte, beschloss sie, Leos zucker- und glutenreiche Ernährung umzustellen. Um sich mit anderen auszutauschen, startete sie einen Blog mit dem Titel »Die Abenteuer von Leelo, dem bald nicht mehr autistischen Jungen, und seiner ordinären Mutter«.

Über ein Internetforum von Müttern behinderter Kinder fand Shannon im nahe gelegenen Los Altos einen Arzt, der dem Netzwerk *DAN!* angehörte. Die Wände seiner Praxis waren übersät von Zeugnissen dankbarer Mütter und Väter, die die Wirksamkeit seiner Therapien bei Autismus, Lyme-Krankheit, Erschöpfungssyndrom und zahlreichen anderen Leiden lobten. In seinen Behandlungsprotokollen tauchten Verfahren auf, von denen Craig und Shannon noch nie etwas gehört hatten, beispielsweise die »Infrarot-Therapie«. Aber sie fühlten sich in dem Glauben bestätigt, dass sie es nicht mit irgendeinem zwielichtigen Laden zu tun hatten. Es war eine riesige, stark frequentierte Praxis in einem modernen Ärztekomplex an der Hauptstraße der Stadt.

Der Arzt – ein knabenhaft wirkender Inder in den Vierzigern mit ernstem, verständnisvollem Blick und einer beruhigend kompetenten Haltung – war optimistisch in Bezug auf Leos Aussicht auf eine Heilung. Er habe »Hunderte Kids« wie Leo in seiner Praxis gesehen, denen es bald besser gegangen sei, sagte er. Die alte Sichtweise, wonach Autismus unheilbar sei, so fügte er hinzu, weiche inzwischen einer neuen Lehre der Hoffnung; diese stütze sich auf ein wachsendes Verständnis des Autismus als einer umkehrbaren Störung multipler Organsysteme, auf die der *DAN!*-Behandlungsplan abziele.

Jedes Kind auf dem Autismusspektrum sei anders und erfordere eine individuell zugeschnittene Behandlungsstrategie, erklärte der Arzt. Einige Schritte seien jedoch grundlegend: eine gesündere Ernährungsweise und der Ausschluss problematischer Nahrungsmittel; das Aufspüren und Behandeln verborgener Allergien; die Nahrungsergänzung durch hochdosierte Vitamine und Mineralien; pilzbekämpfende Mittel und Probiotika, die ein gesünderes Darmmilieu schaffen; Antioxidantien zur Verringerung von oxidativem Stress, der sich auf alles auswirkte, von der Darmdurchlässigkeit bis zur Neurotransmittersynthese; und schließlich eine umfassende Ausleitung von Schwermetallen wie Quecksilber und Aluminium, die nach Erkenntnissen der *DAN!*-Fachleute eine große Rolle bei der Störung von Gehirnfunktionen bei autistischen Kindern spielen. Es war alles ein bisschen erdrückend für die Rosas, aber es ergab Sinn; dies war ein robuster, offensiver, breit angelegter Ansatz. Er bot Leo und seiner Familie zumindest die Aussicht auf eine glücklichere Zukunft.

»Fangen wir mit einigen Tests an«, schlug der Arzt vor. »Wir können ein paar Laboruntersuchungen an Blut- und Haarproben von Leo machen und konkret die Belastung mit Quecksilber bestimmen sowie eventuelle Antikörper und Antigene nachweisen. Dann können wir einige Veränderungen in seinem Ernährungsplan versuchen. Selbst wenn dies keine großartigen Ergebnisse zeigt, haben Sie am Ende ein gesünderes Kind.« Es klang so, als könne man dabei nichts verlieren, doch dann wurde der

Tonfall des Arztes ernster. »Wenn die Untersuchungen zeigen, dass Leo stark mit Quecksilber belastet ist, müssen wir natürlich über eine Chelat-Therapie nachdenken.«

Als Naturwissenschafts-Freaks hatten die Rosas schon von der Chelat-Therapie gehört. Sie wird beispielsweise nach Industrieunfällen angewandt, um Schwermetalle aus dem Körper auszuleiten. Nach dem Einsatz von Giftgasen durch das deutsche Heer im Ersten Weltkrieg entdeckte ein britisches Forscherteam, dass bestimmte Verbindungen toxische Gase binden können, die dann mit dem Urin ausgeschwemmt werden. Diese Verbindungen wurden (nach dem griechischen *chele* für »Krebsschere«) als »Chelatbildner« (auch »Komplexbildner«) bezeichnet, weil sie die toxischen Stoffe gleichsam aus dem Blutstrom herausschneiden und ausscheiden. Im Lauf der Jahre haben Praktiker der alternativen Medizin die Chelat-Therapie für eine Vielzahl von Krankheiten empfohlen, darunter auch Herzerkrankungen und Eierstockkrebs.

Bei einem Rundgang durch die Praxis sahen die Rosas auch die Chelat-Therapie-Räume; die Wände waren übersät von Briefen dankbarer Eltern, deren Kinder von dem Verfahren profitiert hatten. Craig nahm sich vor, im Internet mehr über die Chelat-Therapie in Erfahrung zu bringen und sich ganz allgemein mit dem neuesten Stand der Autismus-Forschung vertraut zu machen. Das Attraktivste des biomedizinischen Ansatzes war für die Rosas die Mitwirkungsmöglichkeit, die sich den Eltern bot, zumal die Schulmedizin wenige praktische Vorschläge für eine Situation wie die ihre parat hatte. »Wir sahen, wie andere Eltern aktiv geworden waren, die Initiative ergriffen und versucht hatten, etwas Gutes für ihre Kinder zu tun«, sagte Craig.

Kurz darauf wurden Proben von Leos Blut, Stuhl, Urin und Haar zur Auswertung an verschiedene Labore geschickt, darunter Doctor's Data in Illinois und das Great Plains Laboratory in Kansas, die als zentrale Drehscheiben des gesamten *DAN!*-Netzwerks dienten. Im Gegensatz zu den meisten herkömmlichen medizinischen Testeinrichtungen schicken diese Labore nicht nur quantifizierte Ergebnisse direkt an die Ärzte, sondern auch Ausdrucke für die Patienten mit Anmerkungen zum Interpretieren der Daten und Referenzbereiche für die einzelnen Testergebnisse. Das Labor in Kansas riet beispielsweise, dass Kinder mit stark erhöhten

Peptid-Werten im Urin auf die GFCF-Diät gesetzt und auf Nahrungsmittelunverträglichkeiten hin untersucht werden sollten.

Damit sollte allgemein die Auffassung bestärkt werden, dass eindeutige Zusammenhänge zwischen Nahrungsmittelunverträglichkeiten, Schwermetallen und Autismus bestünden, obwohl diese nach wie vor rein spekulativ waren. Die US Food and Drug Administration (die für Nahrungs- und Arzneimittel zuständige US-Behörde) hat beispielsweise den Peptid-Test nicht offiziell zugelassen, erklärte jedoch, dass eine Zulassung nicht erforderlich sei.[12]

Leos Testergebnisse, die durch bunte Balken und Grafiken eindrucksvoll veranschaulicht wurden, waren nicht gerade ermutigend. »Es ist so, wie ich dachte«, erklärte der Arzt in ernstem Ton, bevor er mit Craig und Shannon die Listen und Tabellen durchging und einen Schlachtplan für die Genesung ihres Sohnes ausarbeitete.

Der Allergologe, der Leo ein paar Monate zuvor untersucht hatte, hatte nichts Bedenkliches feststellen können, doch der *DAN!*-Laborverbund – der offensichtlich klarer auf die Probleme autistischer Kinder ausgerichtet war – schien viel gründlicher vorgegangen zu sein. Wie sich herausstellte, war Leo extrem »reaktiv« auf Erdnuss und Soja, hochgradig allergisch gegenüber Gluten und Roggen und mäßig empfindlich gegenüber Linsen, Hafer und Weizen. Kein Wunder, dass ihr Sohn seit Jahren unter Durchfällen litt, dachte sich Shannon.

Die Laborergebnisse deuteten ferner darauf hin, dass die Unmengen an Zucker in seiner Lieblingsmarmelade die gesunde Darmflora zerstört und eine starke Ausbreitung von Hefepilzen in seinem Darm bewirkt hatte. Eine Überwucherung mit Hefepilzen kann Verschiedenes zur Folge haben: chronische Unaufmerksamkeit, Bettnässen, Bauchschmerzen, Wut und Aggression, Verlangen nach Zucker, Selbststimulation, motorische Überreizung, Schwierigkeiten beim Gewöhnen ans Töpfchen, unangemessenes Lachen, unerklärliche Schreianfälle und eine wählerische Haltung beim Essen.[13] Zufälligerweise deckten sich viele dieser Punkte mit den klinischen Manifestationen von Autismus. Bei Leo habe man es mit einem typischen Fall von Kandidose zu tun, erklärte der Arzt. Er sei von seinen geliebten Broten mit Erdnussbutter und Marmelade regelrecht vergiftet worden.

Außerdem waren bei Leo die entzündungsspezifischen und immunologischen Marker ausgesprochen hoch, weil sein Körper ständig gegen diese toxischen Angriffe aufbegehrte. Beim Immunglobulin A, einem Antikörper, der eine wichtige Rolle in der Darmschleimhaut spielt, die zu den ersten Verteidigungslinien des Körpers zählt, war sein Wert fünfzehn Mal höher als der Referenzbereich, den das Labor angab. Leos Verdauungstrakt stieß offenbar heroische Mengen an Antikörpern aus, in dem vergeblichen Versuch, den Ansturm von Allergenen und Pathogenen abzuwehren.

Auch Leos Schwermetallprofil sah höchst bedenklich aus. Die Haaranalyse deutete darauf hin, dass sein Körper hohe Mengen an Aluminium ausstieß, was zu einem Anstieg von Ammoniak in den Zellen führen kann, was wiederum eine Störung des DNS-Stoffwechsels und der Eiweißsynthese bewirkt. Die Untersuchung ergab auch erhöhte Borwerte, was häufig auf neurotoxische Elemente wie Quecksilber, Kadmium und Blei hinweist. Der Arzt erklärte Craig und Shannon, sie sollten ernsthaft eine Chelat-Therapie in Erwägung ziehen, um den Heilungsprozess ihres Sohnes anzukurbeln, und zwar möglichst schnell.

Währenddessen gab es viele Veränderungen, die die Rosas vornehmen konnten, um die Lebensqualität ihres Sohnes unmittelbar zu verbessern. In einem ersten Schritt sollten selbst geringste Spuren von Gluten und Casein aus seiner Ernährung verbannt werden, so wie es in Seroussis Buch beschrieben wurde. Seiner Allergenauswertung war eine ausführliche Tabelle beigefügt, die eine ausgefeilte Rotationsdiät darlegte, wie sie für ein Kind mit Leos Profil für geeignet erachtet wurde. (Als Shannon die Liste überflog, versuchte sie, starke Zweifel zu unterdrücken, ob sie ihren Sohn wohl überzeugen könne, statt Goldfischli und Veggie Booty fortan Austern, Grapefruit, Hering und rote Bohnen zu verputzen.) Seiner Angewohnheit, jeden Tag das Gleiche zu essen, dürfe nicht länger nachgegeben werden, mahnte der Arzt, denn einseitige Ernährung könne weitere Anfälligkeiten hervorrufen.

Während die Rosas Leo auf die Chelat-Therapie vorbereiteten, so der Arzt, könnten sie noch weitere Behandlungen einleiten, um seine systemischen Unausgewogenheiten zu korrigieren. Eine dieser Therapien, die als »BioSET« bezeichnet wird, war von einem Heilpraktiker entwickelt worden, um mithilfe von Enzymtherapie, Akupressur, Homöopathie und Chiropraktik Energieblockaden im Körper zu beseitigen.[14] Dies sei besonders wichtig für Menschen mit chronischen Störungen wie Autismus, behauptete der Erfinder von BioSet, denn deren Systeme fielen ins »Chaos«, sodass »lebensnotwendige Organsysteme, die auf Proteine, Kohlenhydrate und Fettsäuren angewiesen sind, um richtig zu funktionieren, regelrecht unterversorgt werden«.

Leos Arzt wusste zufällig von einem qualifizierten BioSet-Praktiker ganz in der Nähe und gab den Rosas eine Überweisung. Er händigte ihnen außerdem eine Liste von Vitaminen und Mineralien aus, die er in seiner Praxis anbot. Diese Versorgung aus einer Hand ist im Bereich Biomedizin verbreitet. Der Gründer von Great Plains Laboratory betreibt beispielsweise auch einen Vertrieb für Nahrungsergänzungsmittel namens New Beginnings Nutritionals, der sich auf Produkte mit Namen wie BrainChild, Spectrum Support II und Bio-Chelat spezialisiert hat. Wenn bei Tests im Great-Plains-Labor ein Mangel an bestimmten Mineralien herauskommt, ist die Beschaffung der entsprechenden Ergänzungsmittel nur einen Klick entfernt. Auf der Website von New Beginnings kann man den Videoclip einer Mutter namens Lori Knowles sehen, die schildert, wie ihr Sohn Daniel vom Autismus geheilt worden sei, was sie auf seine GFCF-Diät, eine Chelat-Therapie und ein ausgedehntes Programm mit Nahrungsergänzungsmitteln zurückführt. (In einem Hintergrundkommentar wird kurz erwähnt, dass der Junge zudem jahrelang intensiv mit AVA und Logopädie behandelt worden sei.[15]) Nach einer Autismus-Diagnose »löst sich der Traum von dem Kind, das man hatte, einfach in Luft auf«, erklärt Knowles. Aber seit Daniels Genesung »ist er genau wie jeder andere normale Junge«, fügt sie stolz hinzu, bevor die Kamera auf den Jungen schwenkt, der gerade in ein Videospiel vertieft ist. Knowles ist übrigens Geschäftsführerin von New Beginnings.

Als die Rosas aus der Arztpraxis kamen, war ihnen fast schwindelig, aber sie waren fest entschlossen: *weg* mit den gluten-verseuchten Goldfischli, der hyperallergenen Erdnussbutter und der pilzfördernden Marmelade; *her* mit Reisbrot, Mandelbutter, GFCF-Pfannkuchen-Mix, Lebertran, Kalium-Magnesium-Aspartat, Probiotika, Coenzym 10, Vitamin B12, Zink, Selen, Folsäure, Verdauungsenzymen, Glutathion-Creme, Antipilzmitteln und abwehrstärkendem Pilzextrakt. Die monatliche Rechnung für all diese Mittel war gewaltig, zusätzlich zu den Tausenden, die die Rosas jeden Monat für AVA und andere Therapien bezahlen mussten. Doch sie sahen diese Ausgaben als entscheidende Investition in Leos Zukunft an.

Die Beliebtheit biomedizinischer Behandlungen bei Autismus spiegelte das insgesamt gestiegene Interesse an sogenannter komplementärer und alternativer Medizin in den letzten Dekaden wider. Nach der Jahrtausendwende war der Handel mit hochdosierten Vitaminen und anderen Ergänzungsmitteln zu einem florierenden Gewerbe geworden, in dem jährlich mehr als 33 Milliarden Dollar umgesetzt wurden.[16] Der Durchschnittsamerikaner konsultiert inzwischen seinen Homöopathen, Naturheilkundler, Kräuterarzt, Akupunkteur, Chiropraktiker und Reiki-Therapeuten häufiger als seinen normalen Hausarzt.[17] Drei Viertel aller autistischen Kinder in den Vereinigten Staaten kommen in den Genuss einer alternativen Behandlungsform, wobei Eingriffe in den Ernährungsplan häufig bereits vor der Diagnose erfolgen.[18]

Kurz nach ihrem Besuch bei dem Arzt in Los Altos hatte Shannon mit ihrem sich windenden Sohn einen Termin bei einem BioSet-Therapeuten, der mithilfe von elektrischem Strom entlang der Wirbelsäule Energieblockaden in Leos Meridianen auflöste. Der Therapeut versprach, dass Leos Unverträglichkeiten gegenüber Dutzenden problematischer Nahrungsmittel verringert werden würden, sobald diese Blockaden aufgehoben seien. Dies erforderte jedoch zahlreiche einzelne Schritte, und jede Sitzung kostete 70 Dollar. Nichts von all dem wäre ohne weitere Unterstützung durch Craigs Eltern möglich gewesen. Als Craig seinem Vater Marty von Leos Behandlungsregime erzählte, wollte dieser einiges von der begleitenden medizinischen Literatur sehen. Craig schickte ihm eine Liste von Websites. Nachdem Marty sich darin vertieft hatte, sagte er seinem Sohn: »Das klingt nicht wie die Wissenschaft, die ich an der Medizinischen Fakultät gelernt habe.«

Aber genau das war der springende Punkt. Nachdem die Schulmedizin den Autismus jahrzehntelang studiert hatte, war noch immer keine ultimative Behandlungsform gefunden worden. Nach einer schwerwiegenden Diagnose folgt meist der Augenblick, in dem der Arzt oder die Ärztin mit beruhigendem Blick erklärt: »Aber es gibt einiges, was wir tun können. Die nächsten Schritte, die wir unternehmen können, sehen so und so aus.« Für Eltern von Kindern wie Leo schien dieser Moment aber nie zu kommen. Im Bereich der Biomedizin gab es dagegen unzählige »nächste Schritte«, die unternommen werden konnten.

Als eine der ersten Maßnahmen entschieden Shannon und Craig, ihre Kinder nicht mehr impfen zu lassen. Da Shannon in Ghana mit eigenen Augen erlebt hatte, welchen schrecklichen Preis die großen Pandemien forderten, befand sie sich in einem Konflikt, wenn es darum gehen sollte, dem den Rücken zu kehren, was bisher als unverkennbare Segnung der modernen Medizin gegolten hatte. Aber da sie mit ansehen musste, wie schwer es Leo fiel, sich auszudrücken und grundlegende Fähigkeiten fürs Leben zu erwerben, war sie fest entschlossen, nicht das gleiche Schicksal bei ihren anderen Kindern heraufzubeschwören. Sie wollte India nur unter der Bedingung im Krankenhaus zu Welt bringen, dass man ihr dort zusicherte, ihr Neugeborenes nicht ohne ihr Einverständnis zu impfen. Als Shannon von ihrer Mutter gefragt wurde, ob sie fürchte, ihr nächstes Kind könnte ebenfalls autistisch werden, setzte sie eine tapfere Miene auf, aber als sie anschließend im Auto allein war, brach sie schluchzend zusammen.

In ihrem Blog rief sie zum Widerstand gegen Zwangsimpfungen auf. Eine gefährlich erhitzte öffentliche Debatte über Impfungen hatte der Gastroenterologe Andrew Wakefield mit seiner kontroversen Behauptung entfacht, die Kombinationsimpfungen gegen Masern, Mumps und Röteln seien schuld an einer weltweiten Epidemie, die eine pathologisch durchlässige Darmwand zur Folge habe – ein Syndrom, das er als »autistische Enterokolitis« bezeichnete. Zahlreiche Medien versuchten, eine faire und ausgewogene Sichtweise zu liefern. Das Magazin *People* brachte einen Artikel unter der Überschrift »*Desperate Measures*« (Verzweifelte Maßnahmen), in dem neben der Impfgegnerin Lyn Redwood auch ein Arzt zitiert wurde, der einen Jungen behandelt hatte, welcher an Masern gestorben war. Der Autor des Artikels wies auch darauf hin, dass die Autismusdiagnosen in Schweden weiterhin stiegen, obwohl dort 1993 das quecksilberhaltige Konservierungsmittel Thiomersal aus den Impfstoffen verbannt worden sei. Shannon warf dem Verfasser in ihrem Blog »Panikmache und Falschinformation« vor.

Nach Indias Geburt machte der Kinderarzt Druck und versuchte, Shannon von ihrer Absicht abzubringen, die Kinder entweder gar nicht impfen zu lassen oder die MMR-Impfstoffe einzeln zu verabreichen. Shannon behauptete sich jedoch und wurde schließlich aus der Praxis geworfen. Sie meldete India zu einer Studie für Geschwister autistischer Kinder am MIND-Institut der University of California in Davis an. Später fand sie eine Kinderärztin, die es ihr freistellte, jedwedem Impfplan zu folgen, der von dem Institut empfohlen wurde.

## V

Leo war betrübt darüber, seine geliebten Sandwiches mit Erdnussbutter und Gelee gegen gluten- und caseinfreie Pfannkuchen ohne Sirup eintauschen zu müssen. Er saß heulend am Küchentisch, während Shannon davon träumte, ihn auf einen Berggipfel zu zaubern, auf dem er nur Nahrungsmittel von der zugelassenen Liste essen würde. Sie tröstete sich mit dem Wissen, dass der einst kümmerliche Speiseplan nun durch eine viel gesündere Diät ersetzt worden war und inzwischen auch Leos chronische Durchfälle endlich aufgehört hatten. Gelegentlich überraschte Leo seine Mutter sogar damit, dass er Säfte schluckte, von denen sie nie gedacht hätte, dass er sie annehmen würde, beispielsweise Cocktails aus Dorschleberöl und verdünntem Birnensaft. Dies war mittlerweile das Süßeste, das er verzehren durfte.

Wie schon viele Mütter autistischer Kinder vor ihr beobachtete Shannon das Verhalten ihres Sohnes auf das Sorgfältigste; sie notierte seine Reaktionen auf jede Justierung seines Genesungsprogramms in Notizbüchern und Tabellen und suchte in dem dichten Netz von Wechselwirkungen nach verborgenen Kausalitäten. Sie trug Leos Pillen, Kapseln, Säfte, Cremes und Injektionen in einer Tabelle ein – zu jener Zeit beeindruckende 25 Präparate pro Tag.

Leos Arzt freute sich über eine offenkundige Verringerung seiner Hyperaktivität, warnte die Eltern jedoch, das Gehirn des Jungen könnte dauerhaft geschädigt bleiben, wenn sie nicht bald zumindest eine orale

Chelat-Therapie beginnen würden, um das Quecksilber aus seinem Gehirn auszuleiten. Dazu musste Leo jedoch noch weitere Ergänzungsmittel einnehmen, denn die Chelat-Therapie schwemmt neben den Schwermetallen auch wichtige Mineralien aus dem Körper. Das Problem war, dass Leos BioSet-Therapeutin Unverträglichkeiten gegenüber mehreren seiner Ergänzungsmittel entdeckt hatte, mit denen man sich zuerst befassen musste, bevor man anfangen konnte, seine Mineraliendosen zu steigern.

Shannons Aufgabenliste wurde immer länger, ganz zu schweigen von den vielen Stunden pro Woche, in denen sie die Sprach- und Beschäftigungstherapien ihres Sohnes koordinieren musste, die sie häufig absagen oder verkürzen musste, damit sie nicht mit Leos BioSet-Terminplan kollidierten. Sie konnte nicht glauben, wie viel Arbeit es bedeutete, sich um ein autistisches Kind zu kümmern – aber wenn es zu seiner Gesundung führte, so sagte sie sich, dann sei es das alles wert.

Während einer der BioSet-Behandlungen blickte Shannon zufällig auf ein Foto auf dem Schreibtisch der Therapeutin und erinnerte sich, dass der Arzt nebenan das gleiche Foto desselben Jungen auf seinem Schreibtisch stehen hatte. Es stellte sich heraus, dass der Arzt und die Therapeutin miteinander verheiratet waren und der Junge auf dem Foto ihr Sohn war. Der Arzt hatte jedoch kein Wort über diese Beziehung verloren, als er die Überweisung schrieb, und die Therapeutin hatte auch nichts dazu gesagt. Es war ein sauberes kleines Abkommen, sich gegenseitig Klienten für teure Behandlungen zuzuweisen, von denen Leo immer mehr zu brauchen schien, wenn er nicht sein Leben lang behindert bleiben wollte. Um ihres Sohnes willen versuchte Shannon, diesen unangenehmen Gedanken auszublenden.

Ein paar Monate später suchten die Rosas wieder den Arzt in Los Altos auf, um neue Laborergebnisse zu besprechen. Leider ergab die jüngste Analyse, dass die Kandidose in Leos Darm schlimmer war als zuvor; außerdem zeigte der Befund ausgeprägte Kolonien von Lactobacillus, Gamma- und Beta-Streptokokken und einen Befall mit nicht-Laktose-fermentierenden Kolibakterien. Deswegen sei Leos Verdauungstrakt ernsthaft entzündet, erklärte der Arzt, was einen weiteren Einsatz von Probiotika und Enzymen erforderlich mache. Nun musste seine Mandelbutter – der ärmliche Ersatz für seine geliebte Erdnussbutter, aber besser als gar nichts – ebenfalls gestrichen werden.

Und es gab noch weitere schlechte Nachrichten. Die letzte Haaranalyse ergab, dass Leos Körper geringe Quecksilbermengen ausschied. Dies bedeute, so der Arzt, dass die Neurotoxine in seinem System wieder zunähmen und den Fortschritt des vergangenen Jahres zunichtezumachen drohten. Aufgrund dieser Entwicklung sei dringend eine Chelat-Therapie anzuraten, die der Arzt jederzeit anbieten könne.

Craig hatte seit Monaten versucht, seine Zweifel bezüglich der Chelat-Therapie hintanzustellen. »Ich habe mich lang darum bemüht, diesen ganzen Forschungsansatz zu verstehen«, sagte er. »Es *klang* alles wie Wissenschaft: Polymorphismus, Umweltfaktoren, oxidativer Stress, Blut-Gehirn-Schranke, Glutathion und als Leitmotiv immer wieder Quecksilber-Entgiftung. Ich las diese Berichte und dachte: O Gott, das muss ich erst mal kapieren.«

Das Thema Impfung war für Craig besonders verwirrend, weil er eine Reihe neuer Studien gelesen hatte, in denen die Schlüssigkeit von Wakefields Standpunkt und die Quecksilber-Autismus-Hypothese insgesamt angezweifelt wurden. Eine Studie in Japan hatte gezeigt, dass die Autismus-Diagnosen weiterhin stark anstiegen, auch nachdem die MMR-Kombinationsimpfung durch einzelne Impfdosen ersetzt worden war. Eine weitere Studie in Hongkong ergab, dass die Quecksilberwerte im Blut autistischer Kinder nicht signifikant höher waren als die von normalen Kindern.[19]

Selbst wenn man über die Tatsache hinwegsah, dass ein Zusammenhang zwischen Quecksilberbelastung und Autismus längst nicht als bewiesen galt, so war Leos Laborbefunden unmöglich zu entnehmen, ob die gemessenen Werte wirklich gefährlich waren. Da die Labore auch die vermeintlichen Normwerte angaben, konnten Eltern leicht zu der Annahme neigen, dass jeder darüberliegende Wert auf einen Giftgehalt hinweise – eine Annahme, die die Ärzte des *DAN!*-Netzwerks nachdrücklich bestärkten.

In England, Irland, Wales, Italien, den Vereinigten Staaten und anderen Ländern stiegen die Fälle von Masern unterdessen stark an. Binnen weniger Jahre war die MMR-Impfrate in einigen Teilen Londons auf 50 Prozent zurückgegangen – von immerhin 92 Prozent, kurz bevor Wakefield mit seinem Artikel Schlagzeilen gemacht hatte. Erstmals seit Jahren wurden die Masern in England wieder für endemisch erklärt, nachdem 1998 ganze 56 Fälle registriert worden waren, im Jahr 2008 aber 1348 Fälle auftraten. Jedes zehnte betroffene Kind musste im Krankenhaus behandelt werden.[20]

Für die Rosas galt jedoch nach wie vor: Leo war *ihr* Kind, und sie mussten tun, was am besten für ihn war. Craig berichtete seinem Vater, dass sie auf Anraten des Arztes eine intravenöse Chelat-Therapie in Betracht zögen, und schickte ihm einen Artikel, in dem die *DAN!*-Lehrmeinung über Schwermetallvergiftungen dargelegt wurde.[21] Marty antwortete in einem langen Brief, in dem er seine Bedenken äußerte. »Es mag richtig sein anzunehmen, dass bei Quecksilbervergiftung und bei Autismus ähnliche Symptome auftreten, aber das bedeutet nicht unbedingt, dass es dieselben sind«, schrieb er. »Viele der Ärzte auf dem Symposium haben selbst autistische Kinder. Ich glaube, diese Leute sind etwas voreingenommen und bereit, sofort nach jedem Strohhalm zu greifen. Das ist absolut verständlich, da wir alle hoffen, dass es eine Wundertherapie gibt, die unseren kleinen Leo heilt. Aber nachdem ich viele weitere Fachartikel gelesen habe, fühle ich mich nicht darin bestärkt, unsere Hoffnungen auf Chelat-Therapie und Nahrungsergänzungsmittel zu setzen.«

Er fügte hinzu, dass ihn als professionellen Mediziner allein die Zahl von Ausschlusserklärungen, Einschränkungen und Dementis in dem *DAN!*-Bericht stutzig gemacht hätte. Da wurde beispielsweise eingeräumt: »Die Theorien und medizinischen Modelle, auf denen diese Therapien beruhen, sind nicht allgemein anerkannt.« Oder: »Bisher wurden keine kontrollierten Ergebnisstudien durchgeführt.« Besonders ernüchternd klang die Warnung, einigen autistischen Kindern könnte es aufgrund der beschriebenen Therapien möglicherweise »erheblich schlechter« gehen. Marty kam in seinem Brief zu dem Schluss, die Risiken für Leo seien zu hoch.

Craig und Shannon lasen im Internet weiterhin bestärkende Berichte über Kinder, die so weit gesundet seien, dass sie nicht mehr als autistisch gälten, doch der Weg ihres Sohnes schien viel unsteter zu verlaufen. Zeitweise machte er ermutigende Schritte nach vorn, doch dieses Vorwärtskommen schien eher auf Fortschritten in seinen anderen Therapien zu beruhen als auf der jüngsten Erweiterung seiner Nahrungsergänzungsmittel. An anderen Tagen schien Leo drei Schritte zurück zu machen.

Da so viele Maßnahmen gleichzeitig erfolgten, konnte man nur schwer etwas Genaues über die Wirksamkeit jeder einzelnen sagen. Nur indem Shannon sorgfältig ihre Aufzeichnungen durchging, kam sie dahinter, dass das abrupte Aufhören von Leos Durchfällen nicht mit der Umstellung seiner Ernährungsweise zusammenhing, sondern mit dem Absetzen des Antibiotikums Augmentin, das er zur Vorbeugung gegen Ohreninfektionen eingenommen hatte. Aber sie ackerte weiter, aus Angst, das Zeitfenster zu verpassen, in dem biomedizinische Maßnahmen eine Weichenstellung für Leos Zukunft sein konnten.

## VI

Eines wurde inzwischen klar: Leo litt unter dem gesamten Behandlungsplan. Er schien sich immer auf Mahlzeiten mit seiner Familie gefreut zu haben, doch mittlerweile schleppte er sich mit trostloser Miene an den Tisch. Manchmal warf er sein Essen einfach auf den Boden. In einer Hinsicht beschleunigte seine neue Diät allerdings seinen aktiven sprachlichen Ausdruck: Er fing an, Shannon um bestimmte Lebensmittel zu bitten, von denen sie nicht einmal wusste, dass er deren Namen kannte, beispielsweise Joghurt und Wassermelone.

Er war immer ein außergewöhnlich fröhlicher Junge gewesen, trotz der vielen praktischen Herausforderungen in seinem Alltag. Nun befand er sich anscheinend in einer fortwährenden Rebellion gegen das stündliche Schlucken von Pillen, das endlose Theater um den Inhalt seiner Windel und die nächtlichen Injektionen von Vitamin B12. Er sah genauso erschöpft aus, wie seine Eltern sich fühlten.

Bei ihrer nächsten Wallfahrt nach Los Altos kam der Arzt unweigerlich auf die Chelat-Therapie zu sprechen. Doch diesmal forderte Craig ihn heraus. »Augenblick bitte«, unterbrach er den Arzt. »Sie sagen, die empfohlene Vorgehensweise bei geringer Quecksilbervergiftung sei die Chelat-Therapie?« – »Ja«, antwortete der Arzt. »Und die empfohlene Vorgehensweise bei starker Quecksilbervergiftung ist die Chelat-Therapie?« Der Arzt nickte und bejahte. Dann wollte Craig wissen: »Gibt es *irgendeinen* Befund, bei dem die Chelat-Therapie kontraindiziert wäre?« Der Arzt sagte: »Nein.«

In dem Moment standen Craig und Shannon auf, bedankten sich und verließen die Praxis auf Nimmerwiedersehen.

Leo war weit von einer Genesung entfernt, aber es ging ihm irgendwie ganz gut. Er entwickelte eine tiefe Bindung zu seiner AVA-Therapeutin Fiona, einem heiteren australischen Rotschopf mit einer nüchternen Art, die zugleich lieb und bestimmt war. Jede Woche arbeitete Fiona 25 Stunden mit Leo daran, simple Aufgaben zu meistern, etwa Menschen zu begrüßen, die in den Raum kamen, die Teile seines Körpers zu benennen (inzwischen schaffte er 21 Begriffe) und sich selbst an- und auszuziehen.[22] Anstatt zu versuchen, autistische Verhaltensweisen abzustellen, so wie es die Therapeutin der Familie Maurice getan hatte, konzentrierte sich Fiona darauf, Leo Fähigkeiten beizubringen, die es ihm ermöglichten, für sich selbst zu sorgen und seine Wünsche und Vorlieben klarer auszudrücken.

Den Beginn einer Selbstständigkeit markiert unter anderem die Fähigkeit, »Ja« und »Nein« zu sagen, was Leo noch Monate zuvor nicht gekonnt hatte. Wenn er nun in den Hof hinauswollte, bat er seine Mutter oder seinen Vater, ihm die Tür zu öffnen. Er konnte auch einfache Wünsche äußern, etwa »Ich will auf dem Sack sitzen«, »Tubbies sehen« oder »Gib mir das«. Dieses Sprechvermögen eröffnete ihm mehr wechselseitigen sozialen Umgang. Inzwischen sagte Leo: »Ich bin dran«, wenn er an der Reihe war, mit einem Spielzeug zu spielen, und gab dieses wieder ab, wenn ein anderes Kind dies sagte. Er konnte sich auch bis zu 15 Minuten am Stück auf eine Aufgabe konzentrieren, was für jedes Kind seines Alters eine Leistung ist.

Gelegentlich drückte er sich vor etwas, indem er sich kopfüber auf die Couch warf, durch den Raum galoppierte oder laut zu singen anfing. Doch Fiona schätzte und bestärkte seine ihm eigene Ausgelassenheit, genau wie Shannon. Wenn er frustriert war und die Hand gegen Fiona hob, reagierte diese ruhig und gelassen und sagte ihm, was er stattdessen tun könne. Wenn ihn etwas überforderte, ließ sie ihn etwas weniger Anstrengendes machen, damit er Dampf ablassen und es später erneut versuchen konnte. Innerhalb dieses stützenden Rahmens machte Leo rasch Fortschritte und meisterte in kurzer Zeit Dutzende Aufgaben.

Nichts davon war leicht. Jeder Tag brachte für Leo und seine Familie eine neue steile Lernkurve mit sich. Aber es war nicht jener erschütternde Albtraum, den der Autor Scot Sea und viele andere heraufbeschworen hatten. Es war eher eine Reihe praktischer Herausforderungen, etwa zu wissen, was man von einer Beschäftigungstherapeutin erwarten muss, oder eine Schule für Leo zu finden, die mindestens ebenso darauf abhob, seine Stärken zu entdecken, wie darauf, sein Verhalten zu managen, und stolz weiterzugehen, wenn man in der Öffentlichkeit schief angesehen wurde. Eines schien nicht weiterzuhelfen: ständig weiter nach den Ursachen für seinen Autismus zu bohren beziehungsweise ihn als unglückliches Opfer einer Pharma-Verschwörung zu bemitleiden.

Dann las Shannon ein Buch, das sie dazu brachte, anders über Leo und ihr eigenes Schicksal als Mutter zu denken. In *Making Peace with Autism* (Frieden schließen mit Autismus; liegt nicht auf Deutsch vor) schilderte Susan Senator ihr Leben mit ihrem autistischen Sohn Nat und seinen beiden Brüdern, Max und Ben, sowie ihrem Mann Ned, einem Software-Programmierer. Mit Offenheit und Einfühlung beschrieb die Autorin die alltäglichen praktischen Schritte, die sie und ihr Mann unternahmen, um mit dem Verhalten ihres Sohnes zurechtzukommen, seine Intelligenz zu fördern und für sein Recht auf Schulbildung zu kämpfen. Es wurde nichts beschönigt. Susan Senator schilderte auch düstere Episoden, etwa wenn sie und Ned sich im »Belagerungszustand« befanden, weil ihr Sohn so sehr darauf versessen zu sein schien, sich destruktiv zu verhalten. Aber indem sie zusammenarbeiteten, fanden sie Möglichkeiten, sich an Nats Verhalten anzupassen; dabei mussten sie oft improvisieren, denn es schien kein brauchbares Handbuch für die Erziehung eines Kindes wie ihn zu geben.

Um Nat etwa auf Festtagsessen mit Verwandten oder Familienausflüge vorzubereiten, erstellte Susan »Bilderbücher für Krisensituationen«, wie sie es nannte; diese illustrierte sie mit Bildern, die sie aus Magazinen ausschnitt, und gab ihm damit eine detaillierte Vorschau auf das, was ihn erwartete – ähnlich wie Leos visueller Zeitplan. Diese Bilderbücher erwiesen sich als erstaunlich wirksam.

Susan Senators Buch propagierte keine Theorien über die Entstehung von Autismus und versprach auch keine wundersame Heilung. Der Höhepunkt der Geschichte sah ganz anders aus: Mitten in einem von Nats unerklärlichen Lachanfällen wurde Susan bewusst, dass er selbst in seinen schwierigsten Momenten versuchte, mit ihr zu kommunizieren. »Er sah mich warmherzig an«, schrieb sie. »Es brannte mir im Hals. Ich hatte es nicht glauben können. *Er tut das, um Kontakt mit uns herzustellen. Er weiß nur nicht, wie, außer indem er uns nervt.*«

Diese Erkenntnis erwies sich als Schlüsselmoment für die ganze Familie. »Meine Offenbarung über Nats Lachen markierte eine tiefgreifende positive Veränderung in unserem Umgang mit Nat *und* in der Art, wie er auf uns reagierte.« Dieses Buch schilderte nicht, wie eine Familie den Autismus besiegt, sondern wie sie die ersten Schritte in einer lebenslangen Entdeckungsreise mit ihrem Sohn unternimmt. »Wir helfen Nat, das Beste aus sich zu machen, und dabei macht er uns zu dem, was wir sind«, schrieb Senator. »Wir können nicht typisch sein, wir können nicht normal sein. Aber eines ist gewiss: Wir sind okay.«

*Making Peace with Autism* markierte auch einen Wendepunkt in der Geschichte der Familie Rosa. »Es war das erste Autismus-Elternbuch, das mir unterkam, das sowohl praktisch als auch bejahend war«, erinnerte sich Shannon. »Susan verkaufte kein Heilmittel, kein Wunder oder überhaupt irgendetwas; sie ließ lediglich andere Familien wissen, dass sie nicht allein sind, und bot ihnen Ratschläge, die sich auf persönliche Erfahrung stützten, um deren Weg zu ebnen. Hier begegnete ich zum ersten Mal einem Elternteil eines autistischen Kindes, der auf Akzeptieren programmiert war und nicht auf Märtyrertum oder Resignation. Das Buch half mir zu erkennen, dass der Autismus immer ein Teil meines Sohnes sein wird.« Anstatt Leo als schwer »beeinträchtigt«, »behindert« oder »gestört« zu bezeichnen – so lauten die üblichen klinischen Begriffe für Kinder wie ihn –, fing Shannon an, ihn als ihren »hochoktanigen« Jungen zu charakterisieren, um ihn nicht länger nach seinen Defiziten zu definieren.

Beide Großelternpaare gestanden Shannon, sie seien erleichtert zu sehen, dass sie ihren Sohn nicht mehr »wie ein naturwissenschaftliches

Experiment« behandele, erklärte sie. Und Familienausflüge waren eindeutig leichter zu managen, sobald sie nicht mehr kofferweise Nahrungsergänzungspillen und spezielles Essen mitnehmen musste. Die Rosas folgten Susan Senators Beispiel und fanden aus dem Stegreif Möglichkeiten, mit Leo in Verbindung zu treten und seine Bedürfnisse zu erfüllen. Aber das Aufgeben der Hoffnung auf Heilung forderte auch einen Preis. Freunde und Bekannte, die Shannon in ihrem Ringen angespornt hatten, aus Leo einen »bald nicht mehr autistischen Jungen« zu machen, zeigten ihr die kalte Schulter. Leser ihres Blogs warfen ihr vor, Leo die Zukunft zu verbauen, indem sie die Hoffnung für ihn zu schnell aufgebe. Schon bald fühlten sich die Rosas auf ihrem Weg in unbekanntes Gebiet abermals isoliert.

Viele ihrer Bekannten, die in einer ähnlichen Situation waren, gingen in die entgegengesetzte Richtung und strömten zu Konferenzen, auf denen die erstaunlichen Heilkräfte von Produkten wie Kamelmilch, Bleichmittelklistieren und Überdruckkammern für zu Hause angepriesen wurden, die auch gleich alle käuflich zu erwerben waren. Fast alle der neu entstehenden Internetforen für Eltern mit frisch diagnostizierten Kindern wurden von Ängsten vor Quecksilber und Impfungen beherrscht. Wer Zweifel daran äußerte, dass die MMR-Kombinationsimpfung für eine globale Autismus-Epidemie verantwortlich sei, wurde beschuldigt, den Kopf in den Sand zu stecken und den Pharmakonzernen hörig zu sein. Überforderte Eltern bezeichneten diese endlos sich im Kreis drehenden Argumentationen als »Autismus-Krieg«.

Dann stieß Shannon auf den Blog einer Professorin für klassische Literatur namens Kristina Chew, deren Sohn Charlie so alt war wie Leo und diesem in vielerlei Hinsicht ähnelte. Als Baby hatte Charlie stundenlang zugesehen, wie Sonnenstrahlen über den Fußboden wanderten, und ganz allein Bilderbücher durchgeblättert. Wurde er in diesen Träumereien unterbrochen, schlug er sich mit den Händen wild gegen den Kopf und fing an zu schreien. Er war aber auch sehr sportlich, liebte das Schwimmen und Radfahren sowie andere Aktivitäten im Freien.

Als bei Charlie kurz nach seinem zweiten Geburtstag die Diagnose Autismus gestellt wurde, versuchten Kristina und ihr Mann, James Fisher, alles in ihrer Macht Stehende, um das vorhergesagte tragische Schicksal von ihrem Sohn abzuwenden. Sie sorgten dafür, dass seine Nahrung keine Spur von Weizen und Milcheiweiß enthielt, studierten Bücher wie *Biological Treatments for Autism and PDD* (Biologische Behandlungsweisen bei Autismus und PDD) oder *Children with Starving Brains* (Kinder mit hungernden Gehirnen; nicht auf Deutsch), bestellten Tests von Laboren, die dem Netzwerk *DAN!* angeschlossen waren, deckten sich mit Nahrungsergänzungsmitteln und Megavitaminen ein und versuchten alle möglichen Therapien. Sie gingen mit ihm sogar zu einer Heilerin auf Staten Island, die behauptete, sie könne den Fluss von Charlies Gehirn-Rückenmarksflüssigkeit umlenken, indem sie seine Schädelknochen massiere.

Nach drei Jahren intensiver Behandlungen, zusätzlich zu seinen 40 Stunden AVA pro Woche, konnte Charlie noch immer so gut wie gar nicht sprechen und in keiner Weise für sich sorgen. Eines Tages fiel Kristina auf, dass die *DAN!*-Therapeutin, die sie mit ihrem Sohn aufsuchte, kaum Interesse daran zu haben schien, Charlie überhaupt zu sehen – sie wollte nur darüber reden, wie die Liste der Behandlungen noch auszudehnen sei.[23] »Mir wurde bewusst, dass es mir gar nicht so sehr darum ging, was Charlie brauchte, sondern darum, was ich glaubte, als Mutter tun zu müssen«, schrieb Kristina in ihrem Blog. »Ich hatte ein inneres Bild davon, wie Charlie sein ›sollte‹. Ich richtete meinen Blick nicht auf den realen Jungen, den ich vor mir hatte. Ich erkannte, dass der ›Autismus-Krieg‹ in mir selbst wütete.«

So wie Susan Senator entschied auch Kristina Chew, es wäre besser, für die Erziehung ihres Sohnes zu kämpfen. Diese Aufgabe war sogar noch schwieriger als der Versuch, ihn heilen zu wollen. Kristina musste sogar ihre Professur aufgeben und mit ihrer Familie innerhalb von zehn Jahren acht Mal umziehen, um die richtige Schule für Charlie zu finden. Immens erschwert wurde das Ganze dadurch, dass man nur sehr wenig darüber in Erfahrung bringen konnte, wie man autistische Kinder großzieht, ohne deren Autismus als das zu überwindende Hauptproblem anzusehen, und dass man nur selten erfuhr, wie man die praktischen Hindernisse bewältigt, die es dem Kind verwehren, sein Potenzial auszuschöpfen.

Was hatten Eltern in der Vergangenheit unternommen, damit ihre Kinder die nötige Hilfe und Unterstützung erhielten? Was wurde aus Kindern wie Charlie und Leo, wenn sie erwachsen wurden? Landeten sie alle in Anstalten, so wie Raymond Babbitt? Waren sie überhaupt vergleichbar mit gesprächigen Software-Entwicklern und exzentrischen Wissenschaftlern wie Temple Grandin? Selbst namhafte Experten fanden keine Antworten auf diese grundlegenden Fragen. Ganze Kapitel der Autismusgeschichte schienen irgendwie zu *fehlen*.

So kommt es, dass, mehr als ein halbes Jahrhundert nachdem Leo Kanner seine Entdeckung eines »einzigartigen, bisher nicht beschriebenen ›Syndroms‹« bei seinen jungen Patienten in Baltimore bekannt gab,[24] Eltern wie Shannon, Susan und Kristina gleichsam im Jahre null leben und versuchen, aus spärlichen Bruchstücken in Broschüren regionaler Beratungszentren und Spuren im Internet ihren Kindern eine hoffnungsvolle Zukunft zurechtzubasteln, ohne sichtbare Rollenvorbilder für Autismus im Erwachsenenalter, die es ihnen erleichtern, die richtigen Entscheidungen zu treffen. Schauspielerin und Model Jenny McCarthy, die zum öffentlichen Gesicht zahlreicher »kämpfender Mütter« wurde, indem sie drei Bestseller darüber schrieb, wie sie ihren Sohn Evan mit Chelat-Therapie, Probiotik und anderen Behandlungsformen vom Autismus »geheilt« habe, behauptete, in der Vergangenheit habe es keine autistischen Erwachsenen gegeben. »Das gibt es erst jetzt.«[25]

Angesichts steigender Zahlen erschien es wie ein völlig neuer, radikaler Ansatz, sich mit dem Autismus zu versöhnen, indem man ihn als lebenslange Behinderung ansieht, die Unterstützung verdient, und nicht als Krankheit, die geheilt werden kann. Im Grunde ist dies jedoch die älteste These in der Erforschung des Autismus überhaupt. Sie wurde nur vergessen, genauso wie die Geschichte eines unerschrockenen Arztes, der die ihm anvertrauten Kinder vor dem schrecklichsten gentechnischen Experiment in der Geschichte der Menschheit zu retten versuchte.

# 3
# Was Schwester Viktorine wusste

*Wenn man auf die charakteristischen Äußerungen*
*des autistischen Wesens achten gelernt hat,*
*findet man diese [...] gar nicht so selten.* [1]

Hans Asperger

Gottfried K. war neuneinhalb Jahre alt, als seine Großmutter ihn zu einer Untersuchung in die Kinderklinik der Universität Wien brachte. Der Junge war recht groß für sein Alter, sah anmutig aus und hatte auffallend hübsche braune Augen. Leider war er körperlich so unkoordiniert und hatte eine so schwer zu deutende Mimik, dass die erste Klinikkraft, die ihn untersuchte – eine junge Psychologin namens Anni Weiss –, ihn für »schwachsinnig« hielt.[2]

Dies sei nicht das erste Mal, dass so etwas passiere, gestand ihr Gottfrieds Großmutter. Viele Leute schätzten ihren Enkel fälschlich als schwerfällig und dumm ein. Seine gemeinen Schulkameraden hatten ihm einen Spitznamen gegeben, der die Oma in Rage versetzte: »Gottfried der Trottel«. Sie wusste, dass sie sich in ihm täuschten, denn wenn seine Lehrer ihn in der Klasse aufriefen, gab er kluge und ernste Antworten. Aber sie musste zugeben, dass auch sie aus seinem Verhalten oft nicht schlau wurde.

Zu Hause und in der Umgebung von Erwachsenen schien Gottfried fröhlich und zufrieden zu sein, doch die kleinsten Veränderungen in seinen regulären Abläufen brachten ihn durcheinander. Wenn er verwirrt oder verstimmt war, fing er an zu zappeln, zu kichern oder laut vor sich hin zu plappern. Weil er sich genauso verhielt, wenn er glücklich war, konnte seine Großmutter nur schwer sagen, wie er sich fühlte. Gottfried fürchtete sich vor anderen Kindern, was kaum verwunderte, da sie ihn immer nur beschimpften und beleidigten. Er wirkte aber auch ungewöhnlich hilflos. Häufig vergaß er, sich zu waschen und die Zähne zu putzen, und er brauchte sogar zum Schuhebinden die Hilfe eines Erwachsenen. Und er hegte eine kindliche Angst vor Dingen, mit denen die meisten Jungen seines Alters locker fertigwerden, beispielsweise vor Hunden, Lärm, Wolken und Wind.

Anni Weiss hörte aufmerksam zu und machte Notizen. Sie fand Gottfrieds Großmutter auf Anhieb sympathisch und beschrieb sie als »eine einfache Frau um die sechzig, herzensgut und mit gesundem Menschenverstand«. Auch dem Jungen fühlte sie sich verbunden. Allerdings konnte sie verstehen, warum die Großmutter über sein Verhalten verwirrt war. Weiss glaubte der Frau, als diese versicherte, ihr Enkel sei nicht mutwillig böse oder unfolgsam. Im Gegenteil: Er war weichherzig und naiv und furchtbar verlegen, wenn man ihn auf seine Fehler und Schwächen hinwies. Er schien einfach von seiner Verfassung her nicht in der Lage zu sein, sich in der Öffentlichkeit angemessen zu verhalten.

Seine Großmutter hatte ihn auf jeden Fall an die richtige Stelle gebracht. Dies war vielleicht die einzige Klinik weltweit, in der er die Aufmerksamkeit und Fürsorge erhielt, die er verdiente. Weiss war gespannt darauf, diesen Fall mit ihren Kollegen zu diskutieren, besonders mit einem leise sprechenden Kinderarzt, der vor Kurzem eine Stelle übernommen hatte und sich vor allem für begabte, empfindsame Kinder zu interessieren schien, die von ihren Gleichaltrigen ausgestoßen wurden. Sein Name war Hans Asperger.

Auf einer der wenigen erhaltenen Fotografien der Klinik sieht man, wie sich der schüchterne Arzt und ein Junge an einem Tisch gegenübersitzen und sich unterhalten. Asperger wirkt jugendlich und adrett mit seiner Rundglasbrille und ist ein wenig ordentlicher gekleidet als seine Kollegen in der anderen Ecke des Raums; er trägt einen gesteiften Hemdkragen mit Krawatte unter seinem weißen Arztkittel. Sein Doktorvater, Franz Hamburger, ein einflussreicher Fachmann für Infektionskrankheiten bei Kindern, hatte ihm geraten, an dieser Klinik zu arbeiten.[3]

Die Universität Wien betrieb damals eine der renommiertesten Kliniken, und die Stadt selbst war weltweit für ihr Gesundheitswesen bekannt.

Wien war auch der Wirkungsort des Neurologen Sigmund Freud, dessen psychologische Theorien fast ein Jahrhundert lang die Geisteswissenschaften beherrschten. In Wien war auch der Pathologe Carl von Rokitansky tätig gewesen, der Mitte des 19. Jahrhunderts eine wissenschaftliche »Revolution« in der Medizin auslöste, indem er die klinische Analyse von Symptomen systematisierte, und der seine Kollegen stets daran erinnerte, ihre Patienten mit Respekt zu behandeln und nicht bloß als Versuchskaninchen für ihre Forschung anzusehen.

Ärzte aus ganz Europa strömten in die Donaustadt, um in riesigen Operationssälen chirurgische Eingriffe zu verfolgen und sich mit den damals führenden Experten zu beraten. Jeden Herbst bot Professor Hamburger an der Klinik einen gefragten Kurs über Kinderkrankheiten an[4], an dem sogar Pädiater aus Amerika teilnahmen. In den Jahren nach dem Ersten Weltkrieg wurde die Stadt wegen ihrer stolzen sozialistischen Regierung und ihrer kirchenfeindlichen Tradition als »Rotes Wien« bezeichnet, das seinen sozialen Wohnungsbau durch Vermögenssteuern finanzierte.[5] Und die pulsierende Hauptstadt Österreichs beherbergte zahlreiche Salons, in denen sich Ärzte und Wissenschaftler mit Künstlern und Musikern trafen und über ein breites Themenspektrum diskutierten.[6]

Dieser reiche kulturelle Nährboden hatte sehr viel der lebendigen jüdischen Gemeinde Wiens zu verdanken, deren Wurzeln bis ins 12. Jahrhundert zurückreichten. Nach dem Ersten Weltkrieg war jeder fünfte Einwohner Wiens Jude, und auch an den Fakultäten der Universität lehrten viele Juden.

Asperger und Weiss arbeiteten auf einer Station der Kinderklinik, die der Arzt, Lehrer und Sozialreformer Erwin Lazar gegründet hatte. Lazars Ansatz in der Sonderpädagogik dürfte sogar heute noch als innovativ gelten. Er sah die Kinder in seiner Obhut nicht als makelbehaftet, defekt oder krank an. Seiner Meinung nach litten sie unter der Vernachlässigung durch eine Kultur, die ihnen nicht die Lernmethoden zur Verfügung stellte, die für ihren individuellen Lernstil geeignet waren. Er hatte ein unheimliches Gespür dafür, bei jedem Kind Anzeichen von Potenzial zu entdecken, egal, wie schwierig oder widerspenstig es angeblich war.

Lazar entwickelte großes Geschick darin zu erspüren, welcher Berufsweg einem Kind die beste Möglichkeit bot, ein erfülltes Leben zu führen und einen Beitrag zur Gesellschaft zu leisten. Seiner Meinung nach verkörperte jedes Kind einen besonderen Archetypus, so als sei die gesamte Menschheit nach angeborenen Veranlagungen in Clans oder Stämmen organisiert, von denen jeder bestimmte Merkmale besaß. Er sah die Kinder nicht als »Patienten« an, sondern als künftige Bankiers, Friseure, Landwirte, Professoren und Ingenieure. Einige schienen in eine ganz andere historische Zeit zu gehören. Andere wirkten älter oder jünger, als sie tatsächlich waren. Manche schienen einer anderen Schicht oder Volksgruppe zu entstammen als ihre Eltern. Lazars engagierte Mitarbeiter staunten über seine Fähigkeit, die Lebenssituation jedes einzelnen Kindes genau zu beurteilen und mit einem einzigen Begriff zu umschreiben:

> Seine Ausdrücke für die betreffenden Fälle waren immer besonders prägnant, voll Humor, es lag keine Spur von Verachtung des Kindes darin. Wenn er es so mit einem Worte charakterisierte, war dies für die Zuhörer die evidente Lösung, der Charakter des Kindes, seine Fähigkeiten, Talente, die künftigen Möglichkeiten auf das Treffendste gezeichnet. Man verstand plötzlich die Fehler des Kindes, wie sie naturnotwendig aus der Art seiner Persönlichkeit entsprangen, verstand seine Konflikte, wußte, welche seiner Seiten man schonen müsse, was man ihm zumuten dürfe, wie man künftighin sein Schicksal beeinflussen könne.[7]

Indem Lazar Aspekte der Psychologie, der Medizin und der progressiven Pädagogik miteinander verband, entwickelte er einen Ansatz zur maximalen Förderung jedes Kindes, der auf dem älteren Konzept der *Heilpädagogik* aufbaute. Anstatt mutmaßliche psychische Probleme isoliert zu behandeln, wollte Lazar aus seiner Klinik einen Mikrokosmos einer humaneren Gesellschaft machen, in dem die Kinder lernen konnten, in einem Geist von gegenseitiger Achtung und Wertschätzung zu leben. Solch eine Einrichtung, so pflegte er zu sagen, dürfe nicht zu klein sein. »Sie muss jedem Kind die Möglichkeit bieten, einen ganz ähnlichen Kameraden zu finden.«[8]

Diese einfühlsamen Theorien entwickelte er gemeinsam mit dem Pädagogen und Psychoanalytiker August Aichhorn, der in den Jahren nach dem Ersten Weltkrieg in Wien ein Heim für Problemkinder leitete. »Keinem von uns war je eingefallen, in ihnen Verwahrloste oder gar Verbrecher zu sehen, vor denen die Gesellschaft geschützt werden müsse«, schrieb Aichhorn in einem Manifest mit dem Titel *Verwahrloste Jugend*. »Für uns waren es Menschen, denen das Leben eine zu starke Belastung gebracht hatte, deren negative Einstellung und deren Hass gegen die Gesellschaft berechtigt war; für die daher ein Milieu geschaffen werden musste, in dem sie sich wohlfühlen konnten.«[9] Aichhorns Begriff des therapeutischen Milieus erwies sich als sehr einflussreich und lieferte ein Grundkonzept für fortschrittliche Einrichtungen auf der ganzen Welt.

Lazars Abteilung für Sonderpädagogik, die als »Heilpädagogische Station« bezeichnet wurde, entsprach ganz der Tradition kühner Neuerungen in dem Krankenhaus. Der Mitbegründer der Kinderklinik, ein Immunologe namens Clemens von Pirquet, der den modernen Begriff der Allergien entwickelt hatte, befürwortete die Gleichstellung der Frau. Er wertete die Stationspflegerinnen zu gleichwertigen Mitarbeitern auf und machte aus der Krankenhausküche ein Laboratorium für Nahrungsforschung, das im Nachkriegsjahr 1919 100 000 hungernde Kinder in der Stadt speiste. Für junge Patienten mit Tuberkulose ließ er auf dem Dach einen verspielten offenen Pavillon errichten. Jeden Morgen stiegen Kinder singend die Wendeltreppe hinunter zu ihrem Unterricht im Krankenhauspark.[10]

Asperger traf in der Heilpädagogischen Station auf einen eng verbundenen Stab, dem Anni Weiss, der Psychiater Georg Frankl, der Psychologe Josef Feldner und die Ordensschwester Viktorine Zak angehörten. Schwester Viktorine hatte eine besondere Art, mit ungewöhnlichen Kindern umzugehen. In dem Team arbeitete auch ein junger Arzt namens Erwin Jekelius, der sich auf die Behandlung von Magen-Darm-Störungen spezialisierte.[11] Asperger und seine Kollegen trafen sich mehrmals pro Woche in der Wohnung des einen oder anderen Mitarbeiters zu einem Gespräch am runden Tisch; dabei wurden die Fälle eingehend diskutiert und aus möglichst vielen Blickwinkeln beleuchtet. Aichhorns Begeisterung für die Psychoanalyse teilten sie nicht; sie nährten den aufkeimenden Intellekt ihrer jungen Patienten mit einem ganzheitlichen Programm, bestehend aus Musik, Literatur, Naturkunde, Drama, bildender Kunst, Sprachtherapie und Sport, alles abgestimmt von Schwester

Viktorine, die Asperger als den »wahren Genius« der Klinik bezeichnete.[12]

Der diagnostische Ansatz beruhte auf einer Methode intensiver Beobachtung, die Lazar entwickelt hatte. Lazar war der Ansicht, die wahren Dimensionen der jeweiligen Verfassung ließen sich nur ermessen, indem man das Kind im Umfeld seines Alltagslebens beobachtete – im Unterricht, beim Spielen, bei Tisch und beim Ruhen. Es genüge nicht, das Kind in einen Untersuchungsraum zu verfrachten und diversen Tests zu unterziehen. Schwester Viktorine, die bis zu seinem Tod mit Lazar zusammen arbeitete, pflegte zu sagen, es sei wichtig, das Verhalten der Kinder »bis in ihre Zehenspitzen« zu beobachten. Niemand beherrschte diese Methode der vertraulichen Beobachtung so gut wie Georg Frankl, der 1927 nach seinem Studienabschluss an die Klinik kam.[13] Frankl wurde Aspergers leitender Diagnostiker.

Asperger pflegte häufig einfach mit den Kindern zusammenzusitzen und ihnen Gedichte und Geschichten aus seinen Lieblingsbüchern vorzulesen. »Ich will nicht nur ›von außen stoßen‹, Anweisungen gebend, kühl und enthoben beobachtend, sondern ich spiele und rede mit dem Kind, ich schaue dabei mit wachen Sinnen ebenso in das Kind wie in mich selber, in meine eigenen dabei aufsteigenden Gefühlsreaktionen, in all das, was sich im Gespräch zwischen uns zweien begibt.«[14]

Frühere Schilderungen des Lebens in seiner Klinik beruhten auf einem Bericht, den die kognitive Psychologin Uta Frith 1991 veröffentlichte.[15] Aber auch ein fast vergessener Aufsatz eines amerikanischen Psychiaters namens Joseph Michaels, der die Heilpädagogische Station Mitte der 1930er-Jahre besuchte, liefert wertvolle Einblicke in die Art und Weise, wie Asperger und sein Stab ihre ehrgeizigen Theorien in die Praxis umsetzten.[16]

Der Vormittag begann mit einer Stunde Gymnastik unter Anleitung von Schwester Viktorine, häufig begleitet von Musik. Dann wurden den Kindern Unterrichtsstunden angeboten: am Montag Mathematik, am Dienstag Lesen, am Mittwoch Aufsatzschreiben, am Donnerstag Geografie und Geschichte, am Freitag Naturkunde auf Spaziergängen im Garten und am Samstag bildende Kunst und Handwerk. An den Nachmittagen wurde geruht und gespielt. Es war genügend freie Zeit eingeplant, damit die Kinder miteinander spielen und eigene Interessen verfolgen konnten. Nach der Kirche am Sonntag organisierte man Gruppenspiele und führte Schauspiele auf.

Michaels war anfangs verblüfft über den scheinbaren Mangel an systematischer Methodik in der Behandlung der jungen Patienten. Auf die Frage, welches psychoanalytische Gerüst der Arbeit Aspergers und seiner Kollegen zugrunde liege, erfuhr er, man habe keine »derartigen Formulierungen anzubieten«. In einer Zeit, in der die Psychologie bestrebt war, ihre empirische Gültigkeit zu beweisen, indem sie sich standardisierten Tests wie der Stanford-Binet-Skala (die auch als »IQ-Test« bezeichnet wird) unterwarf, erschien dieser Ansatz, »mit offenen Augen zu sehen«, wie Asperger es ausdrückte, wie ein Rückschritt ins 19. Jahrhundert, in dem Kliniker wie Jean-Martin Charcot seine Patienten dazu angeregt hatte, sich künstlerisch auszudrücken. Michaels war bestürzt, glückliche Kinder frei spielen zu sehen, anstatt »fixiert auf nummerierten Stühlen zu warten, bis sie dran sind, wie wir es in Amerika zu sehen gewohnt sind«.[17]

Nach einigen Tagen in Wien war er jedoch ganz von der Sache eingenommen. Im *American Journal of Orthopsychiatry* schwärmte Michaels: »In diesem ›technokratischen Zeitalter‹ mit seiner Überbewertung technischer Verfahren ist es recht ungewöhnlich, einen höchst persönlichen Ansatz zu erleben, dem es merklich an dem fehlt, was normalerweise als strenge Methodik, Apparatur und Statistik angesehen wird. Stattdessen legt man großen Wert auf unmittelbare Erkenntnisse, die man gewinnt, indem man mit den Kindern arbeitet oder, besser, zusammenlebt.«

Selbst die Standards für »normales« Verhalten schienen in der Station überraschend flexibel zu sein. Ob eine Verhaltensweise als normal oder unnormal eingestuft wurde, hing davon ab, welche Herausforderungen sie an das einzelne Kind stellte, und nicht davon, ob sie von einem Idealschema psychischer Gesundheit abwich. »Im Grunde scheint man sich gar nicht besonders für die Unterschiede zwischen normal und unnormal zu interessieren«, schrieb Michaels, »denn man geht davon aus, dies sei theoretisch unklar und praktisch kaum relevant.«

Wertvolle Einblicke in die Denkweise des Stabs lieferte auch Anni Weiss in einem Aufsatz über »Fragespiele« mit Kindern in der Vorschule.[18] Die Spieltherapie war in den 1930er-Jahren groß in Mode; gefördert wurde sie von Psychoanalytikerinnen wie Hermine Hug-Hellmuth, Anna Freud und Melanie Klein, die das Verhalten ihrer jungen Patienten strengen Deutungen im freudschen Stil unterwarfen. (Für Klein stand beispielsweise hinter der Begeisterung eines Jungen für Türen und Türklinken im Grunde der Gedanke an »den Körper der Mutter und dessen Penetration mit dem Penis«.[19])

Weiss verfolgte einen leichteren Ansatz. Anstatt einen strikten Terminplan für die Kinder aufzustellen, gab sie lediglich bekannt, sie habe Spielzeug für Kinder, die spielen wollten. Wie jedes einzelne Kind auf dieses Angebot reagierte, sagte ihr einiges, noch bevor die eigentliche Sitzung begann.

Die Spielsitzungen bei Anni Weiss sollten den Kindern ein Höchstmaß an Ausdrucksfreiheit bieten. Ein einladendes Sortiment an Bauklötzchen, Malstiften, Ton zum Modellieren, Puppen, Kochgeschirr, Spielzeugautos, Wagen, Stofftieren, Tüchern und Schals wurde vor ihnen ausgebreitet, und jedes Kind konnte frei wählen. Indem Weiss beobachtete, wie sich jedes einzelne Kind in dieser Situation verhielt, konnte sie dessen Fähigkeit zu sozialer Anpassung, Fantasie und spontaner Freude ermessen. Dann führte sie in jeder Sitzung eine Regel ein (zum Beispiel: »Jeder räumt anschließend die Spielsachen weg, mit denen er gespielt hat«), um zu beobachten, wie die Kinder auf Zwang und Autorität reagierten. Es wurde keine Gelegenheit verpasst, etwas aus dem Verhalten eines Kindes zu lernen.[20]

Michaels gestand, dass ihm der Ansatz der Klinik »eher wie eine Kunst denn wie eine Wissenschaft« vorkomme. Doch er räumte ein, dass der Anspruch dieser Kunst weit darüber hinausgehe, bloß eine Diagnose zu formulieren. Vielmehr gehe es Asperger und seinen Kollegen um nichts weniger als darum, wie Michaels schrieb, »die angeborenen Fähigkeiten des Kindes, die veränderbaren Komponenten seiner Persönlichkeit und die Ursachen für sein pathologisches Verhalten zu ermitteln, [um zu bestimmen,] was sein persönliches Glück, seine Sicherheit und sein Wohlergehen am besten gewährleistet, welcher sein richtiger Platz in der Familie, der Gesellschaft ist, was seine persönlichen Ziele und Bestrebungen sind und wie sich diese verwirklichen lassen«.

Selbst die Ausstattung der Heilpädagogischen Station – mit bequemen Stühlen und Tischen und dekorativen Friesen an den Wänden[21] – brachte klar zum Ausdruck, dass die Abteilung keine Verwahreinrichtung sein sollte, in der zermürbte Patienten vor den Augen einer höflichen Gesellschaft weggesperrt wurden. Hier konnten Kinder und Jugendliche das Potenzial ihres Menschseins wiederentdecken.

## II

An seinem ersten Tag in der Klinik tat Gottfried nichts anderes als weinen. Seine Tränen versiegten allmählich, aber er konnte es noch immer nicht glauben, dass er einen Monat lang hierbleiben sollte, eingeschlossen in einer unvertrauten Umgebung mit fremden Menschen. Einige Kinder in der Klinik – besonders jene, die von den Jugendgerichten eingewiesen worden waren – rasteten aus, als sie merkten, dass sie nicht einfach zur Tür hinausspazieren konnten. Gottfried reagierte jedoch ungewöhnlich nüchtern und gefasst auf seine Lage.

Anstatt zu toben, versuchte er, vernünftig mit den Angestellten zu reden. Er erklärte geduldig, wie unglücklich er sei, untermauerte sein Anliegen mit dem Hinweis, seine Mutter sei krank und seine hilflose Großmutter allein zu Hause. Der kommende Sonntag sei ein Feiertag und er müsse in einer kirchlichen Prozession mitmarschieren. Man solle ihn also unbedingt sofort nach Hause gehen lassen.

Diese Überredungsversuche blieben erfolglos, doch sie zeugten von Gottfrieds Hang zu ungewöhnlich logischem Denken. Für einen Jungen, der oft unreif wirkte, konnte er sich überraschend reif verhalten. Häufig wirkte er unter Erwachsenen entspannter als unter Gleichaltrigen, aber selbst sein Umgang mit dem Personal war seltsam unpersönlich. Wenn sich ein Arzt oder eine Schwester Zeit nahm und ihm zuhörte, hellte sich seine Miene auf; es schien aber keinen Unterschied zu machen, *welcher* Erwachsene ihm Aufmerksamkeit schenkte. Die meisten anderen Kinder entwickelten hingegen schnell eine innige Beziehung zu einem bestimmten Mitarbeiter.

Allmählich gewöhnte sich Gottfried an sein neues Leben in der Station. Der gleichbleibende Rhythmus im Tagesablauf schien ihn zu beruhigen. Er prägte ihn sich sorgfältig ein, so als studiere er die örtlichen Bräuche während eines Exils in einem fremden Land. Von seiner besten Seite zeigte er sich im Unterricht, wo er stolz strahlte, wenn ein Lehrer ihn aufrief. Hatte er jedoch die Wahl, mit anderen Kindern zu spielen oder aber allein zu sein, blieb er für sich, es sei denn, die Kinder organisierten ein Spiel. Dann überredete er einen wohlwollenden Erwachsenen, ebenfalls in der Gruppe mitzuspielen.

Wenn keine Erwachsenen zugegen waren, wurde Gottfried von den Kameraden genauso gnadenlos gehänselt wie zu Hause, besonders nachdem sie dahinter gekommen waren, dass sie ihn ärgern konnten, wenn sie ihm ungehöriges Verhalten unterstellten. Einige Kinder hatten Spaß daran, die Regeln der Klinik zu missachten, doch Gottfried graute allein schon der Gedanke – aber irgendwann verstieß er unabsichtlich gegen eine Vorschrift, so als habe er sie einfach vergessen.

Gottfrieds kompliziertes Verhältnis zu Regeln und Erwartungen trat auch in einem freien Assoziationstest zutage. Weiss bereitete ihn in der üblichen Weise vor, indem sie den Test als eine Art Spiel vorstellte: »Schließ deine Augen und sag einfach, was dir in den Sinn kommt. Wir suchen nur Wörter, normale Hauptwörter; du musst keine vollständigen Sätze bilden.«

Während der Junge versuchte zu erfüllen, was seiner Meinung nach von ihm erwartet wurde – langsam, stockend, mit einer langen Pause nach jeder Antwort –, erkannte Weiss, dass es ein Fehler gewesen war, den Jungen anzuweisen, sich auf Hauptwörter zu konzentrieren. Er assoziierte überhaupt nicht frei, sondern überprüfte jedes Wort in Gedanken danach, ob es ein Hauptwort war, bevor er es aussprach, und strengte sich dabei so sehr an, dass er immer wieder vergaß, die Augen geschlossen zu halten. Daher fiel das Testergebnis nur mittelmäßig aus, obwohl sich Gottfried viel mehr angestrengt hatte als die meisten anderen Kinder. Weiss war jedoch eine zu scharfsinnige Beobachterin, um Gottfrieds leidliches Resultat eins zu eins zu bewerten. »Wir dürfen nicht so sehr am konkreten Ergebnis interessiert sein – auch wenn dieses durchschnittlich ist – als vielmehr an der Richtung, die sein Testverhalten erkennen ließ«, schrieb sie in einem wissenschaftlichen Artikel (siehe Anmerkung 2). »Wenn wir die Denk- und Handlungsweise des Kindes kennen, können wir unmöglich annehmen, dass es sich rein zufällig in eine bestimmte Richtung bewegte. Wir wissen, wie wichtig Gesetze und Regeln für sein psychisches Gleichgewicht sind, und so erscheint es ganz natürlich, dass es sich besonders für sie interessiert.«

Dann gab die Psychologin dem Jungen eine Reihe von Bildern, auf denen die Gefangennahme und Dressur eines Tanzbären dargestellt waren, allerdings nicht in geordneter Reihenfolge. Sie forderte ihn auf, sich eine Geschichte auszudenken, die zu dem jeweiligen Bild passte, und die Tafeln in die richtige Reihenfolge zu bringen. Die meisten Kinder hatten Spaß bei diesem Test und waren überzeugt, sie könnten so hinter eine Art Geheimnis kommen – was mit dem Bären *wirklich* geschehen sei. Gottfried dagegen beschwerte sich und meinte, er könne die Bilder unmöglichrichtig ordnen, ohne zuerst die Geschichte zu kennen. »G. gelingt es nicht, aus seiner logischen Haltung auszubrechen«, bemerkte Weiss. »Er kann die Fakten erkennen, kann aber nicht das erfinden, was dazwischenliegen mag. Viele Kinder, die jünger und einfacher sind als er, kommen damit viel besser zurecht. Für sie wird das Bild sofort lebendig wie eine Märchenszene und sie fangen an zu interpretieren und kümmern sich nicht darum, was tatsächlich darauf zu sehen ist oder was sie ergänzen müssen. Aber für G. ist das Bild entweder real, genau so, wie es ist, oder aber unverständlich.«

Diese Haltung, alles wörtlich zu nehmen, prägte auch Gottfrieds Reaktion in jedem weiteren Test, den Weiss mit ihm machte. Als er eine kurze Geschichte wiedergeben sollte, die er gerade gelesen hatte, wiederholte er den Text beinahe Wort für Wort, schmückte die Erzählung jedoch nicht mit eigener Fantasie aus. Bei einem Orthografietest schnitt er gut ab (Weiss bezeichnete seine Handschrift als »eigentümlich regelmäßig«), doch er ließ sich von den Regeln der Grammatik ablenken und von der Tatsache, dass sein Blatt zerknittert war. Gottfried nahm Details wahr, die anderen Kindern entgingen, verlor aber das Ganze aus dem Blick, weil er sich in den Details verzettelte.

Als Weiss dieses Muster erkannte, konnte sie verstehen, warum so viele Menschen ihn für langsam und dumm hielten, obwohl seine Großmutter wusste, dass er hochintelligent war. Gottfried *war* hochintelligent –

aber in Bereichen, die von den standardisierten Tests der Klinik nicht erfasst wurden. Im Lauf des Monats lernte die Psychologin den Jungen besser kennen und stellte so fest, dass der ernste Neunjährige hinter der Maske des Unwillens zu kämpfen hatte, die er aufgesetzt hatte, um soziale Situationen durchzustehen, die ihm unverständlich waren. Als er Wortpaare wie beispielsweise »Busch und Baum« oder »Leiter und Treppe« vergleichen sollte, äußerte er vor jeder Antwort eine überheblich klingende Bemerkung, etwa »Oh, du liebe Zeit«. Dies ärgerte Weiss anfangs, doch bald verstand sie, dass Gottfried nicht unhöflich wirken wollte. Es erschien ihm nur völlig sinnlos, Leitern mit Treppen zu vergleichen.

Gottfried war für sein Alter unglaublich klug, aber anscheinend entgingen ihm Dinge, die die meisten Kinder intuitiv erfassten. Er konnte die höflichen Fassaden und gesellschaftlichen Rollenspiele um ihn herum leicht durchschauen, wusste aber nicht, wie er dabei seine eigenen Vorteile verfolgen konnte.

## III

Im Lauf eines Jahrzehnts untersuchten Asperger und seine Mitarbeiter mehr als 200 Kinder mit einem ähnlich auffälligen Muster aus sozialer Unbeholfenheit, frühreifen Fähigkeiten sowie einem Faible für Regeln, Gesetze und Zeitpläne.[22] Sie hatten es auch mit einigen Jugendlichen und Erwachsenen zu tun, die in dasselbe Schema passten. Die am stärksten behinderten Kinder waren als schwachsinnig abgestempelt und in Anstalten verwahrt worden. Andere erwiesen sich als Ausnahmetalente, die in der Schule scheiterten, weil die Lehrer ihre Pedanterie und Eigenständigkeit als vorsätzliche Auflehnung auslegten. Selbst den begabtesten dieser Kinder fiel es schwer, grundlegende Fertigkeiten zu erlernen, wie Waschen, Anziehen und Benehmen bei Tisch. Die meisten waren auch ungeschickt im Sport, wodurch sie in einer Umgebung, die athletischen Eifer als Zeichen geistiger Gesundheit verherrlichte, schnell dem Spott anheimfielen.

Viele kamen Asperger auch als außergewöhnlich schöne Menschen vor. Sie hatten ebenmäßige, reif wirkende Züge. Über ihren Gesichtern hing jedoch ein schwerer, ernster Zug, so als habe das ständige Grübeln sie vorzeitig altern lassen. Ganz besonders verwirrten sie unvorhergesehene Veränderungen in ihrer Umgebung und Ereignisse, die sich anders entwickelten, als sie es erwarteten. (»Ist etwas nur irgendwie anders, als er es sich eingebildet hat oder als er es gewohnt ist, so findet er sich nicht zurecht, es gibt lange Debatten«, schrieb Asperger über einen Jungen.[23]) Das Verhalten der Patienten wirkte häufig wie innerlich reglementiert, so als könne man Chaos abwenden, indem man Dinge auf routinemäßige Weise erledigte.

Dieser Ordnungswahn konnte sich in extremen Fällen in unterschiedlichen Formen repetitiver, stereotyper Bewegungen ausdrücken, etwa Vor- und Zurückwippen, Klopfen auf Tischen oder gegen Wände, stundenlanges Herumfummeln an einem Schnürsenkel oder die ständige Wiederholung ein und desselben Satzes. Die Kinder reihten ihre Spielsachen nach Gesetzmäßigkeiten auf, die nur ihnen selbst offenkundig waren, und wurden wütend, wenn diese Muster durcheinandergebracht wurden. Sie konnten aus diesem Bedürfnis nach Wiederholung und Symmetrie aber auch Freude schöpfen. Manche legten riesige Sammlungen geschätzter Gegenstände an; diese konnten so alltäglich sein wie Wollfäden oder so ausgefallen wie Chemikalien für ein Heimlabor. Wie Asperger berichtete, hatte ein Junge den Ehrgeiz, tausend Streichholzschachteln zu sammeln, »ein Ziel, dem er mit fanatischer Energie nachstrebt«.[24]

Einige der Kinder beobachteten ihre eigenen Erfahrungen mit großer Sorgfalt und drückten sich erstaunlich wortgewandt, ja sogar poetisch aus. Einer der Jungen beschrieb Asperger, wie er nachts sein Heimweh stillte: »Wenn man den Kopf auf den Polster legt, da rauscht es so im Ohr und da muss man lang ruhig liegen und das ist schön.«[25] Bisweilen aber überwucherte das blumige Ausschmücken die wörtliche Bedeutung des Gesagten, und der Ausdruck klang gestelzt oder geleiert. Einige Kinder neigten dazu, in Monologe zu verfallen; ein Wortschwall mündete in den nächsten, egal, ob der Angeredete auch wirklich zuhörte oder nicht. Ein Junge, der schon recht früh angefangen hatte zu sprechen, lernte nie den Unterschied zwischen dem vertrauten »du« und dem förmlichen »Sie«. Wenn er Erwachsene mit »du« anredete, klang dies höchst vermessen.

Diese Kinder waren Knäuel von Paradoxen: frühreif und kindisch, altklug und naiv, linkisch und förmlich, reserviert und abgekapselt, auf die

Musik der Sprache eingestimmt, aber unempfänglich für den Rhythmus wechselseitiger Interaktion. »Wer diesen Menschenschlag einmal erkannt hat«, so Asperger, »dem offenbaren sich solche Kinder sehr rasch.«[26] Asperger gelangte zu der Überzeugung, dass es sich um Beispiele für ein Syndrom handele, das »überhaupt nicht selten«, aber seinen Vorgängern irgendwie entgangen sei.

In Wirklichkeit hatte eine junge russische Psychiaterin namens Grunja Sucharewa zwei Jahrzehnte zuvor, Mitte der 1920er-Jahre, über eine nahezu identische Gruppe junger Menschen in Moskau geschrieben. Schwerpunkt ihrer Arbeit war ein neuer Bereich der Psychiatrie, die adoleszente Psychose. Sucharewa argumentierte, ihre Patienten seien mit einer Störung zur Welt gekommen, die der Schizophrenie ähnele, sich aber in einem Aspekt wesentlich davon unterscheide: Während erwachsene Schizophrene fast immer einen weiteren Verfall aufwiesen, zeigten diese seltsamen jungen Vögel häufig massive Verbesserungen im Lauf der Zeit.[27]

Die Eltern eines 13-Jährigen, den Sucharewa mit dem Kürzel »M. Sch.« bezeichnete, spürten, dass ihr Junge schon als Baby anders war als seine Geschwister. Er reagierte wahnsinnig empfindlich auf Lärm und zuckte bei jedem Geräusch zusammen. Als er älter wurde, entwickelte er starke Phobien; er fürchtete sich vor der Dunkelheit, vor dem Alleinsein, vor verschlossenen Türen, vor Monstern, die scheinbar überall lauerten – und am meisten vor anderen Kindern. Er war besessen von Themen wie Krankheit und Tod.

Es war nicht schwer zu erraten, warum andere Kinder ihm Angst machten. M. Sch. hatte einen auffallend seltsamen Gang, wofür er gnadenlos gehänselt wurde. Er bewies aber auch eine überraschend reife Einsicht in seine Lage. Gegenüber Sucharewa erklärte er, seine Klassenkameraden seien »sehr gut im Spielen und lassen mich nicht mitspielen. Die Kinder wählen lieber die Stärkeren aus.« Er mochte das Gefühl haben, kraftlos im Körper zu sein, aber er war nicht schwach im Geist. Bei einer Überprüfung der geistigen Entwicklung war er seinen Altersgenossen um zwei Jahre voraus. Und er besaß eine angeborene musikalische Begabung. Mit sieben Jahren fing er an Violine zu spielen und machte so rasche Fortschritte, dass er am berühmten Moskauer Konservatorium aufgenommen wurde. Es fiel ihm jedoch schwer, die nötige Selbstdisziplin aufzubringen, um als Konzertgeiger zu reüssieren.

Aus Sorge um seine Zukunft ließen seine Eltern ihn in Sucharewas Klinikstation einweisen. Dort übernahm er die Rolle des Clowns; er machte vulgäre Witze und jagte die Mädchen auf der Station umher. Er wusste, dass er unartig war, konnte sich aber scheinbar nicht zügeln. Sobald M. Sch. mit irgendetwas anfing, sei es im Tun oder Denken, konnte er nicht mehr davon ablassen. »Mir scheint es oft so, als ginge mir ein Wort immer wieder im Kopf herum, und wenn ich dann nicht irgendetwas mache, dann passiert etwas mit mir«, erklärte er. »Um etwas anzufangen, muss ich mich lange darauf vorbereiten, und danach fällt es mir schwer aufzuhören.«

So wie Gottfried klang auch M. Sch. eher wie ein Umstandskrämer mittleren Alters als wie ein 13-Jähriger. Auf die Frage, ob ihm ein Buch gefallen habe, druckste er herum und meinte: »Mir scheint es, als habe mir das Buch gefallen, aber ich bin mir nicht ganz sicher. Das Prinzip des Lesens beruht ja darauf, dass man zwangsläufig gebannt ist.« Sein Kunsterzieher hielt ihn jedoch für ein Ausnahmetalent. Wenn der Junge in Musik vertieft war, wirkte er »vollkommen verwandelt«, schrieb Sucharewa, »und vermittelte den Eindruck eines selbstsicheren und empfindsamen Musikers«.

Ein anderer Junge, M. R., lernte im Alter von zehn Jahren alles über den Krieg von 1812 (im Rahmen von Napoleons Russlandfeldzug) und konnte ausführlich darlegen, welche Ereignisse zu dem Waffengang geführt hatten. Unterbrach man ihn aber in seinen Ausschweifungen, wurde er unwirsch und fing ganz von vorn an. Ein dritter Junge, der vom Kindermädchen aufgefordert wurde, am Tisch gerade zu sitzen, erwiderte: »Ich habe meine Prinzipien und ich bin pedantisch, also werde ich das nicht tun.«

A. D. hatte ein Faible für Zahlen und fürs Zählen. Vor Beginn eines Theaterstücks zählte er sämtliche Zuschauer im Saal und sprang dann hinaus ins Foyer, um die Nachzügler zu erfassen. Unter seinen Klassenkameraden machte er häufig Umfragen zu diversen Themen. Zwei von Sucharewas Patienten fingen im Alter von drei Jahren spontan an, in Reimen zu rappen. All diese Kinder schienen eine unersättliche Freude an

Wortspielen, Witzeleien und Redensarten zu haben. Ein Junge namens K. A. erklärte seinen Pflegerinnen, er plane eine Vorlesung über »den Nährwert von Baumwolle« und steckte seinem Arzt einmal einen Zettel in die Tasche – die Verleihung einer Mitgliedschaft in der »Gesellschaft gebratener Hunde«.

Trotz ihres schlurfenden Gangs hatten diese Kinder ein bewegtes, reiches Innenleben. Sie mieden gemeinschaftliche Spiele, verschlangen aber in Abgeschiedenheit Märchen und Fantasiegeschichten. Als P. P. drei Jahre alt war, erstaunte er seine Eltern, indem er sich an ein Klavier setzte und Note für Note seine Lieblingsstücke spielte. Sucharewa bezeichnete ihn als sensibles Kind mit »tiefen Empfindungen für die Schönheit der Natur«, das beim geringsten Tadel in Tränen ausbrach. Er hatte keine Freunde, nur seine Schwester. Auf die Frage, warum er seinen Schulkameraden aus dem Weg gehe, erwiderte er: »Die Kinder sind zu laut und stören mich beim Denken.« Mit zwölf Jahren bewegte er sich durch die Welt wie ein Mönch in einer Einsiedelei.

Zur Beschreibung dieses seltsamen Syndroms schlug Sucharewa den Begriff »schizoide Persönlichkeitsstörung« vor. Sie war sich nicht sicher, ob eine Beziehung zur eigentlichen Schizophrenie bestand (der Begriff »*Schizophrenie*«, »Geistesspaltung«, wurde 1908 von dem schweizerischen Psychiater Eugen Bleuler geprägt). Diese Kinder schienen keinen Krankheitsprozess zu durchlaufen, ähnlich den tragischen Schüben bei der Schizophrenie; sie unterschieden sich einfach in ihrer Konstitution von ihren Altersgenossen und glichen eher einem von Lazars Archetypen als einem Patienten, der wieder geheilt werden kann. Wenn sie einen Lehrer fanden, der sie vor den Schikanen der Mitschüler schützte und anspornte, ihre natürlichen Talente zu entfalten, ging es ihnen vielleicht einmal besser, aber sie blieben stets exzentrisch. »Alle betroffenen Patienten standen für ein paar Jahre bei uns unter Beobachtung und alle schienen beachtliche Erfolge zu verzeichnen«, berichtete Sucharewa.

Sie wies ihre Kollegen jedoch darauf hin, dass der Ausdruck »schizoid« zu »Begriffsverwirrungen und Fehlinterpretationen« führen könne, falls sich herausstellte, dass die beiden Komplexe überhaupt nichts miteinander zu tun haben. Ihre Sorge erwies sich als wohlbegründet.

Obwohl Asperger anscheinend nicht mit Sucharewas Arbeit vertraut war, sah auch er Parallelen zwischen dem Zustandsbild seiner Patienten und der Schizophrenie – besonders in der Tendenz zu »autistischem Denken«, wie Bleuler es nannte, einer abgekapselten Grübelei und dem Rückzug in die Fantasie.[28] Diese Kinder verfolgten beharrlich ihre eigenen Ziele, wie der Junge, der tausend Streichholzschachteln sammeln wollte, doch sie schienen immun gegenüber den Erwartungen anderer zu sein. Die Patienten »gehen nur ihren Wünschen, ihren Interessen, ihren spontanen Impulsen nach«, bemerkte er, »ohne Rücksicht auf Gebot oder Verbot von außen.«

Schizophrene Patienten verlieren in der Regel nach dem Ende der Kindheit schrittweise ihren Bezug zur Umwelt. Aspergers Patienten hingegen schienen bereits ohne Fähigkeit zu zwischenmenschlichem Kontakt geboren worden zu sein – wobei er mit Bedacht darauf verwies, dass dies die Eltern und Ärzte erst erkannten, wenn die Kinder zwei Jahre alt oder älter waren. Da diese Menschen zweifellos nicht psychotisch waren, prägte Asperger den Begriff »autistische Psychopathie«, um ihren Zustand zu umschreiben, und verwendete dabei einen Ausdruck aus dem 19. Jahrhundert für das verschwommene Grenzgebiet zwischen psychischer Gesundheit und Krankheit.[29] Er benutzte auch den einfacheren Begriff »Autismus« und verstand darunter eine »natürliche Erscheinungsform«, wie sie in der freien Umgebung auftrat.

Er wies daraufhin, dass die charakteristischen Kennzeichen dieser »natürlichen Erscheinungsform« bereits von Standardrollen und Typen der Volkskultur her bekannt waren, etwa dem »zerstreuten Professor« oder dem »Grafen Bobby«, der im österreichischen Witz gern aufs Korn genommen wurde. Entscheidend war aber Aspergers These, dass autistische Züge »durch das ganze Leben bestehen« und im Wesentlichen »unverkennbar [und] unverändert« blieben und ein erstaunlich breit gefächertes Segment der Bevölkerung beträfen, von sehr begabten bis zu stark behinderten Menschen. Es schien fast so viele Varianten des Autismus zu geben, wie es autistische Menschen gab.

> [Es gibt] autistische Charaktere von sehr verschiedenem Persönlichkeitsniveau [...]: von einer an das Genie grenzenden Originalität über realitäts-

> ferne, eingesponnene, wenig leistungsfähige Sonderlinge bis zu schwerst kontaktgestörten, automatenhaften Schwachsinnigen.[30]

Für Asperger stand außer Zweifel, dass beim Autismus auch eine erbbiologische Komponente betrachtet werden müsse. »In jedem Fall, bei dem es uns möglich war, Eltern und Verwandte genauer kennenzulernen, haben wir in der Aszendenz verwandte psychopathische Züge feststellen können.« Er warnte seine Kollegen jedoch, es sei »eine eitle Hoffnung [...], einen klaren, einfachen Erbgang aufzuzeigen: Diese Zustände sind ja zweifellos polymer, also an mehrere Erbeinheiten gebunden [...]«[31]

In seiner Habilitationsschrift, die Asperger 1943 an der Universität Wien einreichte und der die obigen Zitate entstammen, beschrieb der Kinderarzt vier »prototypische Fälle« unter den Namen Fritz V., Harro L., Ernst K. und Hellmuth L. – alles Jungen zwischen sieben und zehn Jahren. Er entschuldigte sich dafür, kein Mädchen in seine Studie aufgenommen zu haben, und erklärte dies damit, dass er noch nie einen voll ausgeprägten weiblichen Fall in seiner Praxis gesehen habe:

> Wir fanden wohl bei Mädchen Kontaktstörungen, die in manchen Zügen an die Autistischen Psychopathen gemahnten, [...] wir fanden aber bei Mädchen kein voll ausgeprägtes Bild, wie es etwa die Fälle [der vier Jungen] zeigen.[32]

Asperger ging so weit, den Autismus als »Extremvariante des männlichen Charakters« zu bezeichnen. Diese Sichtweise übernahm 40 Jahre später auch der britische Psychologe Simon Baron-Cohen, der das Auftreten von Autismus mit der Auswirkung hoher Testosteronwerte im Mutterleib in Zusammenhang brachte.[33] Wahrscheinlicher ist jedoch, dass Mädchen in Aspergers Praxis deswegen seltener vertreten waren, weil vor allem Lehrer und Jugendrichter junge Patienten in die Klinik einwiesen. Die Sozialisierung der jungen Wienerinnen, die aus Mädchen folgsame, zurückhaltende und unauffällige Wesen machte, sorgte zweifellos dafür, dass junge Frauen besonders darauf bedacht waren, jene Verhaltensweisen zu unterdrücken, die ihre männlichen Altersgenossen in Konflikt mit den Behörden brachten. Ähnliche Dynamiken könnten dazu beitragen, dass das Auftreten von Autismus bei Frauen bis ins 21. Jahrhundert unterschätzt wird.[34]

Dass Asperger in seiner Schrift vier typische Fälle vorstellte, veranlasste viele Kommentatoren (darunter auch die Autoren der Asperger-Website der National Institutes of Health[35]) dazu zu behaupten, Aspergers Arbeit über Autismus beruhe auf der Beobachtung von überhaupt nur vier Jungen. Dabei stellte der Autor klar fest: »Wir haben im Verlauf von 10 Jahren mehr als 200 Kinder beobachtet, bei denen das Bild des Autistischen Psychopathen mehr oder weniger deutlich ausgeprägt war.« Anhand dieser Beobachtungen skizzierte Asperger vier Charaktertypen, die so einprägsam erscheinen wie die Helden populärer Literatur.

Der erste Junge, der lang aufgeschossene Fritz, wirkte wie ein Nachkomme eines Dichters oder Einsiedlers, verfügte über ein für sein Alter großes Vokabular und konnte gut rechnen, war aber bereits am ersten Tag von der Schule verwiesen worden, weil sich gezeigt habe, dass er »vollkommen schulunfähig« sei.

Harro war ein kleiner, stämmiger Knabe mit reifen Gesichtszügen und tiefer Stimme. Er ließ todernste Bemerkungen los, wie »Ich bin ein ganz fürchterlicher Linkser [Linkshänder]«, obwohl er erst acht Jahre alt war. »Manchmal wirkt er grüblerisch«, schrieb Asperger, »dann zieht er die Brauen zusammen, hat eine leicht komisch wirkende Würde.«

Der dritte Junge, Ernst, wirkte wie »vom Himmel gefallen« und war ständig von allem überfordert. Er äußerte fortwährend Kommentare zu seinen Handlungen, so als wäre er der Off-Erzähler seines eigenen Lebens. »Er muss alles, was er bemerkt, sofort den anderen mitteilen, ob diese Bemerkung jetzt in die Situation passt oder nicht. Manche dieser vielen ›Randbemerkungen‹ klingen recht gut – nicht nur, dass die Diktion ganz die eines Erwachsenen ist, oft zeigen sie auch eine gute Beobachtungsgabe.«

Und schließlich war da noch der arme Hellmuth, der so dick und aufgedunsen war, dass er beim Fangen auf dem Schulhof nicht mitspielen konnte, sondern starr wie »ein unbeweglicher Koloss« zwischen seinen Kameraden stand. Sollte er jedoch etwas über sein Lieblingsthema, die Poesie, erzählen, konnte er überraschend wortgewandt und originell sein und klang »voll Einsicht und Überlegenheit«.

So wie Lord Cavendish im Abseits stand, während sich seine Kollegen an der Royal Society unterhielten, betrachteten diese vier Kinder die Welt der Menschen gleichsam von der Seite – mit flüchtigen, peripheren Blicken. Aber Asperger stellte fest, dass sie auf diese Weise überraschend viel Information über ihr Umfeld aufnahmen und diese auch verarbeiteten. Dies war eine ungewöhnlich scharfsinnige Erkenntnis; spätere Kliniker nahmen fast durchweg an, autistische Kinder vermieden es absichtlich, anderen Menschen in die Augen zu schauen.

Wie die Patienten von Sucharewa besaßen auch die Kinder in Aspergers Station häufig Talente, die auf den ersten Blick nicht zu erkennen waren. Manche konnten unheimlich viel auswendig lernen, etwa die Namen aller Heiligen für jeden einzelnen Tag des Jahres, oder konnten die Routen aller Trambahnlinien in Wien aufsagen. Andere hatten sich erstaunliche Rechenkünste beigebracht. Fritz beherrschte beispielsweise das Bruchrechnen, ganz ohne Unterricht. Er verstand die Eigenschaften negativer Zahlen und konnte logische Probleme mit Leichtigkeit lösen. Asperger vermutete, dass er auch bei Intelligenztests gut hätte abschneiden können, aber er weigerte sich, daran teilzunehmen. Stattdessen sprang er vom Stuhl auf und schlug dem Prüfer auf die Hand.

Harro konnte nicht nur komplexe mathematische Berechnungen im Kopf anstellen, sondern las auch gern und viel und hatte eine originelle Ausdrucksweise. Als er »Fliege« und »Schmetterling« vergleichen sollte, verlor er sich in einer tiefschürfenden Schwelgerei: »Der Schmetterling ist bunt, die Fliege schwarz. Der Schmetterling hat große Flügel, dass zwei Fliegen druntergehen unter einen Flügel. Aber die Fliege ist viel geschickter und kann auf glitschigem Glas hinaufspazieren und auf die Wand hinaufklettern [...] Das Mikroskop erklärt, wie die Fliege so an der Wand hinauflaufen kann: Gerade gestern habe ich eine gesehen, die hat ganz kleine Klauen auf den Füßen und auf den Enden winzige Häkchen.«

Harro scheiterte jedoch in der Schule, weil er wie Fritz den Unterricht störte. Er kroch auf allen vieren herum und erklärte, die Lehrstunde sei ihm zu blöd. Selten machte er seine Hausaufgaben, und wenn er eine Strafarbeit aufbekam, höhnte er: »Das fällt mir nicht im Traum ein.« Er verbrachte seine Tage damit, sich in die Bücher zu vertiefen, die er liebte, und blieb den anderen Kindern fremd.

## IV

So wie Sucharewa von dem außerordentlichen musikalischen und künstlerischen Talent ihrer Patienten beeindruckt war, so staunte Asperger über die angeborene naturwissenschaftliche Begabung dieser Jungen:

> Da ist der eine ein »Naturforscher« von geradezu wissenschaftlichen Fragestellungen; er macht mit ungewöhnlichem Blick für das Wesentliche Beobachtungen, ordnet sie zu einem Weltbild, macht sich seine Theorien, die ja manchmal etwas abstrus sind; das Wenigste hat er gehört oder gelesen, immer bezieht er sich auf seine eigenen Erlebnisse. Ein anderer ist ein Chemiker, der sein ganzes Geld – und wenn er es sich stehlen muss – für Experimente aufwendet, die oft den Schrecken der Umgebung bilden; manche »spezialisieren« sich da noch weiter, auf Experimente, wo es kracht und – stinkt; ein anderer autistischer Knabe hatte sich auf Gifte festgelegt, hatte ein ungewöhnliches Wissen darüber, eine Sammlung von zum Teil ganz naiv selbstbereiteten Giften; er war zu uns gekommen, weil er aus dem Giftkasten seiner Schule eine größere Menge Zyankali gestohlen hatte![36]

Ein Junge suchte Zuflucht vor Raufbolden in der Nachbarschaft, indem er sich mit einem alten Uhrmacher, der ihn bald ins Herz schloss, in Gespräche vertiefte. Ein anderes Kind wusste »unglaublich viel vom Aufbau komplizierter Maschinen« und bombardierte Erwachsene mit obskuren technischen Fragen, »denen man nicht ausweichen konnte«. Dieser Knabe besaß auch eine schöpferische Vorstellungskraft und verlor sich in Tagträumen von Weltraumschiffen und anderen »fantastischen Erfindungen«, lange bevor diese Realität wurden. Damals schrieb Asperger dazu: »Da merkt man deutlich, wie fern der Realität die autistischen Interessen oft sind.« Das Aufkommen der Raumforschung in den 1950er-Jahren veranlasste ihn jedoch später dazu, diese Feststellung zu revidieren und darauf hinzuweisen, dass die Entwickler der Raumschiffe selbst Autisten seien.[37]

Zudem erkannte Asperger, dass sich aus dem unverhohlenen Ungehorsam seiner Patienten gegenüber Autoritäten jene Skepsis entwickeln lasse, die für jeden Wissenschaftler unverzichtbar sei. Als er einen Elfjährigen fragte, ob er religiös sei, antwortete dieser: »Ich möcht nicht sagen, dass ich unfromm bin, aber ich hab so kein Merkmal von Gott.«

Der Kinderarzt kam zu dem Schluss, dass die angeborenen Begabungen dieser Kinder ebenso typisch für das von ihm beschriebene Zustandsbild waren wie ihre sozialen Probleme. Er gelangte zu der Überzeugung, dass diese Jungen das Potenzial hatten, Erfinder in ihren Interessengebieten zu werden, *eben weil* sie von ihrer Verfassung her nicht imstande waren, irgendetwas einfach nur zu glauben.

> Die autistischen Kinder haben die Fähigkeit, die Dinge und Vorgänge der Umwelt von neuen Gesichtspunkten aus zu sehen. Diese Gesichtspunkte sind oft von einer ganz erstaunlichen Reife, die Probleme, die sie sich stellen, reichen weit über das hinaus, was anderen Kindern gleichen Alters Inhalt des Denkens ist.[38]

Asperger bezeichnete diese unverwechselbare Häufung von Haltungen und Begabungen als »autistische Intelligenz« und wagte die kühne Behauptung, autistische Menschen hätten eine nicht gewürdigte Rolle in der Entwicklung der Kultur gespielt:

> Es scheint so, als sei für Erfolge in Wissenschaft und Kunst ein Quantum Autismus erforderlich. Für den Erfolg mag es unabdingbar sein, sich von der Alltagswelt, vom einfach Praktischen abwenden zu können und einen Gegenstand mit Originalität neu überdenken zu können und auf unbetretenen Pfaden Neues zu schaffen.[39]

Damit entfernte er sich deutlich von der traditionellen Auffassung vom sogenannten »*idiot savant*« in der Psychologie, wonach dessen außergewöhnliche Fähigkeiten lediglich ein Ausgleich für massive Defizite in anderen Entwicklungsbereichen darstellten. Der französische Arzt und Pädagoge Édouard Séguin, der im 19. Jahrhundert den Begriff »*idiot savant*« prägte, beschrieb die auffallenden Talente seiner Patienten in negativer Form – eher wie einen bösartigen Tumor. »Unter den wohlhabenden Schichten wird die Idiotie nicht nur häufiger durch akzessorische

Krankheiten verschlimmert, sondern auch durch abartige Halbfähigkeiten oder gestörte Instinkte erschwert, die in einem fast unbegrenzten Ausmaß heterogene Typen hervorrufen«, schrieb er 1869. »Fast allein aus dieser Schicht stammen musikalische, mathematische, architektonische und andere Varianten des *idiot savant*; das nutzlose Hervortreten einer vereinzelten Fähigkeit, begleitet von einem beklagenswerten allgemeinen Unvermögen.«[40]

Asperger gab sich nicht der Illusion hin, seine Patienten seien allesamt verkappte Beethovens oder Newtons. In der Mehrzahl der Fälle überwögen die positiven Aspekte des Autismus leider nicht die negativen, stellte er fest. Die Mission der Heilpädagogischen Abteilung bestand in Übereinstimmung mit Lazars ursprünglicher Vision darin, individualisierte Erziehungsansätze zu finden, die es diesen Kindern ermöglichten, das Beste aus ihren angeborenen Begabungen zu machen und zugleich mit den Herausforderungen ihrer Behinderungen fertigzuwerden. Weiss drückte es in ihrer Fallstudie über Gottfried so aus:

> Bei Lernschwierigkeiten lautet die Frage nie: »Wie gut oder wie schlecht lernt ein Kind?«, sondern: »Warum lernt das Kind schlecht?« und »Welches ist die beste Unterrichtsmethode für das Kind?«[41]

Die Klinikmitarbeiter sagten nichts über den etwaigen gesellschaftlichen Erfolg oder Misserfolg dieser Kinder in Abhängigkeit von einer eventuellen Heilung ihrer autistischen Züge voraus. Asperger schrieb über einen früheren Patienten, der nicht sonderlich gut in der Schule gewesen war, sein Äußeres vernachlässigte und andere Menschen überhaupt nicht zur Kenntnis nahm. Mit der Unterstützung und Ermutigung seiner Mutter hatte er jedoch das Beste aus seinen Fähigkeiten gemacht. Die Mutter erkannte, dass sich der Junge bereits als Dreijähriger für Geometrie begeisterte. Einmal zeichnete sie ein Dreieck, ein Viereck und ein Fünfeck für ihn in den Sand. Er zeichnete sofort eine Linie und einen Punkt und erklärte die Linie zum »Zweieck« und den Punkt zum »Eineck«. Schon bald rechnete er Kubikwurzeln im Kopf aus.

Er hatte es wegen seines derben Verhaltens kaum durch die Grundschule geschafft. Speziell wegen seiner Rechenfähigkeiten kam er um einen Schulverweis herum. Er bat seine Lehrer, ihm zusätzlichen Unterricht zu geben, und bestand so das Abitur. In seinem ersten Studienjahr entdeckte er sein Interesse an der theoretischen Astronomie. Da er nichts als gegeben hinnahm, fand er schon bald einen Fehler in einem von Newtons Beweisen. Er schrieb seine Dissertation über dieses Thema und wurde schließlich Professor für Astronomie an einer renommierten Universität, obwohl Asperger sein Verhalten nach wie vor als »extrem unbeholfen und linkisch« bezeichnete.

Die vornehmlichste Aufgabe des Stabs der Heilpädagogischen Abteilung sah Asperger darin, diesen Kindern beizubringen, etwas aus ihrer autistischen Intelligenz zu machen. Er verglich sie mit »zerstreuten Professoren« und behandelte sie nicht bloß als Patienten, sondern sah in ihnen unverzichtbare Verbündete beim Entwickeln pädagogischer Methoden, die für sie am geeignetsten und wirkungsvollsten zu sein versprachen.

Einer seiner Mentoren bei dieser Aufgabe war Harro, der sich in der Schule ganz unerhört verhielt. »Obwohl er den Dingen und Menschen sehr fern scheint – oder vielleicht gerade deshalb –, erlebt er viel, hat eigenständige Interessen«, bemerkte Asperger. »Man kann sich mit ihm wie mit einem Erwachsenen unterhalten, wirklich Belehrung von ihm empfangen.«

Des Weiteren stellte er fest, dass es bei diesen Kindern nicht funktionierte, *peer pressure* im Klassenzimmer ausüben zu wollen, weil sie ihren Altersgenossen bereits entfremdet waren. Schmeichelei erwies sich als ebenso unwirksam; gegen Lobhudelei waren die Kinder sonderbarerweise immun. Tatsächlich wichtig war Kindern wie Harro jedoch die Logik. Sie spürten ein angeborenes Bedürfnis, fast einen Zwang, nach universellen Gesetzen und objektiven Prinzipien zu suchen. (Paradoxerweise konnte dies den Anschein einer Störung erwecken, wie im Falle Gottfrieds, den es bei dem Assoziationstest mit Anni Weiss irritierte, an Hauptwörter denken zu müssen.)

Die Hauptmotivation zum Lernen lag bei typischen Kindern in ihrer emotionalen (»affektiven«) Identifikation mit dem Lehrer. Autistische Kinder lernten jedoch *um des Lernens willen*, während sie ihre leidenschaftlichen Interessen verfolgten. Es war ihnen egal, was der Lehrer von ihnen hielt; sie wollten bloß die Fakten wissen. Die besten Lehrer seien für diese Kinder diejenigen, wie Asperger bemerkte, die den Kindern auf halbem Weg entgegenzugehen bereit seien, anstatt von ihnen zu verlangen, sich völlig angepasst zu verhalten.

> Der Erzieher muss [...] vollkommen ruhig, beherrscht und gesammelt bleiben. Ohne sich dem Kind persönlich aufzudrängen, hat er kühl und sachlich seine Anweisungen zu geben. Hört man etwa dem Unterrichten eines solchen Kindes zu, sieht man, wie ruhig und »selbstverständlich« alles vor sich geht, so könnte es scheinen, das ginge alles »nur so nebenher«, »man ließe das Kind laufen«. Nichts wäre falscher. In Wirklichkeit braucht die Führung dieser Psychopathen eine besondere Anspannung und Konzentration, eine besondere Sammlung und innere Sicherheit des Erziehers.

Noch prägnanter drückte er dies in einem Lehrbuch von 1953 aus. »Kurzum«, schrieb Asperger dort, »der Lehrer muss irgendwie ›autistisch‹ werden.«[42]

Wer war dieser Mensch, der sich so sehr mit Kindern identifizierte, um die sich niemand anderes kümmern wollte? Es überrascht kaum, dass Asperger als Kind selbst begabt, exzentrisch und einzelgängerisch gewesen war. Geboren wurde er 1906 in einem niederösterreichischen Dorf namens Hausbrunn als ältester von drei Jungen. Schon bald war er jedoch Einzelkind, denn seine Brüder starben früh. Aspergers Mutter, eine fromme und warmherzige Frau, war ganz auf ihren Ältesten versessen. Sein Vater hingegen war ein strenger Zuchtmeister, der seine Arbeit als Buchhalter verabscheute. Aspergers eigener Drang zu lernen wurzelte in der Enttäuschung seines Vaters darüber, zu arm gewesen zu sein, um studieren zu können.[42]

Schon in der Schule lernte er alte Sprachen und klassische Literatur. Er konnte sich einen ganzen Tag lang in ein Buch vertiefen, bis er abends in Panik merkte, dass er seine Schulaufgaben noch machen musste. Er nervte seine Klassenkameraden, indem er endlos Gedichte rezitierte, besonders Verse von Franz Grillparzer, der sich als Dichter unverstanden gefühlt hatte. Grillparzer, der Unzeitgemäße, wurde ein Vorbild für Asperger, den Einzelgänger. Später führte Asperger sein Interesse an autistischen Kindern auf seine jugendliche Schwärmerei für den Dichter zurück. Asperger fand, »dass es mit dem Lesen etwas Schicksalhaftes an sich hat«, wie er 1974 in einem Rundfunkinterview sinnierte. »Man findet das, was man braucht, man kann auch sagen, es findet einen.«[44]

Der junge Hans rettete sich vor einem Leben in nervender Pedanterie, indem er sich einer Gruppe Gleichgesinnter anschloss, die sich als »Fahrende Scholaren« bezeichneten. Dieser Kreis, der einer Jugendbewegung zwischen den beiden Weltkriegen angehörte, die sich auf die Wahrung traditioneller teutonischer Werte besann, unternahm wochenlange Streifzüge durch die Natur, wanderte in der erfrischenden Luft der Alpen und las Gedichte. Auf einem dieser Ausflüge lernte Asperger seine spätere Frau kennen, Hanna Kalmon. Hier verfeinerte er auch seine Beobachtungsgabe, die ihm später zugutekam. Die Jugendbewegung bezeichnete Asperger als »eine der edelsten Blüten des deutschen Geistes«.[45]

Den zweiten Wendepunkt in seinen frühen Jahren markierte eine Sezierstunde im Biologieunterricht; dabei bemerkte er auf der purpurroten Oberfläche einer Mausleber eine elfenbeinfarbene Erhöhung. Er ritzte die Delle mit seinem Skalpell an und sah entsetzt, wie sich ein langer weißer Wurm herauswand. Es faszinierte den Schüler, »wie da Leben in einem anderen Leben lebt, wie beide zusammen in engen gegenseitigen Beziehungen existieren. Sollte man dem nicht auf die Spur kommen?«[46] In diesem Moment fasste er den Entschluss, Medizin zu studieren.

An der Universität Wien machte Asperger seinen späteren Mentor Franz Hamburger auf sich aufmerksam; jener charismatische Kinderarzt und Vorstand der Universitäts-Kinderklinik hatte eine Schrift über die Rolle unhygienischer Lebensbedingungen bei der Verbreitung von Tuberkulose unter den ärmsten Familien Wiens verfasst. In dem ausgesprochen kompetenten Mediziner sah Asperger das Motto der »Fahrenden Scholaren« verkörpert: »menschenführend [...] zu helfen«. Im Jahr 1931 holte Hamburger seinen eifrigen jungen Protegé an die Kinderklinik, an der dieser in den nächsten zwei Jahrzehnten wirken sollte.

Am Ende seiner Habilitationsschrift, die 1944 unter dem Titel *Die ›Autistischen Psychopathen‹ im Kindesalter* in einer Fachzeitschrift veröffentlicht wurde, schlug Asperger einen ungewohnt kritischen Ton an:

> Gerade bei solchen [autistischen] Charakteren zeigt sich, wie entwicklungs- und anpassungsfähig auch abartige Persönlichkeiten sein können, wie so oft Möglichkeiten einer sozialen Einordnung im Laufe der Entwicklung auftauchen, die man früher in den Menschen nicht vermutet hätte. Diese Tatsache bestimmt denn auch unsere Einstellung und unser Werturteil gegenüber schwierigen Menschen dieser und anderer Art und gibt uns das Recht und die Pflicht, uns für sie mit unserer ganzen Persönlichkeit einzusetzen, denn wir glauben, dass nur der volle Einsatz des liebenden Erziehers bei so schwierigen Menschen Erfolge erzielen kann.[47]

Es wäre leicht, diesen Abschnitt als bloßes Lippenbekenntnis zur Sonderpädagogik auszulegen. Die wahre Bedeutung dieser Zeilen wird indes nur klar, wenn man deren historischen und politischen Hintergrund beleuchtet. Aspergers Aussage war wahrscheinlich ein letzter Appell an seinen einstigen Mentor, der sich seit den Tagen, in denen er sich für die ärmsten Familien Wiens einsetzte, in eine gänzlich andere Richtung entwickelt hatte.

Als Asperger seine Habilitationsschrift 1943 bei der Medizinischen Fakultät der Wiener Universität einreichte, war die Hochschule nur noch ein Abglanz jener renommierten Bildungsstätte, die sie noch fünf Jahre zuvor gewesen war. Von den einst fast 200 höheren Mitarbeitern der Medizinischen Fakultät waren nur noch weniger als 50 übrig; die Abgänger waren durch stümperhafte Fanatiker ersetzt worden.[48] Aspergers Kollegen Anni Weiss und Georg Frankl hatten aus dem Land fliehen müssen; viele weitere lebten im Exil, saßen in Konzentrationslagern oder hatten sich das Leben genommen. Die wunderschöne Stadt Wien war zu einem Schlachtfeld surrealer Gewalt verkommen.

Asperger sprach sich mit der Kraft seiner ganzen Persönlichkeit zugunsten von Kindern aus, die noch nicht im Namen einer monströsen Idee von menschlicher Vollkommenheit ermordet worden waren – einer Idee, die seine Vorgesetzten, eifrige Nationalsozialisten – aus Amerika übernommen hatten.

## V

Im Oktober des Jahres 1921 veranstaltete der National Research Council (der Nationale Forschungsrat) unter der Schirmherrschaft der National Academy of Sciences (der Nationalen Akademie der Wissenschaften) eine einwöchige Galakonferenz im American Museum of Natural History (Naturkundemuseum) in New York. Das Außenministerium hatte seit Monaten Einladungen verschickt, und nun fanden sich eifrige Delegierte von jedem Erdteil in dem prachtvollen Gebäude am Central Park ein.[49]

Dieser »Zweite Internationale Kongress für Eugenik« sollte etwas Besonderes sein. Der Kongress wurde durch die moralische Autorität eines der renommiertesten Museen der Vereinigten Staaten gestützt und in Zeitschriften wie *Science* und *The Scientific Monthly* umworben.[50] Er sollte nichts weniger als ein Wendepunkt in der Geschichte sein, an dem die Menschheit die Kontrolle über ihr Schicksal selbst in die Hand nahm, anstatt auf den langsamen Prozess der natürlichen Selektion zu vertrauen. Auf den Broschüren prangte ein Symbol – ein Baum mit Wurzeln in Biologie, Psychiatrie, Politik, Ökonomie, Statistik, Genealogie und anderen Disziplinen – mit einem progressiv klingenden Slogan: »Eugenik ist die Selbststeuerung der menschlichen Evolution.«

Das Museum stellte zwei Stockwerke zur Verfügung und schmückte die Säle mit Exponaten über Vererbung, Psychologie, Klimawandel, Migration, »institutionelle Lenkung der sozial Unzulänglichen« und Tierzucht. Zwei Ausstellungstafeln befassten sich mit dem Unterschied zwischen *aristogenen* (besonders begabten) und *kakogenen* (besonders degenerierten) Familienzweigen.[51] Ein Querschnitt eines uralten Mammutbaums hing über dem Exponat und stellte die Geschehnisse in die natürliche Ordnung der Dinge. Es gab Vorträge über »Rassenunterschiede bezüglich musikalischer Begabung«, »Verteilung und Vermehrung von Negern in den Vereinigten Staaten«, »Vererbung von Geisteskrankheiten« und »Anmerkungen zum Jüdischen Problem«.[52]

In einem Saal stand eine Statue des »durchschnittlichen jungen Amerikaners« mit dem Hinweis, dass wenige Jahre zuvor 100 000 weiße Soldaten in den Schützengräben Europas ihr Leben verloren hatten. Gegenüber verherrlichte eine andere Statue das platonische Ideal des Athleten, zusammengesetzt aus Figurenabgüssen der »fünfzig stärksten Männer in Harvard«.

Der kürzlich zu Ende gegangene Krieg in Europa war dem Museumspräsidenten Henry Fairfield Osborn, der die Begrüßungsrede hielt, noch sehr präsent. Der breitbrüstige, blauäugige Sohn eines Eisenbahnmagnaten entwickelte die Theorie der »Aristogenese« und trat damit Darwins Vorstellung entgegen, die Evolution erfolge ausschließlich durch zufällige Mutation unter dem Druck der natürlichen Selektion. Osborn wollte seinen tiefen presbyterianischen Glauben und die Wissenschaft miteinander in Einklang bringen und propagierte eine »bewusste Evolution«, ausgehend von der Vorstellung, Gott habe das Universum geschaffen, damit in genetisch überlegenen Familienzweigen Genies geboren werden. Der ehemalige Dekan für Naturwissenschaften an der Columbia University weigerte sich zu glauben, dass eine so erhabene Gestalt wie der Homo sapiens von einer so niederen Kreatur wie einem Affen abstammen sollte.[53] Stattdessen vertrat er die Theorie eines aristokratischen Vorfahren, den er als »Frühmensch« (*Dawn Man*) bezeichnete, und stützte sich dabei auf die angebliche Entdeckung des Piltdown-Menschen, der sich später als der erfolgreichste Schwindel in der Geschichte der britischen Archäologie entpuppte.[54]

Osborn begann seine Ansprache mit einem ominösen Hinweis: »Europa hat in patriotischer Selbstaufopferung auf beiden Seiten im Weltkrieg viel von dem Erbe aus Jahrhunderten der Zivilisation verloren, was niemals wiedergewonnen werden kann. In gewissen Teilen Europas haben daher die schlimmsten Elemente der Gesellschaft die Oberhand gewonnen und bedrohen die allerbesten.« Er äußerte sich nur vage darüber, wen er mit »schlimmsten Elementen« meinte, gestand jedoch, seine Forscherkollegen gelangten derzeit zu einer neuen Wertschätzung des »geistigen, intellektuellen, moralischen und physischen Wertes der nordischen Rasse«.

Gleichzeitig beteuerte er, dass er als Mann der Wissenschaft nichts derart Barbarisches wie Rassenhass propagiere. »In der Auswahl der Besten sollten wir kein Vorurteil kennen«, erklärte Osborn. Allerdings hätten »500 000 Jahre menschlicher Evolution jeder Rasse bestimmte kennzeichnende Tugenden wie auch Makel aufgeprägt«. In großmütiger Pose fuhr er fort: »Wenn der Neger in der Regierung versagt, kann er ein guter Landwirt oder Mechaniker werden.« Die Chinesen und Japaner zeigten derweil ein großes Geschick in Poesie und Handwerk, insbesondere der Keramik. Den Grundsatz der amerikanischen Demokratie, wonach »alle Menschen mit gleichen Rechten geboren« seien, so warnte er, dürfe man nicht mit der »politischen Spitzfindigkeit [verwechseln], dass alle Menschen mit gleichem Charakter und der Fähigkeit, sich selbst und andere zu regieren, geboren werden«.

Eine der heimtückischsten Kräfte, die das Überleben der menschlichen Spezies unterhöhlten, so fügte Osborn hinzu, sei die Unfähigkeit staatlicher und religiöser Institutionen, die »monogame« Familie (bestehend aus »Ehemann und Ehefrau«) vor dem zügellosen Individualismus zu schützen, den dekadente Kunstformen propagierten, die egoistische Impulse über nüchterne Selbstdisziplin stellten. Er schloss mit einem Appell an seine Forscherkollegen: Es sei ihre Pflicht, »die Regierung aufzuklären, wenn es darum geht, die Vermehrung wertloser Mitglieder der Gesellschaft sowie die Ausbreitung von Schwachsinn, Idiotie und allen moralischen, geistigen und körperlichen Krankheiten zu verhindern«.[55]

Diese Sicht auf Rasse und Behinderung war keine Grenzwissenschaft. Dies war nicht das Geifern eines gestörten Extremisten in einem akademischen Zirkel, der dem Ku-Klux-Klan gleichkam. Diese Haltung entsprach der Betrachtungsweise des amerikanischen Mainstream nach dem Ersten Weltkrieg; unterstützt wurde sie durch fortlaufende Forschungsarbeiten in den Vereinigten Staaten und Europa, die von bedeutenden Stiftungen wie der Carnegie Institution und der Rockefeller Foundation gefördert wurden. Von den 53 Vorträgen, die bei der Konferenz gehalten wurden, stammten 41 von amerikanischen Wissenschaftlern.[56]

Ehrenpräsident des Kongresses war Alexander Graham Bell, der Erfinder des Telefons und des Telegrafen. Bell hatte seine eigenen Theorien darüber, wie Menschen mit Behinderungen die Zukunft der menschlichen Spezies gefährdeten. Sowohl seine Mutter als auch seine Frau waren gehörlos zur Welt gekommen. 1883 warnte Bell die National Academy of Sciences, die Gesellschaft laufe Gefahr, »eine Rasse Taubstummer« heranzuzüchten, wenn der Einsatz der Gebärdensprache in Taubstummenschulen nicht energisch eingeschränkt werde.[57]

Das Wort »Eugenik« (aus dem Griechischen für »gutes Geschlecht«) hatte 1887 Charles Darwins jüngerer Halbcousin Francis Galton geprägt.[58] Galton, ein viktorianischer Universalgelehrter mit einer ausgeprägten Gabe für das Datensammeln, propagierte den Begriff der »Regression zur Mitte« in der statistischen Forschung, legte den Grundstein für die Forensik, indem er entdeckte, dass jeder Mensch einen einzigartigen Fingerabdruck besitzt, und entwickelte die ersten Wetterkarten. Edwin Black beschrieb Galton in seiner Geschichte der Eugenik in Amerika, *War Against the Weak* (Krieg gegen die Schwachen), folgendermaßen:

> Er wandte sein arithmetisches Geschick und seine messerscharfe Beobachtungsgabe gern auf das Alltagsleben an und suchte nach Korrelationen. Galton zeichnete sich durch seine Fähigkeit aus, Muster zu erkennen, was ihn zu einem beinahe einzigartigen Kenner der Natur machte.[59]

Darwins Sohn Leonard war prominenter Gastredner des Kongresses. Er unterstrich Osborns Drohungen vor einem nahenden Niedergang der Republik und warnte die Versammelten: »Die angeborenen Qualitäten zivilisierter Gemeinschaften sind im Verfall begriffen, und dieser Prozess wird zwangsläufig zu einer allseitigen Abwärtsbewegung führen.« Um diese Katastrophe abzuwenden, schlug er eine Steuererhöhung für Ledige und kinderlose Paare vor und propagierte das Gebären von Kindern als patriotische Pflicht für »von Natur aus gut ausgestattete« Familien. Was die Hunderttausende »Idioten« betraf, die in Anstalten saßen, so empfahl er die Sterilisationsexperimente des Amerikanischen Viehzüchterverbands mit Röntgenstrahlen als vielversprechende Entwicklung, zumal die chirurgische Zwangssterilisation das gängige »Vorurteil« gegen diese Praxis verstärke.

Am letzten Tag des Kongresses unternahmen die Delegierten eine Exkursion zum Eugenics Record Office (ERO) in Cold Spring Harbor auf

Long Island.[60] Dieses Archiv für Eugenik, 1910 von dem Harvard-Absolventen und Biologen Charles Davenport gegründet, war eine höchst einflussreiche Einrichtung, die von der Witwe des Eisenbahnmagnaten E. H. Harriman, der Familie Rockefeller und der Carnegie Institution finanziell unterstützt wurde. Bis zu seiner Schließung im Jahr 1939 veröffentlichte das Institut Hunderte Artikel über Themen wie »geeignete und ungeeignete Paarungen« sowie Pflege und Förderung geistig und körperlich behinderter Menschen. Prüfungsteams stellten umfangreiche »Profilakten« *(trait files)* zusammen, um die Rolle der Vererbung bei Kennzeichen wie krausem Haar, vorstehenden Nasen und Linkshändigkeit herauszuschälen. Sie zeichneten auch die Stammbäume solch namhafter Persönlichkeiten wie Thomas Edison, Abraham Lincoln, Theodore Roosevelt und Johann Sebastian Bach auf.[61]

Das Institut interessierte sich besonders für erbliche Störungen der Psyche. Feldforscher schwärmten an der gesamten Ostküste aus, besuchten Gefängnisse und Irrenanstalten und sichteten medizinische Akten, um die Träger der genetischen Wurzeln von Wahnsinn, Kriminalität, Perversion, Demenz, Depression, Alkoholismus, Stottern, Lispeln, Höhenangst, Migräne, Bettnässen, Schlafwandeln, Vagabundieren und anderen vermeintlichen Formen der Degeneration zahlenmäßig zu erfassen.

Kampagnen zur Sterilisation der Insassen von Irrenanstalten und Gefängnissen wurden von Experten unterstützt, die erklärten, Menschen mit Entwicklungsstörungen seien nicht nur kognitiv, sondern auch *moralisch* beeinträchtigt.

Martin Barr, der Chefarzt einer Schule für geistesschwache Kinder in Pennsylvania, behauptete beharrlich, seine Schüler litten unter »übermäßigen sexuellen Impulsen«, die sie nicht zügeln könnten. »Man kann kaum ahnen«, erklärte Barr, »wie vielgestaltig die Launen geistiger Störungen sind.«[62] Er zeichnete das Schreckgespenst von Gefängnissen und Reformschulen voller Gestörter, die nur darauf warteten, dass ihre Einkerkerung vorbei sei, damit sie dann wieder dem Laster frönen könnten. Er erklärte, »schwachsinnige« Frauen seien anfällig für Prostitution und »vermehrten sich zwei- bis sechsmal so schnell wie normale Menschen«. Dann nahm er Gesetze ins Visier, die dafür bestimmt waren, behinderte Kinder vor Ausbeutung und Missbrauch zu schützen:

> Wir haben zwar einige Gesetze für den Schutz von Schwachsinnigen, aber wir haben nur wenig getan, um die Welle der Degeneration und der Verunreinigung unserer normalen Bevölkerung einzudämmen. […] Wir müssen der Tatsache ins Auge sehen, dass das Lebensblut der Nation von der rapiden Vermehrung geistig und moralisch Minderwertiger vergiftet wird, und das Einzige, das die Flut der Entartung eindämmen und das Überleben der Stärksten gewährleisten wird, ist die Unterbindung der Fortpflanzungsfähigkeit.

Schreckensvisionen eines »Rassenselbstmords«, die Kliniker wie Barr an die Wand malten, beeinflussten maßgeblich die Sicht der Laienöffentlichkeit auf das Thema Behinderung. Im Jahr 1937 ergab eine Umfrage der Zeitschrift *Fortune*, dass zwei Drittel der einflussreichen Leserschaft des Magazins die Zwangssterilisation von Geisteskranken befürworteten.

Diese Maßnahme war bereits in vollem Gang. Schon 1909 war in Kalifornien ein Gesetz verabschiedet worden, das es Vertretern der Gesundheitsbehörden erlaubte, verurteilte Straftäter und Insassen von Irrenanstalten in Sonoma County zwangsweise zu kastrieren. Dreißig weitere Bundesstaaten erließen später ähnliche Gesetze. In Heimen und Haftanstalten von Küste zu Küste setzte eine Welle der Sterilisation ein.

Die amerikanischen Eugeniker waren schon zu Hause sehr einflussreich, aber noch begeisterter wurden sie in Deutschland aufgenommen, einem Land, das im Ersten Weltkrieg eine ganze Generation kluger und gesunder junger Männer verloren hatte. Aus Furcht, diese Dezimierung könnte wie eine umgekehrte natürliche Selektion wirken, fassten die ehrgeizigen Häupter dieser stolzen und verwundeten Nation den Plan, die Zukunft ihrer Rasse zu sichern, indem sie »Schwachsinnige« ein für alle Mal vom Antlitz der Erde tilgten.

## VI

Im Jahr 1920 schickte Ewald Meltzer, der Direktor des Katharinenhofs, eines staatlichen Heims für nichterziehbare schwachsinnige Kinder in Sachsen, den Vätern und männlichen Vormündern der nahezu 200 Kinder in seiner Obhut einen Brief.[63] Inhalt des Schreibens war eine sorgfältig formulierte Umfrage, denn Meltzer wusste nicht, wie die Eltern auf einen Plan reagieren würden, der unter seinen Kollegen rasch Anklang gefunden hatte und darauf abzielte, die Belastung der Gesellschaft zu verringern:

1. Würden Sie auf jeden Fall in eine schmerzlose Abkürzung des Lebens Ihres Kindes einwilligen, nachdem durch Sachverständige festgestellt ist, dass es unheilbar blöd ist?
2. Würden Sie diese Einwilligung nur für den Fall geben, dass Sie sich nicht mehr um Ihr Kind kümmern können, zum Beispiel für den Fall Ihres Ablebens?
3. Würden Sie die Einwilligung nur geben, wenn das Kind an heftigen körperlichen und seelischen Schmerzen leidet?
4. Wie stellt sich Ihre Frau zu den Fragen 1–3?

Meltzer versicherte den Empfängern des Briefes, die Fragen und Überlegungen seien rein theoretischer Natur. Nach Auswertung der Umfrage stellte er überrascht fest, dass viele den Gedanken begrüßten, das Leben ihres Kindes »schmerzlos zu verkürzen«. Einige Eltern erklärten sogar, die zuständigen Behörden sollten einfach tun, was sie für richtig hielten, ohne die Eltern durch die Bitte um Zustimmung zu belasten.

»Machen Sie, was Sie für am besten halten!«, antwortete eine Mutter. »Richtiger hätten Sie mir das gar nicht gesagt und hätten das Kind einschlafen lassen.« Andere Angehörige drückten sich so aus: »Wären lieber nicht mit dieser Frage behelligt worden. Bei einer plötzlichen Todesnachricht würden wir uns drein ergeben haben.« Meltzer bemerkte zu diesen Antworten: »Gern will man sich selbst und vielleicht auch das Kind von der Last befreien, aber man will seine Gewissensruhe haben.«[64]

Die Ergebnisse von Meltzers Befragung stärkten den öffentlichen Rückhalt für die kontroversen Theorien des Psychiaters Alfred Hoche und des Strafrechtlers Karl Binding, die 1920 gemeinsam ein Buch mit dem Titel *Die Freigabe der Vernichtung lebensunwerten Lebens* schrieben. Die Autoren argumentierten, Nahrung und medizinische Versorgung seien nicht jedermanns Geburtsrecht, sondern der Lohn für produktive Arbeit. Sie bezeichneten behinderte Menschen als »lebensunwertes Leben«, als

»Ballastexistenzen« und »nutzlose Esser«, die wertvolle Ressourcen verbrauchten, ohne ihre Schuld an die Gesellschaft zurückzuzahlen. Das Leben dieser »leeren Menschenhülsen« zu beenden sei nicht nur gesellschaftlich vorteilhaft, so Hoche und Binding, sondern das Barmherzigste, was man unter den gegebenen Umständen tun könne.

> Ihr Leben ist absolut zwecklos, aber sie empfinden es nicht als unerträglich. Für die Angehörigen wie für die Gesellschaft bilden sie eine furchtbar schwere Belastung. Ihr Tod reißt nicht die geringste Lücke – außer vielleicht im Gefühl der Mutter oder der treuen Pflegerin.[65]

Eine der Organisationen, die geneigt gewesen sein könnten, Einspruch zu erheben, war die katholische Kirche. Doch 1927 unterstützte der römisch-katholische Theologe Josef Mayer die Autoren Hoche und Binding von klerikaler Seite mit einem Buch, in dem er argumentierte, die Zwangssterilisation »geistig behinderter« Menschen stehe vollkommen im Einklang mit der katholischen Ethik und Tradition. Unbequemerweise erließ Papst Pius XI. drei Jahre später eine Enzyklika, in der die Praxis der Sterilisation für andere als »therapeutische Zwecke« geächtet wurde. Der Begriff »lebensunwertes Leben« hinterließ tiefe Spuren in einer Kultur, die sich durch die Krise der Nachkriegszeit kämpfte, und die Enzyklika dürfte eine Rolle bei der späteren Verfolgung katholischer Geistlicher gespielt haben.

Die Rhetorik von Hoche und Binding fand tiefen Nachhall bei einem aufstrebenden Politiker, der wegen Hochverrats verurteilt wurde, weil er – angestachelt durch Benito Mussolinis Machtergreifung in Rom – einen erfolglosen Putsch gegen die Führung der Weimarer Republik unternommen hatte. In der Justizvollzugsanstalt im bayerischen Landsberg träumte dieser junge Mann namens Adolf Hitler davon, sein Volk zum ruhmreichen Sieg über die zersetzenden Kräfte der liberalen Demokratie zu führen.

Hitler bezeichnete die Festungshaft in Landsberg als seine »Universität«, denn dort unterzog er sich einem Schnellkurs in Eugenik.[66] (Später ließ er unter seinem Namen für das Buch von Hoche und Binding werben.) Seine »Bibel« zu dem Thema stammte indes aus der Feder eines adretten Yale-Absolventen namens Madison Grant. Das Buch mit dem Titel *Der Untergang der großen Rasse* (1925 auf Deutsch erschienen) war ein Sammelsurium aus rassistischer Pseudowissenschaft, Hetze gegen Einwanderer und historischem Schwachsinn. Grant bezeichnete die Nachfahren der Mayflower-Familien als die wahren »Ureinwohner Amerikas«. Der Tenor seiner Argumentation lautete folgendermaßen: Die nordische »Rasse« (eine fiktive Mischung aus Schweden, Dänen und anderen Nordeuropäern) werde zunehmend zu einer bedrohten Art, weil sie von »Schwärmen« dummer Neger, »sklavischer« Orientalen und polnischer Juden verdrängt werde, die Weiße »buchstäblich von den Straßen New Yorks vertrieben« hätten.[67]

Grant folgerte, dass Galtons Ansporn zur Vermehrung »genieerzeugender Schichten« nicht ausreiche, um die steigende Flut von Idioten einzudämmen. Er regte seine Eugenikkollegen dazu an, wirksame Mittel zu entwickeln, um fremde Eindringlinge und andere Formen menschlichen Ballasts über Bord zu werfen.

> Eine strenge Auslese durch Ausschaltung der Schwachsinnigen oder Untüchtigen – mit anderen Worten, des Abfalls der Gesellschaft – würde die ganze Frage in einem Jahrhundert lösen und uns in den Stand setzen, die unerwünschten Bestandteile loszuwerden, welche unsere Gefängnisse, Krankenhäuser und Irrenanstalten bevölkern. [...] Dies ist eine praktische, schonende und unvermeidliche Lösung der ganzen Frage und kann auf einen immer weiteren Kreis von Gruppen der Gesellschaft ausgedehnt werden.[68]

Dies war Marschmusik in den Ohren des jungen Hitler, der wie Grant sozial Schwache und Behinderte tief verabscheute, obwohl er mit seinen dunklen Haaren und Augen kaum dem nordischen Typus entsprach, der in dem Buch verherrlicht wurde. In dem Manifest *Mein Kampf*, das Hitler während seiner Haft in Landsberg schrieb, stellte der spätere Führer die Sterilisation in den Mittelpunkt seiner Vision einer neuen Gesellschaft. Der Staat habe, schrieb Hitler, »was irgendwie ersichtlich krank und erblich belastet und damit weiter belastend ist, zeugungsunfähig zu erklären und dies praktisch auch durchzusetzen. [...] Wer körperlich und geistig nicht gesund und würdig ist, darf sein Leid nicht im Körper seines Kindes verewigen.«[69]

Ein Lehrbuch von Géza von Hoffmann aus dem Jahr 1913, *Die Rassenhygiene in den Vereinigten Staaten von Nordamerika*, wurde für deutsche Biologiestudenten zum wichtigsten Leitfaden für angewandte Eugenik.[70] Als die Nationalsozialistische Partei in den 1930er-Jahren an die Macht kam, wurde das US-amerikanische Eugenikgesetz zur Blaupause der Nazipolitik, um die nordische – nun als »arisch« bezeichnete – Rasse vor »dysgenischen« (schädlichen) Einflüssen zu schützen.

»Wir werden nicht zulassen, dass wir zu Negern werden«, brüstete sich Hitler 1931 gegenüber dem Herausgeber einer konservativen deutschen Tageszeitung. »Das nordische Blut in England, Nordfrankreich und Nordamerika wird sich uns anschließen, um die Welt neu zu ordnen.«[71]

Anders als ihre amerikanischen Kollegen hatten die deutschen Eugeniker nicht vor, ihre Maßnahmen auf Gefängnisse, Irrenanstalten und Behindertenschulen zu beschränken. Sie planten vielmehr, die Eugeniktheorie in vollstem Umfang auf die gesamte Bevölkerung anzuwenden.

Im Juli 1933 erließ der Reichsminister des Inneren, Wilhelm Frick, das »Gesetz zur Verhütung erbkranken Nachwuchses«. Jeder deutsche Bürger mit Anzeichen von Schizophrenie, bipolarer Störung, Epilepsie, ererbter Blindheit, Gehörlosigkeit, Huntington-Krankheit oder Alkoholismus konnte damit zwangssterilisiert werden. Das Gesetz ordnete auch die Schaffung von Betreuungsgerichten an, die in Einzelfällen entschieden und Berufungen annahmen (denen aber selten stattgegeben wurde). Allein im Jahr 1934 wurden 84 600 Fälle vor den Gerichten verhandelt, die zu 62 400 Zwangssterilisationen führten. Letztendlich wurden unter dem Naziregime mehr als 400 000 Männer, Frauen und Kinder gegen ihren Willen sterilisiert.[72]

Unter den österreichischen Medizinern, die das Aufkommen des Nationalsozialismus mit Sorge betrachteten, war auch Hans Asperger. Von April bis Ende Mai 1934 absolvierte er in Leipzig und Potsdam Praktika bei den Kinderpsychiatern Hans Heinze und Paul Schröder, zwei führenden Eugenikern in Deutschland. Am 10. April schrieb er in sein Reisetagebuch: »Wie da ein ganzes Volk in eine Richtung geht, fanatisch, mit eingeengtem Gesichtsfeld, gewiss, aber mit einer Begeisterung und Hingabe, in ungeheuerer Zucht und Disziplin, mit einer furchtbaren Schlagkraft. Nurmehr Soldaten, soldatisches Denken – Ethos – germanisches Heidentum.«[73]

Asperger mochte beunruhigt gewesen sein über die rasante Militarisierung der deutschen Kultur, doch er war bereit wegzuschauen und würdigte die klinische Arbeit von Heinze und Schröder genauso unvoreingenommen wie die jedes anderen Praktikers auf dem Gebiet. Über seine Erfahrungen während der Praktika schrieb er: »Vor allem die Lehre gefällt mir nicht so übel. Sie ist allem Anschein nach im Gesamtaufbau ganz gut mit unseren Ansichten in Einklang zu bringen, sicher aber in vielen Einzelheiten. [...] Gut fundiertes Gebäude mit klaren, diagnostisch gut brauchbaren Begriffen. Ich weiß natürlich, dass man auch da viel wissen und gut arbeiten kann, aber ich denke auch daran, wie etwa Dr. Frankl sich um eine heilpädagogische Diagnostik müht.«

Er machte auch eine Bemerkung, die wahrscheinlich die erste witzige Äußerung über Autismus in der Geschichte gewesen sein dürfte: »Wir [haben] zwar für unsere Arbeit sehr gute Begriffe [...], die wir aber in einem Jargon ausdrücken, unter dem man z. B. draußen etwas ganz anderes versteht (denken Sie an autistisch!).«[74] Schon bald aber konnte sich Asperger nicht mehr den Luxus leisten, wegschauen zu können.

Zwei Monate nach Aspergers Praktika, im Juli 1934, stürmten Angehörige von Hitlers Schutzstaffel (SS), als Polizisten verkleidet, das Bundeskanzleramt in Wien. Mit ihren Gewehrkolben verschafften sie sich Zugang zu den Räumen von Kanzler Engelbert Dollfuß. Gleichzeitig besetzten acht Nazis die Rundfunkzentrale; sie erschossen den Stationsleiter, töteten einen Sprecher mit einer Handgranate und zwangen einen Nachrichtensprecher, auf Sendung zu gehen und Dollfuß' Rücktritt bekannt zu geben.

Im Kanzleramt schossen Hitlers Männer dem flüchtenden Dollfuß in den Kopf und warfen ihn blutend auf ein Sofa. Der Angeschossene bat zuerst um einen Arzt, dann um ein Glas Wasser und schließlich um einen Priester. Dollfuß war alles andere als liberal; er regierte vielmehr diktatorisch und war ein stolzer Faschist, der sich ganz in der Art Mussolinis gab und eine eigene rechte Partei gegründet hatte, die Vaterländische Front, mit einem hakenkreuzähnlichen Symbol, dem Krückenkreuz.

Dieser Putschversuch scheiterte zwar, aber die Tatsache, dass Nazis einen Faschisten ermordeten, weil er dem Führer nicht ergeben genug war, wirft ein erhellendes Licht auf die österreichische Politik jener Zeit. Dollfuß' Nachfolger, Kurt von Schuschnigg, leitete eine rechte Regierung, die mit jedem Tag pro-deutscher und antisemitischer wurde. Und die Nazis verschärften ihren Propagandakrieg gegen die Insassen psychiatrischer Anstalten in Österreich. Die offizielle Zeitung der NSDAP zeigte ganzseitige Bilder grinsender »Idioten«, »Verblödeter« und »Irrer« sowie missgestalteter Babies unter Schlagzeilen über die »Grausamkeit des Mitleids« und die Segnungen zwangsmäßiger Sterilisation.[75] Auf Plakaten für »Rassenschauen« wurde erklärt, die lebenslange Unterbringung und Versorgung solcher Menschen verschlinge Unsummen.

Selbst in der Zeit, als eine Mitgliedschaft in der NSDAP für Universitätsangehörige praktisch Pflicht war, gehörte Asperger seiner Tochter zufolge nicht der Partei an.[76] Vielleicht lag dies vor allem daran, dass er dem Gedankengut der »Fahrenden Scholaren« so sehr verpflichtet war. Das Netzwerk katholischer Jugendorganisationen, der Bund Neuland, war ursprünglich geneigt gewesen, die Partei zu unterstützen, wandte sich aber von ihr ab, als die Nazis anfingen, Mitglieder der Kirche offen zu verfolgen.[77]

Fortschrittliche Jugendgruppen wie der Bund Neuland wurden in Österreich schließlich verboten, während die rechten Kreise von der Hitlerjugend absorbiert wurden, die das Reich mit indoktrinierten Soldaten versorgte. Derweil wurden sowohl Aspergers ehemaliger Mentor, Franz Hamburger, als auch sein getreuer Kollege von der Heilpädagogischen Abteilung, Erwin Jekelius, eifrige Parteimitglieder.

Als Anni Weiss ihren Artikel über Gottfried 1935 im *American Journal of Orthopsychiatry* veröffentlichte, hatte ein massiver Exodus aus Österreich begonnen, ausgelöst durch neue Gesetze, die Juden grundlegende Bürgerrechte sowie das Recht auf Eigentum und Arbeit entzogen. Geschäfte und Häuser jüdischer Eigentümer wurden »arisiert«, also Nichtjuden übereignet. An Parkbänken in der ganzen Stadt mahnten Schilder »Nur für Arier«.

Hunderte Familien drängten sich jeden Tag in die jüdische Auswanderungsagentur, weil sie unbedingt das Land verlassen wollten. Oft ließen sie all ihre Habe zurück.[78] Viele Juden flüchteten nach Palästina, wo ihre Eltern und Großeltern bereits bei früheren Pogromen Zuflucht gesucht hatten. Andere gingen in die Vereinigten Staaten, wo die liberale Einwanderungspolitik, die Osborn beim »Zweiten Eugenik-Kongress« verurteilt hatte, ihnen einen sicheren Hafen bot, allerdings nur, wenn sie einen Arbeitsnachweis vorlegen konnten. Genau jener Kreis von Kinderärzten, Chirurgen, Psychoanalytikern und anderen Fachleuten, die das »Rote Wien« zu einer internationalen Bastion der Medizin gemacht hatten, war nun in Bedrängnis. Von den nahezu 5000 Ärzten, die in der Stadt praktizierten, waren 3200 Juden – ein Erbe des Mittelalters, in dem die Medizin einer der wenigen Berufe war, die Juden ausüben durften, weil das Verarzten zu Zeiten der Pest eine wenig beneidenswerte, ja hochriskante Tätigkeit war.[79]

Österreichs Verlust war ein Gewinn für die Welt. Anni Weiss war die Erste aus Aspergers Team gewesen, die ging. Sie kam 1934 nach Amerika. Der begabte Diagnostiker der Klinik, Georg Frankl, floh 1937; er landete in Maryland. Und in dem Maße, wie die Macht und der Einfluss der NSDAP wuchsen, erlebten die Karrieren treuer Parteianhänger einen Schub. Erwin Jekelius wurde Amtsarzt der Stadt Wien.

Im Jahr 1938 hielt Aspergers Mentor Hamburger einen Vortrag mit dem Titel »Nationalsozialismus und Medizin«, der keinen Zweifel darüber ließ, welchen Werten er verpflichtet war. Es war ein seltsamer Vortrag für einen Arzt seines Formats. Hamburger ließ seine zahlreichen namhaften Zuhörer wissen, dass Sport und Reisen »mehr zur Gesundheit beitragen als alle Ärzte zusammen«. Dann pries er die Tugenden des praktischen Landarztes, der »Mut und Zuversicht« unter den Kranken verbreite. Dieser Glaube, so Hamburger, führe in jedem Fall zur Linderung, oft sogar zum Verschwinden der Krankheitssymptome. Hitler spiele eine ähnliche Rolle für das gesamte Reich, fügte er hinzu. Ein einziger Mann habe durch seine überragenden Eigenschaften den achtzig Millionen Deutschen neue Wege zur Gesundheit eröffnet.[80]

Einer dieser Wege sei die Weigerung des Führers, Geisteskranke in »luxuriösen« Anstalten zu verhätscheln. Nur ein »überintellektualisierter jüdischer Patient« würde die Diagnose seines Arztes hinterfragen, fügte Hamburger spitz hinzu und gab damit zu verstehen, dass nur Juden und andere unerwünschte Elemente Hitlers Diagnose der Krankheiten der Gesellschaft infrage stellten. Dies war eine Vision vom Führer als großem Heilsbringer. Dann unterstrich Hamburger, dass er das Gesetz zur Verhütung erbkranken Nachwuchses unterstütze, und lobte die arische Frau, die ihre patriotische Pflicht erfülle und dem Reich jedes Jahr ein Kind gebäre. Der Nationalsozialismus sei das wahre Instrument, um die Gesundheit des Volkes sicherzustellen, polterte er. Unter dem Nationalsozialismus seien die Ärzte ganz offiziell die Führer des Volkes.

Unaufhaltsam fiel der Schatten des Todes auf Aspergers »kleine Professoren«.

## VII

Am 11. März 1938 saßen Tausende Österreicher lauschend vor ihren Radiogeräten und hörten, wie ihr Bundeskanzler Schuschnigg zurücktrat. Die Armee war angewiesen worden, sich dem Vormarsch der deutschen Wehrmacht über die Grenze nicht entgegenzustellen. Die letzten Takte der Nationalhymne im Radio waren kaum verklungen, da erschallte auf den Straßen schon das »Horst-Wessel-Lied«, die hochtrabende Nazi-Hymne, die unter Schuschniggs Regierung noch ausdrücklich verboten gewesen war.[81]

Die Straße frei
Den braunen Bataillonen
Die Straße frei
Dem Sturmabteilungsmann!
|: Es schau'n aufs Hakenkreuz
voll Hoffnung schon Millionen
Der Tag für Freiheit
Und für Brot bricht an :|

Der lang erwartete Tag des Anschlusses war gekommen. Die Republik Österreich wurde in Ostmark umbenannt. Zur Feier der Heimkehr des in

Österreich geborenen Führers und seiner Truppen wehten an Fenstern und Balkonen Hakenkreuzflaggen und Banner. Jubelnde Österreicher säumten die Straßen; Frauen und Kinder überschütteten die einmarschierenden Konvois mit Zigaretten.[82]

Das offizielle Organ der Wehrmacht, die Zeitschrift gleichen Namens, schilderte das Ereignis wie ein ausgelassenes Volksfest; die Beschreibung der Atmosphäre erinnerte an den Ausdruck »germanisches Heidentum«, den Asperger verwendet hatte.

> In den Bergen Tirols, im Salzburger Alpenvorland, in Oberösterreich, an Donau und Inn und später dann bei weiterem Vorrücken in der Steiermark und in Kärnten, in Niederösterreich, im Wiener Land und im Burgenland, überall und ohne Ausnahme stellte sich ganz von selbst jener unsichtbare Kontakt von Herz zu Herz her, jener geheimnisvolle Strom naturgegebener Verbundenheit. Es war mehr als Zuneigung, es war ... Liebe auf den ersten Blick. Wer von unseren Männern im feldgrauen und blaugrauen Waffenrock wird je die lachende Freude vergessen können, die ihm aus den Augen aller Österreicher entgegenleuchtete, die da in dichten Mauern die Straßen der Dörfer und Städte säumten! In wessen Ohr klingt nicht bis an sein Lebensende der rauschende Jubel nach, der ihn überall empfing![83]

Der erfahrene britische Kriegsberichterstatter G. E. R. Gedye sah das Ganze jedoch anders. Er empfand den braunen Strom in den Straßen als »Hexensabbat«. Männer und Frauen kreischten im Schein rauchender Fackeln hysterisch »Heil Hitler!«. Gedungene zivile Schlägertrupps fielen im jüdischen Viertel in Kaufhäusern und Geschäften ein, zertrümmerten Türen und Fenster und schleuderten das Inventar auf bereitstehende Lastwagen, häufig mit Unterstützung der Polizei. Mobs zogen plündernd durch die Straßen. Eine besondere Form der Demütigung jüdischer Bürger bestand darin, sie zum Abwaschen unerwünschter politischer Parolen zu zwingen.[84]

Das medizinische Establishment der Nazis bereitete die ultimative Bestrafung derjenigen vor, die das Reich von innen gefährdeten, indem sie ihr minderwertiges Erbgut an künftige Generationen weitergaben. Bei einem Seminar für Ärzte, das die SS veranstaltete, erklärte der Wiener Neurologe Walter Birkmeyer seinen Kollegen: »Nur die Reinheit der Rasse und die erbbiologische Gesundheit [können] das Volk vor dem Verfall retten. Und wir müssen als fanatische Jünger alles Krankhafte, Unreine und Verderbbringende aus unserem Volke ausrotten.«[85]

Die Universität Wien wurde zum geistigen Zentrum einer akademischen Bewegung, welche die sogenannte »Aufartung« (Verbesserung der Rasse durch Erbpflege und Rassenhygiene) und die Rassenforschung in den Vordergrund rückte. Als die Universität drei Wochen nach dem »Anschluss« wieder geöffnet wurde, hielt der neu ernannte Dekan der Medizinischen Fakultät, der Anatom Eduard Pernkopf, in seiner SA-Uniform und flankiert von SS-Männern eine mitreißende Rede vor einem Porträt des Führers. Er würdigte den Nationalsozialismus als eine alles umfassende Weltanschauung, die weit über die Medizin und die Wissenschaften hinausgehe, verteidigte die »negative Selektion« durch »Ausmerzung« und pries Hitler als den »größten Sohn unseres Heimatlandes«. Er schloss seine Rede mit einem dreifachen triumphierenden »Sieg Heil!«.[86]

Der Dekan verschwendete keine Zeit, um die renommierteste Medizinische Hochschule Europas zu arisieren. Er wies alle Angehörigen der Fakultät an, die Geburtsurkunden ihrer Eltern, Großeltern und Ehegatten vorzulegen, um nachzuweisen, dass sie arischer Abstammung waren. Jeder musste zudem einen Treueeid auf Hitler unterschreiben. Wer sich weigerte, musste sofort seinen Hut nehmen. Innerhalb weniger Wochen wurden so 80 Prozent des medizinischen Personals entlassen.[87] (Auch Angehörige anderer Fakultäten mussten gehen, beispielsweise der brillante Mathematiker Kurt Gödel und auch Erwin Schrödinger, der 1933 gemeinsam mit Paul Dirac den Nobelpreis für Physik erhalten hatte.)

Vor dem »Anschluss« hatten mehr als 5 000 Ärzte in Wien praktiziert. In jenem Herbst waren es weniger als 750. Viele ehemalige Professoren der Universität kamen in Konzentrationslagern ums Leben. Manche nahmen sich das Leben. Die Fanatiker, die ihren Platz einnahmen, taten ihre einstigen Mentoren und Kollegen als »Scharlatane« ab.[88]

Das Reich belohnte seine treuen Diener großzügig. Pernkopf wurde zum Rektor der Universität ernannt und extra dafür freigestellt, an seinem Hauptwerk zu arbeiten, einem anatomischen Atlas mit dem Titel

*Topographische Anatomie des Menschen*. Das mehrbändige Werk enthielt aufwendige Aquarellbilder von jedem Organ, Knochen und Blutgefäß des menschlichen Körpers in größter Detailgenauigkeit und Farbentreue. Pernkopfs *Anatomie* wurde im *Journal of the American Medical Association* (*JAMA*, Fachzeitschrift des amerikanischen Medizinerverbandes) als »Kunstwerk« gepriesen und galt bald als *das* Handbuch für Chirurgen in aller Welt. Erst 1996 räumte die Ärzteschaft ein, dass Medizinstudenten 60 Jahre lang mit Abbildungen geschundener Leiber behinderter Kinder und politischer Gefangener unterrichtet worden waren.[89]

Ein Erlass des deutschen Reichsministers für Erziehung stellte sicher, dass Pernkopf genügend Nachschub an Studienmaterial für seinen Atlas bekam. Manche Hinrichtungen mussten sogar verschoben werden, weil sich vor Pernkopfs Sektionssälen die frischen Leichen nur so auftürmten. Die Signaturen der Zeichner, die an diesem Mammutwerk mitwirkten, verrieten deren Gesinnung. Die Namen waren mit Hakenkreuzen und SS-Blitzen verziert, die erst für spätere Ausgaben des Atlas diskret wegretuschiert wurden.

Am 3. Oktober 1938, in einem Klima des blindwütigen Fanatismus, hielt Hans Asperger in einem Hörsaal der Universitätskinderklinik den ersten öffentlichen Vortrag über Autismus in der Geschichte.[90] Wahrscheinlich war auch Hamburger zugegen; und sicher hatte Hamburger die jungen Patienten der Kinderklinik auf seinem Radar: Ein Jahr zuvor hatte der Wiener Verband der Psychiater und Neurologen ein Dekret erlassen, wonach »Psychopathen«, die nicht rechtskräftig als geisteskrank erklärt werden konnten, als dauerhafte Gefahr für die Gesellschaft unter ständige Aufsicht gestellt werden mussten.[91] Asperger sprach zunächst das Offenkundige aus:

> Wir stehen mitten in einem gewaltigen Umbau unseres geistigen Lebens, der alle Gebiete dieses Lebens ergriffen hat, nicht zum wenigsten die Medizin. Der tragende Gedanke des neuen Reiches – das Ganze ist mehr als der Teil, das Volk wichtiger als der Einzelne – musste hier, wo es um das kostbarste Gut der Nation, um seine Gesundheit geht, in unserer ganzen Einstellung zu tiefgreifenden Veränderungen führen. […]

> Sie wissen, mit welchen Mitteln man danach strebt, die Weitergabe krankhaften Erbgutes – in sehr vielen Fällen, die hierhergehören, handelt es sich um erbliche Störungen – zu verhindern, um das Erbgesunde zu fördern. Wir Ärzte müssen uns den Aufgaben, die uns gerade auf diesem Gebiet erwachsen, mit voller Verantwortung unterziehen.

Damit bekannte er sich zu der Verpflichtung, solche Fälle den Behörden zu melden. (Nach einer ähnlichen Äußerung im Jahr 1940 ermahnte ihn sein getreuer Klinikkollege Josef Feldner, solche Rhetorik sei »ein bisl zu nazistisch für Ihren Ruf. [...] den Dank an den Führer würde ich weglassen«.[92]) Doch dann schwenkte Asperger in eine unerwartete Richtung:

> Lassen Sie mich aber heute das Problem nicht vom Standpunkt der Volksgesamtheit aus erörtern – dann müsste man vor allem das Gesetz zur Verhütung erbkranken Nachwuchses besprechen –, sondern vom Standpunkt der abnormen Kinder aus. Wie viel können wir für diese Menschen leisten? soll die Frage sein.

Dann machte er eine radikale Bemerkung, die seinen Mentor zu einem missbilligenden Blick veranlasst haben könnte: »Nicht alles, was aus der Reihe fällt, was also ›abnorm‹ ist, muss deshalb auch schon ›minderwertig‹ sein.« Asperger gab zu, dieser Satz könnte zunächst vielleicht zum Widerspruch herausfordern. Dann vollzog er jedoch eine listige Wende; er schilderte die Fallgeschichten seiner Patienten und führte seine Zuhörer auf vertraut erscheinendes Gebiet. Zuerst beschrieb er einen Jungen mit vielen rätselhaften Symptomen, den der Vater in die Klinik gebracht hatte. Der Knabe neige zu häufigen und jähen Wutanfällen und bezeichne sich selbst als »ängstlich« und »ganz melancholisch«. Er verfüge über ein ungewöhnlich scharfes Gehör; selbst das kleinste Geräusch halte ihn wach. Seine Ernährungsweise sei geschmacksbedingt sehr eingeschränkt.

Der Junge zeige aber auch eine andere Seite, erklärte der Kinderarzt. Sein Vokabular und Satzbau seien für sein Alter ausgesprochen reif, und er gehe gern philosophischen Fragen nach. Er habe auch einen klaren Blick für Fehler und Mängel bei anderen Menschen und bei sich selbst, was auf eine scharfe Beobachtungsgabe hinweise. Asperger stellte eine provokative Frage: Waren die frühreifen Fähigkeiten dieses Jungen bloß die Folge einer »Überkompensation« wie im Falle des Demosthenes, der aufgrund seines anfänglichen Stotterns dazu angespornt worden war, der bedeutendste Redner Griechenlands werden zu wollen, was ihm auch gelang, indem er mit Kieseln im Mund zu sprechen übte? Nein, meinte Asperger.

> Wir behaupten – nicht aufgrund einer Theorie, sondern aus der Erfahrung an vielen Kindern –, die positiven und die negativen Wesenszüge dieses Knaben sind zwei naturnotwendig miteinander in Verbindung stehende Seiten einer durchaus einheitlich angelegten Persönlichkeit. Man kann es auch so ausdrücken: Die Schwierigkeiten, die dieser Bub mit sich und in seinen Beziehungen mit der Welt hat, sind der Preis, den er für seine besondere Begabung zahlen muss.

Dann schlug Asperger eine radikale Sichtweise der kognitiven Behinderungen vor, die in unmittelbarem Widerspruch zum Dogma der Rassenhygiene stand:

> Das Gute und das Schlechte in einem Menschen, seine Fähigkeiten und sein Versagen, seine Möglichkeiten und seine Gefahren werden aus denselben Quellen gespeist, bedingen einander. [... Daher] muss es unser therapeutisches Ziel sein, [...] den Menschen seine Schwierigkeiten ertragen zu lehren, nicht, sie ihm wegzuräumen, ihn dazu zu erziehen, durch besondere Leistungen seine besonderen Schwierigkeiten wettzumachen, ihm das Bewusstsein zu geben, er sei nicht krank, sondern verantwortlich.

Anschließend beschrieb er einen jungen Patienten, dem sein Fallbeispiel Harro zugrunde gelegen haben könnte. Der Junge störte den Unterricht und balgte sich auf dem Schulhof. Er konnte sich ohne die Hilfe seiner Mutter nicht anziehen und schien andere Menschen so wenig wahrzunehmen, dass Aspergers Stab ihn zunächst für schwerhörig hielt. Aber es stellte sich heraus, dass sogar dieser derbe Bursche über kluge Einsicht in sein eigenes Verhalten verfügte und sich auf höchst kreative Weise ausdrückte, wenn sich die Gelegenheit dazu bot. All diese Eigenschaften zusammen bildeten das klinische Bild der autistischen Psychopathie, erklärte Asperger. Die besonderen Begabungen dieser Kinder seien untrennbar mit ihren Behinderungen verbunden.

»Wer kennt nicht den autistischen Forscher«, fragte Asperger, »der wegen seiner Ungeschicklichkeit und Instinktlosigkeit eine Witzblattfigur geworden ist, der aber dabei Hervorragendes leisten kann oder doch wenigstens sein oft ja sehr enges Sondergebiet vorwärtsbringt?« Er appellierte an seine Kollegen, diese Kinder niemals aufzugeben, denn sie könnten später Stärken und Fähigkeiten entwickeln, die derzeit noch nicht sichtbar seien. Indem sie den Kindern hälfen, ihr volles Potenzial zu entfalten, nützten die Kollegen der Gesellschaft insgesamt – ein Ziel, das selbst ein eifriger Eugeniker anstreben dürfte.

Dann verriet Asperger, warum er für seine prototypischen Fallbeispiele seine gesprächigen »kleinen Professoren« wählte, statt der stark behinderten Kinder, die er in Anstalten sah. »Es schien mir ... besser, zwei nicht allzu krasse und darum auch aussichtsreiche Fälle herauszugreifen und an ihnen den Weg unseres therapeutischen Handelns zu zeigen.« Leider sorgte seine Strategie, vor seinen nationalsozialistischen Vorgesetzten das Positive hervorzuheben – aus dem Wissen, dass das Leben seiner jungen Patienten auf dem Spiel stand –, in den folgenden Jahrzehnten für weitreichende Verwirrung.

Aufgrund der vier prototypischen Jungen in Aspergers Habilitationsschrift gingen viele Kliniker und Historiker davon aus, dass Asperger in seiner Praxis nur »hochgradig funktionsfähige« Kinder behandelt habe, was letztlich seine wichtigste Entdeckung verschleierte. Der Autismus, den er und seine Kollegen im Wien der Vorkriegsjahre zu erkennen lernten, war überhaupt nicht selten, war in allen Altersgruppen anzutreffen und auf verschiedenste Weise ausgeprägt, von der Unfähigkeit zu sprechen bis zu einer auffallenden Konzentrationsfähigkeit.

Das heißt, man hatte es mit einem Spektrum zu tun. Sobald man wusste, wonach man zu suchen hatte, fand man es überall.

Als an jenem Abend die Sonne über den leeren Straßencafés in Wien unterging, begann Jom Kippur, der wichtigste Feiertag im jüdischen Kalender. In den folgenden 24 Stunden zogen SA-Männer und Rollkommandos plündernd, brandschatzend und mordend durch einst wohlhabende Viertel.

Diese Woge der Straßengewalt war nur das Vorspiel zu dem Horror, der einen Monat später in der Kristallnacht entfacht wurde, in der in Wien 95 Synagogen in Flammen aufgingen und jüdische Schulen, Läden und Krankenhäuser in Trümmer gelegt wurden. Aus Berlin wurden über 30 000 Juden nach Buchenwald und in andere Lager verschleppt; die meisten kehrten nicht zurück.

Inzwischen stieg Aspergers alter Kollege, Erwin Jekelius, rasch in der Partei auf. Ab Juli 1940 war Jekelius in Wien als ärztlicher Direktor der städtischen Jugendfürsorgeanstalt »Am Steinhof« tätig. Dort half er Nazi-Funktionären, einen Geheimplan zu entwickeln, um Kinder wie Gottfried, Fritz und Harro endgültig aus der Welt zu schaffen. Dieser Plan sollte Hitlers Blaupause für die »Endlösung der Judenfrage« werden. Dieses abscheuliche Unterfangen, das Jekelius und seine Kohorten mit brutaler Effizienz durchführten, begann mit der Ermordung eines einzelnen Kindes, das von seinen Ärzten zum Idioten erklärt worden war.

## VIII

Am 20. Februar 1939 kam in dem Dorf Pomssen südlich von Leipzig, in dem einst Bach zu einer Beerdigung die Orgel gespielt hatte, ein Junge namens Gerhard Kretschmar zur Welt. Die Geburt eines Jungen war im ländlichen Sachsen normalerweise Grund zum Feiern, doch Gerhard wurde blind und geistig behindert geboren; er hatte nur einen Arm und ein halbes Bein und litt ständig unter Krampfanfällen. Seine Eltern, Richard und Lena Kretschmar, waren begeisterte Nazis. Richard brachte seinen Sohn in die Leipziger Universitätsklinik und bat den dortigen Chefneurologen, Werner Catel, den Jungen »einzuschläfern«.[93]

Der angesehene Neurologe zeigte Verständnis für diesen Wunsch. In seinem Buch *Grenzsituation des Lebens* bezeichnete Catel Kinder wie Gerhard als »Monster […], die nichts weiter sind als *massa carnis*« – mit dem lateinischen Ausdruck für »Fleischmasse« hatte der Theologe Martin Luther eine seelenlose Existenz bezeichnet. Catel konnte den Kretschmars jedoch nicht helfen, denn der »Gnadentod« bei Kindern war verboten. Er deutete indes an, der Vater könne sich brieflich direkt an Hitler wenden und so möglicherweise eine Ausnahmegenehmigung erwirken.

Der Fall Gerhard Kretschmar war die Gelegenheit, auf die Hitler seit seiner Haftzeit in Landsberg gewartet hatte. Er schickte Karl Brandt, einen seiner Begleitärzte, nach Leipzig, um das Kind zu untersuchen. »Falls die Angaben des Vaters zutrafen, sollte ich dem Arzt mitteilen, dass er [in Hitlers Namen] Euthanasie anwenden könne«, sagte Brandt später aus. »Wichtig war, dass die Eltern nicht den Eindruck haben sollten, sie seien für den Tod des Kindes verantwortlich.«[94] Er ließ Catel und dessen Kollegen wissen, dass sich der Führer persönlich für sie einsetzen werde, falls sie gerichtlich belangt werden sollten.

Die Ärzte in Leipzig ließen durchblicken, dass auf den Entbindungsstationen die Euthanasie bereits gängige Praxis sei – es werde nur nicht öffentlich darüber geredet. Catel nahm bequemerweise Urlaub, und einer seiner Untergebenen tötete das Kleinkind mit einer Injektion, während die Krankenschwestern Kaffeepause machten.[95]

In jenem Sommer errechnete Hitlers Leibarzt Theo Morell in einem Memorandum, welche finanzielle Bürde die Versorgung Behinderter für das Reich bedeute: »5 000 Idioten mit Jahreskosten von je 2 000 Reichsmark = 10 Millionen jährlich«.[96] Er betonte, diese Summe stelle nur einen Bruchteil der wahren Kosten dar, denn diese »Kreaturen« erregten Schrecken bei normalen Menschen und raubten ihnen Kraft zu einer Zeit, in der sie sich auf den Krieg vorbereiten müssten.

Das Reichsministerium des Innern forderte Heil- und Pflegeanstalten auf, Patienten mit schweren Erbkrankheiten per Meldebögen anzuzeigen. Ärzte und Hebammen wurden angewiesen, Kinder mit angeborenen Anomalien zu melden; dazu zählten Gehörlosigkeit, Blindheit, Down-Syndrom, Hydrocephalie (Wasserkopf), nervöse Tics und andere Störungen. Für jeden Fall wurde ein kleines Meldegeld ausgezahlt.

Unter dem Vorwand, polnische Soldaten seien auf deutsches Territorium vorgedrungen, marschierte die Wehrmacht am 1. September 1939 in Polen ein. Dies war der offizielle Beginn des Zweiten Weltkriegs. Einen Monat später unterzeichnete Hitler einen Geheimbefehl, in dem er ein Programm namens »Aktion T4« genehmigte. »T4« stand für Tiergartenstraße 4, die Adresse der Zentraldienststelle für Euthanasie in Berlin. Die Zentraldienststelle verbarg sich hinter einem Geflecht von Scheinorganisationen, zu denen auch die »Gemeinnützige Stiftung für Anstaltspflege« zählte. Ziel der Aktion war es, Krankenhäuser, Kliniken und Pflegeanstalten in Todesfabriken für Menschen umzuwandeln, die unter ererbten Krankheiten und chronischen Behinderungen litten. Um Ärzte und Schwestern rechtlich abzusichern, die bereits zuvor Patienten getötet hatten, datierte Hitler den Erlass um einen Monat zurück.

Hinter verschlossenen Türen unterrichtete man Medizinstudenten in ganz Deutschland und Österreich über das Kindereuthanasieprogramm sowie die Aktion T4, die in erster Linie auf behinderte Erwachsene abzielte. Die reibungslose Umsetzung dieser Maßnahmen wurde durch die Einführung eines bereinigten klinischen Vokabulars erleichtert, mit dem bisher unaussprechliche Handlungen beschrieben wurden. Menschen mit Behinderungen sollten als »hartnäckig therapieresistente Fälle« bezeichnet werden. Kliniken für behinderte Kinder wurden in »Kinderfachabteilungen« umbenannt. Gesetze zugunsten der Euthanasie wurden als »negative Bevölkerungspolitik« umschrieben. Die Tötung selbst nannte man »finale medizinische Versorgung«.[97]

Eine Welle offizieller Formulare aus Berlin verlieh diesen Programmen eine Aura der Seriosität. Das Reichskomitee entwarf Fragebögen, um festzustellen, welche Patienten für die »finale medizinische Versorgung« infrage kamen, und ließ Tausende Exemplare verteilen. Die Ärzte mussten für jeden Patienten einen Vordruck in dreifacher Ausfertigung ausfüllen. Diese Meldungen wurden von einem Ausschuss aus drei Fachmedizinern in Berlin geprüft; zum Schluss machten sie eine Angabe in einem Kästchen: ein Pluszeichen, wenn das Kind sterben sollte, ein Minuszeichen, wenn das Kind weiterleben durfte, oder ein Fragezeichen in den wenigen Fällen, in denen weitere Prüfungen erforderlich waren.

Allein aufgrund dieser Formulare – ohne die Kinder je gesehen zu haben – sorgte das Komitee dafür, dass die örtlichen Gesundheitsbehörden junge Patienten mit einem Pluszeichen in Kinderfachabteilungen einweisen ließen. Oft gab allein das Ergebnis eines Intelligenztests den Ausschlag darüber, welches Zeichen eingefügt wurde. Die Schleusentore waren geöffnet.

Die Wiener Klinik »Am Spiegelgrund« wurde unter der Leitung von Erwin Jekelius die führende Tötungseinrichtung für Kinder in ganz Österreich. Die Anstalt verfügte über 640 Betten, als Jekelius seinen Posten antrat; er fügte einen neuen Abschnitt mit 240 weiteren Betten hinzu, der als Heilpädagogik-Klinik bezeichnet wurde, obwohl dort keinerlei therapeutische Maßnahmen durchgeführt wurden.[98]

In den folgenden fünf Jahren ließen Jekelius und seine Nachfolger, Ernst Illing und Heinrich Gross, 789 Kinder in der Anstalt töten, darunter 336 aus der Säuglingsabteilung. Bei den meisten dieser Kinder war Schwachsinn, Epilepsie oder Schizophrenie diagnostiziert worden – die drei Kategorien, denen autistische Kinder überwiegend zugeteilt wurden, als Autismus noch nicht als eigenes Krankheitsbild anerkannt war. Kinder, die nicht sprachen, wurden bevorzugt der Vernichtung zugeführt, weil sie für die Pfleger eine besondere Arbeitsbelastung bedeuteten. Später kamen auch Kinder auf die Liste, die »einfach bloß lästig« waren.[99]

Verschiedenste Tötungsmethoden, allesamt gleich barbarisch, wurden von Jekelius' Team und Medizinern in anderen Einrichtungen angewandt. Einige Kinder tötete man per Injektion mit Karbolsäure, andere mit einer Überdosis an Barbituraten; manche ließ man einfach draußen frieren, bis sie eine Lungenentzündung bekamen. Den Eltern wurde in der Regel brieflich mitgeteilt, dass ihr Sohn oder ihre Tochter eines natürlichen Todes gestorben sei. (Die Lehre, die Meltzer 1920 aus seiner Umfrage unter Eltern gezogen hatte, wurde von Hitlers Schergen beherzigt.[100]) Häufig war diesen Mitteilungen eine Rechnung für die Einäscherung oder für Beerdigungskosten beigefügt.

Die Aktion T4 und das Kindereuthanasieprogramm dienten als fruchtbarer Boden für medizinische Forschungsarbeiten, die man nicht durchführen konnte, wenn der Patient überleben sollte. Ein Arzt in der Wiener Psychiatrischen Klinik Maria Gugging spezialisierte sich darauf, die Kinder in seiner Obhut mit massiver Elektroschocktherapie zu töten – einem Verfahren, das der italienische Neurologe Ugo Cerletti kurz zuvor in der Psychiatrie eingeführt hatte, nachdem er gesehen hatte, wie ein Metzger sein Schlachtvieh per Elektroschock ruhigstellte, bevor er ihm den Hals aufschlitzte.[101] Häufig wurden Kinder aufwendigen Prozeduren wie einer Lumbalpunktion oder Pneumoenzephalografie unterzogen;

bei letzterer wurde die Hirnflüssigkeit durch Luft oder Helium ersetzt, bevor man das Gehirn röntgte und den Patienten schließlich sterben ließ. Nach dem Krieg machte Gross als Psychiater und Neurologe Karriere, wobei er sich bei seiner Arbeit auf Hunderte Hirne stützte, die während des Euthanasieprogramms gesammelt und jahrzehntelang im Keller der Klinik »Am Spiegelgrund« in Spiritusgläsern gelagert worden waren.[102]

Ein eifriger Praktiker der Kindereuthanasie war auch der Direktor der psychiatrischen Anstalt Eglfing-Haar bei München, Hermann Pfannmüller, der Psychiatriestudenten durch seine Stationen führte, um ihnen zu verdeutlichen, wie dringend notwendig es sei, die Welt von diesen »leeren Menschenhülsen« zu befreien. Er behauptete, Dutzende Briefe von Eltern erhalten zu haben, die ihm dafür gedankt hätten, dass er ihr Kind erlöst habe.

Pfannmüllers bevorzugte Methode bei der »finalen medizinischen Versorgung« war seine »Spezialdiät«.[103] Er erläuterte die Überlegungen hinter seiner Diät einmal einem Medizinstudenten namens Ludwig Lehner, der dies nie vergaß. Für den nationalsozialistischen Psychiater stellten diese Kreaturen bloß eine Bürde für den gesunden Volkskörper dar. Er tötete nicht mit Gift, Injektionen oder dergleichen, denn dies hätte der ausländischen Presse nur Propagandamaterial geliefert. Nein, seine Methode war viel einfacher und viel natürlicher. Er gab den Kindern immer weniger zu essen, bis sie keinen Nährwert mehr aufnahmen. Dabei deutete der korpulente Arzt auf ein abgemagertes Kleinkind und gurrte: »Dieses hier hat noch zwei oder drei Tage.«

Mehr als 200 000 behinderte Kinder und Erwachsene wurden in den offiziellen Phasen des Kindereuthanasieprogramms und der Aktion T4 getötet. Viele weitere Tausend starben durch »unkontrollierte« Euthanasie, die Ärzte und Schwestern auf eigene Initiative durchführten. Dabei war natürlich nicht daran zu denken, Hunderte Leichen auf Straßen wegzutransportieren, die für Militärkonvois freigehalten werden mussten. Bei den Kliniken und Schulen des Reichs, die das Programm unterstützten, errichtete man Krematorien, in denen die Leichen aus den Fachabteilungen per Fließband in die Öfen geschafft wurden. In einigen Einrichtungen nutzte man improvisierte Öfen auf Rädern, um sich der Leichen zu entledigen.[104]

Was ursprünglich als Geheimprojekt begonnen hatte, wurde schließlich zum Thema weitverbreiteter Gerüchte. Ältere Menschen erzählten ihren Angehörigen mit wissendem Blick, dass sie als »nutzlose Esser« sicher als Nächstes verschwinden würden. Kinder hatten Angst davor, wegen irgendeiner Bagatelle zum Arzt zu gehen. Einige Mütter, die mitbekamen, dass ihre Kinder nicht eines natürlichen Todes gestorben waren, unternahmen verzweifelte Versuche, bei den Behörden nachzufragen. Eine Krankenschwester namens Anny Wödl fürchtete um das Schicksal ihres Sohnes Alfred, den sie in der Anstalt Maria Gugging untergebracht hatte, nachdem er nicht sprechen gelernt hatte. (Ähnlich wie Gottfrieds Großmutter hatte auch Frau Wödl das Gefühl, ihr Sohn sei hochintelligent und verstehe alles, auch wenn er selbst nicht sprach.) Zunächst reiste sie mit dem Zug nach Berlin, um ihr Anliegen beim Reichskomitee vorzutragen, doch dort teilte man ihr mit, man befürworte die Euthanasie, und schickte sie wieder weg.[105]

Schließlich wandte sich Frau Wödl direkt an Jekelius, um sich für ihren Sohn einzusetzen. »Dr. Jekelius war sich vollkommen bewusst, was vorging«, sagte sie bei den Nürnberger Prozessen aus. »Aus seinen Bemerkungen ging unmissverständlich hervor, dass er die gesamte Operation gegen ›lebensunwertes Leben‹ vollkommen befürwortete und so zu handeln bereit war, wie der Nazistaat es verlangte.« Sie flehte Jekelius an, ihrem Sohn wenigstens einen schnellen und schmerzlosen Tod zu bereiten, was er ihr versprach. Am 22. Februar 1941 erlag Alfred im Alter von sechs Jahren in der Anstalt Am Spiegelgrund einer »Lungenentzündung«. Als Frau Wödl die Leiche ihres Sohnes sah, war klar zu erkennen, dass er unter Schmerzen gestorben war.[106]

Ein höchst schicksalhafter Interventionsversuch bezog sich auf eine ältere Patientin mit Schizophrenie namens Aloisia Veit. Sie wurde von Visionen verfolgt und war fast ihr Leben lang an ein Eisenbett gefesselt gewesen. Eines Tages teilte man Jekelius in seinem Büro mit, ein hochgestellter Gast wolle ihn sprechen. Es war Paula Hitler, die Schwester des Führers. Sie setzte sich dafür ein, Aloisia – die eine Großcousine war – am Leben zu lassen. Es ist schwer vorstellbar, dass Jekelius sie mit Zustimmung aus Berlin abwies, doch Paula Hitlers Bemühungen blieben erfolglos. (Zweifellos war ihr Bruder Adolf nicht erpicht darauf, alle Welt wissen zu lassen, dass auch er in seiner Abstammungslinie »kakogene« Einflüsse aufwies.) Im Alter von 49 Jahren starb Aloisia in der Tötungsanstalt Hartheim in einem Raum, der mit Kohlenmonoxid gefüllt war.

Paula Hitlers leidenschaftliche Fürsprache rührte Jekelius jedoch auf andere Weise; er verliebte sich in sie. Die Gefühle waren gegenseitig, und so bat Paula ihren Bruder um Erlaubnis, den Arzt heiraten zu dürfen. Aber die Geschichte ging nicht gut aus. Kurz nach ihrer Anfrage telefonierte der Reichsführer der SS, Heinrich Himmler, mit dem ranghohen Nazioffizier Reinhard Heydrich. Während des Telefongesprächs kritzelte Himmler die Worte »Jekelius verhaften« auf einen Notizblock. Jekelius hatte sich in einem Schriftwechsel mit Behörden »ungebührlich« geäußert. Aus der Heirat wurde nichts.

Nach einem Disziplinarverfahren wurde Jekelius in die Wehrmacht einberufen und an die russische Front geschickt. Er wurde von Soldaten der Roten Armee gefangen genommen und in das Moskauer Gefängnis Lubjanka gesperrt. Dort verdiente er sich seine letzte Fußnote in der Geschichte, indem er sich mit einem Kriegsgefangenen anfreundete, der später Patient des Psychiaters Viktor Frankl wurde, welcher wiederum einen Memoirenband über seine drei Jahre in Auschwitz, Theresienstadt und Dachau schrieb. In dem Buch mit dem Titel *Der Mensch vor der Frage nach dem Sinn* schrieb Frankl:

> Das mephistophelischste Wesen, das mir persönlich jemals begegnete, war der Fachkollege Dr. J., bekannt und berüchtigt als der Massenmörder vom »Steinhof«. War er doch der Beauftragte für die Euthanasie in der genannten Wiener Heilanstalt für Psychotische. Sein Ehrgeiz ging dahin, dass ihm auch nicht ein Einziger entkam. Er selbst jedoch schien nach der Beendigung des Zweiten Weltkriegs einer Bestrafung sehr wohl entgangen zu sein. Viele Jahre später erst suchte ein österreichischer Diplomat meine Ordination auf, um seine in jahrelanger Gefangenschaft und Lagerhaft zugezogenen Leiden behandeln und begutachten zu lassen. »Kannten Sie nicht Dr. J.?«, fragte er mich ganz unvermutet, und auf mein Kopfnicken hin setzte er fort: »Mit ihm teilte ich die Zelle im berühmten Moskauer Gefängnis L., kurz vor meiner Entlassung. Er aber starb dort, ging dort elend zugrunde, an einem Blasenkrebs, in verhältnismäßig jun-

gen Jahren. Wie schade ist es um ihn; er war der beste Kamerad, den man sich vorstellen, den man sich wünschen kann! Er half uns Mithäftlingen, wo er nur konnte, er richtete uns auf und tröstete uns, wann immer wir trostbedürftig waren, und ich möchte sagen, er war wie ein Heiliger.« Selbst in diesem unikalen Falle also hätte mich ein Rückschluss, ein Vorschluss, von der scheinbaren Inkarnation eines teuflischen Prinzips auf den weiteren Lebensweg und das Ende dieses Menschen nur irregeführt.[107]

## IX

Die Behauptung von Maria Asperger-Felder, ihr Vater sei nie in die NSDAP eingetreten, ist zwar glaubwürdig, doch es ist unwahrscheinlich, dass er seine Anstellung an der Universität behalten konnte, ohne einen Treueeid auf Hitler zu unterzeichnen, wie es Pernkopf 1938 verlangt hatte.

Dennoch weigerte sich Asperger anscheinend, seine jungen Patienten an das Reichskomitee zu melden, was ihn – wie er 1974 in einem Interview schilderte – in »eine recht gefährliche Situation« brachte.[108] Zweimal tauchte die Gestapo in seiner Klinik auf, um ihn zu verhaften. Beide Male machte jedoch Franz Hamburger seinen Einfluss als führendes NSDAP-Mitglied geltend und setzte sich für ihn ein.

Einmal deutete Asperger gegenüber seinen Vorgesetzten an, seine »kleinen Professoren« würden großartige Codebrecher für das Reich abgeben.[109] Als er im Oktober 1943 seine Habilitationsschrift bei Hamburger einreichte, muss er jedoch gewusst haben, dass Kinder wie die in seiner Obhut in ganz Österreich und Deutschland bereits in den Tod geschickt worden waren. Vielleicht schrieb er seine Schlussbemerkung über »die Pflicht, uns für sie mit unserer ganzen Persönlichkeit einzusetzen« im Hinblick auf künftige Generationen. Seine Habilitationsschrift wurde im Juni 1944 in der Fachzeitschrift *Archiv für Psychiatrie und Nervenkrankheiten* veröffentlicht.[110]

Inzwischen brauchte das Reich Ärzte an der Front dringender als in psychiatrischen Kliniken, und so wurde auch Asperger in die Wehrmacht eingezogen. Er diente zunächst als Ambulanzfahrer und arbeitete dann als Chirurg in einem Feldlazarett in Kroatien. Er führte seinen Briefwechsel mit Schwester Viktorine und den übrig gebliebenen Mitgliedern seines

Stabs in der Heilpädagogischen Abteilung fort, um so aus der Ferne an den Supervisionsrunden über seine Patienten teilzunehmen. Seine Beobachtungen und Erlebnisse in Kroatien hielt er in seinem Tagebuch fest. Als sich seine Einheit einmal in den Bergen verirrte, nutzte er das Orientierungsgeschick, das er bei den Wandervögeln gelernt hatte, und brachte alle mittels Kompass und Sternen wieder in Sicherheit. »Dass ich nie jemanden niederschießen musste«, schrieb er in sein Tagebuch, »ist auch ein großes Geschenk des Schicksals.«[111]

Der Sommer 1944 war zermürbend für die britischen und amerikanischen Soldaten, die nach Wien vorzustoßen versuchten. Die österreichische Hauptstadt wurde als »Luftschutzbunker des Reichs« bezeichnet, denn sie lag außerhalb der Reichweite von Langstreckenbombern aus England und war ringsumher mit Flaktürmen gesichert.

Aber schließlich wendete sich das Blatt. Nach der erfolgreichen Invasion in Italien konnte Wien endlich von amerikanischen Bombern erreicht werden, die bei Foggia stationiert waren, und die Verminung der Donau schnitt die Nachschublinien der Nazis ab. In jenem Herbst konnten die alliierten Streitkräfte den Verteidigungsring der Stadt durchbrechen, aber nicht ohne große menschliche Verluste.

Junge Piloten, die in einer Höhe von 8 000 Metern unter scharfem Bodenbeschuss auf die Stadt zusteuerten, stapelten Flakwesten unter sich, sprachen ein Gebet und warfen ihre tödliche Ladung ab. An einem Tag im September, als Asperger noch in Kroatien kämpfte, wurde die Wiener Universität erstmals angegriffen. Bomben der Alliierten durchsiebten das Dach der Kinderklinik und legten die Heilpädagogische Abteilung in Schutt und Asche.[112]

Als die Decke einstürzte, warf Schwester Viktorine ihre Arme um einen ihrer Jungen, um ihn zu schützen. Beide wurden unter Trümmern begraben.

# 4
# Faszinierende Eigentümlichkeiten

*Dinosaurier weinen nicht.*

Elaine C.

Asperger überlebte den Krieg, aber seine Auffassung vom Autismus als einem breiten, offenen Spektrum (einem »Kontinuum«, wie sein Diagnostiker Georg Frankl es nannte), das »gar nicht so selten« auftrete, ging mit den Trümmern seiner Klinik und den unaussprechlichen Erinnerungen an jene dunkle Zeit unter. Eine ganz andere Vorstellung von Autismus trat in den Vordergrund.

Als bei Leo Rosa und Charlie Fisher Autismus diagnostiziert wurde, hatte das von Leo Kanner entwickelte Modell des Autismus seit einem halben Jahrhundert vorgeherrscht, praktisch nicht hinterfragt von Klinikern, die den Kinderpsychiater aus Baltimore für den einzigen Pionier der Autismusforschung hielten. Aspergers Habilitationsschrift, die in Deutschland ein Jahr nach Erscheinen von Kanners Aufsatz »*Autistic Disturbances of Affective Contact*« (Autistische Störungen des affektiven Kontakts) veröffentlicht wurde, verkam zu einer reinen Fußnote seiner bahnbrechenden Leistung. Auf der ganzen Welt wurde Autismus schlicht und einfach als »Kanner-Syndrom« bezeichnet. Dass zwei Kliniker, die unabhängig voneinander auf den beiden Seiten des Atlantiks arbeiteten, den Autismus fast gleichzeitig entdeckten, gilt nach wie vor als eine der großen Koinzidenzen in der Medizinforschung des 20. Jahrhunderts.

In den Annalen der Wissenschaften finden sich zahlreiche Beispiele für Mehrfachentdeckungen, bei denen sich ein lang verborgenes Muster in der Natur plötzlich mehreren Forschern gleichzeitig offenbarte. Isaac Newton und Gottfried Leibniz entwickelten in den letzten Jahren des

17. Jahrhunderts die Infinitesimalrechnung parallel und unabhängig voneinander und stritten dann bis zu Leibniz' Tod erbittert darüber, wer der Erste gewesen war.[1] Und wenn der Astronom August Ferdinand Möbius nicht gewesen wäre, würde die genial verdrehte Papierschleife, die als »Möbiusband« bekannt ist, »Listingband« heißen, nach Johann Benedict Listing, der zuerst einen Aufsatz darüber veröffentlicht hatte.[2] »Wenn die Zeit reif ist«, sinnierte der Mathematiker Farkas Bolyai, »tauchen diese Dinge an verschiedenen Orten auf, so wie Veilchen im Frühling ans Licht kommen.«[3]

Kanner selbst bestärkte die Ansicht, Aspergers Arbeit sei es nicht wert, ernsthaft bedacht zu werden, indem er sich über seinen Wiener Kollegen in ein undurchschaubares Schweigen hüllte, das er in seiner ganzen Laufbahn nur ein einziges Mal brach. Dass Aspergers Darstellung des Autismus in der Versenkung verschwand und nie von dem weltweit führenden Experten auf dem Gebiet zitiert wurde, wird meist damit erklärt, dass nach den Gräueltaten des Dritten Reichs Kliniker in Amerika und Europa nicht darauf erpicht gewesen seien, aus dem Deutschen übersetzte Werke zu lesen. Doch Kanner hatte von klein auf Deutsch gesprochen und keine Übersetzung gebraucht. Und alles, was er sonst zitierte, zeigte ganz klar, dass er mit fast jedem Aufsatz bestens vertraut war, der in jener Zeit in dem neuen Fachgebiet der Kinderpsychiatrie geschrieben wurde – auf Deutsch, Englisch, Russisch oder in einer der zehn anderen Sprachen, die er fließend beherrschte.

Als Kanner vor Kollegen die Geschichte seines berühmten Durchbruchs schilderte, verglich er sich mit dem legendären persischen Prinzen von Serendip, »der eines Tages spazieren ging, ohne besonderes Ziel, und unerwartet auf einen Schatz stieß«, wie er sich ausdrückte.[4]

Dies war eine gut ersonnene Geschichte, die sich ganz mit seinem sorgfältig gepflegten Bild eines Mannes deckte, der sich bereits in jungen Jahren berufen fühlte, einen bleibenden Beitrag zu leisten. Es war jedoch nicht die ganze Wahrheit, und Kanners Versäumnis hatte schwerwiegende Folgen für Autisten und deren Familien, die noch heute spürbar sind. Und der eine Kliniker in Amerika, der die wahre Geschichte kannte, wollte sich nicht in der Öffentlichkeit darüber aussprechen, denn er schuldete Kanner viel, sogar sein Leben.

## II

Leo Kanner wuchs in einer kulturell und geistig reichen, gebildeten und menschlichen Umgebung auf, die allerdings unterzugehen drohte. Er kam 1894 als Chaskel Lieb Kanner in Klekotow, einem winzigen ukrainischen Dorf nahe der russischen Grenze, zur Welt. Um ihn herum wurde Jiddisch gesprochen, wie in so manch anderem Schtetl in Osteuropa.

Als er fünf Jahre alt war, brachte ihm sein Vater, Abraham Kanner, Hebräisch bei, indem er ihn dazu heranzog, die Thora übersetzen zu helfen. Während die beiden über die Bedeutung der heiligen Worte nachsannen, bereitete Großvater Meir nebenan mit einem großen Samowar Tee zu. Abraham war ein schüchterner und weltfremder Mensch, der Bücher über jüdisches Recht mit zahlreichen Querverweisen schrieb, ohne die Absicht, sie je zu veröffentlichen. Leo Kanner bezeichnete dies liebevoll als Abrahams »Art, Solitär zu spielen«.[5]

Der Historiker Adam Feinstein spekulierte, Vater Abraham – der in seinem Heimatdorf für sein erstaunliches Gedächtnis bekannt war – habe mehr als nur eine Spur jenes Syndroms aufgewiesen, mit dessen Entdeckung sich sein Sohn einen Namen machen sollte.[6] Im Gegensatz dazu war Kanners Mutter, Klara, eine forsche und extrovertierte Frau, die unverhohlen über die Strenggläubigkeit ihres Mannes spottete. Kanner behauptete, seine Mutter habe den Vater als »eine Art mechanisches Spielzeug [angesehen], von dem sie glaubte, sie könne es aufziehen und in jede Richtung gehen lassen, ein wandelndes Lexikon des Wissens, das sie für unnütz hielt, in dessen Glanz sie sich aber sonnen konnte«.[7]

Als Junge kam Kanner dahinter, dass sein jiddischer Name »Lieb« gleichbedeutend mit dem hebräischen »*Aryeh*« für »Löwe« war. Also nannte er sich statt Chaskel Lieb fortan Leo, was moderner klang. Seine traditionelle jüdische Erziehung vermittelte ihm einen ausgeprägten Sinn für soziale Gerechtigkeit. Jahrelang verfolgte ihn eine Schauermär von einem älteren tauben Mann mit einem behinderten Sohn, der von einer Wache erschossen wurde, weil sie eine der ständig veränderten Grenzen überquerten, ohne auf ein »Halt!« zu reagieren.

Nach einem geschäftlichen Misserfolg musste die Familie Kanner nach Brody, die größte Stadt der Gegend, ziehen. Dort wurde Leo zum ersten

Mal persönlich mit dem Antisemitismus konfrontiert. Einer der polnischen Lehrer in seiner neuen Schule riss das Fenster auf und murrte: »Es stinkt! Das müssen die Juden sein.« Leo fing an, die Schule zu schwänzen, um sich mit Freidenkern und anderen Agnostikern zu treffen, denn ihn interessierten deren Ideen für den Aufbau einer menschlicheren Gesellschaft ohne Konflikte zwischen rivalisierenden Religionsgemeinschaften.

Er machte sich mit den heiligen Schriften des Buddhismus, des Islam und des Protestantismus vertraut und stürzte sich dann rückhaltlos auf säkulare Literatur. Er las Sherlock-Holmes-Geschichten in Groschenheften und schloss sich einer kleinen Theatergruppe an, die Shakespeare-Stücke auf Deutsch aufführte. Auch die Dichtkunst Goethes hatte es ihm angetan. Einige selbst verfasste Gedichte reichte er sogar bei literarischen Zeitschriften ein. Er nutzte auch sein vom Vater geerbtes Talent für komplexe Wortspiele und verschaffte sich damit Vorteile und Ansehen, indem er Verse schrieb, mit denen seine Freunde Mädchen umwarben. In späteren Jahren sagte Kanner, er wäre bestimmt in einem Konzentrationslager umgekommen, wenn aus ihm ein erfolgreicherer Dichter geworden wäre.

Aufgrund dessen, was Kanner bei den Treffen mit den Freidenkern und seinen Diskussionen mit einem klugen und rebellischen älteren Jungen hörte, entwickelte er ein persönliches Weltbild, das fortan seine Haltung zum Leben prägte. Die meisten Menschen, so glaubte er, seien in einer Zwischenstufe der Evolution stecken geblieben und immer noch versklavt von den kruden Symbolen und dem primitiven Aberglauben, die sich hinter den Lehren jeder großen Religion verbargen. Nur wenige kühne Visionäre hatten sich von den Fesseln der alten Glaubenslehren befreien können und lebten so emanzipiert, wie in Zukunft alle leben würden.

Kanner war davon überzeugt, dieser Elite anzugehören, der es beschieden war, die Gesellschaft zu verändern. Er dachte an den Rat des Dichters Horaz, Wahrheiten am besten in Witze zu hüllen (»*Ridentem dicere verum quid vetat?*«, »Die Wahrheit lachend vorzutragen – was spricht dagegen?«), und beschloss, Bonmots, Witze und Zweideutigkeiten zu seinem persönlichen Markenzeichen – zum Ausdruck seiner inneren Freiheit – zu machen.

Kanner erbte auch etwas von den sozialen Fähigkeiten seiner Mutter, von deren Verlangen nach öffentlicher Anerkennung. Einmal bekam er bei einer Abschlussprüfung am Gymnasium, wo er Klassenbester war, so starke Kopfschmerzen, dass er seinen Aufsatz nicht zu Ende schreiben konnte. Später war er überrascht, dass der Lehrer seine Arbeit trotzdem mit einer Eins benotet hatte; der Lehrer war überzeugt gewesen, dass es ein Meisterwerk geworden wäre, wenn Leo nicht hätte abbrechen müssen.

Vom Vater hatte er nicht nur das Faible für sprachliche Finessen, sondern auch das erstaunliche Gedächtnis. Als Leo sich 1913 an der Berliner Universität einschrieb, beherrschte er neben Deutsch und Polnisch auch Französisch, Latein, Griechisch und Ruthenisch, aber noch kein Englisch. Er schlug den Rat seines Großvaters aus, Rabbiner zu werden, und fing an, Medizin zu studieren. Nebenbei schrieb er weiterhin Gedichte, wie er es sein Leben lang tat.

In seiner Studentenzeit nahm er den wirren Zustand der deutschen Politik aus angenehmer Distanz wahr. Als aber Österreich-Ungarn im Sommer 1914 in den Ersten Weltkrieg eintrat, wurde er in die Armee eingezogen und musste in der Sanitätstruppe dienen. Auf dem Weg zu seiner Stellung sah er die Leichen etlicher Landsleute, die von russischen Soldaten aus dem Hinterhalt getötet worden waren. An der Front musste er mithelfen, ein neues Feldlazarett mit einem notdürftigen Operationstisch aufzubauen. Morphium war stets knapp bemessen, und sobald Tetanus durch die Reihen ging, lag die Sterblichkeit bei 100 Prozent. Der Einsatz war eine echte medizinische Ausbildung, wenn auch nicht die, die Leo vorgeschwebt hatte. Nachdem er monatelang mit Tod und Qual konfrontiert gewesen war, fühlte er sich wie taub.

Doch plötzlich änderte sich alles. In einem kleinen Dorf in Galizien begegnete Leo einem süßen 14-jährigen Mädchen namens Dziunia Lewin. Sie hatte lange blonde Zöpfe und war die Tochter eines Vetters seiner Mutter. Trotz des Altersunterschieds von sechs Jahren war es um Leo geschehen. Als er nach dem Krieg sein Studium fortsetzte, schrieb er Dziunia jeden Tag einen Brief. Mit dem Segen ihres Vaters heiratete er sie 1921.

Nach allem, was bekannt ist, stand Kanner eine glänzende Laufbahn bevor – als Kardiologe. Ironischerweise erhielt er nur ein einziges Mal die Note »ausreichend«, und zwar in einem Psychologiekurs, den eines seiner Vorbilder, der zukunftsweisende Neurologe Karl Bonhoeffer, leitete.[8]

Bonhoeffer ging andere Wege als der Vater der diagnostischen Psychiatrie, Emil Kraepelin, und verwies auf die trügerische Verführungskraft von Etiketten bei der Benennung von Krankheiten. Diese Etiketten, so Bonhoeffer, schienen mit Krankheitseinheiten zu korrespondieren, die unabhängig vom lebenden Patienten existieren, so wie bestimmte Typen von Viren oder Bakterien. In der Psychiatrie gehe es jedoch darum, Verhaltenskonstellationen zu beschreiben, die auf alle möglichen Bedingungen zurückzuführen sein können. Bonhoeffer ließ Kanner den Kurs gerade noch bestehen, obwohl er die Symptome eines Patienten mit *tabes dorsalis,* einer Nervenstörung aufgrund einer unbehandelten Syphilisinfektion, nicht richtig gedeutet hatte.[9] Dies war nicht das letzte Mal, dass Kanner über eine Fehlinterpretation stolperte.

Nach Abschluss des Studiums eröffnete er in Berlin eine kleine Praxis als Allgemeinarzt. Er nähte Schnittwunden, öffnete Furunkel, beruhigte gereizte Mägen und verrichtete andere bescheidene Dienste als Hausarzt.

In einer Zeit der galoppierenden Inflation träumte er sicherlich von Größerem als der Versorgung alternder Kassenpatienten. Seine innovativen Fähigkeiten zeigten sich, als Zahnärzte – traditionell die unterste Riege der deutschen Medizin – offiziell die Möglichkeit erhielten, durch eine schriftliche Arbeit den Doktortitel zu erwerben. Nachdem ein Freund erwähnt hatte, dass sein Arbeitsthema – Karies und Zahnfleischbluten – immer wieder abgelehnt wurde, schlug Kanner vor, er möge zahnbezogene Volkskunde von Bauern in kleinen Dörfern zusammentragen und den Beruf des Zahnarztes in einen breiteren anthropologischen und psychologischen Zusammenhang stellen. Der nächste Entwurf des Freundes wurde sofort angenommen. Dies sprach sich herum, und schon bald spannten Zahnärzte in der ganzen Stadt den findigen Dr. Kanner ein.

Und so betrieb Kanner eine kuriose Nebentätigkeit, die sich für seine Familie als Goldmine entpuppte: ein Literaturbüro für Zahnärzte. (Dziunia übernahm schließlich den Großteil der Arbeit; sie schrieb die Exposés und tippte alle Texte, während sie ihre Tochter Anita versorgte.) Um sein öffentliches Profil noch weiter zu schärfen, organisierte Kanner Veranstaltungen für namhafte Zionisten, die Berlin besuchten, darunter Albert Einstein und Scholem Alejchem. Kanner verstand es, Freundschaften zu pflegen, von denen er gesellschaftlich und beruflich profitieren konnte.

Eine der Freundschaften, die er pflegte, öffnete ihm das Tor zu einer völlig neuen Welt. Als Kanner 1923 vertretungsweise einen Kurs in Elektrokardiografie gab, lernte er einen amerikanischen Arzt namens Louis Holtz kennen, den er fortan häufig zum Essen einlud. Holtz schwärmte Leo und Dziunia von seinem Leben in den Vereinigten Staaten vor. Kanner hegte nicht unbedingt den sehnlichen Wunsch, Deutschland zu verlassen, aber die Volkswirtschaft lag in Trümmern und seine Aufstiegschancen waren begrenzt. Selbst bevor die Nazis an die Macht kamen, mussten jüdische Ärzte viel härter arbeiten, um einen Lehrauftrag zu bekommen, von einem Lehrstuhl ganz zu schweigen.[10]

Einen Monat nach Hitlers gescheitertem Putschversuch versicherte Holtz seinem Freund Kanner, er werde ihm den erforderlichen Arbeitsnachweis beschaffen, falls er je nach Amerika kommen wolle. Zwei Wochen später besorgte Holtz ihm eine Stelle als Psychiatrieassistent im Yankton State Hospital in South Dakota samt Unterkunft und Verpflegung für die gesamte Familie. Falls Kanner die Stelle antreten wolle, ließ Holtz ihn wissen, müsse er sofort die Koffer packen.

Kanners Cousine konsultierte eine Enzyklopädie und gab zu bedenken, Yankton sei ein verrufener »indianischer Handelsposten«. Dieses Argument erwies sich aber nicht als abschreckend genug. Kanner und seine Familie wurden von Verwandten und Freunden an den Zug gebracht. In Cuxhaven schifften sie sich auf dem Luxusdampfer *Albert Ballin* ein, der nach dem jüdischen Reeder und Erfinder der Vergnügungskreuzfahrten benannt war. Das Schiff geriet während der Überfahrt in raue See, doch Kanner fühlte sich vollkommen wohl, während er mit seiner geliebten Frau und seiner Tochter eine Fahrt ins Ungewisse unternahm.

»Die Vergangenheit lag hinter uns, und mit jedem Knoten rückte sie weiter weg«, schrieb er. »Alles war von Schönheit durchdrungen.«[11]

## III

Kanners heitere Stimmung wurde arg gedämpft, als er in New York eintraf, wo der Sohn eines deutschen Kollegen ihn auf seine erste Fahrt mit der U-Bahn mitnahm. Als Kanner sah, wie die Passagiere ihre Zähne zusammenpressten und mit den Kiefern mahlten, äußerte er die Vermutung, die armen Teufel litten infolge der globalen Enzephalitis-lethargica-Epidemie, die 1918 ausgebrochen war, an einer Tic-Störung.[12] Sein einheimischer Freund klärte ihn auf: Die Leute in der U-Bahn waren Opfer einer ganz anderen Seuche, die in Berlin noch nicht um sich gegriffen hatte: Sie kauten Wrigley's-Kaugummi. Kanner schämte sich, so als Greenhorn dazustehen. »Noch jahrelang war es mir peinlich«, gestand er, »an meinen diagnostischen Patzer zu denken.«[13]

Nach der Eisenbahnfahrt über die Great Plains kam Kanner im Yankton State Hospital an. Es war eine große Anstalt, umgeben von weitem Farmland, auf dem Schweine gezüchtet sowie Mais angebaut und Milch erzeugt wurden, um die Patienten zu versorgen. Einem Freund in Berlin schrieb er, es sei so, als arbeite man in einem Park. In den folgenden Wochen stellte er jedoch entsetzt fest, dass nur ein einziger seiner neuen Kollegen – sein Vorgesetzter, der Anstaltsleiter George Adams – ausgebildeter Psychiater war. Die Pflegekräfte waren Rentner, die nach einem produktiven Zeitvertreib suchten, und die Stationshelfer waren Söhne und Töchter von Farmern, die sich etwas dazuverdienten.

Die Art, wie in dem Spital Psychiatrie praktiziert wurde, kam Kanner erstaunlich primitiv vor. Die Diagnose der Patienten erfolgte per Abstimmung, nachdem sie banale Aufgaben ausgeführt hatten, etwa von 100 in Siebenerschritten rückwärtszählen oder Zungenbrecher wiederholen. Kanner sah bestürzt zu, wie seine dienstälteren Kollegen versuchten, »gelehrt dreinzublicken, während sie darüber abstimmten, ob ein Patient Dementia praecox, manisch-depressive Psychose, Paranoia, allgemeine Parese oder senile, alkoholische, epileptische beziehungsweise ›nicht diagnostizierte‹ Psychose ›hatte‹«.[14] Er kam zu dem Schluss, dass dieses Vorgehen nur dazu diente, die verunsicherten Egos des Personals zu stärken: »Man war schon clever, wenn man irrtumsfrei zwischen Dementia praecox und manisch-depressiver Psychose unterscheiden konnte, etwa so wie ein erfahrener Trinker zwischen Old Forester Whiskey und Old Grand Dad Whiskey unterscheiden kann.«

Als Kanner auf der Station M seine Runde machte, in der die hartnäckigsten Psychosefälle untergebracht waren, setzte sich ein Farmer namens Charlie Miller, der seit Jahren stumm, katatonisch und bettlägerig gewesen war, auf und sagte: »Dr. Kanner, ich wünsche ein Gespräch mit

Dr. Adams.« Am nächsten Morgen stand Miller auf und zog sich mit Hilfe eines Pflegers an. Er sprach mit Adams ausführlich darüber, dass er seine Frau und seine Kinder finanziell absichern wolle. In den nächsten zwei Wochen stand er jeden Morgen auf, frühstückte im Speisesaal und unterstützte die Pfleger bei der Versorgung anderer Patienten, die als hoffnungslos abgeschrieben worden waren. Danach weigerte er sich genauso plötzlich wieder aufzustehen und sprach kein Wort mehr, bis er starb.[15]

Eines Tages musste Kanner einem schizophrenen Farmer eine – wie er meinte – erschütternde Mitteilung machen: Der Sohn des Landwirts war ebenfalls als schizophren diagnostiziert worden und sollte demnächst auf derselben Station untergebracht werden. Der Farmer, der die Druckerei der Anstalt leitete und jeden Tag eine Stunde lang meditierte, blieb jedoch ganz gelassen. Als sein Sohn eingewiesen wurde, brachte er ihm in aller Ruhe bei, Lettern zu setzen. Von da an arbeiteten sie Seite an Seite, scheinbar zufrieden in der Stille, die sie beide umgab.

Kanner kam zu der Überzeugung, dass der schärfste klinische Beobachter in der gesamten Anstalt ein behinderter Freiwilliger auf der Station M war, der jeden Patienten respektvoll als Individuum behandelte. Dieser Mann hörte einfach stundenlang zu, wenn die Insassen von ihrer Jugend und ihren einstigen Hoffnungen und Zielen erzählten, die sie noch hatten, bevor sie für unzurechnungsfähig erklärt worden waren. Der Mann gehörte zwar nicht zu den »Experten« im Haus, doch er übte einen entscheidenden Einfluss auf Kanners Vorgehensweise in der Psychiatrie aus. Anstatt die Patienten im Yankton Hospital mit dummen Fragebogen zu quälen, fing er an, die Familienverhältnisse seiner Patienten zu erforschen, um die tieferen Wurzeln ihrer Krankheit aufzuspüren.

An seinem ersten Heiligen Abend in der Anstalt schlug Kanner vor, alle Patienten, die nicht gewalttätig waren, aus ihren Zwangsjacken und anderen Fesselungen zu befreien. Als ein Vorgesetzter Einwände erhob, bot er an, am Weihnachtstag die Stationen selbst zu beaufsichtigen. Dieses humane Experiment war ein Erfolg. Fortan durften sich die Patienten freier bewegen.

Nachdem Kanner einen Aufsatz über den therapeutischen Nutzen von Kunst gelesen hatte, verteilte er Papier, Stifte, Farben und Pinsel und richtete im Verwaltungsgebäude eine Galerie ein, in der immer wieder neue Werke der Patienten ausgestellt wurden. (Auf seine eigene Weise brachte Kanner eine Prise »Heilpädagogik« in den Mittleren Westen.) Und er lud Köche, Gärtner und Stationspfleger zum Kartenspielen zu sich nach Hause ein. Dies schockierte seine Kollegen, weil es gegen ein unausgesprochenes Kastengebot verstieß, doch er gewann damit in der gesamten Anstalt neue Freunde.

Eine Gruppe schizophrener Mennoniten war dankbar, dass Kanner ihre Muttersprache beherrschte, und bezeichnete ihn als »den Doktor aus Deutschland«. Der Arzt sehnte sich jedoch danach, von seinen Kollegen als einer ihresgleichen anerkannt zu werden. Er schloss sich den Freimaurern an und lernte das Golfspiel; Dziunia fing an, sich »June« zu nennen. Kanner arbeitete auch eifrig an seinem Englisch, indem er sich in Bände des Buchclubs vertiefte, Kreuzworträtsel in der *New York Times* löste und Wörterbucheinträge auswendig lernte. Er legte zwar nie seinen mitteleuropäischen Akzent ab, aber er erwarb einen beachtlichen Wortschatz. Auch sein Ohr für Dialekte und Redensarten kam ihm zugute.

Im Jahr 1925 debütierte Kanner als wissenschaftlicher Autor im *Journal of Abnormal and Social Psychology*, in dem er eine »psychiatrische Studie« über Henrik Ibsens *Peer Gynt* veröffentlichte.[16] Kaum war der Aufsatz erschienen, bereute es Kanner, ihn geschrieben zu haben, und schwor sich, nie wieder in der dubiosen Gattung der psychologischen Literaturkritik zu dilettieren. Dass er in einer namhaften Fachzeitschrift vertreten war, weckte jedoch sein Interesse, etwas Aussagekräftigeres zu seinem Fach beizusteuern.

Noch im selben Jahr bot sich dazu die Gelegenheit. Er las in der Zeitung, dass Emil Kraepelin mit dem Serologen Felix Plaut durch Nordamerika, Mexiko und Kuba reiste, um die Häufigkeit von Parese – einer Form der Demenz infolge einer unbehandelten Syphilis – bei schwarzen Amerikanern und amerikanischen Ureinwohnern in psychiatrischen Anstalten zu erforschen.[17] Als Kanner erfuhr, dass Kraepelin und Plaut vier Tage im Heim für geisteskranke Indianer im nahe gelegenen Canton zu verbringen gedachten, ließ er Adams dafür sorgen, dass sie beide dorthin eingeladen wurden.

Kraepelin und Plaut waren überzeugt, dass Parese bei Schwarzen und Indianern extrem selten auftrete, obwohl die Syphilis in diesen Bevölkerungsgruppen stark verbreitet war. (Unter weißen Heiminsassen war die syphilitische Demenz hingegen so verbreitet, dass sie als »allgemeine Irrenparese« bezeichnet wurde.) Als Kanner Kraepelin davon berichtete, dass es unter seinen Patienten in Yankton einen »fast vollblütigen Indianer« mit Parese gebe, war der Forscher fasziniert und empfahl dem jungen Arzt, den Fall umfassend zu untersuchen.

Im folgenden Jahr veröffentlichten Kanner und Adams einen Aufsatz im *American Journal of Psychiatry*, der sich auf ihre Studie dieses vermeintlich ungewöhnlichen Falles stützte.[18] Der Artikel trug eindeutig die Handschrift Kanners. Darin hieß es, Parese sei unter Indianern so selten, dass kein einziger Fall »bisher in der Literatur geschildert« worden sei. Diese Formulierung tauchte später fast gleichlautend in seinem ersten Aufsatz über Autismus auf. »Solch ein Fall ist so selten«, schrieben die Autoren, »dass er im Grunde als Kuriosum gilt, was zweifelsohne nach einer Erklärung verlangt.«

Mit einem Gespür für dramatisches Erzählen beschrieb Kanner den Patienten, einen Sioux-Ältesten namens Thomas Robertson, der einst ein stolzer Führer seines Stammes gewesen war und eine Frau, sechs Kinder und einen Harem hübscher »junger Squaws« hatte. Inzwischen wankte und zitterte Robertson nur noch.

Als Kanner seinen Familienhintergrund beleuchtete, stellte er fest, dass es sich bei Robertson nicht um einen vollblütigen Sioux handelte; der Vater war ein großer, starker Schotte »aus gutem Hause« gewesen. Kanner behauptete kühn, sein Patient leide unter den verheerenden Auswirkungen der Parese, weil die Syphilis früher in der Alten Welt unbekannt, in Amerika hingegen bereits weit verbreitet gewesen sei, sodass die Ureinwohner der Neuen Welt eine Immunität gegen die lähmenden Auswirkungen der Krankheit hätten entwickeln können. Mit anderen Worten: Robertson habe seine ungewöhnliche Anfälligkeit für Parese von seinem schottischen Vater geerbt, während seine vollblütigen Stammesbrüder und -schwestern unbeschadet geblieben seien.

Kanners kühne These, die Syphilis habe ihren Ursprung in der Neuen Welt, wurde in den letzten Jahren durch phylogenetische (stammesgeschichtliche) Analysen einer Krankheitsfamilie namens Treponematosen gestützt, zu denen die Syphilis und die nichtvenerische Infektionskrankheit Frambösie zählen.[19] Epidemiologen vertreten inzwischen die Theorie, dass die Frambösie in Amerika zu der venerischen Form der Syphilis mutiert und im 15. Jahrhundert mit der Besatzung von Kolumbus nach Neapel gelangt sei. Von dort hätten sich die mutierten Spirochäten (Bakterien) in der ganzen Welt ausgebreitet.

Damit hätten es Kanner und Adams bewenden lassen sollen, doch sie behaupteten zudem, Robertsons Status als »beherrschende Gestalt unter den Indianern« sei wohl auf seine Vermischung mit angelsächsischem Blut zurückzuführen – eine Spekulation, die sich unangenehm eng an die rassistischen Theorien annäherte, die zu jener Zeit um sich griffen.

In der Anstalt für geisteskranke Indianer spielte sich im Übrigen eine Tragödie ab, die Kanner und Adams geflissentlich übersahen. Nachfolgende Untersuchungen durch eine staatliche Behörde und den Psychiater Samuel Silk ergaben, dass der Direktor, Harry Hummer, aus der Anstalt insgeheim ein Gefängnis für Männer und Frauen aus Reservaten gemacht hatte, die von Bundesagenten als lästig beurteilt worden waren.[20] Die Betroffenen wurden von Hummer ohne den geringsten medizinischen Nachweis für geisteskrank erklärt, in Zwangsjacken gesteckt und eingesperrt, ohne Möglichkeit, ihre Familien zu sehen, oft für den Rest ihres Lebens. Die Patienten mussten auf dem Boden essen, wurden nachts ohne Zugang zu Toiletten eingeschlossen und erhielten keinerlei medizinische Versorgung. Hummer, der 23 Jahre lang der einzige Arzt in der Einrichtung war, führte fast überhaupt keine Krankenakten; selbst ernsthafte Vorfälle und Selbstmorde wurden nicht aufgezeichnet. Silk zufolge waren die Zustände in der Anstalt weit unter dem Standard eines modernen Gefängnisses. Die meisten Insassen hatten keine rechtlichen Möglichkeiten, ihre Haft anzufechten, und die Mehrzahl der Eingewiesenen starb dort. Derweil lud Hummer die Öffentlichkeit per Zeitungsanzeigen in einen herausgeputzten Bereich der Anstalt ein, »um die verrückten Indianer zu sehen«.[21] Nach einem riesigen Skandal wurde die Einrichtung 1934 schließlich durch den Innenminister dichtgemacht.

War der Fall des Thomas Robertson wirklich so einzigartig, wie Kanner und Adams behaupteten? Historische Quellen legen den Verdacht nahe, dass sie das Bild ein wenig verfälschten. Bereits 1902 hatte der Leiter des Binghamton State Hospital bei einer Fachtagung über Syphilis von einer »bemerkenswerten Verbreitung« der Parese unter seinen indianischen Patienten berichtet. 1927 untersuchte die Ärztin Anne Perkins den Zustand der Gesundheitsversorgung für amerikanische Ureinwohner und stieß dabei auf zahlreiche Probleme, welche die genaue Datenerhebung in diesem vernachlässigten und verarmten Teil der Bevölkerung beeinträchtigten. Nur wenige Ärzte, die beim Amt für indianische Angelegenheiten arbeiteten, waren überhaupt psychiatrisch geschult, und viele Stämme lehnten aus religiösen oder gesellschaftlichen Gründen sowohl den Bluttest für Syphilis als auch eine Autopsie ab. Perkins prangerte insbesondere Direktor Hummer wegen seiner »unzulänglichen« Dokumentation in der Anstalt für geisteskranke Indianer an.[22]

Der Fachaufsatz trug immerhin dazu bei, dass Kanner in der amerikanischen Psychiatrie bekannt wurde. In der Studie über Thomas Robertson fand er eine bestechende Formel, um die Aufmerksamkeit seiner Kollegen zu gewinnen, indem er einen anschaulichen Bericht über einen Fall schrieb, der angeblich so selten war, dass er »einer Erklärung bedurfte«.

## IV

Nun hatte sich Kanner zwar in einem renommierten Fachblatt profiliert, doch es störte ihn, dass er gleichsam durch die Hintertür zur Psychiatrie gekommen war. Sein Leben in dem beschaulichen Yankton gefiel ihm. Am Wochenende spielte er mit seiner Frau und den Freunden Poker und während der Woche durfte seine inzwischen vierjährige Tochter manchmal in sein Büro kommen. Die kleine Anita besaß bereits eine scharfe Beobachtungsgabe; so wusste sie beispielsweise, wie sich Ärzte und Patienten unterscheiden ließen: Ärzte hatten immer Schlüssel bei sich. Wenn Anita ihren Vater bei der Arbeit besuchte, sagte sie zu jeden, der auf sie zukam: »Zeig mir deine Schlüssel.«

Kanners junge Frau war jedoch unzufrieden. June war eine kluge, kultivierte Frau, die ihre Freunde in Berlin zurückgelassen hatte. In ihrem neuen Leben durfte sie nicht einmal im eigenen Heim sauber machen; das

Putzen und Waschen nahmen ihr die allgegenwärtigen Stationshelfer ab. Die Familie aß drei Mahlzeiten am Tag an einer langen Gemeinschaftstafel im Speisesaal der Ärzte – unter dem wachsamen Auge der Direktorsgattin, einer dominanten Wichtigtuerin. Nach vier Jahren war es für June an der Zeit weiterzuziehen. Sie stellte ihren Mann vor die Wahl: Entweder fand er bald eine neue Stelle, sehr weit weg von South Dakota, oder sie zog mit Anita nach Chicago.

Das Schicksal griff rettend ein. Kanner entdeckte im *American Journal of Psychiatry* eine Stipendienausschreibung am Johns Hopkins Hospital in Baltimore bei dem schweizerischen Neurologen Adolf Meyer, dem Vorsitzenden der American Psychiatric Association (APA, Berufsverband amerikanischer Psychiater). »Wenn möglich«, hieß es in der Anzeige, »sollte der Bewerber ausreichende Sprachkenntnisse in Deutsch und Französisch vorweisen [...] sowie Spontaneität und Tatkraft bei der Arbeit und die Fähigkeit zu unabhängigem Forschen.« Kanner hatte das Gefühl, die Ausschreibung sei genau auf ihn zugeschnitten. Bei einer bevorstehenden APA-Konferenz in Minneapolis bat er um ein persönliches Gespräch mit Meyer.

Der Neurologe, ein kleiner, flinker Mann mit »mitteleuropäischem« Akzent, unterhielt sich ausführlich mit dem Bewerber und befragte auch George Adams über dessen Leistungen in Yankton. Danach hörte Kanner drei Monate lang nichts mehr aus Baltimore. Schließlich teilte ihm Meyer mit, er habe gezögert, weil sich Kanner scheinbar »mehr für literarische Werke interessiere als für konkrete Fakten«. Kanner schickte sofort ein Telegramm los, in dem er anfragte, ob er die Stelle im folgenden Monat antreten könne. Meyer antwortete umgehend und orakelhaft: »Wir haben Sie schon erwartet.«

Nach der Ankunft in Baltimore zog Kanner mit seiner Familie zunächst in ein Hotel. Aus dem Telefonbuch suchte er wahllos einen Immobilienmakler heraus und erkundigte sich nach der Möglichkeit, ein Haus zu mieten. »Welcher Überzeugung sind Sie?«, wollte der Makler wissen. Anfangs verstand Kanner die Frage gar nicht. Der Makler ließ ihn beiläufig wissen, dass »Hebräer« in bestimmten Wohnvierteln nicht willkommen seien und dass einige Hausbesitzer auch außerhalb dieser Gegenden es vorzogen, nicht an diese Klientel zu vermieten.

Kanner war entsetzt. In Yankton war Antisemitismus relativ unbekannt gewesen, wahrscheinlich weil es dort kaum Juden gab. (Ein protestantischer Pastor hatte ihm versichert, er werde nicht versuchen, seine Tochter Anita zu bekehren, falls er sie in die Sonntagsschule schicke.) Aber in Baltimore herrschte die gleiche Diskriminierung, vor der er aus Deutschland geflohen war.

Er stellte fest, dass in der Stadt, die er für einen Leuchtturm der Demokratie gehalten hatte – immerhin stammten Freidenker wie H. L. Mencken von dort –, auch ganz streng nach Rassen getrennt wurde. Schwarze Kinder hatten oft keinen Zugang zu öffentlichen Schulen, und ihre Familien durften keine Kinos, Kaufhäuser, Restaurants, Hotels und Schwimmbäder besuchen. Für die Einheimischen war dieser Zustand jedoch einfach selbstverständlich, gleichsam naturgegeben. Selbst seine neuen Arbeitgeber waren nicht gegen diese tückische Krankheit gefeit. In der Psychiatrie des Johns Hopkins Hospital arbeiteten jahrelang nur Weiße, obwohl dort viele Schwarze als Patienten behandelt wurden.

Kanner bewährte sich unter der Federführung Meyers, teils weil er viel mit seinem neuen Mentor gemein hatte. Auch Meyer hatte sich in einer Anstalt im Maisgürtel hocharbeiten müssen. Ende der 1890er-Jahre wurde an medizinischen Hochschulen in den Vereinigten Staaten nichts oder wenig an psychiatrischer Ausbildung angeboten, und die meisten verfügbaren Anstellungen waren pflegerischer Art. Das Personal musste menschliche Lagerhäuser voller eingesperrter Patienten beaufsichtigen, »die gar nicht mehr wissen, was Hoffnung heißt, und in Reihen dasitzen, zu stumpfsinnig, um Verzweiflung zu spüren, von Aufsehern überwacht; stille, gruselige Maschinen, die essen und schlafen, schlafen und essen«, wie es der Neurologe Silas Weir Mitchell 1894 in einer scharfen Anklage seiner Kollegen formulierte.[23] In einer dieser Einrichtungen fand Mitchell nicht einmal ein Stethoskop, um seine Patienten zu untersuchen.

Die Irrenanstalt in Kankakee, Illinois, in der Meyer nach seiner Immigration aus Zürich zu arbeiten begann, war keine Ausnahme. Um das Verhältnis zwischen Hirnfunktion und Geisteskrankheit grundlegend zu verstehen, führte er Autopsien an verstorbenen Patienten durch, erkannte aber bald, dass dies ein sinnloses Unterfangen war, solange keine umfassenden medizinischen Aufzeichnungen vorlagen. Er bot dem Personal

Fortbildung in Neurologie an, gab aber auf, als er feststellte, dass seine Studenten nicht einmal in den einfachsten Techniken der klinischen Beobachtung geschult waren. Selbst unter diesen Bedingungen leistete er Bahnbrechendes für die moderne Form der psychiatrischen Falldokumentation, indem er stets eine Stenografin dabeihatte, wenn er seine Runden durch die Stationen machte.[24]

Meyer stieg rasch auf und übernahm schließlich die Leitung des Pathologischen Instituts der New Yorker State Hospitals, des größten Verbunds psychiatrischer Anstalten im Land. Seiner Meinung nach ließ sich kein Aspekt des menschlichen Verhaltens verstehen, wenn man ihn isoliert betrachtete; Neurologie, Genetik, Familienhintergrund und soziale Dynamik mussten gemeinsam berücksichtigt werden, um den Geisteszustand eines Patienten richtig zu beurteilen. Im Jahr 1908 bot man ihm an, die neu eingerichtete Henry Phipps Psychiatric Clinic am Johns Hopkins Hospital in Baltimore zu leiten, die speziell nach dem Wiener Modell der Verbindung von Lehre und Praxis unter einem Dach geschaffen worden war. Als wandelnde Verkörperung der europäischen Tradition wurde Meyer ausgesprochen einflussreich. Es gab eine Zeit, in der jeder zehnte Psychiater in den Vereinigten Staaten bei ihm studiert hatte. So entstand eine Schule der Psychiatrie, die als die »Meyer'sche« bezeichnet wurde.[25] Auch führte er im Bereich des Experiments als Standardhilfsmittel die Albinoratte ein.[26] Er prägte den Begriff »Psychobiologie« und hielt seine Studenten stets dazu an, Theorien hintanzustellen und nach Fakten zu suchen.

Als Kanner im Oktober 1928 erstmals Meyers Büro betrat, staunte er nicht schlecht. Eine überaus höfliche Sekretärin bat ihn, in einer angeschlossenen riesigen Bibliothek zu warten. Nach 20 Minuten verbeugte sich die Sekretärin ehrerbietig und führte Kanner in Meyers Allerheiligstes, das spärlich, aber elegant ausgestattet und ganz von der Präsenz des Mannes hinter dem Schreibtisch geprägt war.

Kanner hatte das Gefühl, endlich in seinem Element angekommen zu sein. Der neue Chef war ein Mann seines Schlages, der sich wie er für Sprache und Literatur interessierte und die Psychoanalyse skeptisch betrachtete. Meyer war im Übrigen eine forsche und charismatische Gestalt; sein Blick konnte einen mit einem Wimpernschlag emporheben oder vernichten. Kanners Äußeres war zugegebenermaßen weniger einnehmend; er hatte breite, schlappe Ohren, verquollene Augen, schlechte Zähne und den mitleiderregenden Gesichtsausdruck eines traurigen Beagle.[27] Meyer tat jedoch sein Bestes, damit sich der junge Mann wie zu Hause fühlte, und vermittelte ihm eine Wohnung in einem Viertel, in dem auch andere Klinikärzte wohnten.

Das tägliche Programm in der Phipps-Klinik begann mit einer Besprechung, die mit dem feierlichen Ernst eines heiligen Rituals vonstattenging. Während eine Stenografin Block und Stift bereitlegte, setzten sich die Mitarbeiter. Drei Stühle blieben frei. Sobald der berühmte Neurologe mit einem Assistenzarzt und einem assistierenden Assistenzarzt eintrat, erhoben sich die Anwesenden, bis Meyer Platz genommen hatte. Die ehrfurchtsvolle Stille wurde erst unterbrochen, wenn sich der Chef an den Assistenzarzt wandte und in seiner gewohnten unerschütterlichen Ruhe fragte: »Was steht heute Morgen an?«

Kanner lernte, welchen Preis man dafür bezahlte, die Heiligkeit dieses Rituals zu verletzen, als er einmal einem Kollegen über den Mund fuhr. Ein namhafter Gast aus Wien, ein Mitarbeiter Freuds namens Paul Schilder, nahm ein Semester lang an den morgendlichen Sitzungen teil. Kanner war bestürzt, als sein neuer Held einem Mann seine Ehrerbietung zollte, der nicht einmal die Grundlagen der Neurologie zu beherrschen schien. Als Schilder erwähnte, dass er einen schizophrenen Jugendlichen mit Psychoanalyse behandelt habe, weil das »Sexualzentrum« und das »Angstzentrum« im Gehirn nebeneinanderlägen, konnte er sich nicht mehr beherrschen. Kanner fragte spitz, ob Männer ihre Frauen deswegen als »Süße« bezeichneten, weil das »Sexualzentrum« neben dem »Zuckerzentrum« liege. Eine peinliche Stille trat ein. Meyer wies die Stenografin gelassen an, Kanners Bemerkung aus dem Protokoll zu streichen.

Bei einer anderen Gelegenheit tadelte Meyer seinen jungen Schüler wegen einer Äußerung, mit der er »einen Teil des Berufsstandes verärgerte«. Kanner lernte eine schwere Lektion: Um in der Psychiatrie weiterzukommen, musste man den Mund halten, selbst wenn hochgeschätzte Kollegen Unsinn redeten.

Als Kanners befristeter Vertrag abgelaufen war, sorgte Meyer hinter den Kulissen für zusätzliche Mittel, damit sein eifriger Protegé bleiben konnte. Er hatte eine weitreichende Mission für ihn im Sinn: Kanner sollte eine neue Klinik für kindliches Verhalten aufbauen, die am Johns Hopkins Hospital als Brücke zwischen der Pädiatrie und der Psychiatrie dienen sollte.[28] Die beiden Abteilungen waren in benachbarten Gebäuden untergebracht, deren Verbindungstür stets verschlossen war. Nach Kanners erstem Jahr kam keiner mehr auf die Idee, die Tür abzuschließen.

Die Verhaltensklinik befand sich in einem einst imposanten Gebäude, dem früheren Harriet Lane Dispensary, das 1911 als Heim für invalide Kinder errichtet worden war, seither aber immer mehr verlotterte. Kanners neues Büro war eine ehemalige Vorratskammer im früheren Anbau für Infektionskrankheiten, in dem Ratten aus dem Keller kamen, um an seinem Mittagsmahl zu nagen. Trotz dieser schäbigen Umgebung war Kanner begeistert von seiner neuen Aufgabe. Er konnte unabhängig schalten und walten. Er durfte seine Pläne, Methoden und Praktiken frei gestalten. Er konnte seinen eigenen Interessen folgen, seine Theorien überprüfen und sich dabei stets selbst treu bleiben, wie er in seinen unveröffentlichten Memoiren schrieb.

Es war ein frappierender Zufall, dass das Harriet-Lane-Gebäude nach den speziellen Vorgaben von Clemens von Pirquet erbaut worden war, jenem Pionier der Immunologie, der auch Aspergers Klinik in Wien entworfen hatte. Als Arzt der Kinderklinik in Baltimore hatte er 1908 den ersten Lehrstuhl für Pädiatrie an der Johns Hopkins University übernommen und die neu gegründete Abteilung mit drei Betten zu der eindrucksvollen Anstalt ausgebaut, die Kanner 20 Jahre später übernahm. Eineinhalb Jahre in Baltimore waren für von Pirquet jedoch genug gewesen; als ihm ein hoher Posten in Wien angeboten wurde, nahm er diesen an. Im Jahr 1929 wählte er nach einer langen Depression den Freitod.[29] Er hinterließ ein sonderbares Vermächtnis – zwei Gebäude auf zwei Kontinenten, in denen zwei Kliniker später behaupteten, unabhängig voneinander den Autismus entdeckt zu haben.

Mit Meyers Unterstützung machte sich Kanner an sein bis dahin ehrgeizigstes Projekt: Er verfasste das erste Lehrbuch für Kinderpsychiatrie auf Englisch. Praktisch gesprochen ging es aber nicht nur darum, ein Buch zu schreiben. Kanner schuf ein ganz neues Gebiet der Medizin, indem er sich auf Elemente anderer Disziplinen wie Psychiatrie, Pädiatrie und sogar eine Prise »Heilpädagogik« stützte.[30]

Die erste Ausgabe von *Child Psychiatry*, die 1935 erschien, war stark von Meyers Ansatz geprägt, der im Grunde darauf abzielte, das Kind nicht als Gewirr von Symptomen und Störungen, sondern als Einheit zu betrachten. Mit seinem Buch wollte Kanner praktische und lehrbare Methoden vermitteln, um Kindern zu helfen, ohne sich durch die Dogmen einer bestimmten Schule der Psychiatrie einengen zu lassen.

So wurde Kanner gleichsam zum Sprachrohr seines Mentors. Dies hatte jedoch eine peinliche Kehrseite, die allerdings nur seinen Studenten auffiel. Der schweizerische Neurologe war zwar ein brillanter Denker, doch er geriet so gut wie in Vergessenheit, weil er sich in seinen Schriften und Vorlesungen unverständlich ausdrückte und kein eigenes Buch verfasste. (Kanner bemerkte liebenswürdigerweise, dass Meyer sein Bestes gab, indem er mit den Augen lehrte.) Das Geschenk des jungen Psychiaters an seinen Mentor bestand darin, dessen langatmige Vortragungen zu klaren Richtlinien zusammenzufassen, denen sogar der Laie folgen konnte: »Arbeiten Sie mit dem Kind. Arbeiten Sie mit der Familie. Arbeiten Sie mit der Gemeinschaft.«[31]

*Child Psychiatry* wurde sofort als »außergewöhnliches Werk« gewürdigt und entwickelte sich zum Bestseller.[32] Allein von der ersten Ausgabe wurden fünf Auflagen gedruckt; es folgten drei überarbeitete Ausgaben, die in zahlreiche Sprachen übersetzt wurden. Mit jeder Neuauflage verriet der Text weniger die Prägung Meyers und mehr die Handschrift Kanners. Und der Inhalt wurde noch verständlicher. Das Buch war bis zum Ende der 1960er-Jahre *das* Standardwerk für Kinderpsychiatrie und blieb über erstaunliche 67 Jahre im Druck.

Kanner nutzte seine neue Sichtbarkeit, um seine Meinung zu umstrittenen Themen wie Sexualerziehung, Daumenlutschen und Phobien zu äußern. »Wie können wir Kindern vorwerfen, Angst vor Gewittern zu haben, wenn die Mutter bei jedem Blitz kreischt und bei jedem Donner zittert? Wie können wir einem Kind Unruhe und Ungeduld vorwerfen, wenn der Vater dieselben Züge aufweist?«, erklärte er in der *Washington Post*.[33] Er war bestens positioniert, um einer Generation von Eltern Ratschläge zu erteilen – Eltern, denen die Psychologen eingeredet hatten, sie müssten praktisch »Manager eines nationalen Kindererziehungsprojekts« sein und »Instrumente von Profis anwenden«, wie es der Kulturkritiker Nicholas Sammond ausdrückte.[34]

Als der Behaviorist John B. Watson die Leser seines populären Ratgebers über Kindererziehung mit der Aussage in Panik versetzte: »Das älteste Gewerbe der Menschheit besteht darin, sich dem Scheitern zu stellen. Dieses Gewerbe ist die Elternschaft«,[35] schrieb Kanner ein beruhigendes, geschwätziges Buch mit dem Titel *In Defense of Mothers* (Zur Ehrenrettung von Müttern). Er spöttelte neckisch über seine freudianischen Kollegen, die »den großen Gott des Unbewussten« anbeteten, und riet Eltern, die »vorgespiegelten Schreckgespenster theoretisierender Wichtigtuer« auszublenden.[36]

Seit er von der mächtigen Kanzel der führenden medizinischen Hochschule des Landes predigte, musste er sich keine Gedanken mehr darüber machen, sich durch die Hintertür in die Psychiatrie geschlichen zu haben. Nun stand er ganz im Mittelpunkt.

Kanner machte 1937 landesweit Schlagzeilen, als er in Baltimore einen großen Skandal aufdeckte. Er folgte dem Hinweis eines Aufsehers der Rosewood State Training School, einem Berufsbildungszentrum für Behinderte, und kam dahinter, dass ein Anwalt aus der Stadt ein Vermögen verdient hatte, indem er die »geistesschwachen« Schülerinnen als billige Haushaltshilfen an wohlhabende Familien vermittelte, nachdem er sich von einem gefälligen Richter entsprechende Erlasse hatte ausstellen lassen.

Die Damen der Gesellschaft hatten die Mädchen als verfügbare Ware angesehen; sie zahlten ihnen wenig oder gar nichts für ihre Arbeit und warfen sie einfach auf die Straße, wenn sie einen längeren Urlaub antraten. Eine Klientin hatte 13 junge Frauen hintereinander gefeuert, ohne dass der Richter je nachgefragt hätte. Die Opfer hatten einen hohen Preis zu zahlen: Insgesamt starben elf Mädchen, sechs mussten längere Haftstrafen absitzen und 29 landeten in der Prostitution.

Kanner führte Ermittlungen durch und trug seinen Bericht bei der jährlichen APA-Konferenz vor. Dies löste einen Wirbel von Schlagzeilen aus. Die *New York Times* lobte den Psychiater, der die »›Sklaverei‹

von 168 Schwachsinnigen« aufgedeckt hatte. Die *Evening Post* in Baltimore prangerte die »Ausbeutung von Trotteln« an. Und die *Washington Post* beklagte das Elend der befreiten Mädchen. Der Skandal bot Kanner eine seltene Gelegenheit, die Aufmerksamkeit der Nation auf die Schutzlosigkeit behinderter Menschen in sozialen Einrichtungen und auf den allgemeinen Mangel an Beaufsichtigung in der Psychiatrie zu lenken.

Aber das tat er nicht. Stattdessen stellte er die unschuldigen Opfer dieser grässlichen Intrige als Gefahr für die Allgemeinheit hin. Einem Reporter der *New York Times* berichtete er, mehr als 100 Kinder, die diese Mädchen zur Welt gebracht hätten, seien »offenkundig und unbestreitbar geistesschwach«. Er lieh seine moralische Autorität der klassischen Mär, mit der die Zwangssterilisation gerechtfertigt wurde. »Die Zeit allein wird zeigen«, sagte er, »wie viele weitere schwachsinnige, uneheliche, vernachlässigte Kinder diese Gruppe freigelassener Patientinnen in Zukunft einem Gemeinwesen überlassen wird, das tatenlos zusehen und den Preis für die willkürliche richterliche Entscheidung für die Freilassung zahlen muss.«

Dann sorgte Kanner dafür, dass der Staat die Täter nicht belangen konnte, indem er sich weigerte, der Anwaltskammer deren Namen zu nennen. Er sagte, dies würde nichts bringen, denn der Richter sei bereits im Ruhestand und dem Anwalt sei die Lizenz entzogen worden – »wegen noch unethischeren Verhaltens als dem beschriebenen« (worin auch immer dieses bestanden haben mochte). Er drückte die Hoffnung aus, »die Öffentlichkeit werde mehr dazu beitragen, ähnliche Vorfälle in Zukunft zu verhindern«.[37]

Durch die Rosewood-Affäre wurde Kanner für die Öffentlichkeit zum Sprachrohr der Ungehörten und zum Beschützer der Schutzlosen. Aufgrund seiner Weigerung, die Verantwortlichen zu benennen, und seiner Äußerungen gegenüber der Presse blieb jedoch unklar, wen genau er schützen wollte. Er befürwortete jahrelang die Sterilisation von Menschen, die »geistig oder emotional nicht fähig sind, Kinder großzuziehen«, doch in einer öffentlichen Debatte mit dem namhaften Neurologen Foster Kennedy lehnte er die Euthanasie ab. Kennedy trat in einem Leitartikel im *American Journal of Psychiatry* dafür ein, »jene hoffnungslosen Fälle, jene Fehlleistungen der Natur« zu töten, von denen die Nervenkliniken so voll seien.[38]

Als Hauptargument gegen Kennedy brachte Kanner vor, solche Menschen könnten nützliche Rollen in der Gesellschaft übernehmen, auch wenn er damit das Leben, das Geistesgestörte führen konnten, in erbarmungslos düsteren Farben malte:

> Abwasser beseitigen, Gräben ausheben, Kartoffeln schälen, Böden schrubben und andere derartige Tätigkeiten sind für unsere Lebensweise genauso unverzichtbar wie Wissenschaft, Literatur und Kunst. Baumwollpflücken ist ein wesentlicher Bestandteil unserer Textilindustrie. Austernenthülsen ist ein wichtiger Teil unserer Versorgung mit Meeresfrüchten. Die Abfallentsorgung ist ein notwendiger Teil unserer öffentlichen Hygienemaßnahmen. [...] Wollen wir uns wirklich solcher Menschen entledigen, die wir für eine Vielzahl wichtiger Tätigkeiten unbedingt brauchen?[39]

Im Herbst 1937 war die Eugenikmaschinerie des Dritten Reichs richtig angelaufen, und auch die Vertreibung der Juden war in vollem Gang. Als Hitlers Henker in Kanners Heimat wüteten, gab die Lage seiner Verwandten und Kollegen Anlass zu großer Sorge. Einige der besten Wissenschaftler und Mediziner Europas – darunter auch Sigmund Freud – flohen vor dem aufziehenden Sturm. Die bescheidene Quote von weniger als 26 000 Deutschen, die jährlich in die Vereinigten Staaten einwandern durften, wurde nicht einmal ausgefüllt, zum Teil weil das Außenministerium Visa von Bewerbern ablehnte, die sich vielleicht nicht selbst über Wasser halten konnten.[40] Juden erhielten nur Visa, wenn ein amerikanischer Staatsbürger eidesstattlich für eine künftige Anstellung bürgte, so wie es Holtz für Kanner getan hatte.

Ärzte und Pfleger mit nichtarischen Gatten oder Verwandten und Personen, die dem Regime des Führers nicht genügend Gefolgschaft erwiesen, wurden ebenfalls ausgewiesen. Kanner war verbittert darüber, dass die amerikanischen Behörden wegschauten, während eine unerhörte menschliche Katastrophe ihren Lauf nahm.

> Emma Lazarus' herzerwärmende Worte der Einladung, die 1883 geschrieben und [später] am Podest der Freiheitsstatue angebracht wurden, galten nicht mehr uneingeschränkt für die Verzagten, die Armen, die Heimat-

> losen und Sturmgebeutelten. Zuflucht wurde nur durch einen schmalen Spalt im goldenen Tor gewährt, nur jenen, die Glück hatten, rechtzeitig einen Bürgen zu finden, der ihnen das Leben rettete.[41]

Es bildeten sich spezielle Gruppierungen zur Unterstützung von Ärzten, die in den Vereinigten Staaten Zuflucht suchten, beispielsweise das Nationale Komitee für die Umsiedlung ausländischer Ärzte, doch diese Vereinigungen begegneten zahlreichen Hindernissen jenseits der Quoten und Visaerfordernisse. Aus Furcht vor Konkurrenz durch Flüchtlinge schufen die Ärzteverbände strenge Bedingungen und hohe Hürden; wer sich um eine Zulassung bewarb, musste US-Bürger sein, einen amerikanischen Hochschulabschluss vorlegen oder seine Ausbildung in Europa lückenlos nachweisen. Selbst Ärzte, die es schafften und sich niederlassen konnten, wurden von Gerüchten verfolgt, sie seien Spione, die nach Übersee geschickt worden seien, um ihre Patienten zu vergiften.[42]

Die Kanners stellten sich dieser historischen Herausforderung, indem sie etwas Heroisches vollbrachten. Ab jenem Herbst fungierten sie als inoffizielle Einwanderungsagentur für jüdische Ärzte, Krankenschwestern und Forscher, denen sie die notwendigen Visadokumente zukommen ließen und Arbeitsstellen besorgten. Bei Konferenzen fragte Kanner Krankenhausleiter nach offenen Stellen für Ärzte aus, und June arbeitete mit einem Kardiologen vor Ort zusammen, um Hauspflegerinnen und ambulante Pflegekräfte unterzubringen. Außerdem überredete Kanner den Ärzteverband von Maryland dazu, die Zulassungsvoraussetzungen zu lockern. Insgesamt retteten Leo und June Kanner an die 200 Kollegen vor den Nazis und verschafften damit Krankenhäusern, Anstalten und Forschungslaboren im ganzen Land einen Zustrom an bestens ausgebildeten Fachkräften.

Sie retteten auch zwei Brüdern von Leo das Leben. Die 70-jährige Mutter, Karla, wurde aus ihrer Wohnung geschleppt und vergast. In Leos Heimatort Brody hatten einst 10 000 Juden gelebt; die Stadt galt in ganz Europa als Zentrum der Wissenschaft und Künste. Nach dem Krieg lebten dort nur noch 88 Juden.[43]

Kanner wurde für diesen selbstlosen Einsatz belohnt: Einer der Kollegen, die er vor den Nazis rettete, unterstützte ihn entscheidend bei dem

Durchbruch, der ihm einen bleibenden Platz in der Geschichte der Medizin sichern sollte.

## V

Im September 1938 diktierte ein Anwalt namens Oliver Triplett jr. in seiner Kanzlei in Forest, Mississippi, seiner Sekretärin einen Brief. In dem 33 Seiten umfassenden Schreiben ging es um sein ältestes Kind, einen fünf Jahre alten Jungen namens Donald. Adressiert war der Brief an den einzigen Mann in Amerika, von dem Triplett sich Hilfe erhoffte: Leo Kanner.

Oliver Triplett und seine Frau Mary waren ein außergewöhnlich kluges und erfolgreiches Paar. Ihre Familien hatten seit drei Generationen eine große Rolle in Forest gespielt. Die Wirtschaft der Region litt arg nach der Großen Depression, aber die Tripletts waren finanziell abgesichert. In einer Zeit, in der nur wenige Frauen studierten, hatte Mary einen Collegeabschluss und unterrichtete Englisch an einer örtlichen Highschool. Oliver hatte in Yale Jura studiert und sich in Forest als Anwalt niedergelassen. Das Paar wohnte in einem gepflegten Haus mit einem großen Grundstück am Rand des Stadtzentrums.[44]

Triplett war als pedantischer Mensch bekannt und vielleicht ein wenig *zu* arbeitsam. Als sein Sohn geboren wurde, hatte er bereits zwei Nervenzusammenbrüche hinter sich. Er litt unter Poriomanie – das heißt, er stand häufig unter dem Zwang, unvermittelt wegzulaufen –, verbunden mit dissoziativer Amnesie, das heißt, er wusste später nicht mehr, wo er gewesen war. Doch diese Phänomene waren bloß leichte Überspanntheiten verglichen mit dem Verhalten seines Sohnes.

Donald war seit seiner Geburt ein ausgesprochen unzugängliches und eigenbrötlerisches Kind. Wenn sich die Eltern über sein Bettchen beugten, reagierte er nie mit einem fröhlichen Zappeln und Glucksen. Mary stillte ihn sieben Monate lang und gab ihm zusätzlich Muttermilchersatz, doch er schien nichts zu vertragen. Eindeutig am zufriedensten war er, wenn man ihn allein ließ. Er schien kaum zu bemerken, wenn jemand in den Raum kam. Wenn seine Großeltern ihn besuchten, ignorierte er sie einfach. Selbst der Anblick eines Mannes, der als Nikolaus verkleidet war, beeindruckte ihn nicht.[45]

Er war aber auch klug – in mancher Hinsicht ein Wunderkind. Er besaß die seltene Gabe des absoluten Gehörs und konnte schon mit einem Jahr viele seiner Lieblingslieder tongetreu summen und singen. Er hatte außerdem ein ungewöhnliches Gedächtnis. Bereits mit zwei Jahren konnte er bis 100 zählen, das Alphabet vorwärts und rückwärts aufsagen, das Vaterunser sprechen, die 25 Fragen und Antworten des presbyterianischen Katechismus rezitieren und alle amerikanischen Präsidenten und Vizepräsidenten nennen.[46] Er beschäftigte sich stundenlang mit *Compton's Encyclopedia* und schlug auf Anhieb seine Lieblingsabbildungen auf. Er prägte sich auch die Lage vieler Häuser in Forest ein, so als zeichne er in seinem Kopf einen Stadtplan. In dem Brief an Kanner schrieb Triplett, der Junge »scheint fortwährend zu denken, und um seine Aufmerksamkeit zu erlangen, muss man fast eine mentale Schranke zwischen seinem inneren Bewusstsein und der Außenwelt überwinden«.

Um Donald aus seinem Schneckenhaus zu locken, holten die Eltern einen Sommer lang sogar einen sympathischen Jungen aus einer Waisenanstalt zu sich nach Hause. Doch Donald ignorierte diesen unerwarteten Familienzuwachs einfach und stellte dem Jungen keine einzige Frage. Die Eltern wollten ihm das Fahrradfahren beibringen, aber er geriet in Panik. Schließlich bauten sie hinter dem Haus eine Rutsche auf und luden die Nachbarskinder ein, darauf zu spielen, in der Hoffnung, Donald würde ihrem Beispiel folgen. Als sie ihn auf die Rutsche setzten und anschubsten, bekam er jedoch Angst. Am nächsten Morgen schlich er sich heimlich aus dem Haus und rutsche selbst hinunter.

Donalds unfehlbares Gedächtnis hatte auch eine Kehrseite. Er wiederholte oft Sätze genau so, wie er sie gehört hatte, ohne die Pronomen entsprechend abzuwandeln. Wenn er ein Glas Milch wollte, sagte er: »Donnie, willst du deine Milch?« Häufig wiederholte er Äußerungen seiner Mutter genau mit deren Intonation, so als habe er die Stimme seiner Mutter gespeichert, ohne wirklich die Bedeutung ihrer Worte verstanden zu haben.

Ähnlich wie der kleine Gottfried in Wien hatte auch Donald eine seltsame Affinität zu Regeln und Ordnungsprinzipien. Als er lesen lernte, irritierte ihn die mangelnde Stimmigkeit zwischen Aussprache und Schreibweise mancher englischer Wörter. Er ordnete seine Spielsachen in strenger Reihenfolge an und tobte, wenn jemand sie durcheinanderbrachte. Am liebsten beschäftigte er sich jedoch damit, sein Spielzeug auf dem Boden kreiseln zu lassen. Sobald sich irgendetwas im Kreis drehte – und sei es ein Kochtopfdeckel aus der Küche –, geriet er außer sich vor Freude.

Der Hausarzt der Tripletts meinte, Donalds seltsames Verhalten sei darauf zurückzuführen, dass seine Eltern ihn »überstimulierten«, und verordnete einen radikalen Tapetenwechsel.[47] Mary und Oliver waren bereit, alles zu versuchen, um ihrem Sohn zu helfen, und so brachten sie ihn in ein nahe gelegenes Tuberkulose-Sanatorium, wo er bis auf unbestimmte Zeit bleiben sollte. Donald war drei Jahre alt.

Die riesige altehrwürdige Einrichtung am Rand eines Sees schien der geeignete Zufluchtsort für ein Kind zu sein, das dem Alltagsleben nicht gewachsen war. Das Sanatorium war bekannt für die liebevolle Fürsorge des Pflegepersonals.[48] Donald kam auf eine besondere Station, die TB-Infizierten ohne ausgeprägtes Krankheitsbild vorbehalten war. Auf Anraten des Arztes besuchten die Eltern ihren Sohn nur zweimal im Monat. Aber Donald fühlte sich nicht wohl, weil ihm seine vertraute Umgebung und die gewohnten Abläufe fehlten. Er entwickelte einen neuen Tick – er wackelte mit dem Kopf von einer Seite zur anderen – und zog sich so weit in sich zurück, dass er stundenlang nur starr dasaß, fast nichts mehr aß und keinen Menschen beachtete.

Allmählich lernte er, sich an die fremde Umgebung zu gewöhnen. Er aß wieder und setzte sich neben andere Kinder. Nach einem knappen Jahr beschlossen Mary und Oliver jedoch, Donald nach Hause zu holen, wogegen der Sanatoriumsdirektor heftig protestierte. Er sagte den Eltern, es sehe so aus, als werde mit dem Jungen alles gut werden.

Als die Tripletts einen detaillierten Bericht über Donalds Zustand forderten, kritzelte er nur eine kurze Notiz, die mit der Feststellung schloss, ihr Sohn habe »irgendeine Drüsenkrankheit«. Mary war außer sich vor Kummer und Verzweiflung; sie bezeichnete Donald als ihr »hoffnungslos geisteskrankes Kind«. Zu diesem Zeitpunkt verwies der Kinderarzt die Tripletts an Kanner, den mittlerweile bekanntesten Kinderpsychiater im ganzen Land.

Kanner war auf Anhieb fasziniert von dem Fall und staunte über die unglaubliche Menge an Information in Oliver Tripletts Brief. Er bot den Eltern an, Donald zu einer gründlichen Untersuchung in seine Klinik zu bringen. Im Oktober stieg die Familie Triplett in einen Zug, um den großen Mann in Baltimore aufzusuchen.

Zunächst wusste Kanner nicht, was er von Donalds Benehmen halten sollte. Nach einer vorläufigen Untersuchung im Harriet-Lane-Gebäude schickte er die Tripletts ins Child Study Home, eine Zweigstelle des Johns Hopkins Hospital, die in jenem Jahr unter seiner Leitung den Betrieb aufgenommen hatte. Zu jenem Zeitpunkt hätte sich nur eine Handvoll Kliniker einen Reim auf Donalds Zustand machen können, und die meisten von ihnen arbeiteten in der Heilpädagogischen Abteilung in Wien. Einer dieser Experten war jedoch gerade von Kanner nach Amerika geholt und als Psychiater und Kinderarzt im Child Study Home angestellt worden – Aspergers ehemaliger Diagnostiker Georg Frankl.[49]

Diese entscheidende Verbindung zwischen den beiden Pionieren des Autismus entging den Historikern bis heute, vor allem weil Kanner tunlichst vermied, darauf hinzuweisen. Er hat den Beitrag seines Wiener Kollegen zur Erforschung des Autismus nie anerkannt und gewürdigt. Dies irritierte jahrzehntelang alle, die sich mit Autismus befassten. In seinen unveröffentlichten Memoiren, die Kanner in den 1950er-Jahren schrieb, erwähnte er Frankl als einen von vielen Klinikern, denen er in den Vorkriegsjahren half, nach Amerika auszuwandern. Seine Lebensbeschreibung endet jedoch seltsam abrupt kurz vor dem Durchbruch, der ihn berühmt machte. Kanners Kollegen gingen davon aus, er sei mit der zeitgleichen Arbeit in Wien einfach nicht vertraut gewesen, und er hat sie nie eines Besseren belehrt.[50]

Im Grunde war Frankl nicht der Einzige aus Aspergers Kernteam, der sich in Baltimore aufhielt, als Kanner seine bedeutsame Entdeckung machte. Als der ehemalige Chefdiagnostiker der Wiener Kinderklinik im November 1937 in New York ankam, traf er dort mit seiner Kollegin Anni Weiss zusammen, der jungen Kollegin, die die Fallstudie über Gottfried geschrieben hatte. Die beiden heirateten ein paar Wochen später. Im April des folgenden Jahres traten sie gemeinsam in Kanners inneren Kreis am Johns Hopkins Hospital ein.

Zwei Jahre lang leiteten Kanner und Frankl gemeinsam psychiatrische Kliniken in benachbarten Orten. Über Artikel in regionalen Zeitungen wurden Eltern aufmerksam gemacht und erhielten die Gelegenheit, betroffene Kinder begutachten zu lassen.[51] Derweil nahm Anni Weiss-Frankl voller Begeisterung an Meyers Seminaren teil; sie gestand dem Professor, seine Vorlesungen seien das Erhellendste, was sie seit ihrem Weggang aus Österreich erlebt habe.[52]

Kanner mochte noch nie etwas von Asperger gehört haben, bevor er Frankl einstellte, aber er war sicherlich mit dem Werk von Erwin Lazar, dem Gründer der Wiener Kinderklinik, vertraut. In einem Brief, den Kanner 1939 an Meyer schrieb, pries er Frankls »soliden Background in der Pädiatrie und seine über elf Jahre währende enge Verbindung mit der Lazar-Klinik in Wien«.[53] Das Child Study Home war mit einem Stab von Lehrern, einer Abteilung für Beschäftigungstherapie und Unterkünften für fast 50 Säuglinge und Kinder diejenige Einrichtung in Amerika, die der Heilpädagogischen Abteilung in Wien am ähnlichsten war.[54] Frankl wandte dort die Methode eingehender Beobachtung an, die er mit seinen Kollegen in Wien entwickelt hatte, und trug so dazu bei, dass der Autismus ein zweites Mal in der Geschichte der Medizin sichtbar wurde.

Im Oktober 1938 arbeiteten Frankl und eine Psychiaterin namens Eugenia Cameron zwei Wochen lang ein detailliertes Bild von Donalds Verhalten aus, das für Kanner unerlässlich war bei dem Versuch, die »faszinierenden Eigentümlichkeiten« des Jungen zu verstehen.

> [Donald] ging lächelnd umher, machte stereotype Bewegungen mit seinen Fingern, die er in der Luft überkreuzte. Er schüttelte seinen Kopf seitlich und flüsterte oder summte immer dieselbe Melodie aus drei Tönen. Er ließ vergnügt alles kreiseln, was er in die Finger bekam und was sich drehen ließ. Er warf ständig Sachen auf den Boden und schien sich an dem Geräusch zu erfreuen. [...]
>
> Die meisten seiner Handlungen waren Wiederholungen, die immer in genau der gleichen Weise ausgeführt wurden. Wenn er ein Klötzchen kreiseln ließ, dann immer mit derselben Seite nach oben. Wenn er Knöpfe auffädelte, dann ordnete er diese nicht nach einem eigenen Muster an, sondern genau in der Reihenfolge, wie sein Vater es ihm beim allerersten Mal gezeigt hatte.[55]

Dabei wiederholte der Junge rätselhafte Sätze, die er vor sich hin brummte, beispielsweise »Der Rechte ist an, der Linke ist aus« oder »Durch die dunklen Wolken scheinen« oder »Dahlia, Dahlia, Dahlia«. Zunächst bezeichnete Kanner diese Äußerungen als »bedeutungslose Bekundungen«, doch später zeigte sich, dass sie häufig bedeutsamer waren als zunächst gedacht. Während Donald malte, sagte er immer wieder: »Annette und Cécile machen Lila.« Erst nach einer Weile kam Kanner dahinter, dass Donald jede seiner fünf Wasserfarben nach einem der damals weithin bekannten Dionne-Fünflinge benannt hatte. Die rote Farbe hieß »Annette« und die blaue »Cécile«. Gemischt ergaben sie Violett.[56]

Donald besaß nicht nur ein ungewöhnlich genaues Gedächtnis für Zahlen, Daten, Adressen und Lexikoneinträge, er schnitt auch bei einem Test für Formerkennung und Geschicklichkeit, dem sogenannten »Séguin-Setzkasten-Test«, besser ab als seine typischen Altersgenossen. Asperger und seine Kollegen hätten die überragenden visuellen Fähigkeiten, das bemerkenswerte Gedächtnis und das frühreife Ordnungsstreben des Jungen als Aspekte seiner autistischen Intelligenz angesehen. Sie schlossen nicht aus, dass ein Junge, den in Sand gezeichnete Dreiecke faszinierten, eines Tages Professor für Astronomie werden könnte. Kanner leitete jedoch keine Schule für Kinder, die besonders gefördert werden mussten. Er begründete ein neues Gebiet der Psychiatrie. Als Kliniker, der sich auf die emotionalen Störungen von Kindern spezialisierte, interessierte er sich vor allem für die Tatsache, dass Donald mehr für leblose Gegenstände übrigzuhaben schien als für seine eigene Mutter, was den grundlegendsten Instinkten der menschlichen Spezies zu widersprechen schien.

> Er schenkte Menschen in seiner Umgebung keine Beachtung. Wenn er in einen Raum geführt wurde, missachtete er die Menschen vollständig und ging sofort auf Gegenstände zu, besonders solche, die sich im Kreis drehen ließen. Aufforderungen und Handlungen, die sich unmöglich ignorieren ließen, wurden als unliebsame Störung empfunden. Aber er war nie wütend auf die störende Person. Er schob verärgert die Hand beiseite, die ihm im Weg war, oder den Fuß, der auf einem seiner Klötze stand. [...] Sobald das Hindernis beseitigt war, vergaß er die ganze Angelegenheit. Die Gegenwart anderer Kinder nahm er nicht zur Kenntnis; er ging

> stattdessen seinen Lieblingsbeschäftigungen nach und ließ die Kinder einfach stehen, wenn sie sich trauten, sich zu ihm zu gesellen.[57]

Kanner war besonders erstaunt darüber, dass der Junge, soweit sich die Eltern erinnerten, *nie* in natürlicher Weise auf Menschen reagiert hatte, selbst als Kleinkind nicht. Dies deutete darauf hin, dass Donalds Zustand angeboren war und nicht die Folge irgendeines psychischen Traumas sein konnte, das durch die Umwelt ausgelöst worden war. Im Fall des »Donald T.« erkannte Kanner den Ansatz für einen bedeutenden Durchbruch in seinem Gebiet: die Entdeckung der ersten Form einer schweren Psychose, die in der Kindheit auftrat.

## VI

Falls Frankl je den Begriff »autistische Psychopathie« als Namen für den Zustand des Jungen vorgeschlagen haben sollte, dürfte Kanner ihn aus zweierlei Gründen abgelehnt haben. Die Bezeichnung »Autismus«, so wie Eugen Bleuler sie ursprünglich verwendet hatte, bezog sich auf einen allmählichen Rückzug in eine private Fantasiewelt. Aber Donald zeigte keinerlei Anzeichen einer überaktiven Einbildungskraft und hatte sich nicht von seiner Mitwelt *zurückgezogen*; er stand von Geburt an außerhalb von ihr. Und Kanner verabscheute den Begriff »Psychopathie« genauso sehr wie die Ausdrücke »introvertiert«, »extrovertiert« und »neurotisch« – allesamt abgedroschene Modewörter in einer Zeit, in der die Psychoanalyse auf dem Vormarsch war. In seinem Buch über Mütter definierte er den Psychopathen spöttisch als »einen Menschen, mit dem der Experte sich nicht abgeben will«.[58] Und so endeten seine Aufzeichnungen nach dem ersten Besuch der Tripletts mit einer unbestimmten Diagnose: »*?Schizophrenie*«.[59]

Heute mag diese vorläufige Diagnose wie ein Schuss ins Blaue anmuten, doch Kanner hatte viele gute Gründe zu vermuten, dass Donalds Verhalten etwas mit Schizophrenie zu tun hatte – besonders mit der früh einsetzenden Form, die der russischen Psychiaterin Grunja Sucharewa bei ihren jungen Patienten aufgefallen war. Diese Auffassung setzte sich bei Kanners Kollegen damals rasch durch.

Im ersten Bericht über Kindheitsschizophrenie, der in Amerika veröffentlicht wurde, und zwar 1933, umriss der Autor, Howard Potter vom New York Psychiatric Institute, eine Reihe von Verhaltensweisen, die sich stark mit späteren Beschreibungen des Autismus überschnitten, darunter eine »Störung in der emotionalen Bindung«, Störungen der Sprachentwicklung, eine »Verminderung des Affekts« und »seltsames Verhalten mit einer Neigung zu Perseveration und Stereotypie«.[60]

Ein Junge, den Potter beschrieb, hätte Donalds Bruder sein können. Als Kleinkind reagierte er nicht auf die Rufe seiner Mutter und quengelte oder weinte häufig, was die Mutter auf eine chronische Ohrenentzündung zurückführte. Im Kindergarten wanderte er kichernd umher, redete mit sich selbst und ignorierte die anderen Kinder. Er spielte unablässig mit Lichtschaltern, sammelte Papierschnipsel, die er aufreihte, machte stereotype Bewegungen mit der Hand, so als schreibe er in der Luft, und wiederholte ständig ein monotones »Ku-ku, ku-ku«. Ungefähr das Einzige, was den Jungen aus seiner Teilnahmslosigkeit lockte, war Potter zufolge das Singen und Tanzen in der Turnhalle.

Es wurde bald offensichtlich, dass die Patienten in Potters Praxis nur die Spitze eines Eisbergs darstellten. Ein Jahr bevor die Tripletts nach Baltimore pilgerten, berichtete Louise Despert von der Payne Whitney Psychiatric Clinic beim ersten internationalen Kongress für Kinderpsychiatrie in Paris über Kinder in ihrer eigenen Praxis, deren »affektive Beziehung zur Umwelt« entweder vermindert oder »vollkommen gekappt« sei. Ein Junge in dieser Gruppe, S. K., konnte an seinem zweiten Geburtstag mehr als 100 Kinderlieder vortragen, wogegen sein aktiver Wortschatz begrenzt war.[61] Sein Kindermädchen ging jeden Tag mit ihm in den Park, wo er sich vergnügte. Als sein Vater arbeitslos wurde, musste die Familie zu den Großeltern ziehen. Der abrupte Verlust seiner vertrauten Umgebung und die fehlenden Spaziergänge mit der geliebten Kinderfrau lösten eine dramatische Regression aus. Wenn die Eltern nicht mit ihm an die gewohnte Stelle im Park gingen, an der er jeden Tag gespielt hatte, wedelte er mit den Fingern in der Luft und wiederholte wie ein beruhigendes Mantra: »Der Junge spielte – der Junge im Park.« Die Eltern brachten S. K. zur Begutachtung in eine neurologische Klinik, doch dort verschlechterte sich sein Zustand jäh, sodass er ins New York Psychiatric

Institute eingewiesen wurde, wo er »schwere Zwangsneurosen« entwickelte und sein geschätzter IQ um 70 Punkte zurückging. Im Alter von elf Jahren war er bereits ein Pflegefall.

Ende der 1930er-Jahre galt Louise Despert als führende Expertin für »affektive Störungen« im Kindesalter; sie hatte ein Bündel von Wesensmerkmalen und Verhaltensweisen festgemacht, die unmittelbar aus Aspergers Akten hätten stammen können. Despert beschrieb Kinder (sowohl Jungen als auch Mädchen), die einiges gemeinsam hatten: Sie schienen sich mehr für die Lautform von Wörtern zu interessieren als für deren kommunikative Funktion; sie schenkten ihren Eltern wenig Beachtung und hatten keine regelmäßigen Spielkameraden; sie durchstöberten bereits im Kleinkindalter Lexika und Bildbände; sie interessierten sich verfrüht für »abstrakte« Themen wie Mathematik, Astronomie und Archäologie; sie hatten ein ausgeprägtes Faible für Kalender, Nummernschilder und Telefonnummern; und sie machten »bizarre«, sich wiederholende Bewegungen und legten »extreme sinnlose Verhaltensweisen« an den Tag. Despert folgerte: »Schizophrenie bei Kindern ist wahrscheinlich nicht so selten, wie lange Zeit geglaubt wurde.«[62]

Kanner war sicherlich mit Desperts Arbeit und deren tieferer Einbindung in die Geschichte der Psychiatrie vertraut. Das letzte Kapitel seines Lehrbuchs befasste sich mit »präpsychotischen« Kindern, bei denen man davon ausging, dass sie im Erwachsenenalter schizophren würden. Er zitierte Kraepelins Schilderungen »stiller, schüchterner, zurückgezogener Kinder«, die am Ende völlig abgesondert lebten. Er berichtete von Kindern, die unablässig Phrasen wiederholten, welche »von ihrer ursprünglichen Bedeutung losgelöst« seien, und »abnormale rhythmische Bewegungen« machten. Er zitierte Meyers Ausführungen über »ungewöhnlich frühreife« Kinder mit einer »besonders starken Tendenz zur Schüchternheit«, die häufig »komplexe Fixierungen« und »einseitige Vorlieben« entwickelten. (Meyer war der Ansicht, diese Kinder verdienten die massivsten therapeutischen Anstrengungen, zu denen seine Kollegen fähig waren.)

Aus Kanners Sicht brachte das Modell der Kindheitsschizophrenie, das sich in seinem Fachgebiet rasch durchsetzte, etliche Probleme mit sich. Am offenkundigsten war dieses: Die Theorie, wonach dieses Syndrom ein Prodromalstadium (eine Vorstufe) der Erwachsenenpsychose darstellte, war längst nicht überprüft. In den meisten Fällen traten die ersten Anzeichen einer Schizophrenie erst nach der Pubertät zutage. Die Vorstellung von Psychotikern im Kindergartenalter widersprach nicht nur dem seit Langem beobachteten natürlichen Verlauf der Störung, sondern untergrub auch die damals gängigen psychodynamischen Theorien über deren Verursachung, die sich stark auf die vermeintliche Rolle »schizophrenogener« Mütter stützten. In der Fallstudie über S. K. beispielsweise beschrieb Despert einleitend die Mutter des Jungen als »aggressive, übermäßig besorgte, in Amerika geborene jüdische Frau, die ihren Mann dominiert« – eine klassische Schilderung dieses Typs.

Die Erfindung dieser alles verschlingenden Medusa wird häufig Sigmund Freud zugeschrieben, doch im Grunde wichen hier die amerikanischen Psychiater von Freuds Vorstellung ab, wonach die Schizophrenie in der Biologie und nicht in der Psyche wurzelte. Die Idee einer »schizophrenogenen Mutter« entstand vielmehr in einem Klima kultureller Ängste in der Zeit nach dem Ersten Weltkrieg, in der einst zurückhaltende und unterwürfige Frauen ihr Haar kurz trugen, Zigaretten rauchten, das Wahlrecht forderten und in berufliche Tätigkeiten vordrangen, die vormals Männern vorbehalten gewesen waren, und somit in vielen Familien den Mann als Brotverdiener ablösten.[63] Zu den Psychoanalytikern, die den Begriff der »schizophrenogenen Mutter« entwickelten, gehörte Harry Stack Sullivan – einer der führenden Vertreter der Meyer'schen Schule am Johns Hopkins Hospital.

Wenn Donalds Zustand aber bereits von Geburt an vorlag, schien sich die Behauptung, Mary Tripletts Persönlichkeit habe dabei irgendeine Rolle gespielt, überhaupt nicht halten zu lassen. Kanner wurde wohl auch von Desperts Interpretationsstil abgeschreckt, der darauf hinauslief, die Patienten in vorgefertigte Schubladen zu stecken. Despert unterteilte ihre Fälle beispielsweise nach folgendem Schema: »akuter Ausbruch«, »schleichender Beginn« und »schleichender Beginn mit akuter Episode«. Sie kategorisierte S. K. wegen seiner dramatischen Regression als Fall mit »akutem Ausbruch«, doch seine Sprachentwicklung verlief bereits davor untypisch. Zudem führte Despert die »bizarren« Bewegungen ihrer Patienten häufig auf Halluzinationen zurück, räumte jedoch ein, dies sei bei den Kindern unter sechs Jahren reine Spekulation, weil die kleinen Patienten nie davon sprachen, Dinge zu sehen oder zu hören, die nicht da waren.[64]

Darüber hinaus schien Desperts Begriff der Kindheitsschizophrenie sich mit jedem Jahr weiter auszudehnen und eine immer heterogener werdende Patientenschaft einzuschließen. Dies war ein Problem der Erforschung angeblich schizoider Kinder insgesamt. In seinem Lehrbuch zitierte Kanner einen Kliniker mit den Worten: »Wenn wir wollten, könnten wir so viele Gruppen bilden, wie wir Einzelpersonen haben.« Dies war nicht sonderlich hilfreich für jemanden, der aus der Kinderpsychiatrie eine streng empirische Sparte der Medizin machen wollte.

Im April 1939 schickte Kanner ein weiteres Kind zur Begutachtung zu Frankl und Cameron, ein siebenjähriges Mädchen namens Elaine C., das als schwachsinnig und möglicherweise taub diagnostiziert worden war. Sie war mit Sicherheit keines von beiden. Elaine pflegte mit zugehaltenen Ohren in die Garage zu rennen, wenn ihre Mutter putzte, weil sie das Dröhnen des Staubsaugers ängstigte. Als sie ein Jahr alt war, konnte sie bereits einige Wörter sprechen, aber danach lernte sie vier Jahre lang keine neuen. Ärzte versicherten den Eltern, Elaine würde aus ihren Verschrobenheiten herauswachsen, doch das geschah nicht. Als im Kindergarten gezeigt wurde, wie man Blumen in einer Vase arrangiert, aß sie die Blätter und trank das Wasser.

Elaine liebte Tiere und begab sich manchmal auf alle viere und ahmte deren Schreie nach. Ihre Mutter gab ihr zahllose Spielzeughunde und Stoffhasen, die das Mädchen wie Freunde behandelte. Wenn Elaine aber in der Nähe anderer Kinder sein musste, verhielt sie sich »wie ein fremdes Wesen, das sich zwischen Möbelstücken bewegt«, wie Frankl und Cameron beobachteten. Anstatt an den Spielen im Child Study Home teilzunehmen, spazierte Elaine allein herum und sah sich stundenlang Bilder von Elefanten, Alligatoren und Dinosauriern in Büchern an. Sie schien die anderen Kinder zu ignorieren, merkte sich aber trotzdem sehr viel über sie, etwa ihre Namen, Augenfarbe und Zimmernummer. Aber anstatt zu versuchen, sich mit jemandem anzufreunden, wollte sie einfach nur allein in ihrem Zimmer sitzen und sich in vertraute Tätigkeiten vertiefen, beispielsweise Malen, Perlen aufziehen oder mit Klötzchen spielen. Dabei äußerte sie Sätze, die wie surrealistische Poesie klangen: »Schmetterlinge leben im Bauch von Kindern und auch in ihren Höschen. Drachen haben Milchbeutel. Menschen schneiden Rehen die Beine ab. Dinosaurier weinen nicht.«

Im Mai kamen die Tripletts noch einmal nach Baltimore. Donald stieg über Tische, schmierte sich Essen ins Haar und warf Bücher in die Toilette. Doch zu Hause machte er deutliche Fortschritte, obwohl er keine spezielle »Behandlung« erhielt.

In den folgenden drei Jahren blieb Mary brieflich in Kontakt mit Kanner; sie schickte ihm regelmäßig Berichte über die Entwicklung ihres Sohnes.

> September 1939. Essen, sich waschen und sich anziehen tut er nach wie vor nur, wenn ich darauf bestehe und ihm helfe. Er wird einfallsreich, baut Sachen mit Klötzchen, spielt Geschichten, versucht das Auto zu waschen, gießt die Blumen mit dem Schlauch, spielt mit Lebensmitteln Kaufladen, versucht, mit der Schere Bilder auszuschneiden. Zahlen sprechen ihn noch immer stark an. Sein Spielen verbessert sich eindeutig, doch er fragt nie etwas über Menschen und zeigt kein Interesse an unseren Gesprächen.

—

> März 1940. Als deutlichste Verbesserung fällt mir auf, dass er Dinge um sich herum wahrnimmt. Er redet viel mehr und stellt zahlreiche Fragen. Nicht häufig erzählt er mir von sich aus, was in der Schule war, aber wenn ich Suggestivfragen stelle, antwortet er korrekt. Er nimmt auch an den Spielen anderer Kinder teil. Einmal spannte er die Familie in ein Spiel ein, das er gerade gelernt hatte, und sagte jedem von uns genau, was wir zu tun hätten. Er isst inzwischen etwas besser und ist ein wenig selbstständiger.

Kanner entschuldigte sich bei Mary dafür, dass er noch immer keinen Namen für den Zustand ihres Sohnes gefunden habe. »Niemand ist sich bewusster als ich selbst«, schrieb er, »dass Ihnen zu keinem Zeitpunkt ein klarer und eindeutiger diagnostischer Begriff mitgeteilt wurde.«[65]

Während Kanner vielleicht noch immer nach dem richtigen Begriff suchte, lernte er rasch, das entsprechende Muster zu erkennen. Kurz nachdem im Herbst 1938 Tripletts Brief eingetroffen war, wurde die Mutter eines Jungen, Alfred L., der schon 1935 in der Klinik untersucht worden war, von einem Klinikmitarbeiter zur Entwicklung ihres Sohnes befragt. Stöberte Frankl in alten Akten und suchte ähnliche Fälle, die durch das Raster gefallen waren? Nachdem Kanner Donald und Elaine gesehen hatte, lud er Alfred und seine Mutter zu einem Folgebesuch ein. Der Junge, der inzwischen elf Jahre alt war, erkannte sofort den Arzt, der ihn schon einmal untersucht hatte, und bombardierte ihn mit Fragen über den Röntgenraum und die Fenster und Jalousien der Klinik. Er wunderte sich darüber, dass auf jedem einzelnen Blatt für die Anamnese ganz oben »Johns Hopkins Hospital« gedruckt stand. Wussten die Ärzte nicht, wo sie waren?

Als sich in Kanners persönlichem Umfeld herumsprach, dass er sich für diese ungewöhnlichen Kinder interessierte, bat ihn sein Kollege Wendell Muncie, seine Tochter Bridget zu untersuchen (ihr Name wurde in Kanners Akten zum Schutz der Privatsphäre in »Barbara K.« geändert). Genau wie Donald hatte Bridget nie empathisch auf Menschen reagiert. Wenn sich ihre Eltern über ihr Bettchen beugten und liebevoll gurrten, zuckte sie nicht mit den Schultern, in der Erwartung, hochgenommen zu werden. Mit ihren acht Jahren war sie zweifellos sehr klug; sie wollte alles über Pendel, Schornsteine und Militärtransporte wissen. Aber ihr Vater, der selbst Psychiater war, beklagte, dass sie keinen Wettbewerbsgeist besaß und kein Verlangen spürte, ihren Lehrer zufriedenzustellen. Als Kanner Bridget absichtlich mit einer Nadel stach, sah sie die scharfe Spitze verängstigt an und sagte »Aua!«. Aber sie schien die Ursache für ihren Schmerz nicht mit dem Mann in Verbindung zu bringen, der die Nadel hielt.

Kanner stellte fest, dass Donald nicht das einzige Kind in dieser Gruppe war, das ein phänomenales Gedächtnis besaß. Ein anderer Junge, Charles N., konnte 18 Symphonien unterscheiden, bevor er zwei Jahre alt war. Wenn seine Mutter eine seiner Lieblingsschallplatten auflegte, sagte er »Beethoven«. Auch John F. verfügte über die Gabe, Melodien zu erkennen. Wenn sein Vater ein paar Töne pfiff, erkannte er darin eine Phrase aus Mendelssohns Violinkonzert. Er konnte außerdem viele Gebete und Kinderreime sowie Liedtexte in verschiedenen Sprachen aufsagen, worauf seine Mutter sehr stolz war. Aber beiden Jungen fiel es schwer, persönliche Fürwörter richtig zu verwenden. Wenn ein Kreidestift zerbrach, sagte Charles: »Dein schöner lila Malstift ist in zwei Stücken. Sieh nur, was du gemacht hast.« Und auch John sprach, bis er viereinhalb Jahre alt war, regelmäßig von sich selbst in der zweiten Person. Wenn seine Eltern ihn zu etwas aufforderten, ignorierte er sie. Er weigerte sich, zum Abschied zu winken, und bei Händeklatschspielen stellte er sich recht ungeschickt an.

Diese Kinder wirkten zum einen unnahbar und unzugänglich für andere Menschen, zum anderen reagierten sie höchst sensibel auf die kleinsten Veränderungen und Unstimmigkeiten in ihrer Umgebung. John hielt am liebsten alle Türen und Fenster geschlossen, aber wenn seine Mutter unbedingt eine Tür aufmachen musste, um zu sehen, womit er sich beschäftigte, schlug er die Tür wütend zu und brach in Tränen aus, wenn die Mutter sie erneut aufmachte. Wenn die Eltern eines Jungen namens Frederick W. es wagten, Krimskrams auf einem Regal umzustellen, ordnete der Junge die Sachen sofort wieder »richtig« an. Ein Mädchen, Susan T., wurde von den Rissen in der Decke in Kanners Büro maßlos irritiert; die Kleine fragte immer wieder: »Wer hat die Decke aufgebrochen?« oder »Wie hat sich die Decke aufgebrochen?«,[66] Kanner war ein leidenschaftlicher Zigarrenraucher und hatte keinerlei Bedenken, vor seinen jungen Patienten zu paffen. Als er eines Tages eine lange Rauchschwade ausblies, riss ihm ein Junge namens Joseph C. den ekligen Stumpen aus der Hand und steckte diesen wieder in Kanners Mund, wo er »hingehörte«.

Es schien so, als stellten die Kinder unentwegt Regeln darüber auf, wie etwas zu sein hatte – ausgehend von dem, wie etwas zufällig gewesen war, als sie es zum ersten Mal erlebt hatten. Ein Spaziergang, der einmal auf einer bestimmten Route unternommen worden war, musste fortan genau demselben Verlauf folgen. Eine beliebige Abfolge von Handlungen – etwa das Ausschalten des Lichts vor dem Schlafengehen – wurde auf Anhieb zum Ritual, das endlos wiederholt werden musste. Die alltäglichsten Ereignisse wurden mit beklemmender Bedeutung aufgeladen.

Trotz ihrer Unbeholfenheit, Reizbarkeit und Uneinsichtigkeit erschienen diese Kinder Kanner außergewöhnlich hübsch. Er schwärmte von ihren »auffallend klugen Physiognomien« und sah darin nicht nur ein

Fenster zur Seele, sondern zu den Schaltungen des Gehirns selbst. Dass er sich von ihrem kognitiven Potenzial überzeugt zeigte, war ein ungeheurer Trost für die Eltern, die meist jahrelang vergeblich nach einem Kinderarzt, Psychiater, Neurologen oder sonstigen Spezialisten gesucht hatten, der sich endlich einen Reim auf das Verhalten ihres Kindes machen konnte. Etliche dieser Mütter und Väter waren selbst Psychiater und fragten speziell Kanner nach seiner Meinung, denn sie wollten einfach nicht glauben, dass ihr Kind geistig zurückgeblieben sein konnte. Solch eine Diagnose wurde traditionell mit der Arbeiterschicht, mit Einwanderern und Farbigen in Verbindung gebracht.[67]

Kanner hegte keinerlei Zweifel. Für ihn war das Muster, das er bei diesen Kindern erkannte, eine spezifische Erscheinung der modernen Zeit, so wie es auch die Impfgegner später sahen; er verwies auf die Entwicklung quecksilberbelasteter Fungizide und konservierungsmittelhaltiger Impfstoffe wie Merthiolat in den 1920er- und 30er-Jahren als vermeintliche Ursache für das von ihm beschriebene Zustandsbild. Als Kenner der Medizingeschichte fand er aber auch in der gesamten Weltliteratur Hinweise auf Vorgänger seiner jungen Patienten, die häufig als unbewusste Akteure böser und grausamer Kräfte dargestellt wurden. Kanner zitierte eine Geschichte aus dem 17. Jahrhundert, die der schweizerische Dichter Gottfried Keller als Beispiel dafür nannte, wie es solch einem Kind in früheren Generationen ergangen sein mochte:

> Die eigentliche Geschichte war nun die, dass das kleine Mädchen, einer adeligen, stolzen und höchst orthodoxen Familie angehörig, eine hartnäckige Abneigung gegen Gebet und Gottesdienst jeder Art zeigte, die Gebetbücher zerriss, welche man ihm gab, im Bette den Kopf in die Decke hüllte, wenn man ihm vorbetete, und kläglich zu schreien anfing, wenn man es in die düstere, kalte Kirche brachte, wo es sich vor dem schwarzen Manne auf der Kanzel zu fürchten vorgab. Es war ein Kind aus einer unglücklichen ersten Ehe und mochte sonst schon ein Stein des Anstoßes sein. So beschloss man, als es durch keine Mittel von der unerklärlichen Unart abgebracht werden konnte, das Kind jenem wegen seiner Frömmigkeit und Strenggläubigkeit berühmten Pfarrherrn versuchsweise in Pflege zu geben. Wenn schon die Familie die Sache als ein befremdliches

> und ihrem Rufe Unehre bringendes Unglück auffasste, so betrachtete der dumpfe, harte Mann dieselbe vollends als eine unheilvolle infernalische Erscheinung, welcher mit aller Kraft entgegenzutreten sei. Demgemäß nahm er seine Maßregeln, und ein altes vergilbtes »diarium«, von ihm herrührend und im Pfarrhause aufbewahrt, enthält einige Notizen, welche über sein Verfahren sowie das weitere Schicksal des unglücklichen Geschöpfes hinreichenden Aufschluss geben.[68]

Der Pfarrer züchtigte das Mädchen, sperrte es in eine dunkle Kammer und ließ es verhungern. Als das Kind endlich tot war, fühlten sich alle erleichtert. Der Geistliche wurde großzügig entlohnt.

In Deutschland wurden derartige Kinder inzwischen nicht ausgepeitscht und dem Hungertod überlassen, sondern in Gaskammern getrieben. Und in Amerika wurden sie an den Rand der feinen Gesellschaft verbannt. So auch Virginia S., die schlanke, hübsch gekleidete elfjährige Tochter eines Psychiaters, die seit ihrem fünften Lebensjahr in einem Heim für Geisteskranke eingesperrt war. Eines Tages sah die Leiterin der ambulanten Patientenversorgung der Phipps-Klinik, Esther Richards, wie Virginia eine Schachtel hervornahm, in der die Teile zweier Puzzlespiele durcheinandergewürfelt waren. Das Mädchen sortierte die Teile geduldig aus und legte beide Puzzle flink zusammen. Die Lehrkräfte hatten versichert, Virginia sei stumm und wahrscheinlich taub, doch Richards hörte, wie die Kleine beim Basteln ein Weihnachtslied summte.

Kanner wusste, dass es viele weitere Kinder wie Virginia geben musste, die ereignislose Stunden in Tagesräumen oder sogar in geschlossenen Stationen verbrachten, ohne dass irgendjemand wusste, wer diese Menschen wirklich waren. Nachdem er acht Kinder gesehen hatte, die diesem Muster entsprachen, war er bereit, der Welt seine Entdeckung mitzuteilen.

## VII

Im Januar 1942 fragte Ernest Harms, der Herausgeber einer neu gegründeten Fachzeitschrift mit dem Titel *The Nervous Child* (Das nervöse Kind), bei Kanner an, ob er bei einer künftigen Ausgabe als Gasteditor fungieren wolle. Kanner sah eine Gelegenheit, seine Arbeit an der vordersten

Front einer Forschungsoffensive über Affektstörungen bei Kindern zu positionieren, und deutete an, dass er kurz vor einem größeren Durchbruch stehe. »Ich habe mich mit einer Reihe von Kindern beschäftigt, die ein interessantes, einzigartiges und bislang nicht beschriebenes Zustandsbild erkennen lassen, das mich schon seit einiger Zeit interessiert und fasziniert«, erklärte er. »Ich habe sogar vor, das Material später für eine Monografie zu verwenden.«[69] Harms schluckte den Köder.

Kanners Behauptung, die Verfassung seiner Patienten sei »einzigartig« und »bisher nicht beschrieben« worden, war übertrieben, wenn man bedenkt, wie viele Aufsätze damals über Schizophrenie bei Kindern erschienen. Louise Despert lieferte kurze Zeit später einen Beitrag zu Harms' Zeitschrift, in dem sie Kinder beschrieb, die ganz und gar eigenbrötlerisch waren, sich vor Veränderungen und neuen Situationen fürchteten, zu strengen Angewohnheiten und Ritualen neigten, sich für Mathematik und Astronomie interessierten und über ein erstaunliches Gedächtnis verfügten. Sie verwendete dabei sogar den Begriff »Autismus« in Bleulers Sinn.[70] Wie gewöhnlich waren die Fallbeschreibungen jedoch konfus, weil Despert annahm, ihre Patienten halluzinierten und litten unter den Frühstadien einer Erwachsenenpsychose.

Im Vergleich dazu war Kanners Aufsatz »*Autistic Disturbances of Affective Contact*« (Autistische Störungen des affektiven Kontakts), der im Juni 1943 in *The Nervous Child* erschien, ein Vorbild an diagnostischer Klarheit. Kanner flocht Frankls und Camerons akribische Beobachtungen, Auszüge aus Briefen und Tagebüchern von Eltern und seine eigenen Überlegungen zum Verhalten seiner Patienten ein und schälte so die Gestalt des Syndroms aus dem psychoanalytischen Nebel und machte diese als diagnostische Einheit begreifbar, die sich von der undifferenzierten Masse »präpsychotischer« Fälle klar abhob. Die anschaulichen Porträts seiner ersten elf Patienten hatten als menschliches Antlitz des Autismus ein halbes Jahrhundert lang Bestand.

In einem selbstsicheren Ton, der vielleicht sogar den Pluralis Majestatis rechtfertigte, schrieb Kanner: »Seit 1938 sind wir auf eine Reihe von Kindern aufmerksam geworden, deren Zustand sich so deutlich und unverwechselbar von allem bisher Beschriebenen unterscheidet, dass jeder Fall eine eingehende Betrachtung seiner faszinierenden Eigentümlichkeiten verdient – und, so hoffe ich, schließlich auch erfährt.«

Seine literarischen Kenntnisse kamen ihm dabei sehr zugute. Wie ein Dichter, der in der schlichten Eigenart einer Lebensgeschichte allgemeingültige Wahrheiten aufdeckt, ließ Kanner aus einer Ansammlung genau beobachteter Details das klinische Bild des Autismus aufscheinen.

> Er hatte die Angewohnheit, fast jeden Tag zu sagen: »Wirf den Hund nicht vom Balkon.« Seine Mutter erinnerte sich daran, dass sie dies in Bezug auf einen Stoffhund zu ihm gesagt hatte. Beim Anblick eines Kochtopfs pflegte er stets »*Peter-eater*« auszurufen. Diese besondere Assoziation begann, als er zwei Jahre alt war und sie einmal zufällig einen Kochtopf fallen ließ, während sie ihm das Kinderlied »*Peter, Peter, pumpkin eater*« vorsang.

—

> Ihre Grammatik ist unveränderlich. Sie verwendet Sätze genau so, wie sie sie gehört hat, ohne sie grammatikalisch an die jeweilige Situation anzupassen. Wenn sie sagt: »Will mir eine Spinne malen«, meint sie: »Ich will, dass du eine Spinne malst«. Sie bejaht eine Frage, indem sie sie wörtlich wiederholt, und verneint sie, indem sie nicht darauf eingeht.

—

> Zwischen den Tests lief er im Raum umher und musterte verschiedene Gegenstände oder fischte im Papierkorb herum, ohne die anwesenden Personen zu beachten. Er machte häufig Sauggeräusche und küsste hin und wieder die Oberseite seiner Hand. Er war fasziniert von dem Kreis aus dem Setzkasten, rollte diesen über den Schreibtisch und versuchte, mit gelegentlichem Erfolg, ihn zu fangen, bevor er herunterrollte.

Kanner hielt es zu diesem Zeitpunkt für verfrüht, feste Kriterien für die Diagnose des von ihm beschriebenen Zustands zu postulieren; er versuchte immer noch, die hervorstechenden Merkmale im Verhalten seiner Patienten herauszukristallisieren. Um seinen Kollegen das Muster sichtbar zu machen, nannte er zwei »grundlegende Merkmale«, die alle Kinder mit diesem Syndrom aufwiesen.

Das erste war ein von Geburt an bestehendes Verlangen nach Selbstisolation, das Kanner als »extreme autistische Abkapselung« bezeichnete.

> Die auffallende, »pathognomonische« [allein schon krankheitskennzeichnende], grundlegende Störung besteht in der Unfähigkeit der Kinder, sich vom Beginn des Lebens an auf normale Weise mit Menschen und Situationen in Beziehung zu setzen. Die Eltern schildern, sie seien schon immer anders gewesen: »selbstgenügsam«, »wie in einer Kapsel«, »am zufriedensten, wenn man ihn in Ruhe lässt«, »verhält sich so, als sei niemand da«, »nimmt nichts um ihn herum wahr«, »vermittelt den Eindruck stiller Weisheit«, »entwickelt nicht das übliche Maß an sozialem Bewusstsein«, »verhält sich fast wie hypnotisiert« …
>
> Es besteht von Anfang an eine extreme autistische Abkapselung, die wenn möglich alles ausklammert, ignoriert, ausblendet, was von außen auf das Kind zukommt. Direkter körperlicher Kontakt oder Bewegungen beziehungsweise Geräusche, die die Abschottung zu stören drohen, werden entweder so behandelt, »als seien sie gar nicht da«, oder, falls das nicht genügt, als quälende Störung wahrgenommen.

Das zweite allgemeine Merkmal war die Furcht vor Veränderung und Überraschung, die Kanner als »ängstlich zwanghaftes Verlangen nach Aufrechterhaltung des Istzustands« bezeichnete. Dieser Wunsch, so theoretisierte er, spiegele eine tief sitzende Angst, die nur eingedämmt werden könne, indem man versuche, den Status quo aufrechtzuerhalten.

> Ihre Welt scheint für sie aus Elementen bestehen zu müssen, die – wenn sie einmal in einer bestimmten Anordnung oder Reihenfolge erlebt wurden – in keiner anderen Anordnung oder Reihenfolge geduldet werden können; ebenso wenig kann die Anordnung oder die Reihenfolge ohne alle ursprünglichen Bestandteile der identischen räumlichen oder zeitlichen Ordnung geduldet werden.

An keiner Stelle in seiner Schrift gab Kanner dem Syndrom einen Namen, obwohl weithin angenommen wird, dass er dies tat. Zu diesem Zeitpunkt versuchte er lediglich, eine unverwechselbare Verhaltenskonstellation aufzuzeigen. (Mit anderen Worten: Er bezeichnete das *Verhalten* der Kinder als »autistisch«, nicht die Kinder selbst.) Erst 1944, als Kanner eine gekürzte Fassung seines Aufsatzes für die Zeitschrift *Journal of Pediatrics* erstellte – ein Fachblatt für Kinderheilkunde mit einer viel größeren Leserschaft –, taufte er sein Syndrom auf den Namen, der sich einprägte: »frühkindlicher Autismus«.[71]

Kanners Sicht auf den Autismus wich bereits radikal von dem Modell ab, das Asperger und seine Kollegen in Wien entwickelt hatten. Weil Kanner sich ausschließlich auf die ersten Jahre der Kindheit konzentrierte, klammerte er Jugendliche und Erwachsene vollkommen aus. Er stellte sein Syndrom nicht als breites Spektrum mit höchst unterschiedlichen Ausprägungen dar, sondern fasste seine Patienten als eine streng definierte und eng umrissene Gruppe – und zwar dergestalt, dass er wesentliche Ungleichheiten zwischen ihnen zu übersehen bereit war.

Beispielsweise machte er folgende erstaunliche Aussage: »Es besteht kein grundlegender Unterschied zwischen den acht sprechenden und den drei stummen Kindern.« Kanner behauptete, Elaines surreale Sätze, Alfreds hartnäckige Fragen zu den Jalousien und Donalds Spielzeugkreiseln auf dem Boden seien im Grunde ein und dasselbe: solipsistische Formen der Selbststimulation und nichts anderes. Er sah Donalds Faible für Maße und Mengen als müßige Übung an und stellte das Wort »Konversation« in Anführungszeichen:

> Der größte Teil seiner »Konversation« bestand aus Fragen von zwanghafter Natur. Unermüdlich brachte er Variationen vor: »Wie viele Tage hat eine Woche, Jahre ein Jahrhundert, Stunden ein Tag, Stunden ein halber Tag, Wochen ein Jahrhundert, Jahrhunderte ein halbes Jahrtausend?« etc., etc. [...] Manchmal fragte er: »Wie viele Stunden hat eine Minute, wie viele Tage eine Stunde?« etc. Er blickte nachdenklich drein und erwartete immer eine Antwort.[72]

Frankls Konzept des Autismus hatte sich seit seiner Zeit in der Heilpädagogischen Abteilung in Wien jedoch nicht geändert. Die unterschiedlichen Ansätze der beiden zeigten sich ganz deutlich in dem Heft von *The Nervous Child,* in dem Kanners bahnbrechender Aufsatz erschien und zu dem auch Frankl einen eigenen Artikel beisteuerte. In seiner Fallstudie mit dem Titel »*Language and Affective Contact*« (Sprache und affektiver Kontakt) beschrieb Frankl einen Jungen namens Karl K., den er ganz eindeutig als autistisch einschätzte und der »einen *Mangel an Kontakt mit Menschen* in seiner extremsten Form« aufwies.[73] Wie Anni Weiss' Porträt von Gottfried bot Frankls Aufsatz (der ebenfalls jahrzehntelang unbeachtet blieb) einen seltenen Einblick in die weitgespannte Wiener Sicht auf den Autismus, die von Kanners enger gefasstem Modell verdrängt werden sollte.

Um eine klare Linie zwischen seinem Syndrom und einer geistigen Unterentwicklung zu ziehen, verwies Kanner auf die »intelligent wirkende Erscheinung« seiner jungen Patienten als Beweis für deren »hohes kognitives Potenzial« – eine Auffassung mit mehr als nur einer Prise Eugeniktheorie, wonach sich geistige Fähigkeiten äußerlich in einer ansprechenden körperlichen Symmetrie spiegelten. Karl hingegen wies »primitive Züge« und einen »dumpfen Gesichtsausdruck« auf, wie Frankl bemerkte. Der Junge hatte in seinem ganzen Leben noch nie ein Wort gesprochen, konnte aber sprachliche Äußerungen verstehen. »Er kam her, wenn ihm etwas Angenehmes angeboten wurde; er lief weg, wenn er etwas tun sollte, was er nicht mochte. [...] Selbst inmitten einer Menschenmenge verhielt er sich wie ein Einzelgänger.«

Als Frankl den kleinen Karl erstmals in einem Kinderhospital sah, war der Junge in ein Käfigbett gesperrt. Karl verbrachte seine Tage »in monotoner Leere«, wippte vor und zurück und machte andre rhythmische Bewegungen. Manchmal rannte er »mit atemberaubendem Tempo« durch die Station, stieß Wagen um und störte das Personal anderweitig in seiner Routine. Um die wahren Fähigkeiten des Jungen besser zu verstehen, besuchte Frankl ihn zu Hause. In seiner gewohnten Umgebung war Karl entspannter und zielorientierter:

> Da gab es Dinge, die er tun wollte und auch regelmäßig tat. Er hatte hoch oben auf einem Regal einen Platz, an dem er gern saß; er wusste, wohin er klettern durfte und wo nicht und wo er etwas zu essen fand. Seine Mut-

> ter erlaubte ihm sogar, unbegleitet das Haus zu verlassen, weil er stets in der Nähe blieb und nie Schaden anrichtete oder sich in Gefahr begab.

Der Junge wies zweifellos die beiden wesentlichen Merkmale auf (autistische Abkapselung und ritualisiertes Verhalten), die Kanner im selben Band von *The Nervous Child* als Kennzeichen des Syndroms vorstellte. Doch Kanner hätte in diesem Fall eine Autismus-Diagnose wahrscheinlich verworfen, weil Karl zudem unter tuberöser Sklerose litt, einer Erbkrankheit, die mit Gehirntumoren einherging, und Kanner betrachtete solche Anzeichen organischer Hirnschädigungen als Ausschlusskriterium. Karl litt auch unter epileptischen Anfällen – ein weiteres Warnsignal für Kanner. Epilepsie gilt inzwischen als eine der häufigsten Begleiterkrankungen von Autismus, die nahezu ein Drittel aller diagnostizierten Fälle betrifft.[74]

Frankl betonte, dass Karl nur einen Punkt auf einem Kontinuum repräsentiere, das von Kindern mit tiefgreifenden geistigen Behinderungen bis zu erstaunlich begabten Wunderkindern reiche. Dieses offene (inklusive) Modell des Autismus sollte jedoch von Kanners Konzept verdrängt werden.

Als berühmtester Kinderpsychiater Amerikas befand sich Kanner in der idealen Position, um seine eigene Sicht des Autismus über sein ausgedehntes Netzwerk beruflicher und persönlicher Kontakte zu verbreiten. Nachdem die gekürzte Fassung seines Aufsatzes im *Journal of Pediatrics* erschienen und dann in einem auflagenstarken Sammelband, *The Year Book of Neurology, Psychiatry and Endocrinology*, abgedruckt worden war, lobte ein Rezensent des *Quarterly Review of Biology* Kanners Schrift als »wichtigsten« Artikel auf dem Gebiet der Kinderpsychiatrie in jenem Jahr.[75] Der Rezensent war zufälligerweise Wendell Muncie, der Vater von Kanners Patientin Barbara K.

Vier Monate nachdem Kanner seinen Artikel erstmals herausgebracht hatte, reichte Asperger seine Habilitationsschrift ein. Seine Vorgesetzten hatten ihren Fokus inzwischen verlagert – von der Euthanasie bei behinderten Kindern auf die »Endlösung der Judenfrage«. Als Aspergers Arbeit im Jahr darauf im Druck erschien, lag seine Klinik in Schutt und Asche.

# 5
# Die Erfindung toxischer Elternschaft

*Man staunt immer wieder über*
*die Mechanisierung menschlicher Beziehungen,*
*wie ich es nennen würde.*[1]

Leo Kanner

Als Kanner »*Autistic Disturbances of Affective Contact*« zu schreiben begann, waren Georg und Anni Frankl längst nicht mehr in Baltimore. Die beiden hatten gehofft, am Johns Hopkins Hospital – wo ihre jahrelange Erfahrung Kanners laufende Forschung begünstigt hätte – dauerhafte Anstellungen zu finden, doch es sollte nicht sein.

Am 4. Dezember 1940 entschuldigte sich Anni Frankl bei Meyer, künftig sein Seminar nicht mehr besuchen zu können, weil sich an der Universität keine Stelle für sie finden lasse und sie deswegen aus Baltimore weggehen müsse. »Ich bedauere das außerordentlich«, schrieb sie, »weil ich in dem Seminar mehr als sonst irgendwo in den letzten Jahren lernte.«[2] Derweil suchte Kanner mit Meyers Hilfe eine Anstellung für Georg Frankl, in der jener mehr verdiente, als ihm das Child Study Home bieten konnte. Die Frankls lehrten schließlich am Fachbereich Psychologie der Universität von Kansas, weit weg von der zentralen Drehscheibe für Autismusforschung, zu der Kanners Institut in den 1950er-Jahren werden sollte.

Folglich war Kanner auf sich gestellt, als er sein Syndrom umschrieb. Er zollte Frankl Anerkennung für dessen Beobachtungen an Donald und Elaine, erwähnte ihn aber kaum noch in seinem Werk. In künftigen Schilderungen seiner bedeutsamen Entdeckung verwies er lediglich auf den »Glücksfall«, dass die Tripletts aus Forest zu ihm gekommen seien.[3]

Mit dem Weggang der Frankls verlor Kanner mehr als nur deren jahrelange Erfahrung und deren Sicht auf ein breites Autismusspektrum. Er verlor auch den unverstellten Wiener Blick auf die Verschrobenheiten der Eltern und Verwandten seiner Patienten. Während Asperger in den Familiengeschichten seiner Patienten die Züge von Genialität und Behinderung untrennbar miteinander verbunden sah – was die komplexen genetischen Ursprünge ihres Zustands und den »sozialen Wert dieses Persönlichkeitstyps«, wie er es nannte,[4] belegte –, gewahrte Kanner bereits den Schatten jener finsteren Gestalt, die in der populären Kultur als »Kühlschrankmutter« bekannt werden sollte.

Kanner war ein scharfsinniger klinischer Beobachter und ein überzeugender Autor, doch in diesem Fall hatten seine Fehldeutungen des Verhaltens seiner Patienten weitreichende Folgen. Indem er den Eltern vorwarf, den Autismus ihrer Kinder ungewollt zu verursachen, sorgte er dafür, dass das Syndrom für Familien in aller Welt zu einer Quelle der Scham und zu einem Stigma wurde und dass die Autismusforschung ein halbes Jahrhundert lang in die falsche Richtung gelenkt wurde.

Die meisten Ehepaare, die sich zu Kanner durchschlugen, um sich bei ihm eine zweite, dritte oder vierte Meinung über ihr Kind einzuholen, waren wie Kanner selbst: Akademiker der oberen Mittelschicht, gebildet und gut vernetzt. Nicht weniger als vier der Väter seiner ursprünglich elf Patienten waren selbst Psychiater, darunter auch Wendell Muncie. Die Mutter von Alfred L. war Psychologin, der Vater arbeitete als Chemiker mit rechtswissenschaftlichem Diplom beim amerikanischen Patentamt. Der Vater von Frederick W. war Pflanzenpathologe, der von Richard M. Professor für Forstwissenschaft.[5] Die Mütter dieser jungen Patienten hatten ebenfalls hohe Bildungsgrade. In einer Zeit, in der weniger als ein Viertel aller amerikanischen Frauen studierte, hatten neun der Mütter einen Studienabschluss vorzuweisen. Selbst die Großeltern sowie die Onkel und Tanten dieser Kinder schienen ungewöhnlich gebildet zu sein. Kanner staunte: »Alle bis auf drei der Familien stehen entweder im *Who's Who in America* oder in *American Men of Science* oder in beiden.«

Auch Asperger war aufgefallen, dass ungewöhnlich viele Eltern und Verwandte seiner Patienten ausgesprochen fähige Leute waren. In vielen Fällen, so Asperger, waren »die Vorfahren dieser Kinder seit etlichen Generationen Intellektuelle«. Und er fügte hinzu, falls unter den Verwandten dieser Patienten ein Arbeiter anzutreffen sei, handele es sich wahrscheinlich um jemanden, der »seine Berufung verfehlt« habe – wie Harros Vater, ein Maler und Bildhauer, der sich nach dem Einbruch der österreichischen Wirtschaft als Besen- und Bürstenmacher durchschlagen musste.

Die ererbten Begabungen hatten aber ihren Preis. Asperger beschrieb Fritz' Mutter, die Tochter eines berühmten österreichischen Dichters, als meist ängstlich angespannte Frau, die »seltsam und eigenbrötlerisch« wirkte. Wenn ihr die praktischen Anforderungen des Lebens über den Kopf wuchsen, zog sie sich oft eine Woche lang in ihr Bergrefugium zurück und überließ ihren Mann und ihren Sohn sich selbst. Eines Tages sah Asperger, wie sie ihr Kind zur Klinik brachte; sie hielt die Arme steif hinter dem Rücken, während Fritz um sie herumlief und Unsinn machte. Jeder der beiden schien den anderen gar nicht zu beachten. Er betonte jedoch, dass beide aufgrund ihrer Marotten eine emotionale Beziehungsgrundlage hätten. »Die Mutter kannte ihren Sohn durch und durch und verstand seine Schwierigkeiten sehr wohl«, bemerkte er. »Sie versuchte, ähnliche Züge bei sich selbst und in ihrer Verwandtschaft zu entdecken, und redete sehr wortgewandt darüber.«

Kanner nahm schließlich eine entschieden düsterere Sichtweise ein. Theorien toxischer Elternschaft waren damals am Johns Hopkins Hospital besonders im Schwange, denn dort förderte Meyer auch Theodore und Ruth Lidz, die zu den führenden Verfechtern der Hypothese von der schizophrenogenen Mutter wurden.[6] Das Ehepaar Lidz beargwöhnte Frauen mit beruflichen Ambitionen; wenn deren Träume durch eine Mutterschaft vereitelt würden, so postulierten die beiden Psychiater, löse dies eine ablehnende Haltung gegenüber den Kindern aus, die sich hinter einer übertriebenen Sorge um deren Wohl verberge.

Diese Theorien hatten einen entscheidenden und verheerenden Einfluss darauf, wie Kanner die ungewöhnlichen Obsessionen und Gedächtnisleistungen seiner Patienten beurteilte. Er fand es unvorstellbar, dass sich diese Kinder tatsächlich für die verschrobenen Details interessieren könnten, mit denen sie sich so intensiv beschäftigten. Während Asperger und seine Kollegen in diesen Fällen eine besondere Form der Intelligenz erkannten, die zum systematischen Datensammeln in einer verwirrenden Welt anregte, sah Kanner darin nur einen verzweifelten Versuch, elterliche Zuwendung zu gewinnen. »Für ein Kind von zwei oder drei Jahren«, schrieb er, »können all diese Wörter, Zahlen und Gedichte (der Presbyterianische Katechismus, Mendelssohns Violinkonzert, der 23. Psalm, ein französisches Wiegenlied, die Indexseite einer Enzyklopädie) wohl kaum mehr Bedeutung haben als eine Reihe unsinniger Silben für einen Erwachsenen.«[7] Er behauptete, überehrgeizige Eltern wie die Tripletts hätten ihre leicht beeinflussbaren Kinder mit sinnlosen Informationen »vollgestopft«, um sich selbst in einem günstigen Licht darzustellen und ihr eigenes Ego zu stärken.

Eine von Kanners besonderen Begabungen als Kliniker war seine verblüffende Fähigkeit, Menschen auszuhorchen, sie aus der Reserve zu locken, sodass sie über die intimsten Details in ihrem Leben sprachen – das hatte er von dem behinderten Freiwilligen auf der Station in Yankton gelernt. »Seine Befragung von Eltern zeichnet sich durch seine Fähigkeit aus, ihnen eine zusammenhängende Schilderung der wechselvollen Entwicklung zu entlocken«, erinnerte sich der Psychiater Leon Eisenberg, der Kanners erfolgreichster Schüler wurde. »Er hört einfühlsam zu und unterbricht selten. Seine Fragen sind entwaffnend behutsam, stoßen aber raffiniert in die Tiefe.«[8] Als Kanner seine Theorie über die Verursachung von Autismus entwickelte, machte er aus den detaillierten Aufzeichnungen, die ihm Eltern geliefert hatten und die sehr nützlich waren, um ein klares Bild von der Entwicklung der Kinder zu gewinnen, regelrechte Waffen, indem er diese als »vielsagende Veranschaulichung elterlicher Besessenheit« heranzog.

In dem Aufsatz wandte er das Wort »besessen« nahezu ein Dutzend Mal auf seine Patienten und deren Angehörige an; insbesondere verwies er auf den 33 Seiten langen Brief von Oliver Triplett. Seine herablassende Haltung gegenüber den Familien in seiner Praxis ging aber noch viel weiter. Er stellte sich als der Einzige dar, der die Lebensgeschichten seiner Patienten glaubwürdig wiedergeben könne. Die Mutter des kleinen Alfred beschrieb er als Frau, »die sich gern als Psychiaterin bezeichnete und ›psychiatrische‹ Diagnosen des Kindes abgab«. (Dies muss Kanner besonders verärgert haben, der letztlich seine eigene Unsicherheit darüber kaschieren musste, sich als Psychiater bezeichnet zu haben, nachdem er von Meyer angestellt worden war.) Die Mutter eines Jungen namens Richard M. beschrieb er folgendermaßen:

> Seine Mutter brachte umfangreiche Aufzeichnungen mit, die eine obsessive Vertiefung in Details und eine Tendenz erkennen ließen, alle möglichen eigenartigen Deutungen in die Verhaltensweisen des Kindes hineinzuinterpretieren. Sie beobachtete (und protokollierte) jede Geste und jeden »Blick«, versuchte, deren besondere Bedeutung zu ergründen, und legte sich dann auf eine eigene, manchmal sehr weit hergeholte Erklärung fest. So häufte sie einen Bericht an, der zwar sehr ausführlich und anschaulich war, insgesamt aber mehr über ihre eigene Wahrnehmung als über die tatsächlichen Vorkommnisse preisgab.

Das einzige Ehepaar, das von seiner herablassenden Haltung verschont blieb, war Wendell Muncie und dessen Frau, eine Krankenschwester am Johns Hopkins Hospital, über die er sich anerkennend äußerte. Muncie revanchierte sich mit einer überschwänglichen Rezension des kannerschen Aufsatzes im *Quarterly Review of Biology*.[9] Kanner kam zu folgendem Schluss:

> Zumeist sind die Eltern, Großeltern und seitlichen Ahnen Menschen, die sich intensiv mit Abstraktionen von wissenschaftlicher, literarischer oder künstlerischer Art beschäftigen und sich nur eingeschränkt für echte Menschen interessieren. So viel ist gewiss [...] In der gesamten Gruppe gibt es nur sehr wenige wirklich warmherzige Väter und Mütter. Selbst einige der glücklichsten Ehen sind ziemlich kühle und förmliche Angelegenheiten.

So schloss er seinen Artikel, mit dem er sein Syndrom vorstellte, in einer auffallenden Ambivalenz. Zum einen betonte er die Wahrscheinlichkeit, dass Autismus angeboren sei, zum anderen ließ er die Tür für eine andere, beunruhigendere Möglichkeit offen: Schuld an der Geisteskrankheit dieser Kinder seien deren egoistische, zwanghafte und emotional unterkühlte Eltern, für die Gedichte, Symphonien und Lexika ein Ersatz für die fürsorgliche Liebe sein sollten, die sie nicht geben konnten.

In Bezug auf das Bestreben, die Kinderpsychiatrie weiterzuentwickeln, hatten beide Theorien ihre Vor- und Nachteile. Die Entdeckung der ersten Form einer ausgeprägten, bereits bei der Geburt bestehenden Psychose ließ es ungeheuer dringlich erscheinen, die prä- und postnatale Entwicklung sowie die Genetik und Neurologie zu erforschen, die Kanner in die Psychologie einzubinden bestrebt war. Dies drohte aber die Aufgabe zu unterhöhlen, die sich seine vielen Kollegen auf dem Gebiet der »Erziehungsberatung« geschaffen hatten: die Prävention von Straffälligkeit und Geisteskrankheit im Erwachsenenalter. Ein Zustand, der angeboren war, ließ sich nicht verhindern, sondern bestenfalls lindern.

Bezog man andererseits den elterlichen Erziehungsstil in die Ätiologie (Ursachenforschung) dieses Syndroms mit ein, stellte man die Kinderpsychiater dezidiert ins Zentrum des Familienlebens und schrieb ihnen eine Rolle zu, die möglicherweise einflussreicher war als die der Eltern selbst – indem sie zugunsten des Kindes therapeutisch eingriffen. Aus leicht ersichtlichen Gründen fand diese Sicht des Problems bei Kanners psychoanalytisch ausgerichteten Kollegen mehr Anklang, denn für sie wurde der Autismus zur idealen Plattform, um ihre neuesten entwicklungspsychologischen Theorien zu propagieren.

Kanners Agnostizismus in dieser Frage war angesichts seiner Herkunft und seiner Ausbildung sowohl strategisch als auch unvermeidlich. Nach allen Seiten offen zu bleiben entsprach ganz dem vernünftigen, nichtdogmatischen Meyer'schen Ansatz. Und es war auch die politisch opportune Entscheidung, zumal zu jener Zeit die vorherrschenden Winde in der amerikanischen Psychiatrie aus einer entschieden freudianischen Richtung wehten, teils weil gerade so viele Freudianer nach der Vertreibung aus Europa an den Gestaden Amerikas gelandet waren. Nicht berücksichtigt wurde in seiner Kalkulation die Tatsache, dass die Eltern der Patienten zu Unrecht einen hohen Preis bezahlen mussten, falls sich seine Theorie über sie als falsch erweisen sollte. Kanner ließ die Frage offen und hoffte, das Interesse anderer Forscher zu wecken, die ihm helfen konnten, die Antwort zu finden.

Tragischerweise unterlief Kanner noch eine weitere Fehldeutung seiner Daten, die zur Folge hatte, dass in den folgenden vier Jahrzehnten das

Interesse an der Autismusforschung insgesamt begrenzt blieb. Bei der Spekulation darüber, wie häufig sein Syndrom auftrat, erklärte er, es sei »recht selten«; allerdings räumte er ein, dass einige der betroffenen Kinder möglicherweise als geistesschwach oder schizophren eingestuft worden seien.

Angesichts der Zahl ähnlicher Fälle, die bereits in der Literatur über Kindheitsschizophrenie ans Licht gekommen waren, und eingedenk der Tatsache, dass fast alle seiner Patienten zuvor als geistesschwach diagnostiziert worden waren, war seine Überlegung mehr als begründet, dass weitere Autismusfälle aufgedeckt werden würden, wenn man Kinder mit diesen Diagnosen neu beurteilte. Sein Beharren darauf, dass sein Syndrom nur selten auftrete, war also entschieden verfrüht. Kanner war damals einer von sehr wenigen Kinderpsychiatern im Land und hatte bereits dreizehn Fälle gesehen, die dem Muster entsprachen (die ursprünglichen elf sowie zwei zusätzliche, die er in einer Fußnote erwähnte), und er sollte schon bald sieben weiteren begegnen.[10] Hinzu kam Folgendes: Familien mit beschränkten Mitteln, die es sich gar nicht leisten konnten, bei Kinderärzten, Psychologen und Neurologen die Runde zu machen, bis sie zu einem Spezialisten wie ihm verwiesen wurden, waren noch überhaupt nicht auf seinem Bildschirm.

Und noch eines: Wenn das Syndrom weniger offensichtliche Formen der Behinderung aufwies – wie es bei den meisten Entwicklungsstörungen der Fall ist –, so waren Kanner diese wahrscheinlich allesamt entgangen, denn sein Überweisungsnetzwerk war so angelegt, dass er nur die schwierigsten Fälle zu sehen bekam. Nach der Veröffentlichung seines Lehrbuchs fühlten sich die Kinderärzte an der Klinik befähigt, mit weniger gravierenden Fällen selbst fertig zu werden, indem sie die Hilfe eines ausgedehnten Netzes von sozialen Einrichtungen in Anspruch nahmen. Zu der Zeit, als Kanner Donald zu sehen bekam, musste nur jedes zehnte der Kinder, die in der Harriet-Lane-Klinik untersucht wurden, an einen Psychiater überwiesen werden, und von diesen wurden nur jene Fälle, die als »zu kompliziert« oder »zeitraubend« erachtet wurden, zu Kanner oder einem seiner Mitarbeiter geschickt.[11]

Im Grunde saß Kanner an der Spitze einer Pyramide, in der alle bis auf die am stärksten behinderten Kinder der am besten vernetzten Familien

Amerikas herausgefiltert werden sollten. Es überrascht nicht, dass das Syndrom dem Psychiater Kanner aus dieser eingeschränkten Perspektive als ausgesprochen selten und auffallend gleichförmig erschien. Die weniger stark ausgeprägten Fälle unter den 200 Kindern, die Asperger in Wien zu sehen bekam, hätten es wahrscheinlich auch nicht an die Spitze dieser Pyramide geschafft. Wirklich überraschend ist jedoch, wie weit Kanner zu gehen bereit war, damit auch andere Forscher sein Syndrom als außergewöhnlich selten und gleichförmig ansahen, selbst nachdem bereits gegenteilige Hinweise sichtbar geworden waren.

## II

Drei Monate nachdem Kanners Abhandlung in *The Nervous Child* erschienen war, erhielt der Autor einen bissigen Brief von Louise Despert, die seine Behauptung infrage stellte, das von ihm dargestellte Zustandsbild sei »einzigartig« und »bislang nicht beschrieben worden«.[12] Hatte er ihre Schriften nicht gelesen? »Mir scheint, der größte Beitrag dieses Artikels besteht in der gründlichen, genauen und erhellenden Beschreibung klinischer Fälle«, schrieb sie. »Wenn es mir erlaubt ist, erhebe ich jedoch Einspruch gegen die Prägung neuer Begriffe für Einheiten, die bereits früher geschildert wurden, wenn auch nicht so sorgfältig.«

Sie hatte nicht unrecht. Kanner hatte versucht, potenzielle Konkurrenten zu überlisten, indem er vorgab, es gebe gar keine. Sein beiläufiger Hinweis darauf, dass Kinder die »Fehldiagnose« Schizophrenie erhielten, war besonders unerhört, weil sich viele von Desperts Fallbeschreibungen weit mit seinen eigenen überschnitten. Seine Behauptung, er habe etwas bislang Einzigartiges beschrieben, ließ sich nur durch den Hinweis darauf rechtfertigen, dass sein Syndrom bereits von Geburt an in Erscheinung trat – während Despert sich mit relativ willkürlichen Kategorien des Ausbruchs beschäftigte.

Auf beiden Seiten dieser Kluft bestanden zahlreiche Probleme. Konnte man von einem Jungen wie Desperts Patienten S. K. – der sich nur mit sehr wenigen Wörtern ausdrückte, aber eine überdurchschnittliche Fähigkeit besaß, sich Wörter zu merken und diese auf mechanische Weise zu verwenden, und mehr als 100 Kinderreime auswendig kannte – wirklich sagen, er habe sich vor seiner Regression normal entwickelt? (Despert räumte ein, dass all dies auf »bereits bestehende Anpassungsschwierigkeiten« bei S. K. hindeutete.[13]) Konnte Kanner zu Recht behaupten, sein Syndrom sei bereits von Geburt an in Erscheinung getreten, wo doch seine Patienten im Durchschnitt fünf Jahre alt waren, als er sie zum ersten Mal sah? (Die Antwort lautete Nein. 1955 nahm er seine Behauptung zurück: »Das Fallmaterial wurde um eine Reihe von Kindern erweitert, die sich wie verlautet in den ersten 18 bis 20 Monaten normal entwickelten.«[14]) Offensichtlich waren die Grenzen zwischen Kanners »einzigartigem« Syndrom und dem, was andere Kliniker als »Kindheitsschizophrenie« bezeichneten, verschwommener, als er es erscheinen lassen wollte.

Kanners verzerrende Darstellung mag erklären, warum sein Aufsatz anfangs überraschend wenig Zugkraft besaß. In seiner typisch vollmundigen Art beteuerte er später, »er weckte sofort die Aufmerksamkeit des Berufsstandes«, räumte aber auch ein: »Die ersten Reaktionen auf das Thema erschienen erst etliche Jahre später im Druck.«[15] (Einzige Ausnahme war Muncies begeisterte Rezension, in der aber nicht erwähnt wurde, dass seine eigene Tochter an der Studie teilgenommen hatte.) In Wahrheit erschienen in den folgenden zehn Jahren nur zwei Artikel zu dem Thema, die nicht von Kanner stammten, während die Masse an Forschung über Kindheitsschizophrenie einer eigenen kommentierten Bibliografie in Buchlänge würdig war.[16]

Im Jahr 1946 beschrieb Lauretta Bender, die Leiterin der Psychiatrie am New Yorker Bellevue Hospital, 100 Kinder, bei denen eine früh aufgetretene Schizophrenie diagnostiziert worden war und die einige Verhaltensmuster aufwiesen, die inzwischen als klassische Anzeichen von Autismus gelten, darunter Rotieren, Selbststimulation, Echolalie und ein anscheinend vollkommenes Ausblenden anderer Menschen.[17] Bender erklärte, dieses Zustandsbild wirke sich auf jeden Aspekt des Geistes und des Körpers aus, einschließlich Nervensystem und Verdauung. Sie merkte aber auch an, dass selbst einige der massivst behinderten Kinder – »unterentwickelt, infantil im motorischen Spiel, körperlich unselbstständig, gleichgültig gegenüber ihren Exkreten und ihrer Kleidung, der eigenen Identität nicht bewusst, unartikuliert bis zum Mutismus und unfähig, sich in Schule und Gesellschaft anzupassen« – zu »früh entwickelter Kreativität« und »picassoartigen Experimenten« in Musik und bildender Kunst fähig seien. Im Grunde entsprach Benders Schilderung der Kindheitsschizophrenie eher Aspergers und Frankls Beschreibungen autistischer Psychopathie als Kanners verengter Sicht seines Syndroms.

Vergleichbar mit der »Autismus-Epidemie«, die vier Jahrzehnte später ausbrechen sollte, verzeichnete auch die Kindheitsschizophrenie ab der Mitte des 20. Jahrhunderts einen starken Anstieg. Im Jahr 1954 sah Bender allein im Bellevue Hospital 850 junge Patienten mit dieser Diagnose, darunter 250 Fälle, die in den vergangenen drei Jahren neu hinzugekommen waren.[18] Das Bellevue Hospital war in dieser Hinsicht nicht einzigartig; zwischen 1946 und 1961 wurde jedes siebte Kind, das in das Langley Porter Neuropsychiatric Institute in San Francisco eingewiesen wurde, als »psychotisch« diagnostiziert, wobei in der Mehrzahl der Fälle die Krankheit vor dem dritten Lebensjahr aufgetreten war.[19]

In den Fallakten dieser Kinder wurden viele Verhaltensweisen beschrieben, die später dem typischen Erscheinungsbild des Autismus zugerechnet wurden, darunter »ritualisierte« Gesten, das Kreiseln von Gegenständen, strenge Vorlieben in der Ernährung (ein Kind »aß ausschließlich Spaghetti, die in einem speziellen Topf gekocht wurden«) und eine Begeisterung für das Zerlegen von Spielsachen und Haushaltsgeräten. Keiner dieser jungen Patienten wies Halluzinationen, Wahnvorstellungen oder andere plötzlich auftretende Symptome auf, die typischerweise mit dem Begriff »psychotisch« in Verbindung gebracht werden. Die meisten Kinder waren im sprachlichen Ausdruck behindert, besaßen ungewöhnliche sensorische Fähigkeiten und scheuten vor anderen Menschen zurück.

Die Erforscher der Kindheitsschizophrenie waren sich durchaus bewusst, dass das Krankheitsbild, welches sie studierten, keineswegs einheitlich war, sondern eine erstaunliche Bandbreite an Erscheinungsformen aufwies. »Die Vorstellung einer *Skala* des Schweregrads der Störung beziehungsweise die eines psychopathologischen Spektrums«, schrieb S. A. Szurek 1956, »entwickelt sich aus mehreren Gründen zu einem Konzept für uns, das unserer Erfahrung am ehesten entspricht.«[20]

Wenn Kanners Syndrom zu eng umrissen war, dann wies die Kindheitsschizophrenie im Grunde das gegenteilige Problem auf: Die Grenzen waren so unscharf, dass der Begriff zu viele unterschiedliche Patiententypen mit einschloss. Im Jahr 1958 berichtete Hilde Mosse von der Lafargue Clinic in Harlem, Kinder mit dieser Diagnose »füllten staatliche Anstalten und Schulen für Schwachsinnige«. Ihrer Meinung nach wurde die Diagnose der Kindheitsschizophrenie viel zu häufig erstellt, auch dann, wenn es sich um eine Psychose handelte.[21]

Kanner erkannte bereits früh die Zeichen der Zeit. Während er weiterhin behauptete, sein Syndrom sei ein eigenständiges Krankheitsbild, schob er es in der 1948 überarbeiteten Fassung seines Lehrbuchs klammheimlich in den Abschnitt über Schizophrenie. Ein Jahr später schwenkte er offiziell die weiße Flagge. »Der frühkindliche Autismus könnte als die frühestmögliche Manifestation der Kindheitsschizophrenie angesehen werden«, schrieb er im *American Journal of Orthopsychiatry*. »Ich halte es für unwahrscheinlich, dass frühkindlicher Autismus künftig von den Schizophrenien unterschieden werden muss.«[22]

Im Grunde versuchte Kanner, einen Waffenstillstand mit Forschern wie Despert und Bender auszuhandeln; wenn sie ihm sein seltenes, eng definiertes Syndrom ließen, würde er den Rest von Szureks »Spektrum« dem stetig wachsenden Feld der Kindheitsschizophrenie überlassen. Als Karriereschachzug ging dieses Kalkül auf. Kanner wurde damit belohnt, dass er bei Konferenzen über Schizophrenie referieren durfte und ein großes Interesse an seiner eigenen Arbeit erfuhr. Im Rückblick wird jedoch klar, dass dieser Waffenstillstand einen verborgenen Preis forderte. Von jenem Zeitpunkt an wurden die Begriffe »Autismus«, »Kindheitsschizophrenie« und »Kindheitspsychose« in der klinischen Literatur durchweg praktisch synonym verwendet (Kanners Sammelband mit Beiträgen zum Autismus erschien 1974 unter dem Titel *Childhood Psychosis*). Dies brachte Verwirrung in die Erforschung genetischer und biologischer Aspekte des Autismus, denn nahezu jedes Sample »autistischer« Patienten schloss zwangsläufig Kinder mit einem breiten Spektrum unterschiedlichster Krankheitsbilder ein. Und es machte genaue rückblickende Beurteilungen über die Verbreitung des Autismus in der Mitte des 20. Jahrhunderts so gut wie unmöglich, denn sehr viele Kinder wurden schließlich hinter anderen Etiketten versteckt.

Kanner versuchte, das Beste aus dem Trendwechsel in der Psychiatrie zu machen, und fügte sich auch dem Konsens seiner Kollegen hinsichtlich der Rolle der Elternschaft beim Autismus. Nach Adolf Meyers Emeritierung im Jahr 1941 wurde dessen bislang vorherrschende Schule der Psychiatrie in Amerika – die eher bestrebt gewesen war, »die Fakten« im Leben eines jeden Patienten aufzuspüren, als vereinheitlichte Theorien der Psyche aufzustellen – rasch von der Psychoanalyse verdrängt. Einer ganzen Generation von Gelehrten, die nur knapp der Vernichtung entgangen waren, erschien Kanners These, das Schicksal dieser Kinder sei bei ihrer Geburt besiegelt gewesen, fast wie ein Verrat an ihrem gesamten Berufsstand. Wenn der Autismus hingegen in gestörten Familiendynamiken wurzelte, bestand nach wie vor Grund zur Hoffnung.

Kanners Kapitulation vor seinen einflussreichen Kollegen erfolgte rasch und war ungeheuer brutal gegenüber den Eltern. Als die *Time* im April 1948 einen Artikel unter der Schlagzeile »Frostgeschockte Kinder: Schizoide im Windelalter«[23] brachte, war klar, dass er nicht kleinlich daran festhalten würde, dass sein Syndrom bereits bei der Geburt vorliege. Bei einem Vortrag vor Kollegen in New York diffamierte er die Eltern seiner Patienten als kalte Perfektionisten, die kaum Zeit hätten, ihre Kinder in den Arm zu nehmen, bevor sie ins Labor oder zur nächsten Vernissage eilten. Nicht, dass sie ihren Kindern schaden wollten, erklärte er; aber sie verständen unter verantwortungsvoller Elternschaft »jenen mechanisierten Service, wie er von einem übermäßig pflichtbewussten Tankstellenwart geleistet wird«. Und diese Kinder hätten sich von anderen Menschen abgewandt, weil sie in der Einsamkeit Trost suchten, nachdem man sie »feinsäuberlich in einen Kühlschrank gesteckt hatte, der sich nicht abtaute«.

Das Bild der »Kühlschrankmutter« prägte sich unauslöschlich in der allgemeinen Vorstellungswelt ein, doch nach Kanners Ansicht trugen Väter ebenso viel Schuld. Sein eifriger Protegé Leon Eisenberg veröffentlichte eine eigene Fallstudie über die Väter seiner Patienten. Und so hatte es fast den Anschein, als würde man zugeben, selbst geisteskrank zu sein, sobald man sein Kind zur Beurteilung in die Harriet-Lane-Klinik brachte. In vernichtendem Ton schilderte Eisenberg einen wohlhabenden Chirurgen, der »mit infizierten Gallenblasen, erkrankten Gedärmen oder Tumoren zu tun hatte und sich kaum oder gar nicht für den Menschen interessierte, in dem diese anatomischen Probleme angesiedelt waren«. Ein anderer Vater, so Eisenberg, lese mathematische Abhandlungen, bevor er »in unbeholfener Weise« mit seiner Frau schlafe, was diese unbefriedigt und gereizt mache. Eisenberg behauptete, diese Merkmale tauchten unter den Vätern in seiner Praxis »mit einförmiger Regelmäßigkeit« auf; als plastisches Beispiel nannte er einen Mann, der nach einer Zugentgleisung in einem umgekippten Eisenbahnwagen gefunden worden sei und Aufhebens um sein Manuskript gemacht habe.[24]

Im Jahr 1956 veröffentlichten Kanner und Eisenberg eine Zusammenfassung ihrer Forschungsarbeiten der vergangenen zwölf Jahre. Angeregt wurden sie zu dem Artikel durch eine Studie über Kindererziehungspraktiken in israelischen Kibbuzim, in denen »freundliche und zugewandte« Kindergärtnerinnen viele der Erziehungsaufgaben übernahmen, die traditionell den Eltern oblagen. Die Familien ihrer autistischen Patienten, so erklärten sie, glichen »umgekehrten Kibbuzim«. Diese Kinder würden im Allgemeinen von ihren eigenen Eltern erzogen, aber nicht in einer »warmherzigen, flexiblen, wachstumsfördernden Atmosphäre«. Vielmehr würden »körperliche Bedürfnisse rein mechanisch und nach Zeitplan erfüllt, gemäß den strengen Prinzipien eines naiven Behaviorismus, der auf Teufel komm raus angewandt wird.« Infolgedessen würden Kinder für »›perfektes‹ Verhalten, Pfiffigkeit, ›Selbstgenügsamkeit‹ und dergleichen belohnt« und nicht um ihrer selbst willen geschätzt. »Es mag ein Maßstab für die intellektuelle Begabung dieser Kinder sein, dass sie lange und wohlklingende Reihen sinnloser Wörter nachplappern konnten«, fügten sie hinzu, »doch es stellte umso deutlicher heraus, wie sehr man zu Hause solche nutzlosen Tätigkeiten betonte, die den Eltern als Quelle des Stolzes dienten.«[25]

Kanner unterließ es zwar, Behandlungsempfehlungen auszusprechen, doch seine Äußerungen führten zwangsläufig dazu, dass weithin ein therapeutischer Ansatz übernommen wurde, der auf eine jahrelange Psychoanalyse der Eltern und die Anstaltseinweisung des Kindes »zu seinem eigenen Wohl« hinauslief. Der bekannteste Verfechter dieser Herangehensweise – die in der Presse boshaft als »*Parentektomie*« (Entfernung von den Eltern) bezeichnet wurde – war ein weiterer Einwanderer aus Europa, der durch die Hintertür zur Psychiatrie gekommen war.

# III

»Genau so ist deine Mutter – kalt und hart«, erklärte der weltbekannte Direktor der Sonia Shankman Orthogenic School einem autistischen Jungen in seiner Obhut, während er auf eine steinerne Statue in der gepflegten Gartenanlage deutete. Die Schule, die der University of Chicago angeschlossen war, sollte das Gegenteil jener Örtlichkeiten sein, an denen der Direktor, Bruno Bettelheim, seinen eigenen Worten zufolge erstmals mit autistischem Verhalten konfrontiert worden war: der Konzentrationslager Dachau und Buchenwald, in denen er elf Monate lang inhaftiert gewesen war.

Die Wände der Schule waren mit Bildern übersät, die Bettelheim persönlich ausgewählt hatte. Die Kinder durften die Wände ihrer Zimmer in jeder beliebigen Farbe anmalen und aßen an leinengedeckten Tischen von feinstem Porzellan – was ihr Selbstwertgefühl und ihre Selbstbeherrschung stärken sollte. Die Türen waren verschlossen, aber nicht um die Kinder einzusperren, sondern um die Außenwelt fernzuhalten. Besonders die Mütter der Patienten wurden davon abgehalten, zu Besuch zu kommen. Die Kinder hingegen konnten kommen und gehen, wie sie wollten.

Bettelheim orientierte sich bei der Gestaltung dieses therapeutischen Milieus an August Aichhorn, der auch schon Erwin Lazar zur Einrichtung der Heilpädagogischen Abteilung in Wien angeregt hatte. Im Gegensatz zur Wiener Kinderklinik gründete die Orthogenic School jedoch auf den Prinzipien und Praktiken der Psychoanalyse. Die Schule sollte einem einzigen Zweck dienen – es den Kindern zu ermöglichen, den Prozess der Egoentwicklung (bei dem Bettelheim die Rolle des kollektiven Über-Ichs innehatte) noch einmal von Neuem zu beginnen, nachdem diese Entwicklung durch »toxische« (giftige, schädliche) familiäre Einflüsse behindert worden war. Hilfe und Anleitung boten ihnen dabei die Mitarbeiter der Schule, die zu einer Art Ersatzfamilie wurden.

Bruno Bettelheim, der Sohn eines Sägewerksbesitzers, wuchs in der Stadt auf, die er als »Freuds Wien« bezeichnete. Von der Psychoanalyse hörte er erstmals im Alter von vierzehn Jahren, und zwar von einem älteren Jungen namens Otto Fenichel, der bereits in Freuds Seminaren saß und später ein bekannter Analytiker wurde. Der junge Bettelheim ging so häufig wie möglich die steile Berggasse hinauf, weil in der Nummer 19 der berühmte Mann höchstpersönlich wohnte.[26]

Zunächst konnte er nicht verstehen, warum Freud ausgerechnet in einer so gesichtslosen Straße in solch einem trostlosen Viertel Wiens residierte. Später erklärte er es sich so: Die Berggasse, die in einem staubigen Gewirr von Trödelläden armer Juden begann und hoch oben auf dem Hügel bei der Universität endete, musste Freud wie eine Metapher für seinen eigenen Lebensweg vorgekommen sein. Das muss nicht unbedingt gestimmt haben, aber es war eine Mär, die den wirren Fäden der Realität Bedeutung verlieh. Solche symbolbefrachteten Erzählungen samt eigenen Ausschmückungen wurden später zu Bettelheims Markenzeichen.

Er schrieb sich an der Universität ein und promovierte schließlich in Kunstgeschichte (er erwarb keinen Doktortitel *summa cum laude* in Psychologie, wie er später behauptete). Als sein Vater 1926 an Syphilis starb, musste er seine Träume von einer akademischen Laufbahn aufgeben und den Familienbetrieb übernehmen.[27] Vier Jahre später heiratete er Gina Alstadt, eine kluge, hübsche, geistig unabhängige junge Frau, die ihn zwar unattraktiv, aber charmant und wortgewandt fand (Bettelheim war klein und hatte große Ohren und dicke Brillengläser). Schon kurz nachdem sie zusammengezogen waren, kriselte es in ihrer Ehe. Gina hasste die Angewohnheit ihres Mannes, nur die ersten und letzten paar Seiten eines Buches zu lesen und einige Seiten in der Mitte zu überfliegen und dann darüber zu dozieren, so als habe er es in Gänze gelesen.[28] Später gestand sie, ihn nie wirklich geliebt zu haben.

Teils wegen ihrer Unzufriedenheit mit ihrer Ehe begann Gina eine Psychoanalyse, der sich später auch ihr Mann anschloss. (Behandelt wurden sie von dem Analytiker-Ehepaar Richard und Editha Sterba). Damals reisten wohlhabende Leute aus aller Welt nach Wien, um ein paar Monate auf der Couch zu verbringen. Gina tauchte tief in die Psychoanalyseszene ein; sie besuchte Seminare bei Anna Freud und arbeitete als unbezahlte Lehrkraft an einer Montessori-Schule. Im Jahr 1932 bat Editha Sterba sie um Hilfe bei der Suche nach einer Schule für ein amerikanisches Mädchen namens Patsy, das furchtbar schüchtern zu sein schien. Als Gina die kleine Patsy kennenlernte, blickte das Mädchen verängstigt drein und verknotete zwanghaft die Finger. Um sie zu beruhigen, gab

Gina ihr ein paar Malstifte und war angenehm überrascht, als Patsy wunderschöne Tierbilder zeichnete. Sie empfand auf Anhieb Sympathie für dieses seltsame, stille und gequälte kleine Mädchen.

Gina dachte, Patsy könnte unter einer Art ernsthafter emotionaler Störung leiden, und fragte August Aichhorn um Rat. »Wenn man nicht genau bestimmen kann, ob ein Kind gestört ist oder nicht, fragen Sie einfach andere Kinder nach deren Meinung«, erklärte er ihr. Gina stellte fest, dass Patsy im Kreis von Gleichaltrigen als Fremde abgelehnt wurde. Sie hatte lange Zeit erfolglos versucht, Bettelheim zu überreden, gemeinsam ein Kind zu haben, und so nahm sie Patsy bei sich zu Hause auf und behandelte sie mit der gleichen Hingabe, die sie einem eigenen Kind entgegengebracht hätte. Unter ihrer liebevollen Fürsorge lernte Patsy lesen und schreiben und wurde entspannter und geselliger. Es ist zwar unklar, unter welcher Art von Schwierigkeiten Patsy genau litt, doch Bettelheim deklarierte diesen Fall später als seine erste Erfolgsgeschichte in Sachen Autismus und schrieb die positive Entwicklung des Mädchens sich selbst zu, obwohl sie im Grunde das Verdienst seiner Frau war.

Am 28. Mai 1938 wurde Bettelheim auf Befehl aus Berlin verhaftet und mit dem Zug nach Dachau verfrachtet, weil er Jude war und sich für die Unabhängigkeit Österreichs einsetzte. Gina war bereits in die Vereinigten Staaten geflohen, doch der Visumsantrag ihres Mannes war in der Bürokratie untergegangen.

Willkürliche Gewalt und Folter – physischer und psychischer Art – gehörten im Lager zum Alltag. Bettelheim versuchte, den Verstand nicht zu verlieren, indem er seine Interpretationsgabe nutzte, um die erlebten Schrecknisse zu begreifen. Er befragte seine Mithäftlinge, hörte sich deren Lebensgeschichten an und prägte sich alle Details ein. Er folgte dem Rat eines alten Kommunisten, der vier Jahre lang im Lager überlebt hatte, und aß die ekelhafte Suppe, die die Nazis den Gefangenen vorsetzten, mit Genuss, weil dieser Genuss ihm *nicht befohlen* werden konnte, sondern eine bewusste Bekundung seiner Willensfreiheit war.

Bettelheim setzte auch die Lektionen um, die er in seiner Psychoanalyse gelernt hatte. Er beobachtete intensiv seine eigenen emotionalen Reaktionen auf die entmenschlichenden Routinen des Lagers und verfolgte die Persönlichkeitsveränderungen bei seinen Mithäftlingen, die durch den surrealen Charakter ihres Daseins immer mehr aus dem Gleichgewicht gerieten. Er sah, wie ehrliche Menschen zu Lügnern und starke Männer zermürbt wurden und als weinende Hysteriker endeten. Bettelheim glaubte, er könne seinen Stolz und sein Selbstgefühl als menschliches Wesen bewahren, indem er diese Dinge wahrnahm und sinngebende Erkenntnisse daraus ableitete, anstatt sich einfach dem Prozess auszuliefern.

Ganz besonders erschüttert war er von dem mitleiderregenden Verhalten der ausgemergelten Gefangenen, die als »Muselmänner« bezeichnet wurden, weil sie sich plötzlich auf den Boden legten, wie Muslime zum Gebet. Sie schienen ihren Lebenswillen völlig verloren zu haben und in einen Zustand der Taubheit, Teilnahmslosigkeit und Apathie verfallen zu sein. Er beobachtete, dass viele dieser Häftlinge starben, kurz nachdem sie diesen Punkt erreicht hatten, so als seien sie seelisch erloschen, bevor sie körperlich verendeten. In den langen Schlangen zur Kantine, Dusche und Latrine trotteten sie wie Geister vor sich hin und konnten kaum einen Fuß vor den anderen setzen.

Am 14. April 1939 hörte Bettelheim, wie nach dem Morgenappell seine Nummer aufgerufen wurde. Er sollte sich bei der Verwaltung melden. Er fürchtete, hingerichtet zu werden, erfuhr jedoch, dass er noch am selben Tag aus dem Lager entlassen werden sollte, weil sich Verwandte und einflussreiche Freunde über das Außenministerium nachdrücklich für seine Freilassung eingesetzt hatten. (Später prahlte er, Eleanor Roosevelt habe persönlich zu seinen Gunsten eingegriffen; dies ist aber nicht belegt.) Die SS-Männer erklärten ihm, er habe das Land binnen einer Woche zu verlassen, sonst werde er erneut verhaftet oder erschossen.

Bettelheim traf Anfang Mai mit einem Dampfer in New York ein, wo Gina ihm mitteilte, dass ihre Ehe beendet sei. Bald darauf zog er nach Chicago, wo er ganz neu anfing und dabei nötigenfalls seine Biografie ausschmückte. Aus seinem Doktortitel in Kunstgeschichte machte er einen Doktortitel in Psychologie. Bisweilen hatte er zwei oder drei Studienabschlüsse in verschiedenen Fächern vorzuweisen, alle *summa cum laude*. Patsy war sein Spezialprojekt gewesen; im Lauf der Jahre wurden aus ihr mehrere autistische Kinder, die er angeblich bei sich aufgenommen und völlig verwandelt hatte. Er verfügte über eine vollständige Ausbildung in Psychoanalyse und Freud selbst hatte ihn als »genau den Mann gepriesen, den wir brauchen, damit die Psychoanalyse sich entwickelt«. (Näher an Freud war er indes nicht herangekommen als auf seinen Spaziergängen durch die Berggasse.) Die Jahre in Österreich und seine frühere Identität als Schlemihl wurden aus seiner Erinnerung gestrichen. Wer würde es wagen, die Wahrhaftigkeit eines KZ-Überlebenden infrage zu stellen?

Er setzte seinen persönlichen Charme und seine Gabe für strategische Konfabulation ein, um als Direktor der Orthogenic School eingestellt zu werden. Die Schule befand sich damals selbst im Umbruch. Sie war 1912 gegründet worden, damit Medizinstudenten des Rush Medical College Untersuchungen an Kindern mit »fragwürdiger geistiger Verfassung« durchführen konnten. Später wurde sie der University of Chicago angeschlossen und widmete sich der Analyse und Behandlung von Kindern mit einem breiten Spektrum von »Anpassungsschwierigkeiten« – im familiären, sozialen und schulischen Bereich. Die Schule war eine ideale Plattform für Bettelheim, um seine Versionen der psychoanalytischen Theorie und der Egopsychologie in die Praxis umzusetzen und die einflussreiche Gestalt zu werden, die er immer hatte sein wollen.

Kurz bevor er den Posten antrat, veröffentlichte er eine Betrachtung über das Verhalten von Gefangenen in Dachau und Buchenwald mit dem Titel »Individuelles und Massenverhalten in Extremsituationen«. Hätte er diese Schrift als persönliche Memoiren verfasst, wäre sie wahrscheinlich nie in einer Fachzeitschrift abgedruckt worden; daher legte er sie als Werk eines hochqualifizierten unabhängigen Forschers an, der zufälligerweise das Quartier mit seinen Probanden geteilt hatte. Er behauptete, zur Erhebung seiner Daten mehr als 1500 Häftlinge befragt zu haben, was allerdings sehr unwahrscheinlich ist. Der Aufsatz wurde mehrfach in Laienpublikationen nachgedruckt und auch von einigen wichtigen Persönlichkeiten wie Meyer Schapiro, Theodor W. Adorno und Dwight D. Eisenhower beachtet und gewürdigt.[29]

Bettelheim beschrieb die soziale Struktur des KZs als ein Laboratorium für ein diabolisches Experiment, mit dem die idealen unterwürfigen Bürger der nationalsozialistischen Gesellschaft hervorgebracht werden sollten, indem Erwachsene gezwungen wurden, in primitive, kindliche Zustände zurückzufallen:

> Die Gefangenen entwickelten Verhaltensweisen, wie sie für das Säuglingsalter oder die frühe Kindheit charakteristisch sind. [...] So sahen sich die Gefangenen zum Beispiel gezwungen, sich selbst zu beschmutzen, denn die Defäkation war im Lager strikt reguliert. [...] Gefangene, die im Verlauf des Tages »austreten« wollten, mussten die Erlaubnis dazu von einer der Wachen einholen. Es schien, als sollte die Reinlichkeitserziehung ein zweites Mal wiederholt werden. Auch schien es den Bewachern eine gewisse Befriedigung zu bereiten, den Besuch der Latrine zu gestatten oder zu verweigern. [...]
>
> Die Gefangenen lebten, auch darin Kindern ähnlich, nur in der unmittelbaren Gegenwart; sie büßten ihr Zeitgefühl ein; sie verloren die Fähigkeit, in die Zukunft hinein zu planen; und sie wurden unfähig, auf unmittelbare Lustbefriedigung zugunsten späterer größerer Befriedigungen zu verzichten.[30]

Bettelheim sah im Verhalten autistischer Kinder im Grunde dasselbe Phänomen auf einer individuellen Ebene. Was Kanner als »Kühlschrank« bezeichnet hatte, war für Bettelheim das Konzentrationslager. Und die Mutter war der Kommandant.

Die allgemeine Begeisterung für die Psychoanalyse erreichte damals ihren Höhepunkt. Und so wurde Bettelheim durch seine Arbeit an der Orthogenic School, seine Bücher wie *Liebe allein genügt nicht* und *So können sie nicht leben*, durch seinen echten Wiener Akzent und seine paternalistische Art zu einer ungemein charismatischen Gestalt. In verschiedenen Artikeln für Mainstream-Magazine wie *Parents* und *Popular Science* äußerte er sich zu den unterschiedlichsten sozialen Themen, vom Einfluss des Antisemitismus auf Kinder bis zur Kunst Schizophrener.

Als die Ford Foundation der Orthogenic School 1956 für eine fünfjährige Studie über Autismus einen Förderbetrag in Höhe von 342 500 Dollar gewährte, war Bettelheim auf dem Weg, der erste prominente »Seelenklempner« in Amerika zu werden. Bettelheim hatte in seinem Förderantrag den Aufsatz von Kanner zitiert; und das Konzept des Autismus, das in der Schule angewandt wurde, beruhte auf Kanners Fallbeschreibungen von 1943 und dessen Kommentaren über die Rolle von »Kühlschrankeltern«. »Wir waren der Meinung, autistische Kinder seien im Allgemeinen anmutig, vielleicht überdurchschnittlich intelligent und ohne Anzeichen organischer Schäden«, erinnerte sich Jacqueline Seevak Sanders, die 14 Jahre lang Bettelheims Assistentin war und später die Leitung der Orthogenic School übernahm.[31] Zwar gingen viele Mitarbeiter insgeheim von der Möglichkeit aus, dass die Kinder doch irgendeine Art angeborener neurologischer Abweichung aufwiesen, die sie ungewöhnlich anfällig für die psychischen Einflüsse ihrer Umgebung machten, doch in der Praxis stützten sie sich auf den Glauben, die Hauptursache für Autismus sei schlechte Elternschaft und jahrelange Milieutherapie könne eine vollständige Heilung bewirken.

Diese Annahme wurde einfach nicht infrage gestellt, zumindest nicht in der Öffentlichkeit. Der führende psychoanalytische Theoretiker in Amerika, David Rapaport, der dem Evaluationsteam der Schule angehörte, glaubte daran. Der bekannte Entwicklungspsychologe Erik Erikson, der der Schule einen Besuch abstattete, unterstützte die These. Und was vielleicht am schwersten wog: Die Eltern, die ihre Kinder zu Bettelheim brachten, waren ebenfalls davon überzeugt, »ihre Behandlung des Kindes hätte das Problem verursacht«, wie Sanders es formulierte. Die Eltern lieferten auch Verlaufsgeschichten, die diese Ansicht zu bestätigen schienen. Es war ein geschlossener Kreis. Forschungsarbeiten, die auf eine organische Ursache hindeuteten – etwa Benders Schriften über Kindheitsschizophrenie –, wurden von den Psychoanalytikern, die sich eifrig in das Feld gedrängt hatten, einfach ignoriert.[32]

Den jungen Psychologen und Beratern (meist Frauen), die an der Orthogenic School am engsten in das Alltagsleben der Kinder eingebunden waren, bot sich hier ein ungeheuer anregender Berufseinstieg. Wie Kanner einst in Yankton setzte auch Bettelheim viele Reformen durch, um die von ihm übernommene Einrichtung menschlicher zu machen. Er ließ die Türschlösser auswechseln, sodass ein einziger Schlüssel überall passte und die Therapeuten weniger wie Gefängniswärter mit dicken Schlüsselbünden am Gürtel aussahen.[33]

Er nahm die schwarzen Vorhänge von den Fenstern und ersetzte sie durch hübsche Gardinen; das EEG-Gerät und der Chirurgentisch wurden gegen eine Tischtennisplatte ausgetauscht. Bettnässende Kinder sollten nicht länger bestraft oder beschämt werden, und er riss in der Toilette persönlich die Tabelle von der Wand, auf der die Verabreichung von Abführmitteln dokumentiert wurde. Die Gestaltung der Einrichtung sollte den psychischen Bedürfnissen der Kinder dienen, nicht der logistischen Bequemlichkeit der Belegschaft. Statt in anstaltstypischen Stockbetten, schliefen die Kinder in eigens gefertigten Holzbetten mit passenden Nachttischchen. An der Wand hingen ihre eigenen Zeichnungen.[34] Sanders schilderte ihre Zeit dort in rosigen Farben. »Dies war charakteristisch für die Atmosphäre in der Schule: Geniale Köpfe arbeiteten mit größter Hoffnung in einem neuen Grenzgebiet von größter menschlicher Bedeutung.« Ähnlich äußerten sich viele weitere ehemalige Mitarbeiter.

Richard Pollak stellte das Leben in der Schule in seiner Bettelheim-Biografie, *The Creation of Dr. B.*, düsterer dar; er schilderte den Direktor als despotischen Tyrannen, der Kinder wegen geringer Verfehlungen schlage, mit dem Gürtel auspeitsche und übel beschimpfe. Der ehemalige Schüler Ronald Angres, der von Bettelheim als autistisch diagnostiziert worden war, schrieb, dass er in seinen zwölf Jahren an der Schule ständig mit der Angst gelebt habe, das Quietschen der Kreppsohlen des Direktors im Schlafsaal zu hören.[35]

Neben seinem Gebaren in der Schule bestand der größte Schaden, den Bettelheim einer ganzen Generation autistischer Kinder und deren Familien zufügte, darin, Kanners Theorien toxischer Elternschaft in der Populärkultur sogar noch stärker zu verbreiten, als Kanner selbst es vermochte. Bis auf ein gelegentliches Zitat in der *Time* waren Kanners Kommentare weitgehend auf Fachzeitschriften beschränkt. Bettelheim hingegen äußerte sich in den 1960er-Jahren überall; er veröffentlichte Artikel in *Harper's Magazine* (»Das Werden einer Frau«), *Redbook* (»Warum sich arbeitende Mütter schuldig fühlen«), *The New York Times Magazine* (»Kinder müssen lernen Angst zu haben«), *Life* (»Warum fängt der Mensch an zu hassen?«) und im *Ladies' Home Journal*, in dem er eine eigene Kolumne hatte. In den denkbar klarsten Begriffen unterbreitete er seine Version der kannerschen Theorie in seinem Buch *The Empty Fortress* (auf Deutsch unter dem Titel *Die Geburt des Selbst* erschienen), das aus seinen Zwischenberichten an die Ford Foundation bestand und ein Bestseller wurde. Der verursachende Faktor beim frühkindlichen Autismus sei der Wunsch eines Elternteils, dass das Kind nicht existieren möge, schrieb er. Werde ein Kleinkind verlassen, bevor es sich selbst versorgen kann, sterbe es. Werde es emotional alleingelassen, entwickle es sich zum Autisten.[36]

Das Buch wurde begeistert aufgenommen und war für viele Laien der erste Einstieg in das Thema. Eliot Fremont-Smith von der *New York Times,* für den Autismus »eine Krankheit, im Grunde ein Selbstmord der Seele« war, bezeichnete *The Empty Fortress* als »ein außergewöhnliches Buch« und eines der besten Sachbücher des Jahres. Es war eigentlich Bettelheims Mitteilung an die Ford Foundation, dass er sein Geld wert gewesen sei. Er konstatierte »gute« beziehungsweise »befriedigende« Ergebnisse bei 92 Prozent der sprechenden Kinder in seiner Auswahl und behauptete, die 17 Kinder, deren Verbesserung als »gut« bezeichnet wurde, könnten im Grunde als »geheilt« betrachtet werden.

Die Belegschaft hinter der hellgelben Tür der Orthogenic School wusste jedoch, dass Bettelheims Aussagen bestenfalls übertrieben waren. Sanders gab später zu, Bettelheim habe dick aufgetragen, »sodass der Erfolg sowohl qualitativ als auch quantitativ größer erschien, als er tatsächlich war«. Die Behandlung der ersten Gruppe von elf autistischen Kindern, die 1958 endete, glich nicht einmal annähernd so etwas wie einer Heilung. In keinem der Fälle sei die Behandlung in dem Sinn »erfolgreich« gewesen, dass die Hoffnung bestanden habe, das Kind könnte irgendwann einmal selbstständig leben, berichtete sie. »Für uns bedeutete dies ein Scheitern, denn wir glaubten, dass jedes in die Orthogenic School eingewiesene Kind das Potenzial besaß, ein erfülltes und eigenständiges Leben führen zu können. Ich und wohl auch meine Mitarbeiter sahen dies als unser eigenes Scheitern an.« Bedeutsamerweise fügte sie hinzu: »Wir betrachteten dies nicht als Beweis dafür, dass wir vielleicht mit den falschen Prämissen gearbeitet hatten.«[37]

Sanders behauptete, bei einigen der autistischen Kinder, die später in die Schule eingewiesen wurden, merkliche Verbesserungen festgestellt zu haben, was ermutigend gewesen sein dürfte, wenn man bedenkt, dass die Betroffenen im Durchschnitt zehn Jahre lang in einem Milieu verweilten, das vollständig auf ihr Wohlergehen ausgerichtet war. Als Sanders in den 1970er-Jahren selbst die Leitung übernahm, wurde sie »sehr zurückhaltend«, solche Kinder aufzunehmen, weil sie nicht mehr glaubte, dass der Mitarbeiterstab »für sie die gleichen Ziele verfolgen konnte« wie für die anderen Schüler. Sie bedauerte zutiefst, dass die Kinder, die nicht in Bettelheims heroischer Heilsgeschichte auftauchten, wieder in geschlossene Anstalten geschickt wurden. Der Ansatz zur Behandlung autistischer Kinder an der Orthogenic School beruhte zwar auf einem komplexen Geflecht aus Fehlannahmen und Fantasiegespinsten, das den Eltern unsägliches Leid zufügte, doch die Kinder wurden dort im Allgemeinen besser behandelt – zumindest von Bettelheims Mitarbeitern – als in den brutalen Anstalten, die die Schule ersetzen sollte.

## IV

Landete ein Kind mit der Diagnose Autismus oder Kindheitsschizophrenie in einer staatlichen Anstalt, wurde es nicht mehr wie ein Kind behandelt. Stattdessen bombardierte man es mit dem ganzen Arsenal an starken Medikamenten und Drogen sowie allerneuesten Methoden und experimentellen Behandlungen, das die Psychiatrie normalerweise den hartnäckigsten Fällen unter erwachsenen Psychotikern vorbehält.

Lauretta Benders bevorzugte Behandlungsweise am Bellevue Hospital waren Elektroschocks. Ihre jungen Patienten erhielten in der Regel 20 Schocks oder mehr; dies, so behauptete Bender, steigere ihren IQ, »stabilisiere« ihre EEGs, verbessere ihr Körperbild, mache sie insgesamt »normaler« und führe in einigen Fällen zu einem vollständigen »Abklingen«.[38] Zusätzlich zu Elektroschocks setzte Bender auch die Insulinschocktherapie sowie Metrazol ein, das Krämpfe und Zuckungen auslöst.

Weitere Arzneimittel, die Bender gegen »autistisches Denken« anwandte, waren Chlorpromazin und Prochlorperazin, Antipsychotika der ersten Generation, die berüchtigt dafür wurden, eine irreversible Tic-Störung hervorzurufen. Sie verabreichte auch Benzedrin, die klassische Aufputschpille der *Beat Generation,* die sie besonders nützlich fand bei autistischen Teenagern mit »sexuellen Gedanken«. Ihrer Meinung nach war ein weiteres Antipsychotikum, Reserpin, »eines der besten Arzneimittel« zur Behandlung von Kindern, trotz einer Reihe von Nebenwirkungen, darunter Albträume, Erbrechen und Selbstmordgedanken.

Vielversprechend war nach Benders Einschätzung auch LSD, das sie vom Pharmaunternehmen Sandoz unter dem Markennamen Delysid legal bezog. Sie gab 54 autistischen Kindern im Alter von 6 bis 15 Jahren zwei Monate lang jeden Tag Dosen des starken Halluzinogens. Sie berichtete, die Droge mache ihre Patienten bewusster, gesprächiger und »realitätsorientierter«; gleichzeitig beobachtete sie aber auch eine Verstärkung ihrer »verängstigten und depressiven Haltung«. Indem sie ihren Patienten täglich Delysid verabreichen, so erklärte sie, könne sie sie ihrer gewohnten Medikation an Beruhigungsmitteln entwöhnen.

In einer Zeit bevor Patienten aufgeklärt werden und einwilligen mussten, wurde Bender bei ihrer Behandlung praktisch nicht überwacht, vor allem auch, weil sie die Leiterin der Psychiatrie des Hospitals war. Sie musste die Pläne für ihre unkontrollierten Versuche nicht einmal zur Prüfung durch eine Ethikkommission vorlegen.

Unter den Kindern, die das Pech hatten, Probanden bei Benders Experimenten zu werden, war auch Guy Susann, der Sohn der bekannten Romanautorin Jacqueline Susann, die unter anderem den Erfolgsroman *Das Tal der Puppen* schrieb. In seinen ersten drei Lebensjahren war Guy ein anhängliches und verspieltes Kind gewesen, doch eines Tages musste sein Kindermädchen ihn vom Park nach Hause bringen, weil er grundlos angefangen hatte zu heulen. Sein verzagtes Greinen hielt bis zum nächsten Morgen an. Auf den Rat eines Kinderarztes hin brachten die Eltern den Jungen ins Bellevue Hospital, wo Bender ihn eine Woche lang einer Elektroschockbehandlung aussetzte, nach der er »empfindungslos, ausdruckslos, beinahe leblos« gewesen sei, wie der Vater, Irving Mansfield, in seiner Autobiografie schrieb.

Der kleine Junge sprach kein Wort mehr – mit einer einzigen erschütternden Ausnahme. »Wann wirst du wieder reden?«, fragte ihn seine gepeinigte Mutter eines Tages. »Wenn ich so weit bin«, antwortete Guy.

Die Eltern brachten den Jungen in einem Pflegeheim unter. Ihren Freunden erzählten sie, wegen seines Asthmas hätten sie ihn zu einem Spezialisten nach Arizona geschickt. Irving Mansfield führte den Drang seiner

Frau, wie am Fließband Reißer im Stil von *Die Liebesmaschine* und *Einmal ist nicht genug* zu produzieren, auf deren Befürchtung zurück, die Pflege ihres Sohnes würde sie arm machen.

Derweil legten neofreudianische Analytiker wie Rudolf Ekstein ihre Patienten gleich einmal für Jahre auf die Couch. Weil das »Spektrum« der Kindheitsschizophrenie viel offener war als Kanners Definition seines Syndroms, erhielten Kinder mit Merkmalen, die inzwischen als klassische Anzeichen von Autismus gelten, aber normal sprechen lernten, häufig diese Diagnose.[39]

Bei einer Konferenz der American Psychiatric Association in Atlantic City im Jahr 1952 beschrieb Ekstein solch ein Kind. Es war ein elfjähriger Junge namens Tommy, der seinen Therapeuten erzählte, er wisse mehr über Geologie und Biologie als seine Lehrer und träume davon, ein kluger und mächtiger Fünfsternegeneral zu werden, der eine Flotte von Raumschiffen befehligte. Ekstein beschrieb seine Fähigkeit zu zwischenmenschlichen Beziehungen als »beinahe gleich null«. Er gab Tommy den Beinamen »das Raumfahrtkind« und schlachtete ihn gewerbemäßig aus, indem er mehr als zehn Jahre lang wie am Fließband Artikel über ihn produzierte.[40]

Wie Bettelheim war auch Ekstein von der Wiener Schule geprägt. Ekstein wuchs in den 1930er-Jahren in der österreichischen Hauptstadt auf und diskutierte gern über Philosophie. Seine lange Psychoanalyse des »Raumfahrtkindes« offenbarte mehr über den entarteten Zustand des freudschen Vermächtnisses in den 1950er-Jahren als über die Psyche seines Patienten.

Ekstein spekulierte, dass Tommys frühreifes Interesse an Naturwissenschaften wahrscheinlich von »intensiven frühkindlichen sexuellen Traumata« herrühre, ausgelöst durch Verführung seitens seiner Mutter oder eines Kindermädchens. Er grübelte darüber nach, was die Erektionen des Jungen während seiner Sitzungen mit einem weiblichen Therapeuten bedeuten könnten. Das übergreifende Thema seiner Analyse lautete so: Tommys Fantasien von Weltraumfahrten spiegelten einen unbewussten Versuch, Abstand zwischen sich und seinen »zwanghaften« Eltern herzustellen. Zu diesen »sehr intensiven zerstörerischen Fantasien« angeregt werde Tommy, so mutmaßte Ekstein, durch sein Faible für Science-Fiction.

In den ersten Jahren seiner Analyse war Tommy in der Southard School für emotional gestörte Kinder in Topeka, Kansas, eingesperrt. Die Schule war der Menninger Clinic angeschlossen, die Judy Garland und Marilyn Monroe gelegentlich zum Entzug aufsuchten. Der Behandlungsansatz der Southard School wurde den Eltern als »Mischung aus Freud und Freundlichkeit« verkauft. Im Hintergrund drohte jedoch stets die Gefahr, in eine geschlossene Anstalt zurückgeschickt zu werden. (Ein junger Patient namens Dick wurde für drei Monate in die geschlossene Abteilung gesteckt, weil er »ausschließlich die Gesellschaft von Farbigen der Unterschicht« suchte.[41]) In den ersten Monaten von Tommys Analyse wurde versucht, seine Ängste etwa vor dem Überqueren einer Straße abzubauen. Ekstein bemerkte abfällig, dieser »verstörte kleine Junge« brauche im Grunde »einen persönlichen Schutzmann, der ihn vor dem Übel der Welt behütet«.

In den Mauern der idyllischen Einrichtung wurden Tommys Science-Fiction-Fantasien nur noch überspannter. Er erzählte seinem Therapeuten, er habe eine Zeitmaschine gebaut, mit der er zum Beginn des Lebens zurückreisen könne; und er sehe sich als Fisch, der von größeren Fischen gefressen zu werden drohe, wenn er nicht wegschwimme.

Tommy erklärte, er unternehme seine Zeitreisen, um in kritischen Augenblicken einzugreifen und sich vor der rätselhaften Heimsuchung zu bewahren, die dazu geführt habe, dass er seine Eltern enttäuschte. Ekstein vermutete jedoch, diese Fantasien ermöglichten es dem Jungen »seine Hilflosigkeit, seine Einsamkeit, seine Kastrationsangst und seine Ängste zu verdrängen – die Angst davor, verschlungen zu werden, zu sterben oder jemanden zu töten«. Wenn Tommy einen Ausdruck wie »Hunderte und Tausende von Lichtjahren« verwende, sei das im Grunde nicht naturwissenschaftlich gemeint, erklärte Ekstein seinen Kollegen in Atlantic City. Er verweise damit auf »psychische Probleme, die er nicht auf andere Weise ausdrücken konnte«. Als Tommy neue Phantasien darüber äußerte, sich auf eine Farm zurückzuziehen, um Dinosaurier zu züchten, und seine Therapeutin bat mitzukommen, wurde dies als kritischer Durchbruch in seiner Analyse bewertet.

Nach zwei Jahren in der Southard School durfte Tommy zu einer Pflegefamilie ziehen. Er entdeckte das Baseballspiel und gab sich auch hier den verwegensten Fantasien hin. Seinen Therapeuten gestand er jedoch, dass Baseballfantasien nicht so aufregend seien wie intergalaktische Schlachten im Kopf. Er beschloss aber, seine Fantasien sollten von nun an vor allem »logisch« und »wissenschaftlich« sein. Er wurde erwachsen, was selbst Weltraumkinder zu tun pflegen.

Er schrieb sich an einer Universität ein und belegte naturwissenschaftliche Kurse. Ekstein merkte an, dass die Pflegefamilie Tommys Verhalten auf eigene Weise verstehe und akzeptiere. Er sagte, die Eltern seien erfreut, ihn zu einem reifen und unabhängigen Menschen heranwachsen zu sehen, auch wenn er ihnen »schroff und distanziert« begegne und »vielleicht nie seine Dankbarkeit für ihre Bemühungen offen zeigen konnte«. Es bereite ihnen tiefe Befriedigung zu erleben, wie sich der Junge entwickle, und zu erkennen, wie sehr sie ihm bei seiner Veränderung geholfen hätten.

Als Tommy 23 Jahre alt war, hatte er 1236 Stunden Psychoanalyse hinter sich. Mit der Unterstützung seiner Pflegefamilie schloss er ein Physikstudium ab und unterrichtete an einem örtlichen College naturwissenschaftliche Fächer. Rudolf Ekstein bezeichnete ihn als einen »sympathischen, schüchternen und ein wenig verkrampften« jungen Mann, der immer noch ein Faible für Raumfahrt hege und sich am wohlsten in der Umgebung von Menschen fühle, die seine obskuren Interessen teilten.

»Ob seine bisherigen und künftigen Erfolge sowie unser eigener Fortschritt bei der Arbeit mit solchen Jugendlichen den ungeheuren Behandlungsaufwand und die Forschungszeit rechtfertigen, wissen wir nicht«, sinnierte Ekstein. Aber er verwarf den Gedanken, die ganze Zeit auf der falschen Spur gewesen zu sein, indem er Tommy zehn Jahre lang einer Psychoanalyse aussetzte. »Man kann Kinder wie ihn nicht erfolgreich behandeln«, folgerte er, »wenn man ständig die Frage beantworten muss, ob sich die Behandlung lohnt.«

Tommy (der sich inzwischen Tom nannte) gestand seinem ehemaligen Psychotherapeuten, dass er einen neuen Traum hege: Er wollte bei der Forschungsorganisation einsteigen, aus der später die NASA hervorgehen sollte. Mittlerweile war die Raumfahrt nicht bloß eine Fantasie für eigenbrötlerische Spinner. Die ganze Nation war davon besessen.

Die Psychiatrie einigte sich schließlich auf ein diagnostisches Etikett für das Zustandsbild von Menschen wie Tommy: *Asperger-Syndrom.* Aber Aspergers Arbeit, die außerhalb Europas nie eine große Leserschaft gefunden hatte, war praktisch in Vergessenheit geraten. Selbst die wenigen Kliniker, die seine Schrift in der deutschen Originalfassung lasen, gingen davon aus, dass Kanner irgendwie über sie hinweggesehen hatte.

Trotzdem tauchten immer mehr jener begabten Einzelgänger auf, über die Asperger geschrieben hatte, wie ein verlorener Stamm, der durch das Unterholz der Psychiatrie zog und gelegentlich von oben bemerkt wurde. Im Jahr 1953 beschrieben zwei Psychiater aus Pennsylvania, J. Franklin Robinson und Louis J. Vitale, eine Gruppe junger Patienten mit »begrenzten Interessenmustern« in einer Pflegeeinrichtung in Wilkes-Barre, dem Children's Service Center.[42] Diese Kinder interessierten sich meist für »ungewöhnliche Bereiche« wie Astronomie, Chemie, Busfahrpläne, Kalender und Landkarten. Sie verfügten über einen früh entwickelten Wortschatz und ungewöhnlich hohe Gedächtnisleistungen und begeisterten sich für Wissenschaften und Science-Fiction. Doch es fiel ihnen schwer, Freundschaften mit Gleichaltrigen zu schließen.

Ein Junge namens Tom interessierte sich bereits in der Grundschule für Chemie, weshalb sein Vater fürchtete, er »verkrieche« sich in Bücher. Um ihn geselliger zu machen, folgte ihm seine Mutter in die Schule und feuerte ihn an, mehr aus sich herauszugehen, was lediglich zur Folge hatte, dass er noch mehr ausgegrenzt wurde. Im Children's Service Center fing Tom an, sich Kenntnisse über Unternehmensfinanzierung, Nuklearphysik und Botanik anzulesen. Er machte lange Spaziergänge durch die Wälder, um sich die Namen der heimischen Pflanzen und Bäume einzuprägen. (Der Begriff »begrenztes Interessenmuster« bedeutete in Toms Fall anscheinend, dass sich der Junge für fast alles um ihn herum interessierte außer für die anderen Kinder, die ihn deswegen als »gruselig« oder »obergescheit« verspotteten.)

Bei seinem ersten Gespräch mit einem der Psychologen des Centers blickte Tom lebhaft auf, als er im Regal des Büros einen Bunsenbrenner entdeckte. »Haben Sie hier ein naturwissenschaftliches Labor?«, fragte er strahlend. Der Psychologe erklärte ihm, er müsse darüber nachdenken, warum seine Eltern ihn in eine Pflegeeinrichtung eingewiesen hätten. »Dies soll angeblich eine nette Schule sein«, erwiderte Tom freundlich. Der Psychologe erinnerte ihn daran, dass es keine nette Schule sei, sondern ein Heim für emotional gestörte Jugendliche. »Das ist es«, bestätigte der Junge mit einem Ton, der als »leer« bezeichnet wurde.

Ein Psychiater fragte einen anderen Jungen in dem Center, John, was er einmal werden wolle. John erwiderte, er interessiere sich für Astronomie und habe in der achten Klasse einen vierstündigen Vortrag zu dem Thema gehalten. Der Psychiater wollte mehr darüber erfahren. John fragte ihn nach den Namen der neun Planeten des Sonnensystems. Dem Psychiater fiel keiner ein, auch nachdem John ihm einen Tipp gab, einer sei nach dem griechischen Meeresgott benannt. John fühlte sich bald unwohl in dem Gespräch und fing an, Raumschiffe zu zeichnen. Nachdem er sich mehrere Monate in dem Center aufgehalten hatte, fragte ihn ein Mitarbeiter, wie es ihm gehe. »Viele Kinder wollen draußen spielen, aber ich will drinnen spielen«, antwortete er. »Sie wissen ziemlich viel über Cowboys. Ich weiß viel über Astronomie. Wir könnten ein wenig über beides wissen, aber das wurde nie geregelt.« Wenn Mitarbeiter versuchten, John in Spiele einzubeziehen, stahl er sich davon und hielt Vorträge über »die Geheimnisse der Planeten«, bei denen ihm die jüngeren Kinder eifrig zuhörten. Die Belegschaft attestierte John ein Verhaltensproblem.

Robinson und Vitale stellten fest, dass Kinder wie Tom und John üblicherweise die Diagnose Schizophrenie erhielten, in Wirklichkeit aber mit gewissen Abweichungen »an das Syndrom erinnern, das Kanner unter dem Begriff ›frühkindlicher Autismus‹ beschrieb«. Im Gegensatz zu den Ehepaaren Triplett und Muncie sprachen die Eltern dieser Kinder davon, in den ersten Lebensmonaten »normale Babies« gehabt zu haben; die Absonderlichkeiten wurden erst sichtbar, als die Kinder älter wurden und sich nicht mit Gleichaltrigen anfreundeten (und sich lieber mit Erwachsenen abgaben). Sie reagierten, im Gegensatz zu Kanners Patienten, auf der emotionalen Ebene normal auf andere Menschen, waren aber so sehr mit ihren besonderen Steckenpferden befasst, dass kein geselligerer Umgang aufkam. Robertson und Vitale machten die aufschlussreiche

Beobachtung, dass die Kinder diese Interessen anscheinend nicht verfolgten, um von anderen bewundert oder bestärkt zu werden, sondern weil sie von einem Wunsch nach innerer Befriedigung angetrieben wurden. Sie lernten freudig um des Lernens willen, wie bereits Asperger ein Jahrzehnt zuvor festgestellt hatte.

Und anders als Kanners Patienten lernten sie nicht verspätet sprechen und äußerten sich nicht in surrealen Phrasen, unverständlichen Neologismen oder Echolalie und sprachen auch nicht in der dritten Person von sich. Im Grunde waren sie für ihr Alter meist ausgesprochen wortgewandt, besonders wenn sie sich über die Themen ausließen, die sie faszinierten. Diese Kinder entzogen sich dem Austausch mit Erwachsenen im Center nur dann, wenn sie das Gefühl hatten, jene interessierten sich eigentlich gar nicht für das, was sie sagten.

In einem Nachwort behauptete Kanner, der Unterschied zwischen den von Robertson und Vitale beschriebenen Kindern und jenen mit seinem Syndrom bestehe darin, dass »in der autistischen Gruppe das begrenzte Interesse dem Kind häufig von den Eltern aufgedrängt wurde«. Er zitierte einen neueren deutschsprachigen Aufsatz über eine große Gruppe von Kindern in Tel Aviv, die »süchtig nach Lesen waren und keine anderen Interessen und Aktivitäten verfolgten«, und führte dieses Desinteresse an sozialem Austausch auf »mütterliche Überbehütung« zurück. Es war wieder ein geschlossener Kreis: Wenn sich ein Kind von sich aus für etwas Besonderes interessierte und nicht von den Eltern damit »vollgestopft« wurde, konnte es nicht wirklich autistisch sein – *q. e. d.*

Im selben Jahr versuchte Georg Frankl nach einer besonders enttäuschenden Konferenz über Kindheitsschizophrenie in Cleveland[43], seinen Kollegen zu erklären, was bei den endlosen Debatten über klinische Nomenklatur und toxische Elternschaft vergessen worden sei. Im Entwurf für einen Aufsatz über Autismus im Kindesalter, den er nie veröffentlichte, beschrieb er ein autistisches Wunderkind, ein erwachsenes schizoides Genie und ein Kind, das mit zwei Jahren plötzlich aufhörte zu sprechen, und erklärte, alle drei Fälle schienen ein Kontinuum zu bilden. »Wir wissen von diesem Kontinuum und wir können ein paar seiner allgemeinen Merkmale benennen«, schrieb er, »doch die meiste Forschungsarbeit auf diesem Gebiet liegt noch vor uns«.[44]

Weitere 25 Jahre sollten vergehen, bevor überhaupt damit angefangen werden konnte. In jener Zeit entwickelte sich unter Autismusforschern ein Konsens darüber, dass Kanner die Arbeit Aspergers deswegen nie erwähnte, weil die beiden völlig unterschiedliche Gruppen von Kindern beschrieben hatten – eine »hochfunktionale« (Asperger) und eine »niedrigfunktionale« (Kanner). Asperger hatte zwar klargestellt, dass er Kinder aller Behinderungsgrade (und auch Erwachsene) studiert habe, doch seine Schrift war noch nicht ins Englische übersetzt worden, und es war noch nicht allgemein bekannt, dass er sich absichtlich auf die »aussichtsreichsten« Fälle konzentriert hatte, um die Nazis zu beschwichtigen.

Im Jahr 1955 begann Kanner endlich selbst, die Schwankungsbreite innerhalb des Kontinuums zu erkennen, indem er seine ursprünglichen Patienten in einer Nachfolgestudie untersuchte. Selbst »niedrigfunktionale« Kinder konnten zu »hochfunktionalen« Erwachsenen werden, allerdings nur, wenn sie nicht dauerhaft in einer Anstalt untergebracht waren und die Möglichkeit hatten, ihre angeborenen Gaben zu entwickeln – so wie es Asperger bereits 1938 vorausgesagt hatte.

Einer von Kanners Patienten, Robert S., hatte im Alter von acht Jahren »zweifellos« die typischen Anzeichen von frühkindlichem Autismus aufgewiesen. Als er 23 war, hatte er jedoch zwei Jahre lang als Meteorologe in der Marine gedient, studierte Komposition, war glücklich verheiratet und hatte einen Sohn. »Einige seiner Werke wurden von Kammerorchestern aufgeführt«, berichtete Kanner wie ein stolzer Vater.[45] Seine Beschreibung eines anderen Jungen hätte direkt aus Aspergers Akten stammen können:

> Jay S., inzwischen 15, bereitete seinen Lehrern in den unteren Klassen, die außergewöhnlich verständnisvoll und entgegenkommend waren, erhebliche Schwierigkeiten. Er ging im Klassenzimmer umher, onanierte ungeniert und hatte Tobsuchtsanfälle. Er lernte sich anzupassen, schnitt in Mathematik unglaublich gut ab, wurde auf eine Begabtenschule geschickt und schließt nun die elfte Klasse mit Bestnoten ab. Er ist ein sonderbares Kind, ziemlich korpulent, sammelt Landkarten und Briefmarken und gibt sich kaum mehr mit Menschen ab, als unbedingt nötig ist,

> um eine oberflächliche Beziehung zu pflegen. Er erreichte einen Binet-IQ von nicht weniger als 150.

Ein dritter Junge hatte ein Stipendium der Columbia University erhalten, wo er sich in mathematischer Physik auszeichnete. Tragischerweise nahm sein Leben ein jähes Ende; er wurde von einem Auto überfahren, als er den New Yorker Broadway überqueren wollte.

Donald Triplett hatte sich inzwischen ebenfalls gemacht. Im Jahr 1942 brachten ihn seine Eltern auf einer Farm zehn Meilen von ihrem Haus unter, wo er sich in der Obhut eines freundlichen Ehepaars namens Lewis prächtig entwickelte. Drei Jahre später fuhr Kanner von Maryland nach Mississippi, um Donald auf der Farm zu besuchen.

> Ich staunte über die Weisheit des Ehepaars, das sich um ihn kümmerte. [...] Sie brachten ihn dazu, sein Faible für Messungen zu nutzen, indem sie ihn einen Schacht ausheben und dessen Tiefe ermitteln ließen. Als er anfing, tote Vögel und Käfer zu sammeln, gaben sie ihm einen Platz für einen »Friedhof« und ließen ihn Markierungen aufstellen; darauf vermerkte er einen Vornamen, die Tierart als Mittelnamen und den Namen des Farmers als Nachnamen, z.B. »John Schnecke Lewis. Geburtsdatum unbekannt. Gestorben (Datum, an dem er das Tier fand)«. Als er begann, Reihen von Mais immer wieder zu zählen, brachten sie ihn dazu, die Reihen zu zählen, während er sie pflügte. [...] Es war bemerkenswert, wie gut er mit dem Pferd und dem Pflug zurechtkam, besonders beim Wenden. Es war offensichtlich, dass Mr. und Mrs. Lewis ihn sehr mochten, aber auch auf freundliche Weise bestimmt waren. Er besuchte eine Landschule, an der seine Eigentümlichkeiten akzeptiert wurden und an der er gute schulische Fortschritte machte.

So wie Aspergers Team bei seinen Patienten, so hatte auch das Ehepaar Lewis herausgefunden, wie Donald seine autistische Intelligenz nutzen konnte, anstatt sein Faible fürs Zählen und Sammeln als pathologische Manie abzutun, die seine Eltern ihm aufgezwungen hätten. »Wenn ein Faktor ausschlaggebend ist, dann eine verständnisvolle und tolerante Aufnahme durch die Schule«, folgerte Kanner. »Jene unserer Kinder, die sich gebessert haben, erfuhren außergewöhnliche Rücksichtnahme seitens ihrer Lehrer.«[46]

Im Jahr 1958 erwarb Donald einen Bachelorgrad in Französisch und übernahm eine Anstellung in einer Bank. Er spielte vier oder fünf Tage in der Woche Golf in einem Country Club und hatte bei Regionaltournieren sechs Trophäen gewonnen. Er engagierte sich in einem Investorenkreis, einem Wohltätigkeitsverband und in seiner Kirchengemeinde. Er besaß zwei Autos, las gern, hörte Schallplatten und spielte Bridge. Seine Mutter klagte nur über eines: Sie wünschte, sie wüsste, wie ihr Sohn »im Innersten wirklich fühlt«.

Kanners Nachfolgestudie enthielt aber auch abschreckende Beispiele dafür, was aus einem Kind werden kann, das in vormundschaftlicher Pflege landet. Elaine C. entwickelte sich ein paar Jahre lang in einer Privatschule ganz gut. Ihr Vater berichtete von »ganz erstaunlichen Veränderungen« und beschrieb sie als »großes, kräftiges Mädchen mit klaren Augen«, das »sich fast über jedes Thema gut äußert« und »beinahe ein Elefantengedächtnis« besitze. Er war aber nach wie vor genervt von ihren »weitschweifenden« Plaudereien, ihrer »merkwürdigen Intonation« und »falschen Betonung« beim Sprechen. Daher brachte er sie in die staatliche Schule für Epileptiker und Geistesschwache in Letchworth Village außerhalb von New York City. Dort ging es rapide mit ihr bergab. Sie wurde fahrig und aggressiv und sprach in einer irrationalen und emotionslosen Weise. Sie rannte nackt durch die Stationen, knurrte wie ein Tier und schlug ihren Kopf gegen die Wand.

Die Anstalt von Letchworth wurde den Eltern als progressive und humane Einrichtung angepriesen, doch hinter der efeuberankten Fassade war sie ein übles Tollhaus. In den 1950er-Jahren, als Elaine dort untergebracht wurde, hatte man 4000 Jungen und Mädchen in triste Säle gepfercht, die nur für 1200 Patienten vorgesehen waren.[47] Ein Foto von Heimkindern, die für ein Weihnachtsspiel kostümiert waren, wirkt wie ein makabres Tableau des Illustrators Edward Gorey. Die grauenhaften Zustände wurden 1972 in einer Fernsehsendung von Geraldo Rivera aufgedeckt. Wie sich zeigte, war dies kein Einzelfall. In der staatlichen Anstalt Willowbrook auf Staten Island sah es ähnlich aus. Nach einem Aufschrei der Öffentlichkeit wurden beide Einrichtungen geschlossen. Für

Elaine war es zu spät. Sie überstand sechs Monate in Letchworth, bevor sie ins Hudson Valley State Hospital verlegt wurde, wo man sie mit Beruhigungsmitteln, Antipsychotika und anderen Drogen vollstopfte. Mit 39 Jahren konnte sie sich kaum ausdrücken, außer um unmittelbare Bedürfnisse zu artikulieren.

Ein ähnlich tragisches Schicksal ereilte Virginia S., die als Elfjährige Kanners ursprünglicher Gruppe angehört hatte. 1970 hielt auch sie sich in einer staatlichen Anstalt auf, in einer Station für »retardierte Erwachsene«. Das Personal berichtete, dass sie ihre »Grundbedürfnisse erfüllen konnte, aber nur, wenn man sie dazu aufforderte«. Zumindest ihre Betreuer hielten sie nicht mehr für taub; sie konnte genau verstehen, was man ihr sagte, und drückte sich mit Geräuschen und Gesten aus. Mit 40 verbrachte sie den ganzen Tag damit, Puzzleteile zusammenzulegen, so wie sie es schon als kleines Mädchen getan hatte. Den Pflegern zufolge blieb sie lieber für sich und mied die Gesellschaft anderer Heimbewohner.

»Man bekommt zwangsläufig den Eindruck, dass eine Einweisung in eine staatliche Anstalt einer lebenslangen Haftstrafe gleichkommt«, folgerte Kanner zu Recht.[48] Selbst die frühreifen Fähigkeiten und Fertigkeiten seiner ehemaligen Patienten verkümmerten in solch einer Umgebung.

> Richard M., Barbara K., Virginia S. und Charles N. (die Fallnummern 3, 5, 6 und 9), die den Großteil ihres Lebens in Pflegeeinrichtungen verbrachten, haben schon bald nach ihrer Einweisung all ihre Lebensgeister verloren. Ursprünglich rangen sie darum, allein zu sein, und genossen die Zufriedenheit, die sie daraus zogen; ursprünglich waren sie beunruhigt durch unerwünschte Veränderungen und auf eigene Weise bemüht, den Istzustand beizubehalten; ursprünglich erstaunten sie den Beobachter mit ihren überragenden Gedächtnisleistungen – doch sie ergaben sich schnell der dauerhaften Selbstisolation und richteten sich in einem Leben ein, das nicht weit von einem nirwanaartigen Dasein entfernt ist. Wenn sie überhaupt auf psychologische Tests ansprachen, fiel ihr IQ auf Werte, die in der Regel Schwachköpfen oder Idioten entsprechen.[49]

Die deutlichen Unterschiede in den Lebensläufen seiner Patienten ließen Kanner schließlich an seiner Auffassung zweifeln, sein Syndrom sei eng gefasst und einheitlich. »Es ist in der Medizin wohlbekannt, dass jede Krankheit in unterschiedlichen Schweregraden auftreten kann, vom nicht voll ausgeprägten Krankheitsbild bis zur massivsten Erscheinungsform«, schrieb er 1971. »Gilt dies möglicherweise auch für den frühkindlichen Autismus?«

Diese Frage hätte Georg Frankl schon 1938 bejahen können. Kanner schien jedoch nicht bereit zu sein, auch nur ein Stückchen seiner Autorität an die Wiener Kollegen abzutreten, und er nahm dafür sogar in Kauf, seinen ehemaligen Assistenten der Nichtbeachtung anheimzugeben. Als Kanner 1971 Herausgeber der neuen Fachzeitschrift *Journal of Autism and Childhood Schizophrenia* wurde, erschien in der ersten Ausgabe ein Artikel des holländischen Psychiaters Dirk Arn Van Krevelen, der Kanners Legende von der zufällig gleichzeitigen Entdeckung bestätigte:

> Neue Entdeckungen ereignen sich häufig zur gleichen Zeit an unterschiedlichen Orten. Die Geschichte des Autismus bietet ein treffendes Beispiel. Kanner in Baltimore veröffentlichte seine Arbeit über angeborene Störungen des affektiven Kontakts 1943 und bezog sich dabei auf eine Gruppe von Patienten, auf die er in den vorausgegangenen fünf Jahren aufmerksam geworden war. Ein Jahr später bezeichnete der Wiener Kinderarzt Asperger einige Kinder als autistische Psychopathen. Wir können davon ausgehen, dass keiner der beiden damals etwas von der Arbeit des anderen wusste.[50]

Einige Monate später erwähnte Kanner den Namen Asperger zum ersten und zum letzten Mal im Druck, und zwar in einem Verriss des Buchs *The Autistic Child* (Das autistische Kind), das der Kinderarzt Isaac Newton Kugelmass geschrieben hatte. Weil Kugelmass es wagte, Asperger (in der falschen Schreibweise »Ansperger«) Anerkennung dafür zu zollen, Kanners Entdeckung unabhängig bestätigt zu haben, erntete er einen Sturm der Empörung aus Baltimore. Kanner bezeichnete das Buch als »mühseliges Unterfangen« und erledigte die potenzielle Konkurrenz in einem einzigen vernichtenden Satz:

> Der Mann heißt Asperger und konnte damals nichts von Kanners Publikation gewusst haben; vielmehr beschrieb er unabhängig »autistische Psychopathie«, wie er es nannte, die, wenn sie überhaupt etwas mit kindlichem Autismus zu tun hat, bestenfalls eine entfernte Verwandte ist, die ernsthafte Beachtung verdient und auch erfahren hat.[51]

Im Grunde war Aspergers Arbeit in Amerika praktisch noch immer unbekannt, vor allem weil Kanner sie in seinen Aufsätzen und Vorträgen nie erwähnte. Da sich die Autismusbegriffe der beiden so grundlegend unterschieden, ging es um viel mehr als nur um den gewöhnlichen Insiderdisput darüber, wer der Erste war. Von der Spitze seiner Pyramide in der Harriet-Lane-Klinik erklärte Kanner 1957, er habe in seiner ganzen bisherigen Laufbahn nur 150 wahre Fälle von Autismus gesehen; das entsprach acht Patienten pro Jahr, wobei Fälle von weit her, auch aus Südafrika, an ihn verwiesen wurden.[52] Gegenüber dem Forscher Bernard Rimland erklärte er, neun von zehn Kindern, die von anderen Klinikern als »Autisten« zu ihm geschickt worden seien, habe er ohne Autismusdiagnose weiterverwiesen.[53]

Ohne Diagnose zu bleiben, hieß im Grunde, dass dem Betroffenen jeder Zugang zu Sprach- und Beschäftigungstherapie, Psychotherapie, Medikation und anderen Formen der Betreuung und Versorgung sowie zur schulischen Förderung verwehrt blieb. Für nicht diagnostizierte Erwachsene bedeutete Kanners Beharren darauf, dass Autismus eine frühkindliche Störung sei, ein jahrzehntelanges Umherirren im Ungewissen; sie erhielten keine Erklärung für ihre ständigen Probleme in der Familie und in Beziehungen sowie am Arbeitsplatz und mussten dennoch das Chaos des Alltagslebens meistern.

Aber während die Psychiaterriege über Theorien zur toxischen Elternschaft und Kindheitspsychose debattierte, nutzte Aspergers verlorener Stamm seine autistische Intelligenz und schuf die Grundlagen einer Gesellschaft, die besser für ihre Bedürfnisse und Interessen geeignet war. Wie Henry Cavendish weigerten sie sich, ihr Los als gegeben hinzunehmen. Indem sie Möglichkeiten entdeckten, sich den eigenen Vorstellungen gemäß mit anderen Menschen auszutauschen, skizzierten sie einen Entwurf für die moderne vernetzte Welt.

# 6
# Prinzen des Äthers

*Erdichte mir eine Kreatur, die so gut denkt wie ein Mensch oder besser als ein Mensch, aber nicht wie ein Mensch.*

John W. Campbell

Die seltsame Faszination, die viele autistische Menschen für messbare Daten, hoch organisierte Systeme und komplexe Maschinen empfinden, läuft wie ein beinahe unsichtbarer Faden durch die gesamte Autismusforschung – von Aspergers jungem Wissenschaftler, der Chemikalien für seine Experimente stahl, über Donald T.s Faible für Messungen bis zu A. D.s Angewohnheit, die Besucher einer Theateraufführung zu zählen. Asperger war vielleicht der erste Kliniker, der bemerkte, dass seine Patienten in ihrer Fantasie gelegentlich Entwicklungen in den Naturwissenschaften um Jahrzehnte *vorwegnahmen*. Daher musste er seine Aussage, die Interessen seiner »kleinen Professoren« seien realitätsfremd, später ändern und ergänzen.[1] Seine scherzhafte Andeutung, die Entwickler von Raumschiffen müssten selbst Autisten sein, erwies sich indes ebenfalls als vorausschauend.

Tommy, das »Raumfahrtkind«, war nicht das einzige Mitglied seines Stammes, das aus seinem jugendlichen Faible für Science-Fiction einen Beruf im naturwissenschaftlichen Bereich machte. Viele Menschen auf dem Spektrum fanden in den Jahren, in denen sie für die Medizin nach wie vor unsichtbar waren, mit ihrem Schwärmen für Science-Fiction eine Gemeinschaft, in der sie sich endlich wie kluge Zugehörige fühlen konnten, nachdem sie jahrelang geschmäht und schikaniert worden waren, weil sie unmöglich einfältig, ungeschickt und unbedarft wirkten.

Auch der Amateurrundfunk bot autistischen Menschen Anfang und Mitte des 20. Jahrhunderts eine Plattform, um das Beste aus ihren angeborenen Stärken zu machen. Hier konnten sie die persönliche Interaktion, die sie als so beängstigend empfanden, einfach umgehen. Selbst Menschen, die per Sprache fast nicht zu kommunizieren vermochten, konnten mit verwandten Seelen Kontakt aufnehmen, potenzielle Mentoren finden sowie das nötige Können und Selbstvertrauen entwickeln, um leistungsfähige Mitglieder der Gesellschaft zu werden.

Erstaunlicherweise wurden beide Communities von ein und demselben Mann geschaffen, einem visionären Unternehmer namens Hugo Gernsback, der selbst einmal ein »Raumfahrtkind« gewesen war und lange vor allen anderen den dezentralen, eng vernetzten Charakter der Gesellschaft des 21. Jahrhunderts voraussah. Unterstützt wurde er von seinem gleichermaßen exzentrischen Freund, dem erfolgreichen Erfinder Nikola Tesla. Im Laufe ihres Schaffens nahmen Gernsback und Tesla zahlreiche Entwicklungen vorweg, darunter Fernsehen, Bildtelefon, Online-Nachrichten, computerisierte Partnervermittlung und viele andere Einrichtungen, die wir heute, ein Jahrhundert später, für selbstverständlich halten.

Gernsback wurde 1884 als Hugo Gernsbacher in Luxemburg geboren. Er war der Sohn eines jüdischen Weinhändlers.[2] Sein Interesse für Elektrizität wurde an seinem achten Geburtstag geweckt, als der Hausmeister auf dem Gut seines Vaters ihm eine elektrische Klingel, eine Nasszellenbatterie und ein Stück Kabel schenkte. Als Hugo das Kabel an die Elektroden der Batterie hielt, schrillte die Klingel unter einem Funkenregen; er war sofort Feuer und Flamme.[3] Der kleine Hugo ließ sich aus Paris Glühbirnen und batteriebetriebene Telefone schicken und verlegte Stromkabel im Haus seines Vaters. Er verbesserte auch die Bauweise von Batterien, indem er Trockenzellen mit massiven Elektrolytkernen entwickelte, die den Vorteil hatten, dass man sie transportieren konnte, weil sie keine ätzenden Flüssigkeiten enthielten, die überschwappen und verspritzen konnten. Obwohl er noch in der Grundschule war, hatte er bereits einen der Faktoren bestimmt, der die allgemeine Verbreitung tragbarer elektronischer Geräte behinderte.

Als er später an der École industrielle studierte, hatte er ein weiteres lebensveränderndes Erlebnis. Er las ein Buch des amerikanischen Astronomen Percival Lowell mit dem Titel *Mars as the Abode of Life* (Mars als Wohnsitz des Lebens). Das Buch war eine provokative Mischung aus Planetologie und Evolutionstheorie und mit eigenen Skizzen des berühmten Astronomen bebildert. Lowell riskierte den Spott seiner Kollegen mit seiner Spekulation, eines Tages könnten auf unserem rostfarbenen Nachbarn im Sonnensystem Spuren von Wasser entdeckt werden (diese Voraussage wurde 2009 durch die Raumsonde Phönix bestätigt[4]). Außerdem behauptete er, auf dem Mars sei intelligentes Leben entstanden und die extremen Bedingungen auf dem Planeten – riesige Staubwüsten mit saisonalen Konzentrationen von Eis an den Polen – hätten die Bewohner gezwungen, ein komplexes System von Aquädukten zu entwickeln, um sich das ganze Jahr über mit Trinkwasser zu versorgen.

Lowell spekulierte, die kreuz und quer laufenden Linien auf der Marsoberfläche, die Giovanni Schiaparelli 1887 als Erster entdeckte (und die dem italienischen Astronomen zufolge aussahen, als wären sie »mit Lineal und Kompass angelegt« worden[5]), seien ein kompliziertes System von Kanälen, die ein Netz künstlicher Oasen verbanden, in denen die Bewohner Schutz vor den ausdörrenden Marswinden suchten. Seiner Meinung nach waren diese schlauen Geschöpfe wahrscheinlich »von einer Art, die es verdient, dass man ihre Bekanntschaft macht« – *falls* wir das technologische Know-how entwickeln könnten, um mit ihnen zu kommunizieren.[6] Das Buch hatte einen entscheidenden, ja gleichsam niederschmetternden Einfluss auf den künftigen Unternehmer. Der Historiker Sam Moskowitz beschrieb es so:

> Der junge Hugo war nie auf den Gedanken gekommen, dass auf anderen Welten intelligentes Leben existieren könnte [...], er verfiel in einen Fieberwahn und fabulierte zwei Tage und Nächte lang über seltsame Kreaturen, fantastische Städte und meisterhaft angelegte Kanäle auf dem Mars, während der Arzt fast ständig an seiner Seite blieb. Die Richtung von Hugo Gernsbacks zukünftigem Denken wurde durch dieses Erlebnis stark geprägt. Er wollte sich niemals mit dem angehäuften naturwissenschaftlichen Wissensstand seiner Zeit zufriedengeben. Von da an suchte er in Bibliotheken nach Büchern, die fantasievolle Perspektiven jenseits der aktuellen wissenschaftlichen Kenntnisse eröffneten.[7]

Neben seinem Basteln an Batterien vertiefte sich Gernsbacher auch in fesselnde Abenteuergeschichten von Jules Verne und H. G. Wells. Trotz seiner frühen Anerkennung durch Erwachsene fühlte er sich wie ein Außenseiter. Mit 17 schrieb er einen Roman mit dem Titel *Ein Pechvogel* über einen glücklosen, weltfremden Jungen, der mit seinem obsessiven Tüfteln – so auch einem Versuch, mit Sonnenenergie Kaffeebohnen zu rösten – ständig in Schwierigkeiten geriet.

Unter höchst dramatischen Umständen lernte er aber auch, dass er seine speziellen Kenntnisse nutzen konnte, um sich aus Schwierigkeiten zu befreien. Als er an einem eiskalten Wintertag allein im Haus war und einen Kellerraum erkundete, schlug ein Windstoß die Tür zu. Das einzige Fenster war von außen vergittert, und so drohte Hugo zu erfrieren. Zum Glück hatte er eine Lampe mit zwei Trockenbatterien mitgenommen. Er riss einen dünnen Kupferdraht aus der Leuchte, mit dem er die Batteriezellen kurzschloss und den Draht erhitzte, bis er weißglühend war. Dann hielt er den Draht an ein Stück Papier, das sofort entflammte. Mit dem glimmenden Papier wiederum setzte er die Holztür in Brand, bis sie aufging und er entkommen konnte.[8] Gelebte Wissenschaft!

Nachdem Gernsbachers Vater 1903 gestorben war, konnte der urtümliche Charme des alten Luxemburg den jungen Hugo nicht mehr lange halten. Er lieh sich Geld aus der Familienkasse und ging an Bord eines Dampfers, der von Hamburg nach New Jersey fuhr. Nach Amerika lockten ihn der Esprit von Mark Twain, die Marschmusik von John Philip Sousa und die Vorstellung, dass ein fleißiger junger Erfinder dort etwas aus sich machen konnte. Nach der Ankunft gab er ein Fünftel seiner Barschaft für einen Zylinder aus, um angemessen vornehm zu erscheinen, und ließ einen Stapel Visitenkarten drucken, auf denen er sich als »Huck« Gernsback ausgab – nach dem Helden von Twains pikareskem Roman. Schon bald eröffnete er ein Batteriegeschäft und gründete die Electro Importing Company und war somit der erste Versandhauslieferant für Heimelektroniker in den Vereinigten Staaten. Im Alter von 19 Jahren leitete er bereits zwei neu gegründete Firmen.

Neben seinen technischen Fähigkeiten besaß Gernsback auch großes Vermarktungsgeschick. Anstatt die Artikel in seinem umfangreichen Katalog einfach nur als kuriosen Ramsch auf den Markt zu werfen, verkaufte er sie als angesagte Accessoires für den Lebensstil des 20. Jahrhunderts, der auf wissenschaftlichen Entdeckungen und spannenden Erfindungen beruhe. »Dieses Gerät wird Ihnen mehr Vergnügen bereiten als alles, was Sie je hatten«, versprach eine Werbung für einen elektrostatischen Generator. »Lädt Leidener Flaschen auf, zündet Pulver, betreibt Funkstationen, stellt einem Menschen die Haare auf usw.« Diese Art von Markenaufbau erwies sich als Lockmittel für absonderliche Außenseiter, die auf den Seiten des Katalogs als heldenhafte junge »Experimentatoren« angesprochen wurden.

Gernsback eröffnete ein Geschäft an der lebhaften Ecke von Wall Street und Broadway und bewies ein ungeheures kaufmännisches Geschick, indem er für zehn Cents Kristalldetektoren anbot, mit denen jedes Funksignal in der Umgebung empfangen werden konnte. Schon bald verkaufte er tausend Stück am Tag und konnte kaum noch die Nachfrage decken.

Diese einfachen Halbleitergeräte waren nur ein Werbemittel für das eigentliche Produkt – das erste Funksende- und Empfangsgerät für Amateure, den Telimco Wireless Telegraph. Die gesamte Apparatur kostete 7,50 Dollar anstatt 50 000 Dollar für die gewerbliche Ausrüstung. Die adrett gekleideten Vertreter des Unternehmens waren so geschickt darin, junge Börsenmakler in ihrer Mittagspause für Funkgeräte zu begeistern, dass der New Yorker Bürgermeister die Verkaufsausstellungen verbot, um Tumulte vor dem Laden zu verhindern. Eines Tages platzte ein Polizist in Gernsbacks Büro am Park Place, um zu einer Strafanzeige zu ermitteln; man beschuldigte die Firma, ein Gerät zu verhökern, das für den annoncierten Preis überhaupt nicht funktionieren konnte. Eine einfache Vorführung genügte, um eine Klage vor Gericht abzuwenden, doch der Polizist blieb skeptisch. »Ich halte Sie nach wie vor für einen Falschmünzer«, knurrte er. »In Ihrer Werbung heißt es, das sei ein drahtloses Funkgerät. Wofür sind denn dann all die Drähte da?«[9]

Die erste Ausführung des Telimco war vergleichsweise primitiv, aber es war trotzdem das am weitesten entwickelte Funkgerät für Amateure zu jener Zeit. Ein Amateurfunker konnte damit kurze Morsecodes über die Distanz von einer Meile senden und empfangen (Sprachübertragung war noch nicht möglich). Doch die Vorstellung, sich ohne sichtbare Verbindung über eine gewisse Entfernung verständigen zu können, war so verlockend, dass Gernsbacks Bausätze weggingen wie warme Semmeln, nicht nur in seinem eigenen Geschäft, sondern auch in Kaufhäusern wie Macy's, Gimbels und Marshall Fields. »Wir sind sicher«, frohlockte Gernsback in einem der ersten Kataloge, »dass jeder schlaue amerikanische Knabe und jeder junge Mann es für nötig empfinden wird, eines dieser Geräte zu erwerben, weil er sich vollkommen darüber im Klaren ist, dass die drahtlose Telegrafie in unmittelbarer Zukunft eine sehr große Rolle in der Geschäftswelt spielen wird.«[10] Und diese Zukunft rückte, so glaubte Gernsback, jeden Tag näher, eben weil die Nachfrage von Amateuren dazu beitrug, die Entwicklung der Technologie voranzutreiben. Ein Jahr später konnte das Telimco nicht nur Punkte und Striche übertragen, sondern auch Stimmsignale.

Gernsback wurde reich und kultivierte das Image eines Lebemanns. Er trug maßgeschneiderte Anzüge und seidene Krawatten. Aber er kam vielen Menschen eigenartig, unmanierlich, egozentrisch und sogar hartherzig vor. Wenn er mit dem Zug nach Chicago fuhr, um Artikel für sein Unternehmen einzukaufen, machte er in Cleveland halt und besuchte Verwandte. Seine sieben Jahre alte Cousine Hildegarde ängstigte er mit ausschweifenden Monologen über eine Welt, in der überkuppelte Weltraumstädte, Roboterärzte und Rentnerkolonien auf dem Mars alltäglich seien. (Auf den Straßen fuhren derweil noch Pferdewagen.) Wenn das Telefon klingelte, während er sich seinen Schwärmereien hingab, hob er mahnend den Finger und beschwor die Cousine mit seinem hartnäckigen deutschen Akzent: »Hildegarde, mach dein Haar zurecht. Schon bald wird der Anrufer durch die Leitung dein Gesicht sehen können.«[11]

## II

Der Vorfall mit dem skeptischen Polizisten machte Gernsback noch lang zu schaffen. »Es wurmte mich, dass so viel Unwissenheit über die Wissenschaft herrschte«, erzählte er 50 Jahre später einem Kreis von Amateurfunkern und Ingenieuren in Michigan. »Ich schwor mir, dies wenn möglich zu ändern.«[12] Er ersann einen Plan, die nächste Generation von Wissenschaftlern in einer Weise heranzuziehen, die sich auch förderlich auf sein Geschäft auswirken würde. Er brachte das erste Magazin für Amateurfunker heraus.

Wer die leuchtend roten und orangefarbenen Umschlagseiten des Magazins *Modern Electrics* aufschlug, das ab 1908 an Zeitungskiosken auslag, tauchte in eine Welt ein, in der die Wunder der Zukunft mithilfe von Bausätzen (die natürlich von der Electro Importing Company geliefert wurden) zu Hause zusammengelötet werden konnten. Seriösere Zeitschriften wie *Scientific American* zielten eher auf Wissenschaftler und Erfinder ab, indem sie Meldungen des amerikanischen Patentamts brachten, doch Gernsback richtete sein Magazin auf eine viel breitere Leserschaft aus, zu der vor allem ehrgeizige junge Genies und Wochenendtüftler gehörten. Das Motto lautete »Das Elektromagazin für jedermann« – 80 Jahre vor dem populistischen Slogan, mit dem Apple seinen Macintosh vermarktete: »*Computing for the rest of us*« (Rechner für den Rest von uns). So wie Steve Jobs hat Gernsback Märkte nicht nur beherrscht, sondern überhaupt erst erschaffen.

Mit einer seltsamen Mischung aus neumodischem Tüftlergeist und europäischer Differenziertheit widmete sich *Modern Electrics* einem breiten Spektrum an Innovationen jenseits des Amateurfunks; es ging auch um Luftschiffe, elektronische Fotografie, Funktelegrafie, Modelleisenbahnen und »telegrafisches Maschinenschreiben«, eine Vorform der E-Mail.

Die Ausgabe vom Dezember 1909 befasste sich mit einer Technologie, die sich damals noch in der experimentellen Frühphase befand: Fernsehen. Gernsbacks internationaler Kreis von Korrespondenten ging auch ganz ausgefallene Themen an, etwa die Möglichkeit, Gezeitenströmungen und Sonnenlicht als unerschöpfliche Energiequellen nutzbar zu machen, und untersuchte, ob Funksignale die Orientierungsfähigkeit von Brieftauben beeinflussten.

Das Magazin schrieb auch jeden Monat einen Fotowettbewerb aus; gekürt wurde der Abonnent, der das coolste drahtlose Gerät baute. So wurde die Mitgliedschaft in einer eingeweihten Community Teil des »Produkts«, das Gernsback verkaufte. Dies war die perfekte Masche für jene Art von Leser, die gern ganz allein in der Garage an elektrostatischen Generatoren und Leidener Flaschen herumbastelte, anstatt mit Kumpels auf Zechtour zu gehen.

Ab 1910 schlug Gernsback mit dem Magazin eine kühne neue Richtung ein: Statt bloß über die Technologie der Zukunft zu spekulieren, wurde diese frei erfunden und fiktiv ausgemalt. Fortan wurde kapitelweise ein Roman mit dem geheimnisvollen Titel *Ralph 124C 41+* abgedruckt, mit dem der Chefredakteur sein Debüt als Science-Fiction-Autor gab. Ganz auf seine Helden Wells und Verne gestützt, begründete er ein Genre populärer Erzählkunst, in dem sich exakte Wissenschaft und spekulative Fiktion vermischten, wobei ein großes Gewicht auf technischen Spielereien lag. Gernsback sprach von »*scientifiction*« und ließ sich den sperrigen Begriff sogar patentieren, dieser wurde aber bald durch die geläufigere Bezeichnung »*science fiction*« verdrängt.[13]

*Ralph 124C 41+* nahm eine Vielzahl technologischer Wunder vorweg, unter anderen Fernsehen, Radar, Neonlicht, rostfreien Stahl, Fernsehtelefon, Spracherkennung und laufend aktualisierte Nachrichten. (Gernsback prophezeite auch zukünftige Entwicklungen, die noch nicht verwirklicht worden sind, etwa die kabellose Stromübertragung, einen »Menografen« zum Transkribieren von Gedanken und die elektronische Wetterregulierung.) Mit dem seltsamen Titel umschrieb Gernsback den Science-Fiction-Autor als Kulturpropheten: *124C 41+* steht für »*One to foresee for more than one*« und bedeutet »Einer, der für mehr als einen voraussieht«.[14]

Wenn Gernsbacks Voraussagen ungewöhnlich zutreffend ausfielen, so lag dies daran, dass er mit einem Menschen befreundet war, der bereits in der Zukunft lebte: Nikola Tesla. Der geniale serbische Erfinder experimentierte bereits vor dem Radiopionier Guglielmo Marconi mit drahtlosem Funk. Tesla, ein ehemaliger Laborassistent von Thomas Edison, unternahm bahnbrechende Forschungsarbeiten auf erstaunlich vielen Gebieten, darunter Robotik, Radiografie, Prototransistoren, Fernsteuerung und Wechselstrom. Tesla sah bereits das schaurige Antlitz der Kriegführung des 21. Jahrhunderts voraus – halbautonome Drohnen, die er als »Telautomata« bezeichnete.[15]

»Wenn es uns gelingt, die drahtlose Technologie perfekt anzuwenden, verwandelt sich die Erde in ein riesiges Gehirn«, erklärte Tesla 1926 in einem Interview. »Wir werden in der Lage sein, uns unabhängig von der Distanz auszutauschen. Und nicht nur das, wir werden uns durch das

Fernsehen und die Telefonie so perfekt sehen und hören können, als säßen wir uns direkt gegenüber, auch wenn uns Tausende Kilometer trennen. Die Instrumente, mit denen wir all das durchführen können, werden sehr viel einfacher sein als unser heutiges Telefon. Die Menschen werden sie in ihren Jackentaschen tragen können. Wir werden Ereignisse – den Amtsantritt eines Präsidenten, eine Weltmeisterschaft, die Verwüstungen eines Erdbebens oder die Schrecken eines Krieges – miterleben können, so als wären wir selbst dabei.«[16] Gernsback, der 28 Jahre jünger war, wurde Teslas bekanntester Fürsprecher. Das erste Themenheft von *Modern Electrics* war in Gänze Teslas Werk gewidmet.

Was auch immer Tesla war – das Wort »durchschnittlich« traf in keinster Weise auf ihn zu. Exzentrische Genialität hatte er im Blut. Seine Mutter stammte von Erfindern ab und entwickelte ihr eigenes Nähwerkzeug. Sein älterer Bruder, ein Wunderkind, kam ums Leben, als Nikola dessen Pferd erschreckte, was lebenslange Schuldgefühle in ihm auslöste. Als Junge litt Nikola unter einem »seltsamen Gebrechen«, das man heute wohl als Epilepsie diagnostizieren würde; er nahm grelle Lichtblitze wahr und hatte starke Sinnestäuschungen. Wie Aspergers »kleine Professoren« konnte er entwaffnend ehrlich sein. Einmal wollten seine beiden ältlichen Tanten von ihm wissen, welche von ihnen hübscher sei; er antwortete, die eine sei »nicht ganz so hässlich wie die andere«.[17] Er spürte den Drang, das Fassungsvermögen von Kaffeetassen und Suppenschüsseln sowie das Volumen von Häppchen auf dem Tisch genau zu messen, und zählte exakt, wie viele Schritte er bei einem Spaziergang machte. (Wie Cavendish und Dirac gewöhnte er sich an, in Manhattan jeden Tag nach einem starren Zeitplan ausgedehnte Schlendereien zu unternehmen.) Als Jugendlicher entwickelte Tesla starre Vorlieben und Abneigungen sowie eine Faszination für bestimmte Formen. Schon beim Anblick einer Perle wurde ihm übel, doch das Glänzen von Gegenständen mit glatten Oberflächen verzauberte ihn.

Zur Laufbahn eines Erfinders entschloss er sich, als er feststellte, dass er sich theoretische Maschinen bis ins kleinste Detail bildlich vorstellen und sogar im Geiste in Gang setzen konnte, wobei er die Konstruktion im Kopf justierte, wenn die Bauteile sich abnutzten. »Ich brauchte keine Modelle, Zeichnungen oder Experimente«, erinnerte sich Tesla in seinen

Memoiren, die von Gernsback veröffentlicht wurden. »Ich konnte mir alles als real vorstellen. [...] Für mich ist es absolut unerheblich, ob ich meine Turbine im Kopf oder in der Werkstatt teste. [...] Es spielt überhaupt keine Rolle, die Ergebnisse sind identisch.«[18] (Temple Grandin schilderte ihren eigenen Entwurfsprozess nahezu wortgleich: »Bevor ich irgendeine Konstruktion in Angriff nehme, mache ich einen Probelauf in meiner Fantasie. Ich stelle mir vor, wie meine Anlagen in allen möglichen Situationen genutzt werden, mit unterschiedlichen Arten und Größen von Vieh und bei unterschiedlichen Wetterlagen. Auf diese Weise kann ich Fehler vor der Fertigstellung korrigieren.«) Tesla als Erfinder und Gernsback als Verleger schmiedeten eine für beide vorteilhafte Allianz.

In Fragen der Technologie mochte Gernsback Weitblick und Durchblick bewiesen haben, doch das Ausspinnen einer glaubhaften Liebesgeschichte war nicht seine Stärke. In dem Roman *Ralph 124C 41+* reden der gleichnamige Held (ein einsiedlerischer »großer amerikanischer Erfinder«) und seine Muse, eine aus der Schweiz stammende Radioamateurin namens Alice 212B423 miteinander, als zitierten sie aus technischen Handbüchern, und werfen mit Markennamen und Zahlen um sich. »Sowohl der Power-Mast als auch der Communico-Mast wurden gleichzeitig umgeweht, und ich hatte keinerlei Kommunikationsmittel mehr«, teilt Alice Ralph mit, als sie einander aufgrund eines Störimpulses zufällig begegnen. Ralph rettet Alice, indem er per Fernsteuerung seine Mikrowellenstrahlen auf eine heranbrausende Lawine richtet und diese zum Schmelzen bringt. *Vive l'amour!*

Gernsbacks Versuche, eigene fiktive Werke zu schreiben, fielen zwar stets steif und schwerfällig aus, doch er verstand es meisterhaft, die Bildung von Gemeinschaften mit gleichen Interessen zu fördern. Er veröffentlichte ab sofort in einem Register am Ende der *Modern-Electrics*-Hefte die Namen, Adressen und Funksignaturen seiner Abonnenten, und innerhalb von drei Jahren stieg die Auflagenhöhe von 8 000 auf 52 000. Indem er ein dezentrales Netzwerk von Funkfreaks schuf, die über den Äther oder per Post direkt miteinander Kontakt aufnehmen konnten, eröffnete er seinen Magazinen und Apparaturen einen stets expandierenden Markt. Diese Community spielte eine wichtige Rolle, als die Bundesbehörden

Anstalten machten, die Funkfrequenzen zugunsten des Militärs und kommerzieller Sender zu regulieren.

Mitte der 1920er-Jahre konzentrierte sich Gernsback ganz darauf, den Markt für Science-Fiction zu erweitern. Über Anzeigen kündigte er eine neue Publikation mit dem Titel *Amazing Stories* an, die sich dem Genre widmen sollte. Damit das neue Heft bei seinem Zielpublikum ankam, gestaltete er das Cover mit drastischen Illustrationen – wütenden Aliens, räuberischen Robotern, Rieseninsekten und leicht bekleideten Frauen in stetiger Bedrängnis. *Amazing Stories* markierte nicht nur das Aufkommen einer neuen Form populärer Literatur, sondern die Weckung einer neuen Sensibilität in Gestalt von rationalen, sarkastischen, technikversierten Helden jenes Typs, der später mit vollendetem Gespür von Harrison Ford und Patrick Stewart verkörpert wurde (und leider allzu selten von starken Frauen wie Sigourney Weaver und Kate Mulgrew). Der kühne Slogan »Ausschweifende Fiktion heute, nüchternes Faktum morgen« forderte die Leser praktisch dazu heraus, sich in ihren Garagen Laboratorien einzurichten und dabei mitzuwirken, die wunderbare Zukunft zu erfinden.

Binnen zehn Jahren quollen die Regale in Buchhandlungen und Drogerien in ganz Amerika und Europa über mit knalligen Titeln wie *Air Wonder Stories, Science Wonder Quarterly* und *Astounding Stories of Super-Science*. Die wundersamen und schaurigen Geschichten, die auf grobem, holzhaltigem Papier gedruckt wurden und ganze zehn Cents pro Heft kosteten, wurden als Groschenhefte (*Pulp Fiction*) bekannt.

Die zeitgenössische Fankultur in Amerika – das expandierende Multiversum von Trekkies (Anhängern der Serie *Star Trek*), Whovians (Fans der Serie *Doctor Who*), Twihardern (Fans der Parodie auf die *Twilight*-Reihe) und Potterheads (Verehrer von *Harry Potter*) – fing ganz bescheiden an mit den Leserbriefen in *Amazing Stories*. Auch hier druckte Gernsback die Namen und Adressen der briefschreibenden Leser ab. Die Diskussionen in der Rubrik Leserbriefe waren oft anspruchsvoller als die Geschichten selbst. In der Leserbriefspalte von *Amazing Stories* wurde Einsteins Relativitätstheorie viel eifriger erörtert als in etablierten Wissenschaftszeitschriften.[19]

Schon bald bildeten Pulp-Fiction-Fans überall im Land Netzwerke von Brieffreunden, aus denen Organisationen wie der Science Correspondents Club in Chicago und die Scienceers in New York hervorgingen. Die jungen Scienceers scharten sich in Harlem um den afroamerikanischen Weltraumfreak Warren Fitzgerald, der von einem der Redakteure Gernsbacks unterstützt wurde.[20] Mithilfe von Frühformen der Vervielfältigung wie Mimeografie und Hektografie produzierten diese Gruppen ihre eigenen von Hand gehefteten Blätter mit Titeln wie *The Comet and the Planet* – die ersten Fanmagazine der Geschichte.

Das Wort »Fan« leitet sich vom lateinischen *fanaticus* ab, das einen Schwärmer bezeichnet, der »von einer Gottheit in Entzücken versetzt« wurde. Die Pulp-Fans begründeten die erste Fangemeinde im modernen Sinn – mit ihrem eigenen ausgeklügelten Fachjargon und Brauchtum, mit Konferenzen und internen Konkurrenzen. Sam Moskowitz schilderte jene Frühzeit der Fankultur 1954 in seiner Chronik *The Immortal Storm*. Dieses rebellische und fruchtbare Umfeld förderte so manchen Autor, der später im Mainstream bekannt wurde, darunter den Filmkritiker Roger Ebert und die Schriftstellerin Leigh Brackett, die berühmt wurde durch ihre Drehbücher für *The Big Sleep (Tote schlafen fest), The Long Goodbye (Der Tod kennt keine Wiederkehr)* und *The Empire Strikes Back (Das Imperium schlägt zurück)*. Manche Fans wurden selbst zu unsterblichen Science-Fiction-Autoren, beispielsweise Ray Bradbury, Isaac Asimov, Frederik Pohl und Ursula K. Le Guin.

Vor allem aber beflügelten Magazine wie *Amazing Stories* und *Weird Tales* die Fantasie derjenigen, die die ausgefallenen Visionen ihrer Lieblingsautoren in harte Fakten verwandelten. Die ursprünglichen Mitglieder der British Interplanetary Society, die 1933 gegründet wurde, um die Weltraumforschung zu fördern, waren leidenschaftliche Pulp-Fiction-Leser. Arthur C. Clarke bemerkte 1948, dass auch viele amerikanische Wissenschaftler Fans dieser Hefte seien und dass die Luftfahrt ohne Science-Fiction nie so weit entwickelt worden wäre, denn die fantastische Literatur trage maßgeblich dazu bei, die psychologischen Barrieren zu überwinden, die den Fortschritt bremsten. Clarke verteilte im Cavendish Laboratory in Cambridge selbst Exemplare von *Thrilling Wonder Stories*, die zu Gernsbacks stets wachsendem Verlagsprogramm gehörten.[21]

Darko Suvin, ein Experte für Science-Fiction, bezeichnete den subversiven Impuls, der von dieser Literaturgattung ausgehe, als Ausdruck einer »kognitiven Entfremdung« vom Mainstream.[22] Das Fan-Dasein entsprang einer tiefen Sehnsucht danach, sich über das eintönige Alltagsleben zu erheben und Teil von etwas Erhabenem zu werden, das nur wenige kannten und verstanden. Das erhebende Gefühl, einem Kreis von Eingeweihten anzugehören, war besonders intensiv für jene Menschen, die ihr Leben lang verlacht und ausgestoßen worden waren. Ob man ein Fan war, entschied man selbst, und wenn man sich entschieden hatte, gehörte man dazu. Und dies verlieh dem Betreffenden Selbstvertrauen und sogar ein Gefühl der Überlegenheit.

Anders als bei Fangemeinschaften, die Sportmannschaften oder Rockstars verehren, gründete sich die Fankultur im Bereich Science-Fiction auf eine im Grunde einzelgängerische Tätigkeit – Lesen. Wesenszüge, die im Mainstream meist als krankhaft oder lächerlich galten (etwa die zwanghafte Beschäftigung mit Wissenskram und das Horten von Sammlerstücken), wurden in der Community als Zeichen »wahren« Fangeistes gewürdigt. Das Fan-Dasein bot das, wonach sich jedes verlorene Weltraumkind sehnte: die Zugehörigkeit zu einem Elitekreis von Eigenbrötlern, die in ihrem Glauben an die Zukunft vereint waren. Wer sich sein Leben lang wie im Exil vorangekommen war, fühlte sich endlich wie zu Hause angekommen, wenn er ein Fan wurde.

## III

Als Verleger war Gernsback in erster Linie ein Mann der Technik. Er bevorzugte Reißer, die vollgepackt waren mit ausgefallenen Kinkerlitzchen, ausgeklügelten Apparaturen und diabolischen Maschinen. Todesstrahlen gehörten zu seinen Favoriten. Feinsinnigere Meister der Kunst verhöhnten später seine Programmatik, in der Technologie wichtiger war als Psychologie und in der Handlung sowie Charaktere hinter der Produktplatzierung rangierten. Sie sprachen von *gadget fiction*.[23] Bei der Lektüre lernte man viel über die Instrumente der Zukunft, aber sehr wenig über die Menschen, die sie benutzten. Feine Zwischentöne in zwischenmenschlichen Beziehungen waren irrelevant; Frauen existierten als unglückselige Requisiten, die gerettet werden mussten, und die Helden waren keusch wie Mönche. Die wahre Hauptfigur der *scientifiction* war die Wissenschaft selbst, die gegen die dunklen Kräfte der Irrationalität und Unwissenheit kämpfte.

Man konnte im Drugstore Dutzende von Gernsbacks Heften durchblättern, ohne mitzubekommen, dass dies die Zeit der Weltwirtschaftskrise und der Dürre im Mittleren Westen war. Als ein Leser bekrittelte, dass nach Hitlers Machtergreifung in *Wonder Stories* Übersetzungen aus dem Deutschen abgedruckt wurden, schnaubte Gernsback (oder einer seiner Redakteure), das Magazin bleibe »absolut neutral« in der Sache; »was der Führer Deutschlands mit oder für die Deutschen macht, ist Sache der Deutschen«.[24]

Im Jahr 1940 veröffentlichte der Kanadier Alfred Elton van Vogt in *Astounding Science Fiction* eine Serie mit dem Titel *Slan*, die die Messlatte für die gesamte Gattung höher legte, indem sie das Thema der kognitiven Entfremdung auf ein neues Niveau hob und das Goldene Zeitalter der Science-Fiction einläuten half.

Der in drei Teilen abgedruckte Roman handelte von einer humanoiden Rasse, den titelgebenden »Slans«, die durch Gentechnik verändert worden war, um mit dem beschleunigten Tempo der mechanisierten Zivilisation fertigzuwerden. Diese Rasse von Mutanten war die Schöpfung eines Biologen im 21. Jahrhundert, der zunächst mit seinen eigenen Kindern experimentiert hatte. Die Slans waren geistig überlegene Einzelgänger mit übermenschlichen Superkräften, die als Fremdkörper von der Gesellschaft ausgestoßen wurden. Das Neuartige an *Slan* bestand darin, dass die »normalen« Menschen nicht als »die Guten«, sondern als »Widersacher« dargestellt wurden.

Zu Beginn der Geschichte werden die gentechnisch mutierte Hauptfigur, Jommy Cross, und seinesgleichen in den verfallenden Straßenzügen einer sich ausweitenden Millionenstadt namens Centropolis gejagt und ausgerottet. Jommys Mutter muss ihr eigenes Leben opfern, damit Jommy überleben kann; mit der Hilfe einer schlauen obdachlosen alten Frau sucht der Junge Unterschlupf bei einer unterirdisch lebenden Gemeinschaft und überlebt so in den verborgenen Winkeln der urbanen Landschaft.

Nach dem Zweiten Weltkrieg wurde *Slan* als eigenständiger Roman nachgedruckt und löste eine Sensation aus. Seine Leitmotive hallten in späteren Generationen der Gattung wider, von den politischen Intrigen in *Dune* über die halbbetazoide Beraterin Deanna Troi in *Star Trek*, die Jagd nach rebellischen Replikanten in *Blade Runner* bis zu den mit Superkräften ausgestatteten Mutanten in *X-Men*. Bei den Fans der ersten Generation fand *Slan* ein besonders starkes Echo, denn sie sahen in dieser Fabel von superintelligenten, hochsensiblen und zutiefst missverstandenen Mutanten, die in einer fremdartig erscheinenden Welt ums Überleben kämpften, ein Spiegelbild ihrer eigenen Lage. Niemand entwickelte diese Gedanken in so hohem Maße weiter wie einer der unerhörtesten Fans aller Zeiten, ein rebellisches Weltraumkind namens Claude Degler.

Deglers Herkunft war, wie alle anderen Aspekte seines Lebens, von den Nebeln seiner eigenen Überzeichnungen verhüllt. Dem ersten Fankultur-Historiker Jack Speer zufolge wurde Degler 1920 in Missouri geboren.[25] Kurz darauf verließ der Vater die Familie; die Mutter zog mit dem jungen Claude nach Indiana. Genau wie Hugo Gernsback interessierte sich Claude Degler schon in sehr jungen Jahren für Elektrizität und Science-Fiction. Er vertiefte sich in Groschenromane und trat in den Buck Rogers Club ein – eine Frühform der kommerzialisierten Fankultur, die in Schachteln von Fertiggrießbrei »strahlenabwehrende« Ringe anbot –, aber die Kinder in der Nachbarschaft verspotteten ihn bloß als Sonderling.

In der Highschool gehörte Degler mit seiner frühreifen Intelligenz zu den Besten, doch als er 15 war, wurde er aufgrund seiner Ängstlichkeit, seiner Depression und seines Jähzorns, verstärkt durch ständiges Mobbing, von der Schule verwiesen. Seiner Mutter riet man, den Jungen in einer Schule für Geistesschwache unterzubringen, doch sie weigerte sich, dies zu tun. Als Claude 1936 den Geräteschuppen eines Staatsanwalts in Brand steckte, ließ sie ihn in die Irrenanstalt von Eastern Indiana einweisen. Im Jahr darauf ordneten seine Ärzte eine Zwangssterilisation an, weil zu befürchten stand, dass er »geistesschwache« oder »sozial unzuträgliche« Kinder zeugen würde. Aber anstatt sich unters Messer zu legen, schaffte es Degler irgendwie, gegen den Rat seiner Ärzte beurlaubt zu werden.

Dann las er *Slan*. Das Buch fesselte Degler zutiefst, und plötzlich wurde ihm seine wahre Bestimmung bewusst. Er und seinesgleichen waren

»von Sternen gezeugte« Mutanten, die hinter den feindlichen Linien festsaßen. Die Faszination für Science-Fiction war nicht bloß eine Ablenkung für tagträumende Teenager und studierte Trottel. Die Sci-Fi-Fankultur war das erste Anzeichen eines Aufstands der *Geeks* gegen die Normalos, die sie so lange unterdrückt hatten. Degler ersann eine Parole, die sich in der Fangemeinschaft wie ein Virus ausbreitete: »Fans sind Slans!«

Degler reiste per Autostopp von Küste zu Küste, um das Bewusstsein anderer »*Cosmen*« und »*Coswomen*« (Männer und Frauen seines Kosmos) zu wecken; aus den Adressenlisten naturwissenschaftlicher Clubs an Colleges besorgte er sich die Namen von potenziellen Mitgliedern eines riesigen Netzwerks, das er *Cosmic Circle* nannte. 1941 hielt er bei einem der ersten Science-Fiction-Kongresse in Denver einen Vortrag, den – behauptete er – Marsianer verfasst hatten. Er reiste von Los Angeles nach New York und versprach Fans Funktionärsposten in Organisationen mit solch kuriosen Namen wie Circle of Aztor, Valdosta Philosophers, Cosmic Thinkers, Rose City Science Circle, Florida Cosmos Society, Dixie Fantasy Federation, Empire State Slans und Muncie Mutants.

Er sprach sich auch für die Gründung von Haushalten aus, die ausschließlich aus Fans beständen (sogenannten *Slan shacks*, Slan-Schuppen), in denen seine Kameraden ihren Leidenschaften ohne Störung durch lästige Normalos frönen könnten, und engagierte sich für die Einrichtung eines *Cosmic Camp* in den Ozark Mountains, in dem mannhafte *Cosmen* und fruchtbare *Coswomen* die nächste Generation von genetisch überlegenen Humanoiden heranziehen sollten. Im Fanmagazin *Voice of the Imagi-Nation*, einem der zahlreichen Blätter, für die er in den 1940er-Jahren Beiträge schrieb, rief er zum Kampf dafür auf, die Welt Science-Fiction-tauglich zu machen.

Aus seinem *Cosmic Camp* wurde nichts, doch die erste Slan-WG, »eine Faninsel in einem Meer von Normalos«, wurde 1943 in Battle Creek, Michigan, gegründet.[26] Von überallher kamen Fans – mit dem Auto, dem Zug, dem Bus oder per Daumen –, um das Gefühl zu genießen, offen sein zu können und verstanden zu werden.

An zahlreichen Orten in den Vereinigten Staaten und in England entstanden *Slan shacks* mit Namen wie *Oblique House* (schräges Haus), *Epicentre, Station X, Ivory Birdbath* (elfenbeinernes Vogelbad), *Prime Base* und *Tendril Towers* (Rankentürme). Man heckte sogar einen Plan aus, in Los Angeles einen kompletten Häuserblock in ein regelrechtes *Slan-Center* zu verwandeln, das aus vorgefertigten Wohneinheiten bestehen und über Hydrokulturfarmen und eigene Verlagseinrichtungen verfügen sollte. Degler behauptete, der Besitzer einer großen Ranch in Arizona habe dem *Cosmic Circle* erlaubt, nach dem Krieg auf seinem Grund Raketenexperimente durchzuführen, sodass seine Kollegen sich daranmachen könnten, aus ausschweifender Fiktion nüchterne Fakten zu machen. Ehrgeizige Projekte wie dieses, so versprach er, markierten erst den Beginn einer neuen intergalaktischen Gesellschaft: »Unsere Kinder werden nicht nur diese Erde erben, sondern dieses Universum! Heute umfassen wir 22 Staaten, morgen neun Planeten!«[27]

Leider wurde das *Slan Center* in Los Angeles nie verwirklicht. Degler selbst erwies sich als der kurzlebigste Shootingstar der Fangemeinde. Er fiel bei seinen Kameraden in Ungnade, als klar wurde, dass viele der Organisationen im *Cosmic Circle* nur im Universum seines eigenen Gehirns existierten. Selbst das Motto »Fans sind Slans!« wurde schließlich als selbstparodierender Witz verspottet – als Karikatur der Fankultur in ihrer überspanntesten Form.

Es lag aber mehr als nur ein Körnchen Wahrheit in Deglers beharrlicher Beteuerung, Science-Fiction-Fans seien Mutanten, die um ihr Überleben am Rande einer verständnislosen Gesellschaft kämpften. Eine beträchtliche Minderheit seiner Kollegen – einschließlich Gernsbacks – wäre wohl für eine Diagnose des Asperger-Syndroms infrage gekommen, wenn diese bereits verfügbar gewesen wäre, erklärte der berühmte Science-Fiction-Historiker Gary Westfahl. Menschen auf dem Autismusspektrum, so Westfahl, dürften die alternativen Universen der Science-Fiction als weniger fremd empfunden haben als den verwirrenden Sumpf von Alltäglichkeiten, in dem sie das Gefühl hatten festzusitzen.

Blickt man zurück auf die Science-Fiction in den Groschenheften der 1930er-Jahre mit ihrer Vielzahl an einsamen Abenteurern auf ihren Expeditionen zu fernen Planeten und in die weite Zukunft, erkennt man leicht, warum diese Geschichten bei jenen jungen Männern (und einigen jungen Frauen) Anklang fanden, die damals nur als »einsiedlerisch«

> oder »exzentrisch« galten und die wir heute als nicht diagnostizierte Fälle des Asperger-Syndroms einstufen würden [...] Einem Jugendlichen in den 1930er-Jahren mit dem Asperger-Syndrom dürfte eine Geschichte über einen Astronauten, der Aliens auf dem Mars begegnet, tröstlich vertraut erschienen sein, im Gegensatz zu Geschichten, die in der wunderlichen, unerklärlichen und durchweg sozialisierten Welt [bürgerlicher Melodramen] angesiedelt waren.[28]

Zum schillernden Personal in Harry Warners *All Our Yesterdays*, einer zeitgenössischen Chronik über die aufkommende Fankultur, zählten viele (männliche wie weibliche) Fans, die als »Eremiten«, »extrem introvertiert«, ohne gesellschaftliche Umgangsformen, begabt, aber unbeholfen und zwanghaft fokussiert beschrieben wurden. In den 1940er-Jahren mutmaßte Jack Speer, die meisten Fans seien in irgendeiner Weise »gehandicapt« und könnten daher nur schwer in der Mainstream-Gesellschaft Erfolg haben.

Viele Science-Fiction-Fans waren zugleich auch Amateurfunker. Die beiden Subkulturen überlappten sich und befruchteten einander. Hätten zu Beginn des 20. Jahrhunderts echte Slans existiert, dürften sie sich in Gernsbacks Kataloge vertieft haben, um aus dem verfügbaren kruden Zubehör die Technologie einer fortschrittlicheren Zivilisation zusammenzustückeln, so wie Mr. Spock, der in einer berühmten Folge der ursprünglichen *Star-Trek*-Serie in Edith Keelers Keller aus Vakuumröhren einen Kommunikator bastelt.[29]

Die Zukunft konnte gar nicht schnell genug eintreffen. Viele Fans der ersten Generation, die sich für Naturwissenschaften und Technik interessierten, mussten aufgrund ihrer beschränkten sozialen Kompetenz niedere Tätigkeiten verrichten. »Heutige Fans können sich gar nicht vorstellen, wie kärglich viele Fans in den 1930er- und 40er-Jahren lebten, die auf Güterwagen zu Science-Fiction-Konferenzen fuhren oder die Mülltonnen hinter den Hotels nach Exemplaren von *Amazing Stories* durchwühlten, die Gäste vor der Abreise weggeworfen hatten«, schrieb der Historiker David B. Williams.[30]

Sowohl der Amateurfunk als auch die Science-Fiction-Fankultur boten Möglichkeiten, außerhalb der traditionellen Kanäle gesellschaftliche

Anerkennung zu finden. Im Fanjargon gab es sogar ein eigenes Wort für den Nervenkitzel, den man spürte, wenn man von den Kollegen für die eigenen Beiträge zur Community gewürdigt wurde: »*egoboo*«. Für Menschen, die zwanglose Konversation abschreckend fanden, lieferten die ritualisierten Bräuche der Fangemeinde beruhigende Rollenhefte für den zwischenmenschlichen Austausch. Der ausgefeilte Jargon, den die Fans bereits in der Anfangszeit entwickelten, bildete praktisch eine eigene Mundart und wirkte als verbales Kraftfeld, das unbedarfte Normalos fernhielt.

Die Fangemeinschaft bildete offensichtlich eine Community, die individuellen Eigenarten und Spleens ungewöhnlich tolerant begegnete.[31] Der Begriff »*fanzine*« (Fanmagazin) wurde 1940 von einem gehörlosen Fan namens Louis Russell Chauvenet geprägt, der als Computertechniker für das Verteidigungsministerium arbeitete und regelmäßig bei Schachturnieren gewann. Ein weiterer Fan, der für Gernsback schrieb und bekannt wurde, David Keller, war in der Kindheit als geistesschwach diagnostiziert worden und sprach bis zu seinem sechsten Lebensjahr eine Privatsprache, die nur seine Schwester verstand. Einer von Deglers Reisegefährten war ein körperlich behinderter Mann namens Jim Kepner, der einer der ersten bekennenden homosexuellen Journalisten wurde – bestärkt durch »das Lesen und Nachdenken über Welten, in denen vielleicht andere Sitten herrschen als in unserer«.[32] Anfangs hortete er wie besessen Exemplare von *Amazing Stories* und *Galaxy*, später sammelte er Rundbriefe bahnbrechender Schwulengruppen wie der Mattachine Society und den Daughters of Bilitis. Kepners persönliche Bibliothek bildet inzwischen den Kernbestand des größten Archivs für Schwulengeschichte auf der Welt, das von der University of Southern California verwaltet wird.

Gernsbacks Biograf Gary Westfahl hält es für plausibel anzunehmen, dass der einflussreiche Verleger und Unternehmer ein Mensch mit nicht diagnostiziertem Asperger-Syndrom war.[33] Seine Kollegen hielten ihn für eine menschenscheue Gestalt, die sich von den Zirkeln, die sie schuf, fernhielt. Die Leute, die er als seine Freunde betrachtete, waren meist prominente Wissenschaftler, einflussreiche Politiker und andere namhafte Persönlichkeiten, mit denen er korrespondierte. Der Historiker James Gunn bemerkte in *Alternate Worlds*, Gernsback verkörpere eine »seltsame Mischung aus persönlicher Reserviertheit und aggressivem Verkaufsgeschick«.

Nachdem die ersten beiden Ehen Gernsbacks in Scheidungen endeten, kam er zu dem Schluss, dass das gesamte vertrackte Geschäft des Ehestandes förmlich nach einer Hightechlösung schrie.[34] Er stellte sich das Ganze so vor: Ein Team von Wissenschaftlern solle zunächst tausende von Paaren, die das Aufgebot bestellten, zu jedem Aspekt ihres Lebens befragen. Ermittelt werden sollten Krankengeschichte, Erbkrankheiten in der Familie, musikalisches und künstlerisches Talent, Beschaffenheit von Haar und Haut, Lieblingsgerüche und hundert weitere wichtige Punkte. Dann sollten die Forscher mithilfe eines Arsenals diagnostischer Werkzeuge (einschließlich Elektrokardiograf und Lügendetektor) den »S. Q.« – den »Sexualquotienten« – eines jeden Probanden ausrechnen. Nachdem man die Schicksale dieser ersten Paarungen ermittelt habe, sollten die Erfolgsaussichten von Heiratswilligen mittels Computeralgorithmen maximiert werden. Fortan sollte der launische Amor durch die unbestechliche Objektivität der Datenverarbeitung abgelöst werden.

Ebenso unsentimental sorgte Gernsback dafür, dass seine redaktionellen Richtlinien umgesetzt wurden. »Kurze Zeilen sind leichter zu lesen als lange«, riet er potenziellen Mitwirkenden an seinen Magazinen. »Dies beruht auf einem altbekannten optischen Gesetz.«[35] Seine Ablehnungsnotizen listeten 30 Fehler auf, die von Autoren häufig begangen und von ihm im Einzelfall angekreuzt wurden; dazu zählten »fade Handlung« und »moralisch anstößiges Material«.[36] Er verlangte, dass jede wissenschaftliche Theorie in den Geschichten, die er veröffentlichte, auch nachgewiesen werden könne – ein Beharren auf buchstäblicher Genauigkeit, die sein Autorenkollektiv als »Gernsback-Wahn« bezeichnete. Dieses Gebot galt sogar für Comics in der Sonntagszeitung, und Gernsback schäumte, wenn er einen Astronauten in einem unvollständig abgedichteten Raumanzug entdeckte.

Gernsback reagierte hochempfindlich auf Geräusche, und so zog er sich häufig in seinen üppig ausgestatteten »Denkraum« in seinem Penthouse an der West End Avenue zurück, um sich in Stille und Abgeschiedenheit die Gestalt der Zukunft auszumalen.[37] Wenn er sich in die Öffentlichkeit hinauswagte, trat er mit einer »fürstlichen Autorität« auf und dozierte über seine Lieblingsthemen, etwa »Bismarck beim Berliner Kongress«, wie ein Journalist bemerkte, der ihn im Magazin *Life* porträtierte.[38]

Ebenso unnachgiebig war er, wenn es um die Ernährung ging. Betrat er eines der Restaurants, in denen er regelmäßig speiste, steckte er sich ein Monokel auf und untersuchte die Gerichte der Tageskarte wie ein Chirurg, der eine Biopsie durchführt. Er zögerte niemals, eine Speise in die Küche zurückzugeben, wenn der Teller seiner Meinung nach nicht warm genug war, und einmal ließ er drei Flaschen Wein hintereinander zurückgehen. David Keller, der mit ihm im Astor Hotel ein Mittagsmahl einnahm, erinnerte sich, dass der Multimillionär die Rechnung pedantisch kontrollierte.

An jedem Werktag traf er pünktlich um halb neun Uhr morgens in einer Wolke seines Lieblingsparfüms in seinem tadellos aufgeräumten Büro an der Westlichen 14. Straße ein. Er wirkte so, als trage er die ganze Welt auf seinen Schultern, wie sich ein Ladenbesitzer erinnerte. Sein Telefon, die Schreibtischgarnitur, die Thermosflasche und die Wände des Büros wiesen alle den gleichen Grünton auf (so wie einst Cavendishs Bibliothek). Und jeden Tag blies der gepflegte Verleger in regelmäßigen Abständen den Staub von der Tischplatte. Nachdem Tesla 1943 gestorben war – verarmt und ausgemergelt in seinem Zimmer im Hotel New Yorker, an dessen Tür ständig das Schild »Bitte nicht stören« hing –, stellte Gernsback in seinem Büro als makabren Tribut dessen Totenmaske auf.[39]

Zwar wurde Gernsbacks Karriere als Erfinder vom Erfolg seines serbischen Mentors in den Schatten gestellt (wem ging es nicht so?), doch immerhin meldete er in seinem Leben 80 Patente an, die eine Vielzahl von Neuerungen mit sich brachten, vom ersten Walkie-Talkie über eines der ersten Knochenleitungshörgeräte und die Konstruktion von Fernseherscheiben bis zum tauchfähigen Riesenrad.

Seine ausgewiesenermaßen »autistischste« Kreation war jedoch eine Apparatur zum Ausblenden von Störungen in lauten Büros, der sogenannte »Isolator«. Die Ausgabe von *Science and Invention* vom Juli 1925 brachte eine bizarre Abbildung des Verlegers, der seine Erfindung vorführte – wie ein Tiefseetaucher mit einem besonders unförmigen Helm und einem dazugehörigen Atmungsgerät. Damit der Benutzer des Isolators eine Textzeile lesen konnte, waren zwei schmale Schlitze in den Helm gebohrt.

»Sobald die Außengeräusche ausgeschaltet sind«, hieß es in der Bildunterschrift, »kann man sich leicht auf seine Aufgabe konzentrieren.«

Gernsbacks Isolator setzte sich nicht durch, doch sein Netzwerk von Amateurfunkern erwies sich als Segen für all jene, die derartige Ambitionen hegten. Ein einzelner Amateurfunker, allein in einer Garage mit einem Knallfunksender, war ein sonderlicher Außenseiter. Ein Netzwerk von Funkern hatte jedoch ein Gewicht, das ernst zu nehmen war. Indem Funkstationen über Relais verbunden wurden, konnte ein Amateur in Chicago einen Kollegen in Neuseeland anfunken und Nachrichten um die ganze Welt senden. Der Planet Erde wurde für einen Amateurfunker mit Trockenzellen, Knallfunksender, Detektorempfänger und Kopfhörer plötzlich zu einem sehr kleinen und geselligen Ort.

Das Funken sei nichts für jedermann, räumte Gernsback ein. Der Lernaufwand sei zu groß für arme Trottel ohne »Funkverstand«, wie er es nannte.[40] Ein Junge mit solch einem Verstand (und in seiner Vorstellung war es fast immer ein Junge, auch wenn die Realität anders aussah) spüre nicht denselben Drang wie andere Jungen, Zeit mit albernen Dingen zu verschwenden; er müsse regelrecht gezwungen werden, aus dem Haus zu gehen.

Während des Zweiten Weltkriegs rekrutierte der britische Geheimdienst MI8 unter der Hand ein Team von jugendlichen Funkern (die nicht einmal mit ihren Familien über ihre Tätigkeit sprechen durften), um codierte Nachrichten der Nazis abzufangen. Diese Meldungen wurden an die genialen Codeknacker in Bletchley Park weitergeleitet, die unter dem homosexuellen Computerpionier Alan Turing arbeiteten. So ermöglichten es diese jungen Amateurfunker den Alliierten, die Truppenbewegungen der Deutschen und der Italiener genau vorherzubestimmen. Aspergers Prophezeiung, wonach die »kleinen Professoren« in seiner Klinik eines Tages für den Krieg nützlich sein könnten, war vorausschauend gewesen, doch in Wirklichkeit fuhren die Alliierten den Gewinn ein.

Mit dem Aufkommen der Funktechnik hatten die versprengten Mitglieder seines Stammes endlich die Möglichkeit, zu einer kollektiven Kraft zu werden. Der Amateurfunk belohnte die Begeisterung für komplexe Apparate und Systeme. Und Menschen mit ausgeprägten Merkfähigkeiten waren im Vorteil, denn bis 1990 mussten alle Amateurfunker in den Vereinigten Staaten den Morse-Code lernen, um ihre Funklizenz zu erhalten. Da man sich Bauteile zu vernünftigen Preisen von Gernsback und dessen Konkurrenz schicken lassen konnte, war dies ein bezahlbares Hobby, dem man in Abgeschiedenheit nachgehen konnte. Funkamateure, die Schwierigkeiten mit gesprochener Sprache hatten, konnten das Sprechen gänzlich umgehen, indem sie mit Codes kommunizierten. (Auf einer alten Fotografie sieht man, wie zwei Amateurfunker sich an einem Tisch gegenübersitzen und sich verständigen, indem sie mit Löffeln auf Milchflaschen Morsezeichen klopfen.) Wer aber gern stundenlang quasselte, fand jederzeit einen anderen Funker zum Plaudern und konnte dabei einen Jargon verwenden, der genauso originell und ritualisiert war wie der der Science-Fiction-Fans.

Die Amateurfunkszene war zudem eine reine Kompetenzgemeinschaft, in der sich niemand darum scherte, wie man aussah oder wie artig man sich in der Öffentlichkeit benahm. Wer wusste, wie man mit einem Funkgerät umging, war bei der Party willkommen.

Die Bibel der Amateurfunker war ein Buch mit dem Titel *Calling CQ* aus der Feder eines Funkamateurs namens Clinton DeSoto. (Der Titel leitete sich von dem allgemeinen Anruf CQ ab – *seek you*, d. h. »hier ruft«) –, mit dem Funker seit der Zeit Marconis Kontakt mit einem anderen Funker aufnehmen.) DeSotos Erläuterungen zum Ethos des Amateurfunks bildeten eine Blaupause für eine neue Art von Gemeinschaft, die sich ideal dafür eignete, begabte, aber sozial unbeholfene junge Menschen anzuleiten.

> Der Anfänger wird nicht leicht zum voll entwickelten Amateur. Aber wenn er denn aus seinem Kokon schlüpft, eröffnet sich ihm eine neue Welt. Zuerst bekommt er einen neuen Namen – sein Rufzeichen. Fortan hat er eine neue Identität – sogar eine neue Persönlichkeit und einen neuen Sozialstatus. Er definiert sich nicht über die Leute, die er kennt, beziehungsweise die Kleidung, die er trägt, sondern die Signale, die er aussendet. Er tritt in eine neue Welt ein, deren Voraussetzungen er erfüllen kann. Auch ohne Stammbaum, Chauffeur oder einen alten Meister im Wohnzimmer kann er ein Prinz werden – ein Prinz des Äthers.[41]

Einer der Jungen mit Funkverstand, der DeSotos Ruf folgte – und später die Diagnose Asperger-Syndrom erhielt –, war Robert Hedin, der sich an der Highschool in Mathematik und Naturwissenschaften hervortat, aber nie in den Kreis seiner Altersgenossen passte. Er fühlte sich zum Amateurfunk hingezogen, denn hier biete sich »Menschen, die weniger gesellig sind, die Möglichkeit, mit anderen in nicht bedrohlicher Weise zu verkehren«, wie er erklärte. Hier fand er auch Anerkennung für Fähigkeiten, die ihm im Blut lagen, etwa bei globalen Wettbewerben für das »DXen« (Versuche, mit weit entfernten Funkstationen Kontakt aufzunehmen) und beim Konstruieren von Sendegeräten und Antennen. Bei der Körpersprache kam es ganz allein darauf an, beim Tastenschlag möglichst schnell und genau zu sein.[42]

Zudem bot der Amateurfunk jenen Menschen einen Zugang zum Arbeitsmarkt, die sich nicht darauf verlassen konnten, beim Bewerbungsgespräch durch Charme zu beeindrucken oder durch persönliche Kontakte Beziehungen aufzubauen und zu pflegen. Mit einem selbstgebauten Sender stieß Hedin im Äther rein zufällig auf den technischen Leiter einer regionalen Fernsehstation, der sich bereit erklärte, ihn einzustellen, wenn er innerhalb von sechs Monaten seine Funklizenz erhielt. (Die technische Abteilung des Fernsehsenders war bereits fest in der Hand von Amateurfunkern.) Hedin lieh sich in der Gemeindebibliothek ein Handbuch aus, verkroch sich in seinem Funkraum und erwarb binnen sechs Monaten die Funktelefonlizenz der Klasse A. Fortan arbeitete er hinter den Kulissen von Fernsehsendungen, sein Leben lang.

Nachdem Hedin festgestellt hatte, dass er und seine Söhne auf dem Autismusspektrum angesiedelt waren, schloss er sich der Global and Regional Asperger Syndrome Partnership (GRASP) an, einer der größten Selbsthilfegruppen für Menschen mit Asperger-Syndrom in den Vereinigten Staaten. Rückblickend ist er sich sicher, dass etliche Amateurfunker, denen er im Laufe von 55 Jahren im Äther begegnete, einer Autismusdiagnose entsprochen hätten.

Die Gemeinschaft der Funker ermöglichte es schüchternen Introvertierten auch, die Regeln des persönlichen Kontakts aus sicherer Entfernung zu studieren. »Durch den Amateurfunk [...] habe ich sehr viel über zwischenmenschliche Kommunikation gelernt. Dabei konnte ich das Geben und Nehmen beobachten, um das es in der Kommunikation ja letztlich geht«, erinnerte sich Lenore Jensen, die 1939 die Young Ladies' Radio League gründete, um mehr Frauen einzubeziehen.[43] Indem sie sich mit anderen Amateurfunker(inne)n über den Äther austauschte, lernte sie, sich im sozialen Umfeld schicklich zu benehmen, und wurde schließlich eine bekannte Schauspielerin mit Rollen in Fernsehserien wie *The Beverly Hillbillies, General Hospital* und *Father Knows Best* (*Vater ist der Beste*).[44]

Für einige Autisten lag die Anziehungskraft des Amateurfunks eher im streng technischen Bereich. Sie wollten einfach die Geräte in die Finger kriegen, die sie so faszinierten. Das erste Wort, das ein späterer Amateurfunker namens Mark Goodman im Alter von vier Jahren überhaupt sprach, war »ra-jo« – Radio. Für ihn waren die beruhigenden Töne aus dem Apparat im Wohnzimmer weniger einschüchternd als die Stimmen der Erwachsenen. »Jener wohlklingende Kasten aus lackiertem Holz wurde mein ständiger Gefährte«, erinnerte er sich.[45] Nachdem er einen Detektorradiobausatz, den ihm sein Onkel zu Weihnachten schenkte, montiert hatte, traute er sich noch kompliziertere Vorhaben zu, was ihm ein neues Zielbewusstsein in einer Welt verlieh, die er als »weitgehend chaotisch, verwirrend und häufig gleichgültig« erlebte.

Goodman vertiefte sich in der Bibliothek stundenlang in technische Handbücher und pilgerte fortan zu Händlern für Rundfunkzubehör im nahe gelegenen San Francisco. Schließlich konnte er sogar ein defektes Gerät reparieren. Dies stärkte sein Selbstvertrauen und zeigte zudem einen unerwarteten Nebeneffekt: Er fühlte sich emotional gefesselt von den Geschichten, die er im Radio hörte.

> Manchmal schaltete ich Folgen aus Serien über Tom Mix, Jack Armstrong und Superman ein, die ich bis dahin fast nie gehört hatte. Ich lehnte mich mit seltener Zufriedenheit und geschlossenen Augen zurück, ganz vertieft in die Klänge aus dem Kasten aus Holz, Eisen, Papier, Kabeln, Glas und was sonst noch erforderlich war, um Radiowellen wieder in gesprochene Worte und Musik zu verwandeln, die meine Fantasie beflügelten. Magisch waren diese Klänge, die Hunderte oder Tausende Meilen weit herstammten und nur durch einen vibrierenden Kegel aus steifem, schwarzem Papier an mein Ohr drangen.

So befriedigend diese Erlebnisse auch waren, so konnten sie Goodman doch nicht davor bewahren, in der Schule schlimme Erfahrungen zu machen, denn dies war eine Zeit, in der die Zeichen des Autismus noch nicht allgemein erkannt wurden. Von einem sadistischen Lehrer drangsaliert, flüchtete er sich in die Lektüre von Science-Fiction. In unerreichbar fernen, imaginären Welten fühlte er sich mehr zu Hause als in der fremden Welt, an die er gefesselt war. Als er zwölf war, ließ seine Mutter ihn in Stanford begutachten, doch der Psychiater meinte, der Junge werde aus seinen Problemen mit anderen Menschen herauswachsen.

Als Goodman in der Schulbücherei auf ein Exemplar von *Calling CQ* stieß, begeisterte ihn die Geschichte eines jungen Amateurfunkers namens Walter Stiles, der nach einer Hochwasserkatastrophe in Pennsylvania zum Helden wurde. Eines Nachts während eines schweren Regenunwetters empfing Stiles ein schwaches Notrufsignal aus der Nähe von Renovo in Pennsylvania. Er notierte den Rest der Funkmeldung, in der von einer bereits überschwemmten Stadt mit mehr als 2000 Menschen die Rede war, die sofort gerettet beziehungsweise medizinisch versorgt werden mussten. »Flugzeuglandung unmöglich Komma springe mit Fallschirm ab«, hieß es zum Schluss der verzweifelten Nachricht. Dann brach das Signal ab. Nachdem Stiles das Rote Kreuz alarmiert hatte, brach er mit einer Gruppe von Freunden in einem Lkw voller medizinischer Güter, Nahrungsmittel und einem wasserdichten Sender nach Renovo auf. Dort hielt Stiles seine Morsetaste 48 Stunden lang besetzt und leitete über andere Amateurfunker Meldungen an die Außenwelt weiter.

Als Goodman von den Abenteuern dieser jungen Helden las, fasste er den Entschluss, sich ihnen anzuschließen. Schon bald baute er sich sein eigenes Funkgerät zusammen und erwarb eine Lizenz. Aber die drahtlose Kommunikation sicherte ihm nicht all die Unterstützung und Anleitung, die er brauchte. In den folgenden Jahrzehnten flog er von der Schule, verlor seine Jobs, landete immer wieder in psychiatrischen Anstalten und versuchte, sich mit Behindertenhilfe durchzuschlagen.

Insgesamt suchte er bei mehr als 20 Psychiatern, Psychologen und Therapeuten Rat, doch bevor das Spektrum der Autismusdiagnose auch auf Erwachsene erweitert wurde, konnte keiner etwas mit seinen Problemen anfangen. Erst im Alter von 70 Jahren erhielt Goodman eine klare Diagnose – Asperger-Syndrom – und Zugang zu den Dienstleistungen, die er benötigte. Das Eintreten in eine Selbsthilfegruppe für Erwachsene bei der Asperger-Association von Neuengland habe er empfunden »wie ein Ankommen an Land nach einem lebenslangen Auf- und Abtauchen in einer See, die sich in alle Richtungen bis ins Unendliche zu erstrecken schien«.

## IV

Gernsback starb 1967, als viele seine Vorhersagen Wirklichkeit wurden. Das Fernsehen, das 1928 mit einer experimentellen Sendung von Gernsbacks Rundfunkstation WRNY erstmals die Öffentlichkeit erreichte, war längst allgegenwärtig, und in jenem Jahr allein hoben 172 Weltraumfahrzeuge von der Erde ab.[46] Inzwischen schuf eine neue Generation von Visionären, die mit Heimwerkerelektronik und Science-Fiction-Heften groß geworden war, die Grundlagen für ein globales Netzwerk, neben dem sich die Amateurfunkrevolution richtig putzig ausnahm.

Das moderne digitale Zeitalter brach Ende der 1950er-Jahre am Massachusetts Institute of Technology (MIT) an. Ein Mathematiker und Ingenieur namens John McCarthy bot dort den ersten Grundstudiumskurs in Computerprogrammieren an.[47] Anstatt in den ungeschlachten Großrechnern jener Zeit bloß bessere Addiermaschinen zu sehen, ersann er Möglichkeiten, sie so zu programmieren, dass sie auf kreative Weise funktionierten und lernten, sich ihrer Umgebung anzupassen, in komplexen Netzwerken verbunden zu sein und sich selbstständig weiter zu entwickeln. Um diese Vision eines dynamischen Computerwesens zu umschreiben, prägte er den Begriff »künstliche Intelligenz«.[48]

McCarthy, ein Mann mit wildem Bart und dicker Brille, war ein legendärer Exzentriker auf einem Campus voller Exzentriker. Er hatte die Angewohnheit, ungestüm auf und ab zu gehen, während er nachdachte. Wurde er etwas gefragt, ging er unter Umständen einfach weg, ohne sich zu verabschieden, und kam Tage später mit einer Antwort zurück, so als wäre die Unterhaltung nie unterbrochen worden.

Der Autor Philip Hilts bezeichnete seine erste Begegnung mit McCarthy in *Scientific Temperaments* als nervtötend:

> Sein Gruß bestand in einem erwartungsvollen Starren. Er sagte kein Wort. Äußerungen seines Besuchers entlockten McCarthy ein Murmeln, das allmählich lauter und klarer wurde, wie die Laute eines Menschen, der aus einer Höhle kommt. Erst wenn sein Geist an die Oberfläche kam, war so etwas Ähnliches wie eine normale Unterhaltung möglich. Seine Kollegen bestätigten dies: dass John McCarthys Intellekt ein Vehikel sei, das stromlinienförmig zugeschnitten sei, um im Fluidum der Gedanken rasch voranzukommen, und das ohne viel Außenreibung manövrieren könne. Doch im offenen sozialen Terrain wird seine rationalisierte Konzentration schwerfällig und hinderlich.[49]

Ebenso unbeholfen war McCarthy im physikalischen Raum. Im Sportunterricht erwies er sich als äußerst ungelenk. Dies hinderte ihn jedoch nicht daran, bergsteigen zu gehen, zu segeln und Privatflugzeuge zu steuern.

Sein Lebenswerk stand jedoch nie in Zweifel. Mit acht Jahren hatte er beschlossen, Wissenschaftler zu werden, angespornt durch gernsbacksche Anleitungen wie *Electricity for Boys* (Elektrizität für Jungen). Seine Mutter war eine Frauenrechtlerin und sein Vater war ein Gewerkschaftsorganisator und Mitglied der kommunistischen Partei. Der Idealismus der Eltern nährte seine Hoffnung auf Computer als Förderer der Demokratie, als viele Linke der Technologie mit tiefem Argwohn begegneten. Bereits in der Highschool brachte er sich mit College-Lehrbüchern höhere Mathematik bei. Mit 15 schrieb er sich am California Institute of Technology ein. Dort fing er an, über die Konstruktion von Maschinen nachzudenken, die den menschlichen Erwerb von Wissen simulieren konnten. Dieses Interesse verfolgte er während seines Aufbaustudiums in Princeton weiter.

Neben seiner bahnbrechenden Arbeit auf dem Gebiet künstlicher Intelligenz trug McCarthy maßgeblich zur Entwicklung des Begriffs »Timesharing« bei, wodurch mehreren Nutzern über ein dezentrales Netz von Endgeräten der Zugang zu zentralisierten Rechenressourcen ermöglicht wurde. Er sprach sich dafür aus, in jedem Haushalt einen Terminal zu installieren, in der Überzeugung, eines Tages werde es alltäglich sein, dass die Menschen mit diesen Geräten unmittelbar aktualisierte Nachrichten lesen, Bücher ihrer Lieblingsautoren bestellen, Flugtickets kaufen und Hotelzimmer reservieren. Diese Vision von Information als einer zentralisierten Versorgungsdienstleistung ähnlich der Wasser- oder Stromversorgung wurde später zwar von der Erfindung des persönlichen Rechners und des mobilen Endgeräts verdrängt, doch sie verwirklichte sich in den riesigen Netzwerken von Servern (der »Cloud«), die das Internet möglich machen.

Ein beliebter Treffpunkt seiner Studenten am MIT war der Modelleisenbahn-Club im Gebäude 20, einem provisorischen Holzschuppen aus der Kriegszeit, den Bastler in Beschlag genommen hatten. Die Mitglieder des Clubs teilten sich in zwei Lager: jene Pseudokünstler, die die Modellanlage (eine idyllische Nachbildung des kleinstädtischen Amerika) ausstatteten, und jene stets ungewaschenen, Coke saufenden Fanatiker, die die unglaublich ausgeklügelte Anlage zum Laufen brachten. Das komplexe Gewirr von Drähten, Schaltern und Relais unter dem Aufbau wurde als »das System« bezeichnet, und das Team, das es bediente, hieß »Komitee für Strom und Signale«.

Das Gebäude 20 trug den Spitznamen »der magische Brutkasten«, und was man dort Ende der 1950er-Jahre ausbrütete, war eine spezielle Hackerkultur. Im Wortschatz des Modelleisenbahnclubs war *a good hack* ein Meisterstück an technischer Virtuosität, das dem reinen Vergnügen anstatt der Zweckmäßigkeit diente, etwa das Programmieren eines zimmergroßen Rechners zum Abspielen eines Songs. Als eingefleischte Fans von Science-Fiction, Amateurfunk und japanischen Monsterfilmen pflegten die Urhacker am MIT einen obskuren Jargon um seiner selbst willen; und Szenebegriffe, die vom »Komitee für Strom und Signale« geprägt wurden (beispielsweise »*mung*«, »*kluge*«, »*cruft*« und »*foo*«), fanden in den folgenden Jahrzehnten in der Computerwelt weite Verbreitung. Zwischen Marathonsitzungen zur Verbesserung des Systems entwickelten McCarthys Studenten das erste Programm, mit dem ein Computer einigermaßen gut Schach spielen konnte.[50]

McCarthys nachhaltigster Beitrag war die hochentwickelte Programmiersprache LISP, mit der Forscher auf dem Feld der künstlichen Intelligenz eine bislang beispiellose Vielzahl von realen Ereignissen (Echtweltereignissen) in ihrem Code darstellen konnten. Anders als die meisten ähnlich alten Programmiersprachen (mit Ausnahme von Fortran) wird LISP nach wie vor verwendet. Anfang der 1960er-Jahre war McCarthy jedoch bereit für eine Veränderung. Als ihm die Universität Stanford einen Lehrstuhl anbot, folgte er dem Ruf. Sein Haus in Cambridge verkaufte er zwei jungen Harvard-Professoren, die für ein Mittel warben, mit dem sich das Betriebssystem des menschlichen Gehirns hacken ließ: LSD. Timothy Leary und Richard Alpert bauten in McCarthys ehemaliger Bibliothek (in der Wissenschaft, Fiktion und Science-Fiction gleichermaßen vertreten waren) eine Stiege hinunter in einen LSD-Raum, ausstaffiert mit Kissen, Schwarzlicht und psychedelischer Kunst.

McCarthy reüssierte in dem Treibhaus innovativer Ideen und Technologien, das schon bald als Silicon Valley bezeichnet werden sollte. Er gründete das berühmte Stanford Artificial Intelligence Laboratory (SAIL, Forschungslabor für künstliche Intelligenz). Anfang der 1980er-Jahre lebte er bereits in der Zukunft, die er ein Jahrzehnt zuvor vorhergesehen hatte. Indem er am Terminal auf seinem Schreibtisch ein paar Befehle eingab, konnte er seine E-Mails abrufen, Radio hören, einen Artikel auf einem externen Server revidieren und auf Rechtschreibfehler überprüfen, Schach oder Go spielen, ein Dokument in der Elfensprache ausdrucken (er hatte eine unveröffentlichte Fortsetzung zu *Der Herr der Ringe* geschrieben), nach Meldungen auf Mobilfunknetzen suchen oder eine aktuelle Liste von Restaurantempfehlungen von Programmierern in aller Welt abfragen. Unter seiner E-Mail-Signatur propagierte er seinen datenfixierten Leitspruch: »Entweder beherrschst du die Arithmetik oder du bist dazu verdammt, Unsinn zu reden.«[51]

War McCarthy auf dem Autismusspektrum angesiedelt? Er wies sicherlich viele der klassischen Kennzeichen des Asperger-Syndroms auf: schroffe Umgangsformen, eine Unbeirrbarkeit, die bisweilen unhöflich wirkte, eine körperliche Unbeholfenheit und die Angewohnheit, sich unter Stress selbst laut zu instruieren. Er besaß auch viele eindeutig positive Züge, die Asperger mit Autismus in Verbindung brachte: eine Begeisterung für Logik und komplexe Maschinen, einen Hang zu Wortspielen und Aphorismen, eine kompromisslose persönliche Ethik und die Fähigkeit, Probleme von Blickwinkeln aus zu lösen, die seine sozial kompetenteren Kollegen nicht einnehmen konnten. Aber McCarthy hatte wohl gar kein Verlangen nach einer Diagnose, denn er schuf sich eine Nische in einem neu entstehenden Gebiet, das seinen Stärken ideal entsprach und zugleich seine vielen Verschrobenheiten tolerierte – ja sogar würdigte.

Seine Laboratorien am MIT und in Stanford waren fantastische Spielwiesen für seinen außergewöhnlichen Intellekt, so wie es einst das Anwesen am Clapham Common für Henry Cavendish gewesen war. Und sie entwickelten sich zu Magneten für andere verlotterte Genies, die ebenso sehr auf die Vision von einer Welt eingeschworen waren, die vom Zugang zu Datenverarbeitung lebt. Darunter waren auch zwei junge Computerfreaks namens Steve Jobs und Steve Wozniak, die später das Unternehmen Apple gründen sollten.

Die Kultur des Silicon Valley begann bereits, sich an die starke Häufung von Menschen mit autistischen Zügen zu gewöhnen, als der Begriff »Asperger-Syndrom« noch gar nicht geprägt worden war. Im Jahr 1984 schrieb die Therapeutin Jean Hollands ein populäres Selbsthilfebuch für Frauen unter dem Titel *The Silicon Syndrome* mit Ratschlägen für »Hightech-Beziehungen«, wie sie es nannte. Hollands beschrieb eine unverwechselbare Sorte hochgradig engagierter Männer in den Bereichen Wissenschaft und Technik, die gern an Maschinen herumbastelten, eher widerwillig auf emotionale Signale reagierten, nur wenige, wenn überhaupt irgendwelche, engen Freunde außerhalb ihres beruflichen Umfelds hätten, sich streng logisch verhielten und versuchten, Probleme in engen Beziehungen durch »Datenerhebung« zu lösen. (Hollands gestand, dass ihr Mann – selbst ein stolzer Techniker – sie als Angehörige einer »außerirdischen Kultur« ansehe.)

Als das Buch erschienen war, erhielt Hollands zustimmende Briefe von Frauen aus aller Welt, deren Männer Ingenieure, Programmierer und Mathematik- oder Physikprofessoren waren. Der französische Präsident François Mitterand besuchte sie mit seiner Frau Danielle in ihrer Praxis in Mountain View und bekundete seine tiefe Sorge, französische Ehepaare könnten vor denselben Problemen stehen, falls Computer in Europa Verbreitung fänden.[52] Von Autismus war in dem Buch nicht die Rede, doch zehn Jahre später hätte Hollands den Begriff »Silicon-Syndrom« durch »Asperger-Syndrom« austauschen können, ohne ansonsten auch nur ein Wort des Textes zu ändern.

Letztendlich gehörte die Zukunft des Computerwesens nicht den Großrechnern und Netzwerken mit »dummen Endgeräten«, die McCarthy liebte, sondern den smarten kleinen Geräten, die Tüftler wie Steve Jobs in ihren Garagen zusammenlöteten. Die Datenverarbeitung der breiten Masse zugänglich zu machen war eine Aufgabe, die erst von Internetpionieren wie Vint Cerf und Tim Berners-Lee gelöst wurde – und von Lee Felsenstein, einem Ingenieur mit autistischen Zügen, der in einem Schallplattenladen in Berkeley das erste soziale Netzwerk einrichtete.

## V

Lee Felsenstein hatte die Technik im Blut. Sein Großvater, William T. Price, wurde reich, indem er einen effizienteren Dieselmotor entwickelte. Ansonsten war er für seine Kauzigkeit bekannt. Auch seine Frau erlebte ihn von Anfang an als eigenartig und weltfremd.

So wie McCarthy war auch Felsenstein ein Kind kommunistischer Eltern. Vater und Mutter gehörten in den 1950er-Jahren der kommunistischen Partei an. Sein Vater war ein Gebrauchsgrafiker, der immer dafür sorgte, dass für seine drei Kinder genügend Künstlerbedarf im Haus war. In der dritten Klasse zeichnete Lee Auspuffrohre und Kompressoren und ersann Pläne für die Umgestaltung von Automobilen, die die Luft weniger verpesteten. Als ein Lehrer ihn bezichtigte, im Unterricht zu träumen, erwiderte er: »Ich träume nicht, ich erfinde.«[53]

Als Lee Felsenstein elf Jahre alt war, überließ ihm sein älterer Bruder ein halb zusammengebasteltes Detektorradio, das er mit einer Antenne ausstattete und zum Laufen brachte. Als er zum ersten Mal einen Computer sah – einen UNIVAC, der im Franklin Institute Science Museum in Philadelphia in einem Glaskasten vor sich hin klickte –, war er so hingerissen, dass er Mitglied des Museums wurde, um jeden Tag in der Nähe des Computers herumlungern zu können.

Dann schenkte ihm ein Freund seines Vaters etwas besonders Wertvolles: einen Fernkurs für Radio- und Fernsehreparatur samt Voltmesser, Oszilloskop und anderen Instrumenten, die sich Lee nie hätte leisten können, sowie Anleitungen zum Betreiben eines eigenen Geschäfts. Er fing an, durch die Nachbarschaft zu ziehen und defekte Fernseher zu reparieren, und sein Keller füllte sich mit ausgeschlachteten Röhren und Konsolen, die er für seine Experimente sammelte. Der Keller war für ihn ein heiliger Ort, sein persönliches Kloster der Technologie.

Felsenstein wurde auch von seinem Vater inspiriert, der einen Nachbarschaftsrat organisierte, um die Baugesetze zu reformieren. Als Bürgerrechtsaktivisten im Süden erste Sit-ins durchführten, um gegen die Rassentrennung zu protestieren, machte er mit. Nachdem er sich an der University of California in Berkeley eingeschrieben hatte, schloss er sich der Anti-Vietnamkrieg-Bewegung an, die damals aufkam. Die Verwaltung ging schließlich gegen Studenten vor, die Infostände betrieben; angeblich waren politische Aktivitäten auf dem Universitätsgelände allein den Mitgliedern der jungen Demokraten und Republikaner vorbehalten.

Im Dezember 1964 forderten die Studenten, dass die Verwaltung über die Vorschriften für politische Aktivitäten auf dem Universitätsgelände verhandeln solle. Bei einem Sit-in hielt der Wortführer der aufkommenden Bewegung für Meinungsfreiheit, Mario Savio, eine flammende Rede, die zum Schlachtruf für Kriegsgegner in aller Welt wurde: »Es gibt eine Zeit, da der Betrieb der Maschine so verabscheuungswürdig wird, einen so sehr quält, dass man nicht mehr mitmachen kann, auch nicht passiv. Und man muss seinen Körper in das Getriebe und die Räder der Maschine werfen, in den ganzen Apparat, um ihn zu stoppen.« An jenem Abend wurden an die 800 Studenten ins Gefängnis gesteckt. Der anschließende Tumult sorgte fast dafür, dass die Universität geschlossen werden musste.

In der Bewegung für Meinungsfreiheit fand der damals 19-jährige Felsenstein als Technikfreak seinen Platz. (Dafür qualifizierte ihn allein schon die Fähigkeit, einen Vervielfältigungsapparat zu bedienen.) Eines Abends drohte während einer Studentenversammlung eine weitere Polizeirazzia mit Massenfestnahmen. Einer der Organisatoren forderte Felsenstein auf: »Schnell, klink dich in den Polizeifunk ein!« Felsenstein wusste, dass dies nicht so einfach war, aber jener Augenblick wurde für ihn zur Offenbarung. »Mir wurde klar, dass ich mich bezüglich meiner Stellung in der Gesellschaft geirrt hatte. Bislang hatte ich auf Befehle von hochintelligenten Leuten gewartet, die viel mehr über Politik, Soziologie und andere Themen wussten als ich«, erklärte er. »Doch dann wurde mir bewusst, dass diese Leute keine Ahnung davon hatten, was mithilfe von Technologie überhaupt möglich ist. Das war meine Aufgabe: zu wissen, was möglich ist, und zu sagen, was geht. Anstatt also auf Anweisungen zu warten, fing ich an zu definieren, was technisch möglich war.«[54]

Die Telefone am Hauptsitz der Bewegung für Meinungsfreiheit wurden zur Nervenzentrale für die entstehende Gegenkultur in Berkeley, doch das Archiviersystem der Organisation war sehr ineffizient. Wenn ein Hilfsangebot hereinkam, wurde eine Notiz an eine Wand geheftet, die ohnehin schon von ähnlichen Mitteilungen überquoll. Felsenstein war überzeugt, dass es eine bessere Methode geben müsse. Er machte auch die interessante Beobachtung, dass sich das Verteilen von Flugblättern auf dem Campus änderte. 1964, als die Verbreitung von Flugblättern nur eingeschränkt erlaubt war, musste man jeden Studenten einzeln ansprechen und informieren. 1967 waren Flugblätter zu einem kruden Übertragungsmedium geworden. Die Aktivisten klebten sie einfach in auffälligen Mustern an Wände und hofften, dass die Passanten sie beachteten.

Felsenstein erkannte auch Folgendes: Wenn es der Gegenkultur ernst damit war, eine neue Gesellschaft aufzubauen, die nicht auf Massenkonsum und leerem Spektakel basierte, musste sie neue Medienformen entwickeln, die dem Einzelnen und der Gemeinschaft andere Möglichkeiten eröffneten, anstatt sich nur auf alte Übertragungsmodelle zu verlassen. In seinem Kopf nahm die dezentrale, benutzerdefinierte Zukunft des Computerwesens bereits Form an.

Felsenstein wusste damals noch nicht, dass er Autist war. Für das psychiatrische Establishment existierten Menschen wie er gar nicht. Er wusste nur, dass er sich unter Menschen noch nie wohlgefühlt hatte; und seine Freundinnen beklagten häufig, dass er sich in gesellschaftlichen Situationen nicht angemessen verhalte. Im Jahr 1968 zeigte sich aber, dass die Belastung, inmitten einer kulturellen Revolution als nicht diagnostizierter Autist zu leben, einen hohen Preis gefordert hatte. Nach einem Absturz in eine schwere Depression brach Felsenstein sein Studium in Berkeley ab, fing mit einer Psychotherapie an und stieg als Nachwuchsingenieur bei der Firma Ampex ein, die Magnetbandgeräte herstellte.

Mithilfe von Handbüchern brachte er sich den neuesten Stand des Programmierens selbst bei. Damals wurden Löcher in Papierbänder getippt, die einzelnen Bits entsprachen, und diese Papierstreifen wurden in ein Lesegerät eingegeben, das Befehle an den Computer schickte. Es gab kein Betriebssystem, keine Software – nur Spulen mit gelochten Bändern. Felsenstein beschrieb den Moment, in dem er einen Computer erstmals erfolgreich dazu programmierte, den Buchstaben »A« zu schreiben, als »transzendente Erfahrung«.

Während Felsenstein bei Ampex war, lieferte ein Forscher der Universität Stanford namens Doug Engelbart bei einer Konferenz in San Francisco eine Präsentation, die als »*The Mother of all Demos*« (»die Mutter aller Vorführungen«) in die Geschichte einging. Engelbart und McCarthy arbeiteten an den entgegengesetzten Enden des Campus und standen auch für zwei entgegengesetzte philosophische Lager. Während McCarthy Maschinen entwickeln wollte, die leistungsstark genug waren, um die menschliche Intelligenz zu ersetzen, suchte Engelbart nach Möglichkeiten, Computer als Ergänzung zur menschlichen Intelligenz einzusetzen.[55] Im Lauf seines eineinhalbstündigen Vortrags stellte er die grundlegenden Elemente des modernen digitalen Zeitalters wie aus einem Guss dar: Grafikschnittstellen, multiple Bildschirmfenster, mausgesteuerte Navigation, Textverarbeitung, interne Textverweise, Videokonferenzschaltung und Gemeinschaftsarbeit in Echtzeit. Die Grundideen in Engelbarts Vorführung – verfeinert durch die Arbeit von Alan Kay und anderen Forschern am Xerox Palo Alto Research Center (Xerox PARC) – regten Steve Jobs dazu an, den ersten PC für den Massenmarkt, den Macintosh, zu bauen.

Derweil entfaltete sich auch die Gegenkultur im Großraum San Francisco, doch technologisch gesehen war sie noch nicht im Computerzeitalter angekommen. Sie stützte sich bei der Organisation der Gemeinschaft auf Anzeigen in Undergroundblättern, Pinnwände, Telefonvermittlung und Postzustellung. Es störte Felsenstein, dass ständig wertvolle Informationen verloren gingen. Wenn jemand eine Liste wichtiger Namen zusammengestellt oder eine Kiste nützlicher Karteikarten angelegt hatte und dann nach Indien ging, um einen Guru zu finden, verschwanden die gesammelten Daten meist in der Versenkung. Felsenstein kam auf die

Idee, dass Computernetzwerke viele der Funktionen persönlicher Archivierungssysteme übernehmen könnten, allerdings viel schneller und besser – und ohne etwas zu vergessen.

Felsenstein begeisterte sich auch für den Sozialkritiker Ivan Illich und dessen Vorstellung, den Einsatz von Werkzeugen zu fördern, die jede Form von »Konvivialität« (von Illich als »Gegenteil von Produktivität« definiert) unterstützen – einen von vielen Aspekten der sozialen Interaktion, die Felsenstein schon immer als schwierig und verwirrend empfunden hatte.[56] Mit zwei Programmierkollegen namens Efrem Lipkin und Mark Szpakowski erforschte er Möglichkeiten, die Community-Telefonvermittlungen zu verbessern, die in Hotspots der Subkultur wie Berkeley und Haight-Ashbury in San Francisco aufgekommen waren. Das größte praktische Hindernis bei diesem hehren Unterfangen war die Beschaffung eines bezahlbaren Computers, der leistungsfähig genug für diese Aufgabe war. Das Problem wurde gelöst, als ein Programmierer von *Project One*, einer geschäftigen Kommune in San Francisco, die langfristige Anmietung eines SDS 940 (Stückpreis 300 000 Dollar) von der Transamerica Corporation arrangierte. Dieses gewaltige Gerät, das acht Meter lang war und zur Kühlung eine ganze Batterie von Klimaanlagen brauchte, wies bereits eine illustre Geschichte auf.[57] Es war der erste Computer, der konkret für McCarthys Mehrbenutzerbetriebsart entwickelt worden war. Und es war jener Rechner, den Engelbart für seine »Mutter aller Vorführungen« benutzt hatte. Es handelte sich also um ein Stück Hardware mit ungewöhnlich gutem Karma.

Die am MIT herangezogene Hackerszene gedieh in Einrichtungen wie SAIL, Xerox PARC und den inzwischen legendären Garagen von Cupertino und San José. Es dauerte nicht lange, bis Stewart Brand, der Herausgeber des *Whole Earth Catalog* (eines Handbuchs der Gegenkultur), diese Subkultur mit einer ultimativen Empfehlung im *Rolling Stone* auf die arglosen Bewohner von Normaloland losließ: »Computer kommen zu den Menschen. Das ist eine gute Nachricht, vielleicht die beste seit den Psychedelika.« Im Brennpunkt des Artikels stand *Spacewar*, das allererste Mehrspieler-Computerspiel, das 1961 von vier Science-Fiction-begeisterten Studenten McCarthys entwickelt worden war. Eines war besonders fesselnd an dem Spiel, wie Brand bemerkte: Auf unheimliche

Weise verwandelte es einen besseren Zahlenfresser in eine Kommunikationseinrichtung, die Menschen zusammenbrachte.

Jenen Menschen, denen es schwerfiel, sich im persönlichen Kontakt auszudrücken, oder die gar nicht sprechen konnten, boten Computernetzwerke die Chance, Kommunikation nicht nur zu verbessern, sondern überhaupt erst zu ermöglichen – und zwar ohne all die Erschwernisse, die normalerweise eine Konversation so mühsam machen, wie Blickkontakt, Körpersprache, Prosodie und die Notwendigkeit, einen guten Eindruck zu machen.

Die praktischen Erfordernisse der Online-Kommunikation machten es zudem nötig, dass viele Aspekte der sozialen Interaktion, die üblicherweise unausgesprochen blieben, nun klar ausgedrückt werden mussten. Emoticons (Gefühlssymbole) wie :-) – bereits 1982 von dem LISP-Hacker Scott Fahlman eingeführt[58] – wurden so etwas wie eine soziale Untertitelung für Menschen, denen es schwerfiel, mit Anspielungen und Hintersinn umzugehen.

Mit der Unterstutzung von Lipkin und Szpakowski schuf Felsenstein die erste elektronische Pinnwand in der Geschichte – *Community Memory.* Das Projekt geriet für kurze Zeit ins Stocken, weil die örtlichen Hippie-Switchboards nichts damit anzufangen wussten, doch im August 1973 wurde über dem Plattenladen Leopold's Records an der Telegraph Avenue in Berkeley das erste weit geöffnete Portal zum Cyberspace installiert.

Diese Pforte in die glorreiche digitale Zukunft machte optisch nicht viel her; es handelte sich im Grunde um eine übergroße Schreibmaschine (einen für die Marine entwickelten Fernschreiber vom Typ ASR-33 Teletype) in einem Pappkarton, den Felsenstein mit Schaumstoff ausgekleidet hatte, um das Rattern der Hämmer zu dämpfen, und diversen Vinylverkleidungen. Ein Vertreter der Kommune, der dafür zuständig war, dass sich die Maschine nicht verhedderte (was aber trotzdem ständig geschah), bot jedem Kunden des Plattenladens an, sich hinzusetzen und das Gerät zu benutzen.

Die Mission von *Community Memory* wurde in einem Faltblatt erklärt. »Technologische Werkzeuge wie Computer werden von den Menschen selbst benutzt, um ihr eigenes Leben und ihre Gemeinschaft auf gesunde und befreiende Weise zu gestalten. [...] Wir laden euch ein, teilzunehmen und Anregungen zu geben.«[59] Die Erfinder bezeichneten das im Entstehen begriffene Netzwerk (das über eine kostenlose Telefonvermittlung in Oakland mit mickrigen zehn Zeichen pro Sekunde Daten im Großraum San Francisco übermittelte) als »Informationsflohmarkt«.[60]

Die Antwort auf die Frage, wer solch einen Service überhaupt nutzen wollte, war überraschend – fast jeder, der in den Plattenladen kam. Weil der Terminal unter einer echten Pinnwand mit echten Reißzwecken stand, handelte es sich bei vielen der ersten »Aushänge« im *Community Memory* um Anfragen wie diese: »Bassist, der auf Fusion steht, sucht Gitarristen, der auf Ragas abfährt.« Aber schon bald loggten sich alle möglichen Nutzer ein, um eine Unzahl von Gegenständen und Dienstleistungen auszutauschen. Ein Poet bot Kostproben seiner Gedichte an, ein Student suchte eine Mitfahrgelegenheit nach Los Angeles. Einige Leute posteten Kunstwerke aus ASCII-Codes, andere äußerten sich über den Vietnamkrieg, die Schwulenbewegung oder die Energiekrise. Das Netzwerk war schon bald nicht mehr bloß ein computerisiertes Schwarzes Brett, sondern »eine Momentaufnahme der gesamten Community«, erklärte Felsenstein.

Da die Kommune *Project One* über kein nachhaltiges wirtschaftliches Modell verfügte, konnte sie es sich bedauerlicherweise nicht leisten, die hohen Unterhaltungskosten für den SDS 940 aufzubringen. Doch als Prototyp eines Mittels zur Förderung von Konvivialität war *Community Memory* ein überwältigender Erfolg. Besonders befriedigend war seine Beliebtheit für Felsenstein, denn das Gefühl, einer Community anzugehören, war genau das, was er schon immer vermisst hatte, selbst in der Gegenkultur, die dieses Gefühl eigentlich jenen vermitteln sollte, die sonst nirgendwo hineinpassten.

»Als Kind kam es mir so vor, als sei ich in einer Art Nische versteckt, hinter einer Wand«, erinnerte sich Felsenstein im Gespräch mit dem Autor. »Ich konnte sehen, wie alle anderen draußen herumliefen und aktiv waren, aber ich konnte nicht hinausgehen. Mit *Community Memory* versuchte ich also, die Nische zu erweitern.« Er machte mit anderen Projekten weiter. So entwickelte er beispielsweise den Osborne 1, den ersten wirklich portablen Personalcomputer, der drei Jahre vor dem Macintosh eingeführt wurde. Aber er kämpfte weiterhin mit Depressionen und der Unfähigkeit, die Absichten anderer Menschen zu deuten, trotz jahrelanger Psychotherapie.

In den 1990er-Jahren hörte Felsenstein schließlich vom Asperger-Syndrom und erkannte nicht nur sich selbst in der Beschreibung, sondern auch etliche andere Mitglieder seiner Familie. Da war zum einen sein illustrer Großvater, William Price, der begabte Erfinder, der seiner Frau ein ewiges Rätsel blieb. Da war zum anderen Prices Tochter Caroline, die zwar keinen Collegeabschluss schaffte, aber eine der führenden Expertinnen für Buchbinderei und Buchrestauration in New York wurde. Wenn Felsenstein ihr begegnete, empfand er sie als unergründlich und gefühlskalt. Ihr Sohn Chris, Felsensteins gleichaltriger Cousin, wirkte stets sonderbar; er redete übermäßig betont und glotzte irritierend. Mit 50 erwarb Chris den Doktortitel in Physik, aber er hielt sich nie lang in einer Anstellung, weil es ihm schwerfiel, mit den Menschen klarzukommen. In den 1990er-Jahren wurde bei ihm schließlich das Asperger-Syndrom diagnostiziert. Er schlug Lee vor, sich ebenfalls begutachten zu lassen. Als Felsenstein sich im Internet über Autismus informierte, kam er zu der Erkenntnis, dass sein Asperger-Syndrom mehr war als nur eine Reihe von Defiziten, sondern ein Vorteil – sein persönliches Profil, das er von seinem Großvater geerbt und in seiner 40-jährigen Laufbahn zu nutzen gewusst hatte.

Der textbasierte Internetaustausch bildete schließlich die Grundlage für etwas, das sich Leo Kanner niemals hätte vorstellen können. Es entstand eine autistische Community. Zuvor mussten jedoch noch zwei Dinge geschehen. Man musste sich endgültig von Kanners Annahme verabschieden, Autismus sei eine seltene Form der Kindheitspsychose. Und Autisten, die schließlich ins Licht traten, mussten die Vorstellung ablegen, sie seien die Opfer einer globalen Epidemie.

# 7
# Der Kampf gegen das Monster

*Damit meine Tochter auch einen kleinen Anteil an der Schöpfung dieses neuen Lichtes haben möge, erzähle ich ihre Geschichte.*[1]

Pearl S. Buck

Passenderweise war der Mann, der die Theorie toxischer Elternschaft auf die Müllhalde der Geschichte verbannte, selbst liebevoller Vater eines autistischen Jungen. Es war der warmherzige, redselige und zwanghaft neugierige Marinepsychologe Bernard Rimland. Der autodidaktische Außenseiter schrieb ein Buch mit dem Titel *Infantile Autism* (Kindlicher Autismus), in dem er den Autismus nachdrücklich als angeborenes Zustandsbild definierte, das in der Genetik und der Neurologie wurzele und nicht in den Komplexitäten der sich entwickelnden Psyche.

Der unerwartete Erfolg des Buches regte Rimland dazu an, die National Society for Autistic Children (Nationale Gesellschaft für autistische Kinder) zu gründen, die dazu beitrug, die jahrzehntelange Scham und Isolation von Familien wie seiner eigenen zu beenden, und sich für eine Gesetzgebung stark machte, die allen Kindern, auch solchen mit Entwicklungsstörungen, ein Recht auf Bildung zusicherte. Indem er Eltern in die Suche nach wirksamen Behandlungsmethoden einbezog, gab er den Eltern in seinem Netzwerk ein Gefühl der Hoffnung und des Fortschritts, gerade zu einer Zeit, in der die Autismusforschung regelrecht zum Stillstand gekommen war, weil man das Syndrom nach wie vor für sehr selten hielt. In vielerlei Hinsicht bereitete seine Arbeit den Weg für die Wiederentdeckung von Aspergers verlorenem Stamm und das derzeit steigende Interesse an Autismusforschung.

Paradoxerweise lehnte Rimland die Vorstellung eines Austismusspektrums – wie sein Vorbild Leo Kanner – anfangs vehement ab. Angesichts der Wahrscheinlichkeit, dass Kinder wie sein Sohn Mark dazu verurteilt waren, ihr Leben lang in Anstalten zu verbringen, schmiedete er ein Bündnis mit dem Psychologen Ole Ivar Lovaas, um Möglichkeiten zu finden, sie so anzuleiten, dass sie sich »von ihren Kameraden nicht unterscheiden ließen«, wie Lovaas es formulierte. Mithilfe seines Elternnetzwerks suchte er auch nach innovativen Methoden zur Behandlung der schlimmsten Ausprägungen des Autismus, etwa durch spezielle Ernährungsweisen, Megavitamingaben und alternative Medizin.

Die umstrittenen Theorien, die Rimland entwickelte – etwa seine Vorstellung, dass das angeblich einheitliche Zustandsbild, das als »Autismus« bezeichnet wurde, in Wirklichkeit aus vielen verschiedenen Unterformen bestehe –, nahmen wichtige Veränderungen in der etablierten Forschung um Jahrzehnte voraus. Aber indem Rimland die Hoffnung nährte, Kinder wie Mark könnten mit biomedizinischen Behandlungen vollständig vom Autismus »genesen«, lenkte er letztlich die Energie und das Hauptaugenmerk der Elternbewegung, die er mitbegründete, auf eine endlose Suche nach einer Heilung.

Bernard Rimland wurde als Sohn jüdischer Eltern, die nach dem Ersten Weltkrieg aus Russland ausgewandert waren, 1928 in Cleveland geboren. Er wurde zwar in der orthodoxen Tradition großgezogen, entwickelte sich aber zu einem unabhängigen Denker. Er war kein strenger Anhänger des jüdischen Glaubens, doch sein Lebensweg wurde stark geprägt durch den traditionellen jüdischen Begriff »*Tikkun Olam*« – das Heilen und Reparieren einer kaputten Welt. Als er zwölf Jahre alt war, nahm sein Vater eine Stelle als Metallarbeiter beim Flugzeugbauer Convair in Kalifornien an. Die Familie zog in einen Vorort von San Diego mit Palmen, einer malerischen Hauptstraße und einer blühenden jüdischen Gemeinde.

Bernard Rimland fühlte sich dort von Anfang an wohl. »Als ich hierherkam, sagte ich: Das ist himmlisch«, erinnerte er sich. »Hier bleibe ich für immer.«[2] Und im Grunde sollte es auch so kommen. Selbst nach sieben Jahrzehnten existiert seine Praxis an der Adams Avenue noch, inzwischen als Sitz des Autism Research Institute (Forschungsinstitut für Autismus), das seine Arbeit fortsetzt.

Er trotzte der elterlichen Verachtung für höhere Bildung und schrieb sich an der San Diego State University ein. In seinem dritten Studienjahr interessierte er sich für Psychometrie, die quantitative Messung psychologischer Merkmale. Deren praxisbezogene, datengestützte Methodik – »wie man feststellt, was wahr ist oder wahr sein könnte«, wie Rimland es formulierte[3] – erschien ihm unendlich viel spannender als das Spekulieren über das Unbewusste, mit dem sich die meisten seiner Kollegen damals abgaben. 1950 erwarb er seinen Bachelor in experimenteller Psychologie und ein Jahr darauf den Masterabschluss.

Dann lernte er Gloria Alf kennen, eine feurige junge Jüdin mit blauen Augen, und zwar über ihren Bruder Eddie, der wie Bernard ein begeisterter Sportler war und gern Badminton spielte. Bevor Bernard zum Doktorandenstudium an die Penn State University ging, heiratete er Gloria in einer Synagoge. Gloria ging mit nach Pennsylvania, doch die beiden sehnten sich zurück an die Westküste. Als Rimland seinen Doktortitel erworben hatte, ergab es sich durch einen glücklichen Zufall, dass die US-Marine in Point Loma nahe San Diego ein Mannschaftslabor aufbaute. Das junge Paar kehrte nach San Diego zurück, und Rimland wurde Forschungsdirektor des neuen Flottenstützpunkts. Die Rimlands kauften ein kleines Haus unweit des San Diego State College. Im Frühjahr 1956 kam ihr Sohn Mark zur Welt.

Auf der Entbindungsstation war Rimland gespannt darauf, sein Kind zu sehen. Die anderen jungen Väter zeigten sich überaus stolz und glücklich, obwohl ihre Neugeborenen die Umgebung kaum klarer wahrzunehmen schienen als Stoffpuppen. Mark wirkte jedoch anders: »Er sah sich mit weit geöffneten Augen um, so als könne er schon sprechen. Ich war sehr stolz«, erinnerte sich Rimland. »Ich dachte: Meine Güte, was für ein frühreif aussehender kleiner Kerl.«[4]

Wie sich herausstellte, war Mark mehr als nur frühreif aufmerksam; er konnte auch frühreif laut sein, wie Gloria feststellte, noch bevor sie mit ihrem Kind das Krankenhaus verließ. Aus dem Schreien der anderen Säuglinge konnte sie Marks durchdringendes Heulen über den langen

Korridor hinweg deutlich heraushören. Ihrem Mann, der in seiner Jugend ein ausgezeichneter Schwimmer gewesen war, teilte sie fröhlich mit, ihr Sohn habe seine Lungen geerbt.

In den folgenden Monaten wurde Marks Schreien und Wehklagen jedoch zur nicht enden wollenden Klangkulisse im Leben der Rimlands. Ihr Neugeborenes schien überhaupt nicht aufzuhören zu brüllen, wenn er nicht gerade aus purer Erschöpfung kurz in Ohnmacht fiel. Nahm man Mark auf den Arm und wiegte ihn, schien man ihn nur noch mehr zu verstören. Meist schrie er so heftig, dass Gloria ihn kaum stillen konnte. Bei der kleinsten Abweichung von der täglichen Routine explodierte er förmlich. Wenn Gloria es wagte, sich die Haare zu waschen, heulte er, bis sie trocken waren und wieder aussahen wie vorher. Den Sommer über ließen die Rimlands die Hintertür offen, damit die Brise von der Küste durchs Haus ziehen konnte; aber auch als es wieder kühler wurde, mussten sie die Tür geöffnet lassen, andernfalls brüllte ihr Sohn stundenlang untröstlich. Die Nachbarn beschwerten sich so häufig über das Geschrei, dass die Rimlands sich mit Polizisten vor Ort anfreundeten, die heilfroh waren, dass Mark nicht ihr Kind war.

Gloria beschloss schließlich zu messen, wie lang das Krakeelen ihres Sohnes tatsächlich anhielt. Als Mark ein Jahr alt war, schrie er zwölf Stunden am Tag. Dann fing Mark an sich zu verletzen. Er schlug mit der Stirn immer wieder gegen die Wand und hatte eine dauerhafte Beule über den Augen. Mit seinen starken Ärmchen riss er so heftig an den Sprossen seines Gitterbetts, bis diese brachen. Wenn er nicht kreischte oder um sich schlug, starrte er einfach ins Leere oder wippte hin und her, so als träumte er. Allein das Geräusch von Maschinen schien ihn von seinem Jammer abzulenken. Das Dröhnen des Staubsaugers faszinierte ihn.

Schon bald fühlte sich Gloria wie eine Gefangene in ihrem eigenen Haus. An einem guten Tag konnte sie vielleicht genug Zeit herausschlagen, um sich die Zähne zu putzen. Paradiesisch wäre es gewesen, duschen zu können. Sie sehnte sich nach ein paar Stunden ganz allein für sich und nahm das großzügige Angebot ihrer Haushälterin an, auf Mark aufzupassen. Sie sprang ins Auto, fuhr in der Stadt herum und nutzte die seltene Gelegenheit, endlich einmal abzuschalten. Trotzdem fühlte sie sich wie ein Fisch auf dem Trockenen. Als sie wieder nach Hause kam, fand sie ihren Sohn und ihre Haushälterin zusammen auf dem Fußboden vor, schluchzend. Gloria bat die Frau nie wieder um Hilfe.

Andererseits schien sich Rimlands Vorahnung auf der Entbindungsstation, sein Sohn würde einmal ein Wunderkind werden, zu verwirklichen. Mark war erst acht Monate alt, da äußerte er schon Sätze wie »Komm mit, Ball spielen!«, was seinen Sport liebenden Vater mit Stolz erfüllte. Allmählich erkannte Rimland aber, dass sein Sohn bloß Sätze wiederholte, die er gehört hatte. Er sprach sowohl von seinem Großvater als auch von seiner Großmutter als »Opa«. Eines Abends hielt Gloria den kleinen Mark ans Fenster und sagte: »Es ist ganz dunkel draußen, Liebling.« Von da an war *Es-ist-ganz-dunkel-Liebling* monatelang sein Allzwecksynonym für »Fenster«.

Der Kinderarzt der Familie, der bereits seit 35 Jahren praktizierte, war ratlos in der Frage, wie er Marks Zustand beurteilen sollte. Rimland pflegte damit zu prahlen, dass er seine Grundkurse in Psychologie übersprungen habe, weil er auf Anhieb wusste, dass Psychometrie sein Fach sei; sein Sachverstand im Entwickeln von Eignungstests half ihm allerdings nicht, seinen Sohn zu verstehen. Er und Gloria schienen ganz auf sich gestellt zu sein.

Marks Echolalie war letztlich der Schlüssel, der das Rätsel um seinen Zustand löste. Als Gloria eines Tages hörte, wie ihr Sohn mit monotoner Stimme Werbesongs aus dem Radio nachahmte, erinnerte sie sich daran, im College etwas über eine fremdartige Störung gelesen zu haben, bei der Kinder zwanghaft Kinderlieder wiederholten. Zum Glück hatte sie ihre alten Lehrbücher noch irgendwo aufbewahrt. Bernie und Gloria kramten in einem Karton und hatten endlich einen Namen für den Zustand ihres Sohnes: frühkindlicher Autismus. Nun wussten sie zumindest, womit sie es zu tun hatten.

Die Rimlands besuchten fortan zweimal in der Woche einen Psychotherapeuten, der ihnen versprach, die tief sitzenden emotionalen Knoten zu entwirren, die seiner Meinung nach die Ursache für Marks Probleme bildeten. »Sagen Sie mir, warum hassen Sie Ihren Sohn?«, fragte er sie immer und immer wieder. Er riet ihnen, Mark in ein Heim zu geben und ihr Leben weiterzuleben.[5]

Bernie und Gloria dachten aber nicht daran, ihren Sohn im Stich zu lassen. Trotz all ihrer Schwierigkeiten mit ihm vergötterten sie ihn und wollten nur, dass er ein glückliches Baby wurde. Der Gedanke, dass sie seinen Zustand hervorgerufen hätten, indem sie herzlos seine Gefühle außer Acht ließen, erschien ihnen absurd. Sie kümmerten sich unablässig um Mark und suchten nach praktischen Möglichkeiten, seine Not zu lindern.

Es schien Mark zu beruhigen, wenn er im Kinderwagen in der Nachbarschaft umhergefahren wurde, besonders wenn es über holperige Stellen ging. Um das Rütteln auf unebenem Gehweg zu simulieren, klebte Rimland eine Latte auf den Boden, über den man Marks Korbwagen hin und herschieben konnte. Als Mark anfing, laut zu protestieren, sobald Gloria ein bestimmtes Kleid auszog, wusste sie sich nur so zu helfen: Sie bestellte einen ganzen Schrankvoll identischer Kleider für sich, ihre Mutter und ihre Schwiegermutter. Sie tat alles, damit er zufrieden war.

Die Rimlands waren zwar ausgesprochen gesellig, doch schon bald fühlten sie sich fast vollkommen isoliert. Als sie eines Abends mit einem anderen Paar essen gingen, was sehr selten vorkam, sagte die Bekannte zu Gloria: »Sie wirken gar nicht so – wie so eine schreckliche Person, die ihrem Sohn all das antut.« Bernie und Gloria sprachen nie wieder mit den beiden.

Dann wurde ihre Tochter Helen geboren. Zu ihrer großen Erleichterung war sie ein anhängliches und verschmustes Baby. Wenn Bernie und Gloria sich Gedanken darüber machten, für die Störungen ihres Sohnes verantwortlich zu sein, stellte sich nun die Frage, warum ihre Tochter verschont geblieben war. Sie wollten unbedingt dahinterkommen, was die Experten übersehen hatten.

Als Rimland noch klein war, erzählte ihm seine Mutter hin und wieder eine warnende Geschichte über seinen Onkel, der ein Mathematikgenie gewesen war. Während des Ersten Weltkriegs erlebte der Onkel mit, wie eine Schar deutscher Soldaten einen älteren Juden schikanierte. Als er eingriff und dem armen Mann helfen wollte, prügelten ihn die Soldaten zu Tode. Rimlands Mutter sah in dieser schrecklichen Geschichte ein Lehrbeispiel dafür, dass man sich in nichts einmischen sollte, was einen in Gefahr brachte. Für den jungen Bernard war der Onkel jedoch ein Held.

Nun zog er in einen langen und abenteuerlichen Kampf, um seinen Sohn von den rätselhaften Gewalten zu befreien, die ihn peinigten.

## II

In der Gegend von San Diego waren Rimlands Forschungsmöglichkeiten begrenzt. In der Stadt gab es keine medizinische Hochschule und in den Bibliotheken fanden sich keine Bücher über Autismus. Zum Glück musste er berufsbedingt häufig quer durchs Land reisen und verschiedene Marinestützpunkte aufsuchen, um die dortigen Programme zum Testen von Mitarbeitern auszuwerten. (Im Lauf der Zeit veröffentlichte er mehr als 40 Berichte und Fachartikel über Psychometrie.) Fortan nutzte er auf Dienstreisen jede freie Minute, um Bibliotheken medizinischer Fakultäten nach jedem Stückchen Information zu durchforsten, das Licht auf den Zustand seines Sohnes werfen konnte.

Diese Suche wurde zu einer regelrechten Obsession. »Man musste es mit eigenen Augen sehen, um zu glauben, wie wenig man damals über Autismus wusste, und das wenige war bloße Spekulation«, erinnerte sich Gloria. »Bernard wollte jedes Wort lesen, das über das Thema geschrieben worden war.« Zu Beginn der 1960er-Jahre war dies ein realistisches Vorhaben. Die Informationen, die er suchte, waren jedoch in unzähligen Sammlungen verstreut. Kopiergeräte kamen erst langsam auf, und so forderte Rimland Bücher und Fotokopien über die Bibliotheksfernleihe an. Ein Großteil der klinischen Literatur zu dem Thema erschien nicht auf Englisch, also organisierte er ein Übersetzerteam von der Navy, das ihm half, die internationalen Fachzeitschriften auszuwerten.[6] Er reiste auch nach Washington, um sich in der Nationalbibliothek für Medizin in seltene Bände zu vertiefen.

Als er beruflich nach New Orleans geschickt wurde, schlug er die Einladung von Kollegen aus, in Bars und Striplokale mitzugehen, und suchte stattdessen die Medizinische Bibliothek der Tulane University auf, wo er einen freundlichen Wachmann überredete, ihn über Nacht im Magazin Schriften lesen zu lassen. Als er aus Louisiana heimkehrte, sah er richtig ausgemergelt aus. Kein Wunder – er hatte kaum etwas gegessen.

Während seines Studiums hatte er sich in den Vorlesungen dank seines guten Gedächtnisses gar keine Notizen machen müssen. Aber nun sah die Sache anders aus. »Ich stellte mir den Autismus als mächtiges Monster vor, das mein Kind in den Klauen hatte. Ich konnte mir keine Fehler leisten.«

Rimland las nicht nur alles, was es zu dem Thema gab, sondern wandte sich auch direkt an den Vater der Diagnose. Im Jahr 1959 schrieb er an Leo Kanner und schilderte diesem das Verhalten seines Sohnes. Außerdem teilte er Kanner mit, dass er einen Aufsatz über den Sachverhalt verfassen wolle. Im folgenden Jahr teilte er Kanner mit: »Ich habe meine Erforschung der Krankheit in dem intensiven Maße fortgesetzt und inzwischen eine Theorie aufgestellt, die meiner Meinung nach mit erstaunlicher Stimmigkeit das meiste erklärt, was bekannt ist.« Er erwähnte auch, dass er seinem Sohn versuchsweise ein neues Medikament namens Deanol gebe, das mit Annoncen in medizinischen Fachzeitschriften als »psychischer Energizer« für Problemkinder angepriesen wurde.

Schon bald erkannte Rimland, dass sein Projekt mehr als ein paar Monate Forschungsarbeit erforderte. In den folgenden Jahren schickte er Kanner häufig aktuelle Berichte über Marks Fortschritte. Der Ton dieser Mitteilungen war beflissen und selbstkritisch; seine Briefe klangen so, als wende sich ein ernster Schüler an den großen Meister. Häufig verwies er auf Artikel, die er kurz zuvor an Kanners Büro geschickt hatte und zu denen er Kanners Einschätzung hören wollte. Obwohl Kanner die Kühlschranktheorie aufgestellt hatte, schmeichelte Rimland ihm unverhohlen. »Nur Churchill fällt mir ein«, schrieb er, »wenn ich an Autoren denke, deren Wortwahl und Rhetorik eine ähnliche Beherrschung des Themas und der Ausdrucksmittel beweisen.«[7] Kanner antwortete in der Regel knapp und nüchtern.

Mark machte in dieser Zeit solch rapide Fortschritte, dass Rimland zugleich überrascht und erfreut war. Er berichtete Kanner: »Wir haben das Gefühl, dass wirkliche Fortschritte sichtbar sind. Er spricht inzwischen ein wenig – bloß Bruchstücke mit einer hohen, piepsenden Stimme. Er benennt zum ersten Mal Bilder in Büchern und macht auch Fortschritte im Toilettentraining. Sein Zustand hat sich enorm verbessert. Während ich ihn früher häufig trotzig schreiend antraf, wenn ich nach Hause kam, macht er mir inzwischen oft mit einem Lächeln die Tür auf.« Weil allgemein angenommen wurde, autistische Kinder seien unfähig zu lernen – eine Fehleinschätzung, die größtenteils darauf zurückging, dass sie in Anstalten für »Geisteskranke« weggesperrt wurden, in denen Erziehung nicht vorgesehen war –, ging Rimland davon aus, seine experimentelle Behandlung sei für Marks Fortschritte verantwortlich. »Wir glauben, es liegt hauptsächlich am Deanol«, teilte er Kanner mit. Er verwarf sogar Pläne, mit Mark für eine Begutachtung zu Kanner zu reisen, »da sich Marks Zustand so erstaunlich verbessert hat, seit er Deanol einnimmt, dass eine weitere Autismusdiagnose schwierig sein könnte.«

Nach fünf Jahren Forschung hatte Rimland genügend Notizbücher und Karteikarten gefüllt, um selbst eine medizinische Bibliothek aufmachen zu können. Er fing an, seine Beobachtungen zu einer Monografie zusammenzustellen, die den Titel »Kanners Syndrom eines scheinbaren Autismus« tragen sollte.[8] Als der Aufsatz immer länger wurde, vervielfältigte er ihn, schickte ihn an erfahrene Forscher und bat diese um Kommentare und Kritik. Ihm war sehr wohl bewusst, dass er sich weit über sein eigenes Fachgebiet hinauswagte.

Rimland fand seine Haupttätigkeit bei der Navy, die er durch Lehraufträge über Psychopathologie an verschiedenen Colleges ergänzte, allmählich vergleichsweise langweilig.[9] Seine Nebenbeschäftigung als Autismusforscher führte ihn weit über den Bereich der Personalprüfung und Zahlenverarbeitung hinaus und ermöglichte es ihm, die Grenzen neuer Gebiete wie Genetik, Neurophysiologie, Biochemie und medizinische Anthropologie zu erforschen.[10] Um den Zustand seines Sohnes wirklich zu verstehen, waren die Beiträge von Experten aus einem Dutzend verschiedener Disziplinen erforderlich.

Gloria versuchte, ihren Mann zu überreden, aus seinem stetig wachsenden Berg von Notizen nicht nur einen Fachartikel zu machen, sondern ein eigenes Buch. Die Aussichten, dass ein größerer Verlag Rimlands Manuskript annahm, waren gering, weil er nicht über die entsprechende Qualifikation auf dem Gebiet verfügte. Wohl nur sehr wenige Verleger wären bereit, dieses Wagnis einzugehen – ein Buch über eine seltene psychische Störung aus der Feder eines Nichtfachmanns. Doch dann erfuhr Rimland, dass der angesehene Verlag Appleton-Century-Crofts erstmals einen jährlichen Preis für ein bedeutsames Manuskript über Psychologie ausschreiben wolle. Die eingereichten Texte sollten von einem Lektorengremium ohne Kenntnis des Autorennamens beurteilt werden. Der Preis sollte allein aufgrund der Qualität des Inhalts vergeben werden. Rimland sandte sein Manuskript ein, und ein paar Monate später verlieh ihm die Jury einstimmig den ersten Century Psychology Series Award, der mit 1500 Dollar und einem Publikationsvertrag dotiert war. Rimlands Buch mit dem Titel *Infantile Autism: The Syndrome and Its Implications for a Neural Theory of Behavior* (Kindlicher Autismus: Das Syndrom und seine Implikationen für eine neurologische Verhaltenstheorie) erschien 1964 – mit einer Einleitung von Leo Kanner persönlich.

Kanner nutzte die Hälfte seiner Einleitung dazu, seine eigene Vormachtstellung als Topkoryphäe auf dem Gebiet zu untermauern. Nachdem er wieder einmal seine übliche Schilderung seiner zufälligen Entdeckung dargeboten hatte, beklagte er, dass sein Begriff eines frühkindlichen Autismus (»mir fiel kein besserer Name ein«) so breit angewendet worden sei, dass »der Begriff als pseudodiagnostischer Abfallkorb für eine Vielzahl gänzlich unverwandter Zustandsbilder hergenommen« werde. Zum Schluss beschrieb er Rimland als einen »Passanten« auf dem Gebiet des Autismus, der lange genug »am Straßenrand verweilte«, um ein Buch zu schreiben, das eine »respektvoll nüchterne Überprüfung« verdiene.

Es war ein Juwel fein abgestimmten Lobes aus dem Munde eines etablierten Fachmanns, der nicht bereit war, einem fleißigen Neuling auch nur ein Zollbreit seines Territoriums abzutreten. Trotzdem zeigte sich Rimland begeistert von der Einleitung seines Mentors und bescheiden über seine eigene Leistung. »Dies ist ein Arbeitspapier«, schrieb er im Vorwort.

Rimland hätte gar nicht so uneitel sein müssen. Nach Jahrzehnten der Verwirrung brachte er die Autismusforschung endlich wieder auf die richtige Spur, indem er überzeugend argumentierte, Autismus sei eine angeborene »Wahrnehmungsstörung« und nicht eine durch Kindheitstraumata ausgelöste Form der Psychose. Indem er Neofreudianer wie Bettelheim widerlegte, befreite er betroffene Eltern von einer erdrückenden Schuldlast und zeigte auf, dass die Überlegung, Kinder müssten »zu ihrem eigenen Schutz und Wohl« in Anstalten gesteckt werden, längst überholt war. Er zeigte auch ein differenzierteres Verständnis der besonderen Fähigkeiten und Begabungen dieser Kinder, als Kanner es getan hatte, und sprach den Betroffenen eine unabhängige Existenz jenseits der üblichen Aufrechnung von Defiziten und Fehlfunktionen zu. »Es ist interessant, sich vorzustellen, dass das stille, unerreichbare autistische Kind tatsächlich ›in Gedanken verloren‹ sein könnte«, schrieb er, »und bis ins kleinste Detail eine Erfahrung wiedererlebt oder Musik hört, die inzwischen von anderen vergessen oder vielleicht nie gehört wurde, beziehungsweise Spiele mit Zahlen oder Gegenständen spielt, mit denen sich nur in den Tiefen seines Gehirns hantieren lässt.«[11]

Gelegentlich nahm er sogar die Perspektive der Kinder ein, über die er schrieb; so schilderte er etwa »Erschöpfung und Frustration, die das gestörte Kind erlebt, wenn es versucht, mit seiner Umgebung zurechtzukommen, auch wenn es kognitiv nicht dafür ausgestattet ist. [...] Stellen wir uns die Reaktion des Kindes auf die Sinnlosigkeit eines Lebens in einer unverständlichen Welt vor; und die Leitinstanzen dieser Welt müssen ihm als fordernde, ritualistische, eigenmächtige und inkonsequente Psychotiker erscheinen – wir!«[12]

Kanner war sicherlich auch deswegen bereit gewesen, eine Einführung zu dem Buch zu schreiben, weil Rimland ihn und Eisenberg hinsichtlich der Theorie toxischer Elternschaft ausgesprochen gut wegkommen ließ und den Großteil der Schuld Bettelheim zuschob. Rimland erklärte lediglich, Kanner und Eisenberg hätten der Vorstellung einer psychogenen, also psychisch bedingten Verursachung »beigepflichtet«, gleichsam wie unschuldige Zuschauer. Somit ging Bettelheim als primäre Quelle der Theorie in die Geschichte ein, obwohl er faktisch Kanner und Eisenberg bloß nachgeplappert und dabei seine eigenen misogynen Schnörkel hinzugefügt hatte.

## III

Durch seine umfassende Sichtung der Literatur wurde Rimland mit Überlegungen vertraut, die seit Jahrzehnten keine große Verbreitung gefunden hatten. An einer Stelle in seinem Buch verwies er sogar beiläufig auf das Asperger-Syndrom (allerdings ohne es zu erläutern), obwohl dieses außerhalb Europas noch immer praktisch unbekannt war.

Den Kern des Buches bildete die Argumentation, Autismus entstehe in erster Linie durch Vererbung und nicht durch Familiendynamik, was durch Dutzende Studien in den folgenden Jahren bestätigt wurde.[13] Rimland deutete aber auch vorausblickend an, das Syndrom werde in manchen Fällen durch unbekannte Umweltfaktoren ausgelöst, die eine genetische Veranlagung ausnutzten. Er spekulierte, dass Eltern mit hohen Begabungen auf bestimmten Gebieten neben den genetischen Faktoren für eine hohe Intelligenz auch diese Anfälligkeit an ihre Kinder weitergäben. Somit stehe Autismus für das Potenzial zur Genialität, das irgendwie entgleise – »Gescheitheit, die schiefgeht«, wie Rimland es formulierte. »Ernsthaft in Erwägung ziehen müssen wir die Hypothese, dass der Weg eines Kleinkindes zu hoher Intelligenz auf einem messerscharfen Grat verläuft«, schrieb er; »und je höher die potenzielle Intelligenz, desto steiler und gefährlicher der Abgrund.«[14]

Der Keim für diese Vorstellung war bereits in Aspergers Darlegungen angelegt gewesen – Asperger hatte die Eltern seiner Patienten als geistreiche Exzentriker beschrieben –, doch obwohl Rimland über ein Team von Übersetzern verfügte, wurde Aspergers Werk in der umfangreichen Bibliografie nicht genannt: ein weiteres Zeichen dafür, wie tief es in der Versenkung verschwunden war. Die Vorstellung einer Verbindung zwischen Autismus und hoher Intelligenz lag auch Kanners Behauptung zugrunde, die Eltern seiner Patienten seien hochgebildet. Indem Rimland die Hypothese von »entgleister Intelligenz« und die Theorie von »Kühlschrankeltern« auseinanderdividierte, versuchte er zweifellos, seinem Mentor einen Gefallen zu tun.

Diese Hypothese geriet in den 1970er-Jahren in Verruf, als durch Studien von Michael Rutter und anderen nachgewiesen wurde, dass Autismus nicht durch IQ oder Bildungsgrad gekennzeichnet ist und in allen sozioökonomischen Schichten gleich häufig auftritt. Doch selbst angesichts dieser Nachweise haben sich weder Kanner noch Rimland je von ihren Theorien distanziert, sondern geltend gemacht, ihre klinische Erfahrung habe durchgehend gezeigt, dass sie zuträfen. Die Vorstellung eines Spektrums schloss Rimland unter anderem deswegen so beharrlich aus, weil er überzeugt war, nur echte Fälle des Kanner-Syndroms seien mit dem Potenzial für Genialität verbunden. »Damals kam ich zu dem Schluss, zu dem ich auch heute noch stehe«, schrieb Rimland 1994, »dass Kanners Erkenntnis unwiderlegbar ist, wenn – aber nur wenn – man die strenge und enge Definition von Autismus anwendet, auf der er bestand.«[15]

Hinweise darauf, dass Rimland eine interessante Spur verfolgt haben könnte, tauchten seither immer wieder auf. Im Jahr 1997 kam der Kognitionspsychologe Simon Baron-Cohen dahinter, dass die Wahrscheinlichkeit, dass die Väter und Großväter autistischer Kinder Ingenieure sind, zweimal höher ist als bei normalen Kindern.[16] Sechs Jahre später analysierte Kathrin Hippler von der Universität Wien die Fallakten von Patienten, die Asperger nach dem Krieg diagnostiziert hatte. Hippler ermittelte dabei eine signifikant höhere Zahl von Vätern, die in technischen Berufen arbeiteten, insbesondere im Bereich Elektrotechnik, verglichen mit einer Kontrollgruppe.[17] Der Fehler in Rimlands Denken mag darin bestanden haben, dass er versuchte, Autismus mit allgemeiner Intelligenz in Verbindung zu bringen – die bei autistischen Menschen bekanntermaßen ohnehin schwer zu messen ist –, anstatt mit spezifischen Fähigkeiten.

Rimland outete sich in seinem Buch zwar nie als Vater eines autistischen Kindes, doch er berichtete unermüdlich davon, wie verheerend sich irrige Autismustheorien auf betroffene Familien auswirkten. »Wenn Autismus ausschließlich durch organische Faktoren verursacht wird«, schrieb er, »dann müssen die Eltern dieser Kinder nicht die Scham- und Schuldgefühle, die Last und die Kosten sowie die Eheprobleme ertragen, die so häufig mit der Annahme psychogener Kausalität einhergehen.« Er berichtete von Familien, die mit ihrem Kind »von Klinik zu Klinik ziehen, in der Hoffnung, jemanden zu finden, der die Krankheit versteht«.[18] Familien, die sich diese Art von »Ärzte-Hopping« nicht leisten konnten, hatten es zweifellos sogar noch schwerer, was sich bis heute in der anhaltenden Unterdiagnose von Autismus bei Minderheiten widerspiegelt.[19]

Kein Aspekt in Rimlands Buch ist indes so überholt wie sein bedingungsloses Festhalten an Kanners enger Definition von Autismus. An verschiedenen Stellen scheint es so, als wollte er sogar seinen Mentor noch übertrumpfen, indem er sich immer mehr einfallsreiche Möglichkeiten ausdachte, um Kinder von der Diagnose auszuschließen. Rimland schrieb, autistische Kinder seien »beinahe ausnahmslos ausgesprochen gesund, hübsch und wohlgestaltet und meist von dunklem Teint« (im

Gegensatz zu Patienten mit Kindheitsschizophrenie, die seiner Beschreibung nach blond und blauäugig sind, eine durchsichtige Haut und ein fliehendes Kinn aufweisen und »beinahe fötusartig wirken«). Er bestaunte ihre »ausgezeichneten, häufig sogar außergewöhnlichen motorischen Fähigkeiten [...] in Bezug auf sowohl Körperbewegung als auch Fingerfertigkeit«, und behauptete, sie wiesen bemerkenswert »selten Allergien, Asthma, Stoffwechselstörungen und Hautprobleme« auf.

Ganz in Übereinstimmung mit Kanners Modell listete er zudem eine Vielzahl weiterer Ausschlussfaktoren auf, darunter Anzeichen von Regression, Anfälle, atypische EEG-Werte, Hautblässe, ein »geistloses, debiles« Erscheinungsbild, einen »weichen, teigigen« Muskeltonus, das Fehlen von Inselbegabungen, sichtbare Unruhe und Verwirrung, das Auftreten von Geisteskrankheiten in der Familie, das Sichdrehen auf der Stelle und Zehenspitzengang. Dass er die letzteren beiden Verhaltensweisen nannte, ist besonders merkwürdig, da sie bei einigen von Kanners Patienten auftraten und inzwischen als klare Anzeichen von Autismus gelten.

Aber Rimland duldete keine Eindringlinge in dem umgrenzten Gefilde seines Mentors. Er entschuldigte sich sogar im Voraus beim Leser: »Es kann sein, dass einige der Fälle, die der Autor dieses Buches anführt, um die Phänomene des Autismus zu veranschaulichen, im Grunde Beispiele sind, bei denen nur einige der Symptome mit dem frühkindlichen Autismus übereinstimmen, auch wenn versucht wurde, diese Art von Fehler zu vermeiden.« Aus Rimlands Sicht waren echte Fälle des Kanner-Syndroms ausgesprochen selten.

Rimland hatte jedoch noch einen weiteren guten Grund, an einer eng definierten Diagnose festzuhalten. Er hegte die Hoffnung, der Autismus könnte sich als Störfall einer ganz bestimmten Stoffwechselfunktion entlarven, der sich durch diätetische Maßnahmen beheben ließe, ähnlich wie bei der erblichen Stoffwechselkrankheit Phenylketonurie (PKU), die kurz nach dem Zweiten Weltkrieg entdeckt worden war.

Als Rimland die biografische Erzählung *Geliebtes, unglückliches Kind* von Pearl S. Buck las, in der die Autorin auf bewegende Weise schilderte, wie sie ihre Tochter Carol großzog, dachte er zuerst, die Geschichte handele von Autismus. Kurz nach der Geburt der Tochter wandte sich Pearl an eine Krankenschwester und sagte: »Sieht sie nicht sehr klug aus für ihr Alter?« Schon als Baby schien Carol in eine Ekstase zu verfallen, wenn ihre Mutter auf dem Plattenspieler Symphonien spielte. Als sie drei Jahre alt war, wurde es offenkundig, dass sie an Boden verlor. Häufig bekam sie Wutanfälle. Die Entdeckung der Phenylketonurie wurde eine Art Modell für Rimland, der sein Buch auch in der Hoffnung schrieb, die Geschichte möge sich wiederholen.

In den 1920er-Jahren bekam ein junges norwegisches Paar, Harry und Borgny Egeland, sein erstes Kind, die Tochter Liv.[20] Ähnlich wie Carol Buck und Mark Rimland besaß Liv eine frühreife Klugheit, aber selbst mit drei Jahren sprach sie kein einziges Wort. Der Kinderarzt versicherte den Egelands, ihre Tochter sei vollkommen gesund und würde nach eigenem Zeitplan sprechen lernen. Dann bekam das Paar einen Sohn, Dag. Zunächst war er aufgeweckt und munter, doch allmählich schien er jegliches Interesse an seiner Umgebung zu verlieren.

Irgendwann bemerkte Borgny zufällig einen merkwürdigen, fauligen Geruch in den Windeln ihrer Kinder. Sie fragte sich, ob dieser Geruch etwas mit den Problemen ihrer Kleinen zu tun haben könnte. Die Egelands gingen mit ihren Kindern von einem Arzt zum anderen und brachten Dag schließlich zu einer umfassenden Untersuchung ins Universitätskrankenhaus von Oslo. Bei den Tests kam jedoch nichts heraus. Borgny rang verzweifelt um jede Art von Hilfe, sie wandte sich an Heiler, Kräuterkundler und parapsychologische Medien, die Tees und Heilbäder für die Kinder zusammenbrauten und in Visionen die Quelle ihres Leidens suchten. Dann erinnerte sich Harry daran, dass einer seiner Professoren an der medizinischen Hochschule, Asbjørn Følling, Spezialist für Stoffwechselerkrankungen war. Borgny bat ihre Schwester, die Følling privat kannte, ihn zu dem Geruch im Urin ihrer Kinder zu befragen, und der Professor erklärte sich bereit, eine eingehende Analyse vorzunehmen.

Zuvor aber forderte Følling die Mutter auf, ihren Kindern ab sofort keinerlei Kräuterheilmittel mehr zu verabreichen, damit die Ermittlung des Krankheitsauslösers nicht durch irgendwelche Nebenprodukte beeinträchtigt werde. Erst danach fing er mit seiner Untersuchung an. Routinemäßige Laboruntersuchungen der Ausscheidungen nach Blut, Eiter,

Eiweiß und Zucker ergaben nichts Ungewöhnliches, doch dann gab Følling ein paar Tropfen Eisenchlorid-Lösung zu Livs Urinprobe. Anstatt sich wie normal rötlichbraun zu verfärben, was auf die gesunde Ausscheidung von Ketonen hingewiesen hätte, trat kurz ein ominöses Hellgrün auf, das rasch verblasste. Als der Professor Eisenchlorid in Dags Probe träufelte, geschah das Gleiche. Solch eine Reaktion hatte Følling noch nie gesehen. Er holte seine Chemielehrbücher hervor, fand aber keine nützlichen Hinweise. Zwei Monate lang plagte er sich in seinem Labor ab und analysierte insgesamt mehr als 20 Liter Urin der beiden Kinder.

Als er schließlich mit Stickstoff die Luft aus seinen Proberöhrchen abzog, konnte er die Kristalle einer Verbindung isolieren, die als Phenylbrenztraubensäure bezeichnet wird und normalerweise nicht im Urin vorkommt. Dann wandte er sich an Irrenanstalten in der Gegend und bat darum, ihm Urinproben zu schicken. In acht von 430 Proben geistig behinderter Kinder ließ sich dieselbe merkwürdige Verbindung nachweisen. Durch weitere Detektivarbeit kam er dahinter, dass die Kristalle gebildet wurden, weil die Kinder eine gewöhnliche Aminosäure namens Phenylalanin, die in Muttermilch und Kuhmilch enthalten ist, nicht verstoffwechseln konnten. Aufgrund der Stoffwechselstörung sammelte sich die Säure langsam im Blutkreislauf an, schädigte das sich entwickelnde Gehirn und wurde schließlich über den Urin ausgeschieden, wo sie den fauligen Geruch verursachte.

Følling selbst bezeichnete dieses Syndrom als »*imbecillitas phenylpyruvica*«, später wurde es jedoch in »Phenylketonurie« (PKU) umbenannt. Indem er betroffene Familien untersuchte, konnte er nachweisen, dass das Syndrom auf einem einzigen rezessiven Gen angelegt ist. Wenn ein Kind von beiden Elternteilen Kopien des Gens erbt, wird es mit PKU geboren. In den 1950er-Jahren entwickelten Kliniker einen einfachen Windeltest zum Nachweis von PKU, der ein paar Wochen nach der Geburt durchgeführt werden konnte. Bald darauf stand ein Bluttest zur Verfügung, mit dem Säuglinge vor Verlassen der Geburtsklinik untersucht wurden. Parallel dazu entwickelten Forscher eine phenylalaninarme Diät, mit der sich die schädigenden Auswirkungen von PKU abwenden ließen, wenn sie bereits im Säuglingsalter verabreicht wurde. In Ländern, in denen die meisten Kinder Zugang zu guter medizinischer Versorgung haben, gehören PKU-bedingte geistige Behinderungen inzwischen der Vergangenheit an. Keiner dieser Durchbrüche wäre erfolgt, so dachte Rimland, wenn Følling die Kinder Liv und Dag als hoffnungslose Fälle einer genetischen Störung abgeschrieben hätte, die man als geistige Unterentwicklung bezeichnete.

## IV

Rimlands größte Hoffnung war die, mit seinem Buch eine neue Ära der Autismusforschung einzuleiten. Um dies zu beschleunigen, dachte er sich etwas Cleveres aus, um Daten seiner Leser zu sammeln: In den Anhang seines Buches fügte er einen Multiple-Choice-Fragebogen ein, eine sogenannte »Diagnostische Checkliste für verhaltensgestörte Kinder (Formular E-1)«, die jeder Kliniker kopieren und an betroffene Eltern weitergeben konnte. Ganz im Sinne von Kanner, der Autismus als frühkindliche Störung definierte, betrafen die meisten der 76 Fragen das Verhalten des Kindes in den ersten sechs Lebensjahren.

*Starrte (starrt) das Kind über längere Zeit vor sich hin, so als sei es gedankenverloren?*
*Hatten Sie je den Verdacht, das Kind könnte vielleicht taub sein?*
*Hatte (hat) das Kind die Angewohnheit, durch Menschen »hindurchzusehen« oder »hindurchzugehen«, so als seien diese gar nicht da?*
*Wiederholte (wiederholt) es immer wieder die gleichen Sätze mit einer hohlen Stimme, die wie ein Papagei oder ein Echo klingt?*
*Gebrauchte (gebraucht) es durchweg das Wort »du«, wenn es »ich« sagen sollte?*
*Schien (scheint) das Kind Wert darauf zu legen, gemocht zu werden?*

Andere Abschnitte des Fragebogens dienten Rimlands Interesse an den biomedizinischen Dimensionen des Autismus; diese Fragen zielten auf die Essgewohnheiten und die Verdauung des Kindes, seine Hautbeschaffenheit und die Körpertemperatur. Er war begeistert, als ein Biochemiker, der das Buch gelesen hatte, versprach, nach Anzeichen einer Stoffwechselstörung beim Autismus zu suchen, in der Hoffnung, eine Ernährungskur ähnlich der PKU-Diät zu entwickeln.

Erstaunlicherweise war das Formular E-1 das erste standardisierte klinische Instrument der Autismusdiagnostik. Bis dahin erfolgte die Diagnose ausschließlich auf der Grundlage subjektiver Beobachtung durch Kliniker, die in Kanners und Eisenbergs Methoden geschult waren. Kinder, die nicht genau in Rimlands Version von Kanners Modell passten, erhielten lediglich die Diagnose »dem Autismus ähnlich«. Auch bei dieser Art von Aussiebung trat Rimland in die Fußstapfen seines Mentors, der ihm erklärt hatte, neun von zehn Kindern, die von anderen Ärzten mit einer Autismusdiagnose zu ihm geschickt worden seien, seien keine »echten Fälle«.

Nachdem das Buch erschienen war, hatte Rimland nicht vor, weiter über das Thema zu schreiben, und ging davon aus, dass er sich fortan ganz seiner Haupttätigkeit widmen würde. Ein Leben in stiller Anonymität in Kensington, das er sich für sich und seine Familie ausmalte, sollte ihm jedoch nicht beschieden sein.

Das Buch war kaum eine Woche im Handel, da landeten in Rimlands Briefkasten E-1-Formulare, die aus dem Buch gerissen, von Eltern (meist Müttern) ausgefüllt und an die auf der ersten Seite genannte Adresse von Rimlands Arbeitsstelle – U.S. Naval Personnel Research Laboratory – geschickt worden waren, meist begleitet von einem handgeschriebenen Brief.[21] Rimland erkannte rasch, dass die vielen Briefe, die bei ihm eintrafen, die aufrichtigste Art von Lob waren, die ihm die Eltern zollen konnten. In seinem Büro legte er für jedes Kind, dessen Mutter oder Vater sich an ihn gewandt hatte, eine Akte an. In den folgenden Monaten fanden Hunderte E-1-Formulare ihren Weg zu Rimland. Nachdem er die Checklisten mit einem selbstentwickelten Algorithmus ausgewertet hatte, schickte er die Ergebnisse den Eltern per Post zu und rief in der Regel auch noch persönlich an.

Nach Jahren der Isolation wussten Rimland und seine Frau nur allzu gut, wie allein man sich vorkommen konnte, wenn man ein autistisches Kind großzog. In seinen Gesprächen mit Eltern kam eine kontaktfreudige und einfühlsame Seite von ihm zum Vorschein, und so wurde er für eine ganze Generation von Familien zu »Onkel Bernie«, der zu jeder Tages- oder Nachtzeit ans Telefon ging und sich mit jedem verzweifelten Elternpaar zusammensetzte, das sich Hilfe suchend an ihn wandte.

Er nutzte auch die Anmerkungen, die einige Eltern an die Ränder des Formulars gekritzelt hatten, um seinen Fragebogen zu verfeinern. Die zweite Ausgabe von *Infantile Autism*, die ein paar Jahre später herauskam, enthielt eine aktualisierte Fassung der Checkliste, die als »E-2« bezeichnet wurde und direkt an Rimland geschickt werden sollte. Es war übrigens viel leichter, betroffene Eltern zum Ausfüllen des Formulars zu bewegen, als andere Forscher dazu zu bringen, diese Daten zu verwerten. Verschiedene Fachzeitschriften veröffentlichten Studien, denen zufolge die Genauigkeit der Fragebögen E-1 und E-2 in Zweifel gezogen werden musste. Ein Problem wurde darin gesehen, dass die Umfragen nur das widerspiegelten, woran sich die Eltern in Bezug auf das frühkindliche Verhalten erinnerten, und dies konnte verzerrt sein. Zudem korrelierten die Ergebnisse von Rimlands Algorithmus nur teilweise mit der klinischen Beurteilung auf Grundlage anderer Mittel. Dies war die unabwendbare Folge seines sehr strengen Ausleseprozesses, doch es verstärkte die Zweifel an der Genauigkeit seiner Methoden, was Rimland in seinem Berufsstolz verletzte.

Indem Rimland ein direktes Bündnis mit den Eltern schmiedete, die ihm schrieben, schlug er letztendlich einen viel subversiveren Weg ein, der die Autorität des psychiatrischen Establishments unmittelbar infrage stellte. Rimlands Fragebogen wurde zwar nicht zum allgemeinen Maßstab für die Autismusbeurteilung, dafür aber entfachte er den Funken für eine Revolution.

## V

Was Eltern von Kindern wie Mark in den 1960er-Jahren am vergeblichsten suchten, war Hoffnung. Kliniker hatten wenig anzubieten, außer dem Standardrat, das Kind in eine Anstalt zu geben und seine Bilder heimlich aus dem Familienalbum zu entfernen. Eltern, die ihren Sohn oder ihre Tochter unbedingt zu Hause großziehen wollten, wie Clara Claiborne Park (die Mutter von Jessy Park) oder Eustacia Cutler (die Mutter von Temple Grandin), wurden dafür getadelt, das Wohl des Kindes zu gefährden, indem sie es in einem psychisch schädlichen Umfeld eingeschlossen hielten.

Zwei Jahrzehnte nachdem Asperger seine Anleitung für geeignete Methoden des Unterrichtens autistischer Kinder geschrieben hatte, waren die meisten Psychologen in den Vereinigten Staaten nach wie vor davon überzeugt, autistische Kinder seien von ihrer Anlage her nicht imstande zu lernen. Rimland hatte das Thema Bildung in seinem Buch nicht einmal angerissen; stattdessen benutzte er die Begriffe »Training« und »Konditionierung«, mit denen Behavioristen die Dressur eines Tiers beschrieben, das in pawlowscher Manier auf einen bestimmten Reiz reagiert. Zugutehalten muss man Rimland jedoch eines: Er wies auch darauf hin, dass »sehr wenig über echte Autisten, die zum Erwachsenenalter herangereift sind, veröffentlicht wurde« und dass die wenigen verfügbaren Studien ausgesprochen entmutigend seien.

Im Jahr 1956 schrieb Leon Eisenberg einen Aufsatz mit dem Titel »Das autistische Kind im Jugendalter«, bei dem er sich auf seine Fallakten aus der Harriet-Lane-Klinik stützte.[22] Von den 63 Jugendlichen, die er ausfindig machen konnte, waren mehr als die Hälfte in Anstalten untergebracht. Er unterteilte die Probanden je nach ihrer Entwicklung in drei Kategorien: *gut, mittelmäßig* und *schlecht*. Eine »gute« Entwicklung bedeutete, dass der Patient »im schulischen und gesellschaftlichen Bereich gut zurechtkommt und von seinen Gleichaltrigen akzeptiert wird, auch wenn er etwas merkwürdig erscheinen mag«. Ein »schlechtes« Entwicklungsergebnis attestierte er Patienten, die »in keiner Weise dem Autismus entwachsen sind und in ihren derzeitigen Funktionen schlecht angepasst sind, was durch offenkundigen Schwachsinn beziehungsweise massiv gestörtes Verhalten gekennzeichnet ist«. Nur drei Patienten der Gruppe wiesen ein gutes Entwicklungsergebnis auf, 46 hingegen schnitten mit »schlecht« ab. Der Faktor, der am meisten über die spätere Entwicklung aussagte, war Eisenberg zufolge eine »brauchbare Sprachbeherrschung«.

Selbst Bettelheim hatte betroffenen Familien nur eine unredlich verzerrte Form von Hoffnung geboten, indem er behauptete, Jahre an der Orthogenic School könnten die Knoten lösen, die eine »Kühlschrankmutter« in der Psyche eines Kleinkinds verursacht habe. Es quälte Rimland, dass er selbst diese tröstliche Illusion zerstörte, indem er Autismus nicht als psychisch bedingte, sondern als genetische Störung definierte und somit zu einer Haltung »therapeutischer Hoffnungslosigkeit« beitrug. Was hatte er den Hunderten Elternpaaren anzubieten, die sich jetzt Rat und Hilfe suchend an ihn wandten?

Im Oktober 1964 fand Rimland seine Antwort bei einem Psychologen der University of California in Los Angeles namens Ole Ivar Lovaas. Auf den ersten Anschein wirkten die beiden wie absolute Gegensätze. Rimland war ein warmherziger, aufmerksamer Teddybär aus dem Mittleren Westen und Lovaas ein raubeiniger nordischer Naturbursche, der kein Blatt vor den Mund nahm. Doch beide waren engagiert und ehrgeizig, enttäuscht über den Stand der Psychologie und von ihren Kollegen ausgegrenzt, weil sie sich für dieselbe obskure Kindheitsstörung interessierten.

Wie so viele andere Autismusforscher der ersten Generation wuchs Lovaas im Schatten der hitlerschen Schreckensherrschaft auf. Der Sohn eines Journalisten und einer Bauerntochter wurde 1927 in einem Dorf nahe Oslo geboren und erlebte eine Kindheit in ländlicher Idylle. Alles änderte sich jedoch, als im April 1940 die deutsche Wehrmacht Norwegen besetzte. In den folgenden fünf Jahren musste sich Lovaas' Familie unter großen Entbehrungen als Wanderarbeiter durchschlagen.

Nach Kriegsende durfte Lovaas in die Vereinigten Staaten auswandern, weil er als begabter Violinist ein Musikstipendium am Luther College in Iowa erhielt, wo er binnen kürzester Zeit den Bachelorgrad erwarb, weil er nachts nur drei oder vier Stunden schlief.[23] Danach zog es ihn nach Seattle im Staat Washington. An der dortigen Universität schrieb er sich im Fach Psychologie ein. Ein weiterer frappierender Zufall in der Geschichte des Autismus wollte es, dass sich Lovaas im Studentenwohnheim ein Zimmer mit Eddie Alf, Gloria Rimlands Bruder, teilte.[24]

Lovaas wollte eigentlich Psychoanalytiker werden, so wie fast jeder Psychologiestudent im Amerika jener Zeit. Aber er hatte nicht das Gespür dafür. »Viele meiner Klienten fragten mich: ›Meinen Sie, es wird mir besser gehen, wenn ich mit Ihnen rede?‹ Ich antwortete: ›Ja.‹ Aber vielen ging es nicht besser, sondern schlechter.«[25] Er war es überdrüssig, so zu tun, als interessiere er sich für die freien Assoziationen seiner Klienten auf der Couch, und trat eine Stelle als Psychiatriehelfer am Pinel Institute an, einer privaten Pflegeanstalt für die ungeratenen Sprösslinge der Oberschicht von Seattle. In einem Sommer brachten sich zwei Patienten um, indem sie aus dem Fenster sprangen. »Die Doktoren waren vollkommen medizinisch ausgerichtet und sprachen von einer ›Selbstmordepidemie‹, so als handelte es sich um eine ansteckende Krankheit«, erinnerte sich Lovaas empört.[26] Er verlor schon bald die Geduld mit den tendenziösen Spekulationen der rein theoriegestützten Psychiatrie. Nachdem er bei einer Fachtagung die langatmigen Vorträge von Kollegen gehört hatte, erklärte er: »Sie verhielten sich wie Nero und spielten Geige, während die Welt in Flammen stand. Wenn du einen Krieg erlebst und mitbekommst, wie schrecklich er für die Menschen sein kann, möchtest du einen Beitrag leisten und etwas an dieser Welt ändern«.[27]

Es war ein Glück für Lovaas, dass viele seiner Professoren an der University of Washington genauso empfanden. Sein Studienberater war kein Psychotherapeut, sondern ein Behaviorist, der ihm zuredete, Laborforschung zu betreiben. Einer der Stars der Fakultät war Sidney Bijou, ein ehemaliger Student von B. F. Skinner, der bahnbrechende Untersuchungen zum Einsatz von operanter Konditionierung bei geistig behinderten Kindern durchführte.[28] Das paradigmatische Beispiel für operative Konditionierung waren Skinners Experimente mit Ratten. Um einer Ratte beizubringen, einen Hebel zu betätigen, gab er ihr (als *Belohnung*) Futter, wenn sie sich dem Hebel zunächst einmal rein zufällig näherte. Wenn die Ratte den Hebel zufällig mit der Pfote berührte, bekam sie wieder Futter; und auch, wenn sie fest auf den Hebel drückte. Dieser mühsame stufenweise Prozess führte normalerweise dazu, dass die Ratte wie wild auf den Hebel drückte, um mehr Futter zu bekommen.

Umgekehrt konnte Skinner das Tier auch dazu konditionieren, den Hebel nicht mehr zu betätigen. Er gab ihr einfach kein Futter mehr, bis sie aufhörte, das entsprechende Verhalten zu zeigen (diesen Prozess bezeichnete er als »*extinction*«, »Löschung«). Ein bestimmtes Verhalten konnte auch abtrainiert werden, indem man der Ratte (als *Bestrafung*) einen elektrischen Schlag versetzte, anstatt ihr Futter zu geben. Der Einsatz von Bestrafungen bei Tieren war unter Behavioristen umstritten, aber nicht weil man das Tier damit quälte; die innere Verfassung des Tiers, falls es eine hatte, wurde als vollkommen irrelevant angesehen. In der Praxis zeigte sich jedoch, dass Bestrafung unwirksam war, um einem Tier eine Verhaltensweise abzutrainieren, weil dadurch meist Verhaltensweisen verstärkt wurden, die nichts mit der vorliegenden Aufgabe zu tun hatten. (Anders gesagt: Das in Panik versetzte Tier fing meist an, alles Mögliche zu versuchen, um den schmerzhaften Stromschlägen zu entgehen.)

Bijou wollte ausprobieren, ob sich Skinners Modell auf Menschen anwenden ließ. Dazu analysierte er Verhaltensweisen in Bezug auf Vorausgehendes (Auslöseimpulse in der Umgebung) und Nachfolgendes beziehungsweise Konsequenzen (entweder Belohnung oder Bestrafung, je nachdem, ob das Verhalten verstärkt oder gelöscht werden sollte). So entwickelte er eine komplexe Verhaltensanalyse (*behavior analysis*). Indem Bijou Vorausgehendes und Konsequenzen experimentell veränderte, stellte er fest, dass sich mithilfe der Verhaltensanalyse die Reaktionen menschlicher Probanden problemlos verändern ließen. Außerdem beschränkten sich in diesen Fällen die Belohnungen und Bestrafungen, die dem Experimentleiter zur Verfügung standen, nicht auf Futter und Stromschläge. Der Ausspruch »Braver Junge« konnte für ein Kind ebenso belohnend sein wie der Futterhappen für die Ratte. Und ein scharfes »Nein!« wirkte vielleicht ähnlich wie ein strafender Stromstoß. Für die Verhaltensanalyse war die Sprache ein wirksamer Stimulus beim Menschen.

Genauer gesagt: bei den meisten Menschen. Nach Abschluss seiner Doktorarbeit an der University of Washington blieb Lovaas noch drei Jahre lang in Seattle; er lehrte und forschte am Child Development Institute nahe der Universität.[29] In dieser Zeit prägten ihn zwei Erfahrungen, die seine weitere Laufbahn beeinflussten. Am Institut für kindliche Entwicklung behandelte er ein Mädchen, das nicht sprechen konnte, keinen Blickkontakt aufnahm, nicht mit Spielsachen spielen wollte und den ganzen Tag nur dasaß, hin und her wippte und mit den Händen wedelte. Lovaas wusste, dass dieses Mädchen höchstwahrscheinlich in eine staatliche Anstalt eingeliefert wurde und den Rest des Lebens in einer geschlossenen Station verbringen musste. Ließ sich nicht *mehr* für das Kind tun?

Dann beobachtete er ein Experiment, das auf eine Erfolg versprechendere Möglichkeit hindeutete. Als er zusah, wie ein normal entwickelter Junge dazu konditioniert wurde, Sprache einzusetzen, um ein kleines Spielzeug zu bekommen – eine bestenfalls triviale Aufgabe –, kam Lovaas auf die Idee, dass Kinder mit Entwicklungsverzögerungen ihr problematisches Verhalten vielleicht besser in den Griff bekommen könnten, wenn man ihre Sprachfähigkeit verbesserte.[30] Im Jahr 1961 übernahm er eine Stelle als Assistenzprofessor im Fachbereich Psychologie an der UCLA. In autistischen Kindern glaubte er den idealen Probandenstamm zur Überprüfung seiner Hypothese gefunden zu haben – Kindern mit massiven Sprachdefiziten, deren Verhalten vollkommen außer Kontrolle geraten zu sein schien.

Ein Psychologe von der Indiana University namens Charles Ferster übte ebenfalls einen starken Einfluss auf Lovaas' Denken aus. Ferster gehörte dezidiert dem Lager jener Psychologen an, die Kanners Syndrom für eine seltene, frühmanifeste Form der Schizophrenie hielten. Er war sogar so sehr von der Seltenheit des Syndroms überzeugt, dass er sich in der Einleitung seines Aufsatzes »Positive Reinforcement and Behavioral Deficits of Autistic Children« (Positive Verstärkung und Verhaltensdefizite bei autistischen Kindern, 1961) dafür entschuldigte, die Geduld des Lesers mit einem solch abwegigen Thema zu strapazieren. Autismus sei »aus epidemiologischer Sicht nicht wichtig«, erklärte er; gleichzeitig gab er zu bedenken, »die Analyse des autistischen Kindes könnte jedoch von theoretischem Nutzen sein, da seine Psychose eine Vorform einer Erwachsenenpsychose sein könnte«. Anschließend beschrieb Ferster das eigenartige Verhalten autistischer Kinder in behavioristischen Begriffen als *verstärkungsbedingt* – durch das Erhalten von Belohnungen –, ganz gemäß dem typischen Verhalten typischer Kinder. Ein Kind, das immer wieder das Wort »Bonbon« wiederhole, werde schließlich für sein Verhalten belohnt, indem es ein Bonbon bekomme. Wenn ein Kind einen Wutanfall habe, bestehe die Belohnung darin, dass die besorgte Mutter herbeistürze um zu sehen, was los sei. Was aber würde geschehen, wenn ein Kind ausflippte und niemand käme?

Ferster schilderte ein Experiment, bei dem ein autistisches Kind ein Jahr lang jeden Tag allein in einen kleinen Raum eingeschlossen wurde. Siehe da, die Wutanfälle des Kindes ließen schließlich nach – was der Psychologe als klares Anzeichen dafür deutete, dass auch Ausraster verstärkungsbedingt seien. Er erklärte, Eltern hätten ihre Kinder ungewollt dazu konditioniert, immer autistischer zu werden, indem sie deren schlechtes Benehmen mit übermäßiger Aufmerksamkeit belohnten. Ferster zog aus diesen Experimenten eine schicksalhafte Lehre: Wenn sich Kinder übel aufführten, sei es am besten, wenn die Eltern deren Misere ignorierten, bis das unerwünschte Verhalten ganz von allein verschwinde.[31]

Lovaas hatte zwar wenig für die freudianische Psychologie übrig, doch er hegte trotzdem den Verdacht, dass die Eltern autistischer Kinder irgendwie eine entscheidende Rolle bei der Verursachung ihres Zustands spielten, und er war von Fersters unsentimentaler Analyse sehr angetan. Lovaas machte schließlich Filmaufnahmen von jungen Autisten in Anstalten wie dem Camarillo State Hospital nördlich von Los Angeles (dem Drehort des Psychothrillers *Die Schlangengrube* mit Olivia de Havilland in der Hauptrolle), die sich mit dem Knie die Nase gebrochen und ihre Ellbogen bis auf den Knochen abgekaut hatten. Diese Kinder, die scheinbar immun gegen jedes verfügbare Medikament waren, kamen Lovaas im Grunde unmenschlich vor, allerdings nicht ohne ein gewisses Erlösungspotenzial. »Ich fand es faszinierend, Menschen mit Augen und Ohren, Zähnen und Zehennägeln zu beobachten, die herumliefen, aber wenige der Verhaltensweisen zeigten, die man als sozial oder human bezeichnen würde«, schrieb er. »Nun hatte ich die Chance, Sprache sowie soziale und intellektuelle Verhaltensweisen zu entwickeln, die nicht existiert hatten – ein guter Test dafür, wie viel Hilfe ein lernbasierter Ansatz bieten konnte.«[32]

In *Psychology Today* erklärte er: »Man fängt im Grunde ganz von vorn an, wenn man mit einem autistischen Kind arbeitet. Man hat es mit einem Menschen im physischen Sinn zu tun – er hat Haare, eine Nase, einen Mund –, aber es ist kein Mensch im psychologischen Sinn. Die Aufgabe, autistischen Kindern zu helfen, könnte man so beschreiben: Es geht darum, eine Person zu konstruieren. Man hat das Rohmaterial, aus dem man den Menschen erst formen muss.«[33]

## VI

Zu Lovaas' Enttäuschung überwies die Klinik in seinem ersten Jahr nur ein einziges Kind an sein Labor. Es war ein pummeliges neunjähriges Mädchen namens Beth, das sich meist per Echolalie äußerte und am ganzen Körper Schrammen aufwies, weil es sich ständig an Wänden und Möbeln stieß. Um seine Laborbelegung und die Dienste mehrerer Assistenten zu rechtfertigen, verbrachte Lovaas ganze Tage mit Beth. Fünf Tage in der Woche arbeitete er von neun bis fünfzehn Uhr mit ihr. Beschämt gab er zu, mehr Zeit mit Beth zu verbringen als mit seinen eigenen Kindern.[34] Ein Jahr lang war Beth Gegenstand eines ausgedehnten Experiments, bei dem sie die einzige Versuchsperson war. Der Psychologe stattete eine ganze Zimmerflucht mit Einwegspiegeln, versteckten Mikrofonen und einem Druckknopfschalter aus, sodass seine Mitarbeiter die Häufigkeit und Dauer von Beths Verhaltensweisen aufzeichnen konnten. In diesem hochmodernen Panoptikum entwickelte Lovaas sein bleibendes Vermächtnis: eine intensive Interventionsform, die er als *Applied Behavior Analysis* (ABA, Angewandte Verhaltensanalyse – AVA) bezeichnete.

Lovaas unterteilte komplexe Alltagstätigkeiten wie Anziehen, Auf-die-Toilette-Gehen oder Zähneputzen in eine Sequenz kleinerer, einfacherer Aktionen, die sich durch reine Wiederholung konditionieren ließen. Er bezeichnete seine Methode als »*discrete-trial training*« (Training mit separaten Versuchsschritten), denn jede Konditionierungssitzung wurde in eine Reihe klar abgegrenzter Schritte aufgeteilt. Auf diese Weise sorgte der Therapeut dafür, dass jeder Stimulus (jede Aufforderung per Stichwort) stark mit einem bestimmten Verhalten assoziiert wurde, gleichsam in einem engen Kreislauf von Ursache und Wirkung. Dieser Prozess mag mechanisch und formelhaft erscheinen, doch im Grunde versuchte Lovaas, dem Probanden Fähigkeiten beizubringen, die ihm eine dauerhafte Unterbringung in staatlichen Anstalten ersparten und ermöglichten, ein halbwegs eigenständiges Leben zu führen. Für den strammen nordischen Psychologen war AVA sowohl eine Wissenschaft als auch eine Kunst. Einige Menschen (darunter natürlich Lovaas selbst) hatten eine angeborene Begabung dafür, andere nicht. Vor allem aber war dies eine Methode, die gelehrt werden konnte.

Wie sah diese »Kunst« in der Praxis aus? Wie man einem Kind beibringt, jemanden zu umarmen, beschrieb Lovaas auf folgende Weise.

Schritt 1: Sage »Umarme mich« und veranlasse das Kind (etwa durch körperliches Bewegen), mit seiner Wange kurz die deine zu berühren. Gib ihm eine Belohnung, sobald seine Wange dich berührt.

Schritt 2: Behalte die laute und klare Instruktion (»Umarme mich«) bei, verringere aber allmählich die Stärke der körperlichen Aufforderung.
Schritt 3: Mache die Belohnung allmählich von immer längeren Umarmungen abhängig. Dehne die Umarmungen in langsamen Schritten von einer Sekunde bis zu fünf oder zehn Sekunden aus. Fordere zugleich eine umfassendere Umarmung, bei der das Kind etwa seine Arme um deinen Hals legt, stärker drückt usw. Fordere diese zusätzlichen Verhaltensweisen notfalls durch Hinweise ein.
Schritt 4: Verallgemeinere dieses Lernen auf viele andere Verhaltensweisen und Personen. Reduziere die Belohnung allmählich, sodass du immer mehr Umarmungen für immer weniger Belohnungen bekommst.[35]

Lovaas pflegte zu betonen, es sei vor allem wichtig, zu Beginn eines solchen Trainings klarzustellen: »Ich bin der Boss.« Und damit außer Zweifel stand, dass es bei seinem strengen Ansatz nicht darum ging, nett und hilfsbereit zu sein, fügte er hinzu: »Menschen, deren Stimme sehr sanft ist, die sich nur schwer durchsetzen können und die eine enge Auffassung von Richtig und Falsch haben, eignen sich nicht als Lehrer für entwicklungsbehinderte Kinder.« Den idealen AVA-Therapeuten bezeichnete er als »durchsetzungsfähig, selbstsicher und kontaktfreudig« – alles Eigenschaften, die durchaus auf Lovaas zutrafen.

Das Regelwerk der AVA war besonders in seiner anfänglichen Form untrennbar mit Lovaas' Persönlichkeit verbunden. Und Lovaas war zugleich dominant und entwaffnend. Die operante Konditionierung wurde allgemein als »Verhaltensmodifikation« bezeichnet, doch für ihn klang dies zu schwach. Er sah sich in seiner Arbeit mit diesen schwierigen Kindern eher als *Verhaltensingenieur.* Für die meisten Eltern war AVA schlicht und einfach »die Lovaas-Methode«.

Und so wurde dieser Mann, der vor keiner Konfrontation zurückscheute und sich nicht um politische Korrektheit kümmerte, zum Vordenker einer ganzen Generation von Psychologen, Therapeuten und Lehrern an der UCLA. Er war so sehr von der heilenden Kraft der AVA überzeugt, dass er einmal gegenüber einem Reporter des *Los-Angeles*-Magazins prahlte: »Hätte ich Hitler als Vier- oder Fünfjährigen hier gehabt, hätte ich dafür sorgen können, dass ein anständiger Mensch aus ihm wird.«

Bernard Rimland war skeptisch, als er zum ersten Mal von der Lovaas-Methode hörte. »Die Technik schien sich viel besser dafür zu eignen, Hunde oder Robben zu trainieren als Menschen«, erklärte er.[36] Aber nachdem er das Filmmaterial des Psychologen über sich selbst verstümmelnde Kinder vor und nach einer Angewandten Verhaltensanalyse gesehen hatte, überwand er seine Zweifel und überlegte sich, wie sich die Methode auch außerhalb des Labors anwenden ließ. Wenn Studenten in dieser Kunst geschult werden konnten – warum nicht auch Eltern?

»Zum Entsetzen meiner Frau fing ich an, unseren sehr schwierigen achtjährigen autistischen Sohn mit der Lovaas-Technik zu trainieren«, erinnerte sich Rimland 1987. »Mir wurde klar, dass die überaus tolerante, nachsichtige Haltung gegenüber autistischen Kindern, die von früheren Autismusfachleuten propagiert worden war, im Grunde furchtbar schädlich für die Kinder war. Ich nutzte die Verhaltensmodifikation, um meinen Sohn ›in Form zu bringen‹. Selbststimulation wurde nicht länger geduldet. Mit Lovaas' Techniken sorgte ich dafür, dass Mark aufmerksam darauf achtete, was man ihm sagte und was um ihn herum geschah.«[37]

Er bezog auch einen von Lovaas' Doktoranden mit ein, David Ryback, der Mark dazu aufforderte, Blickkontakt aufzunehmen und Sprachlaute nachzuahmen, wofür er den Jungen mit M&M und Coca-Cola belohnte. Selbststimulation bestrafte Ryback mit einem lauten »Nein!«, zu dem er sich selbst einen Klaps gab. »Mark war ein sehr netter Junge, sehr aufgeweckt, sehr auf seine Umgebung bezogen«, erinnerte sich Ryback. »Er entwickelte sich sehr schnell.«[38] So lernte Mark schließlich, zwischen »Oma« und »Opa« zu unterscheiden.

Lovaas dachte bereits darüber nach, Eltern in den Prozess einzubeziehen, um eine Schwachstelle in seiner Methode zu beheben, die sich in den ersten Studien gezeigt hatte: Die Lektionen, die mit AVA gelernt wurden, ließen sich häufig nicht außerhalb der künstlichen Laborsituation anwenden. (Typischerweise wurde dies oft den allgemeinen Lernschwierigkeiten der Kinder zugeschrieben und nicht irgendwelchen Mängeln in der Methodik.) Die größte Hoffnung, dauerhafte Verhaltensveränderungen herbeizuführen, schien dann gegeben, wenn man die Kinder in ihrer natürlichen Umgebung trainierte – zu Hause. Einer von Lovaas' Kollegen,

Todd Risley, hatte bereits eine Patientenmutter zur AVA-Therapeutin ihres Sohnes ausgebildet.[39]

Bei einem Abendessen, das Rimland mit einigen der Elternpaare arrangierte, die ihm nach der Lektüre seines Buchs geschrieben hatten, verglich Lovaas die Verhaltensmodifikation mit den Techniken, mit denen Anne Sullivan der taubblinden Helen Keller das Sprechen beigebracht hatte. Lovaas erklärte den Eltern, AVA biete ihnen die beste Chance, ihre Kinder dauerhaft von ihren »autistischen Panzern« zu befreien. Und die Eltern bettelten darum, in seiner Methode geschult zu werden. Lovaas gestand Rimland, dies sei einer der denkwürdigsten Abende seines Lebens gewesen.[40]

Beide arbeiteten allein und waren jener Art von Ausgrenzung ausgesetzt, die jedem Forscher droht, der die vorherrschenden Paradigmen seines Fachs zu untergraben versucht. Indem sie eine Allianz schmiedeten und sich direkt an betroffene Eltern wandten, gewannen sie ein Maß an Einfluss und Glaubwürdigkeit, das weit über das hinausging, was sie hätten erreichen können, wenn sie auf eine Bestätigung ihrer Theorien durch die üblichen akademischen Kanäle gewartet hätten. Gemeinsam bauten sie ein eigenes Imperium auf – ein Schattennetzwerk für Autismusforschung, in dem nicht professionelle Mediziner, sondern Eltern die maßgeblichen Autoritäten für das Wohl ihrer Kinder waren.

Wie groß Rimlands Ambitionen waren, zeigte sich daran, dass er sich 1964 für ein Jahresstipendium am Center for Advanced Study in the Behavioral Sciences (Zentrum für weitergehende Studien in den Verhaltenswissenschaften) an der Stanford University bewarb. Das Zentrum lud jedes Jahr 50 namhafte Wissenschaftler ein, sich zu bewerben, und Rimland fühlte sich geschmeichelt, einer von ihnen zu sein.

Sein oberstes Ziel für einen Arbeitsaufenthalt an der renommierten Universität sollte – wie er dem Leiter des Zentrums schrieb – darin bestehen, den Untersuchungsgegenstand seines Buchs zu vertiefen, also der Frage nachzugehen, wie die genetischen Wurzeln des Autismus Aufschluss über »das Wesen der Wahrnehmung, der Motivation sowie des Denkens und der Intelligenz« geben können. Dies allein hätte wohl die meisten Gastdozenten ein Jahr lang auf Trab gehalten, aber Rimland ging noch weiter. Er nahm nichts weniger als die Grundlagen der Psychiatrie ins Visier und wollte beweisen, dass die Vorstellung, Syndrome wie Autismus und Schizophrenie könnten durch psychische Faktoren »hervorgerufen« werden, »nicht mehr als ein weit verbreiteter und beharrlich geglaubter Mythos« sei, »ein moderner, wissenschaftlich abgesegneter Aberglaube«. Er bot an, an der Universität Stanford eine Fachkonferenz mit dem Titel »Was läuft falsch in der Psychologie?« zu organisieren.

Und er hatte noch ein hochfliegendes Thema auf seiner Agenda: Er wollte Methoden zur Steigerung menschlicher Intelligenz erforschen, indem man Hormone der Mutter und andere perinatale Faktoren im Mutterleib veränderte. »Der Mensch lebt im Atomzeitalter mit einem Gehirn, das sich hauptsächlich während der Steinzeit und davor entwickelte. Das reicht nicht«, erklärte Rimland.

Selbstverständlich bekam er das Stipendium. Nachdem sich Rimland mit seiner Familie auf dem Campus in Palo Alto eingerichtet hatte, verfiel er dem Bann Linus Paulings, einer der wahren renaissancehaften Gestalten der Wissenschaft des 20. Jahrhunderts. Pauling verfügte über eine rasche Auffassungsgabe, ein fotografisches Gedächtnis und unersättliche Neugier. Seine Interessengebiete reichten von der Quantenmechanik über die Chemie und Molekularbiologie bis zur Immunologie und noch weiter. Er machte einige Entdeckungen zum Wesen der chemischen Bindung, die ihm 1954 den Nobelpreis für Chemie einbrachten. Indem er Erkenntnisse aus der Physik auf die Biologie anwandte, entdeckte er die Sichelzellenanämie und leistete Pionierarbeit auf dem Gebiet der Molekularmedizin. Auf dem Höhepunkt des Kalten Krieges erhielt er einen zweiten Nobelpreis, diesmal den Friedensnobelpreis, für seinen Beitrag zum Aushandeln eines weltweiten Verbots von Atomwaffentests in der Atmosphäre.

Im Jahr 1941 wollte Pauling gerade mit einer Analyse von Antikörpern beginnen, da wurde er von einer chronischen Nierenentzündung niedergestreckt. Er wurde an einen Nierenspezialisten namens Thomas Addis verwiesen, der ihm riet, eine strikte Diät mit wenig Salz und wenig Eiweiß einzuhalten, damit die Nieren ausheilen konnten.[41] Pauling befolgte Addis' strenge Anweisungen, die auch die Einnahme von Vitaminen und Mineralien als Ergänzungsmittel und ausreichendes Trinken vorsahen, und wurde innerhalb von vier Monaten wieder vollkommen gesund.

Addis' therapeutische Strategie kam Pauling wie eine Offenbarung vor. Anstatt ihn mit Medikamenten vollzupumpen, heilte ihn dieser weise Arzt, indem er die Spiegel von Elementen veränderte, die bereits im Körper vorhanden waren – Wasser, Vitamine, Mineralstoffe und Proteine. Pauling bezeichnete seinen Ansatz als »orthomolekulare Medizin« (»Medizin der richtigen Moleküle«). Er war davon überzeugt, dass sich damit ein breites Spektrum von Krankheiten heilen ließe, von der Schizophrenie bis zum Krebs.

Pauling wurde zum bekanntesten Befürworter der These, dass Megadosen von Vitamin C eine Erkältung abwendeten, den Alterungsprozess verlangsamten und die Stimmung aufhellten. Er schrieb drei Bestseller zu dem Thema.[42] Über seine Theorien wurde in der *New York Times* und anderen angesehenen Pressekanälen ausführlich berichtet. Nachdem im Jahr 1970 sein Kassenschlager *Vitamin C and the Common Cold* erschienen war (deutsch: *Vitamin C und der Schnupfen,* 1972), berichteten Drogerien und Apotheken im ganzen Land von einer noch nie da gewesenen Nachfrage nach dem Präparat, und ein Sprecher der Pharmaindustrie klagte, die Produktion könne nicht mit der Nachfrage Schritt halten.[43] Als einer der wenigen zweifachen Nobelpreisträger der Geschichte genoss Pauling eine hohe Glaubwürdigkeit, und dies trug dazu bei, dass das Geschäft mit Nahrungsergänzungsmitteln von einer randständigen Sparte zu einem Riesenmarkt expandierte, dessen Umsätze es mit denen der Pharmaindustrie aufnahmen – und das ohne die lästigen Bestimmungen der Arzneimittelzulassungsbehörde.

In placebokontrollierten Studien stieß Paulings überschwängliches Lob auf das Vitamin C bestenfalls auf ein gemischtes Echo.[44] Pauling hatte jedoch guten Grund zu der Annahme, dass Vitamine bei Geisteskrankheiten eine Rolle spielten. Im Jahr 1926 starb seine Mutter in einer Irrenanstalt in Oregon, verwirrt aufgrund einer Art von Anämie, die durch chronischen Vitamin-B12-Mangel verursacht wurde. Kurze Zeit darauf kamen Forscher dahinter, dass die Erkrankung, die zu ihrem Tod geführt hatte, durch den Verzehr von roher Leber leicht hätte abgewendet werden können. Eineinhalb Jahrzehnte später isolierten zwei von Paulings Kollegen, Karl Folkers und Alexander Todd, die hellvioletten Kristalle des Vitamins in seiner reinen Form.[45] Pauling spekulierte, bestimmte Typen geistiger Behinderung seien eine Form von »Gehirnskorbut« infolge einer allgemeinen Verschlechterung der Ernährung in der modernen Zeit, nicht zuletzt durch den verbreiteten Konsum industriell verarbeiteter Lebensmittel.[46]

Paulings Konzept einer orthomolekularen Psychiatrie verband sich ideal mit Rimlands Überlegungen zu PKU und Autismus. Inzwischen erhielt Rimland Zuschriften von Eltern, die mit ihren Kindern eigene orthomolekulare Experimente durchführten und von vielversprechenden Ergebnissen berichteten. Eine Mutter aus Kanada schrieb ihm, der Autismus ihres Sohnes sei merklich zurückgegangen, nachdem sie ihm Megadosen von B-Vitaminen verabreicht habe; auf die Idee gekommen war sie durch die Schizophrenie-Forschung von Abram Hoffer und Humphry Osmond an einer Nervenklinik in Saskatchewan. Osmond hatte keine Berührungsängste in Bezug auf umstrittene Forschungsansätze. Er prägte 1957 den Begriff »psychedelisch«, nachdem er Aldous Huxley die Dosis Meskalin gegeben hatte, die den Autor dazu inspirierte, den Essay *Die Pforten der Wahrnehmung* zu schreiben. Der kanadischen Mutter zufolge hatten die Pflegerinnen der Klinik den Eindruck, ihre Patienten hätten nach Hoffers und Osmonds Vitamin-B-Kuren Durchbrüche erzielt, doch die leitenden Psychiater der Abteilung »weigerten sich zu erkennen, was für alle anderen so klar ersichtlich war«, wie Rimland es ausdrückte.[47]

Rimland zeigte sich anfangs zwar skeptisch, dass etwas so Harmloses wie Vitaminpillen sich so stark auf ein Syndrom wie Autismus auswirken könne, doch er erlebte immer wieder, dass betroffene Eltern genau diese Ergänzungsmittel (vor allem B-Vitamine und Magnesium) nannten. Konnte dies bloßer Zufall sein?

Inzwischen erhielt Rimland Briefe und ausgefüllte Fragebögen aus der ganzen Welt. Bevor er im Herbst 1965 zu einer Konferenz der Navy nach Washington fuhr, schrieb er an betroffene Eltern im Raum New York und Washington und bot an, ihnen eine neue, vielversprechende Form von Verhaltenstherapie für Autisten vorzustellen. Eine der Mütter auf seiner Adressenliste war die Krankenschwester Ruth Christ Sullivan, die sich an ihn gewandt hatte, nachdem sie in einem der ersten Fernsehbeiträge über Autismus ein Spiegelbild ihres eigenen Sohnes Joe gesehen hatte.

Als Joe geboren wurde, lebte die Familie Sullivan in Louisiana. In seinen ersten 18 Monaten wirkte der Junge außergewöhnlich aufgeweckt und einnehmend, doch allmählich fing er an, sich die Umgebung auf Distanz zu halten. Nachdem er im üblichen Zeitrahmen zu sprechen begonnen hatte, hörte er abrupt auf, Worte zu äußern.[48] Eines Tages hockte er sich vor eine Tür und legte ein Puzzle zusammen; plötzlich stürmte seine Mutter durch die Tür und brachte das ganze Puzzle durcheinander. Dann sah sie verwundert zu, wie Joe das Puzzle flugs aus den verkehrt herum liegenden Teilen, mit den Bildern nach unten, wieder zusammensetzte, ohne sich an den Bildmustern orientieren zu können.

Irgendwann fing Joe genauso unvermittelt wieder an zu sprechen. Und er konnte auf Anhieb zu fast jedem Datum in der Vergangenheit und Zukunft den richtigen Wochentag nennen. Zum Staunen seiner Mutter erinnerte er sich in fotografischen Details an Dinge, die die Familie vor langer Zeit erlebt hatte. Er war auch ungewöhnlich agil und furchtlos und baute sich Pyramiden aus Tischen und Stühlen, um auf Bücherregale zu steigen. Eines Tages teilte ein Nachbar den Sullivans mit, ihr Sohn klettere auf dem Dach herum. Ein junger Klinikarzt äußerte die Vermutung, Joe könnte autistisch sein, doch der Mediziner starb plötzlich, und es fand sich niemand in der näheren Umgebung, der den Eltern mehr über den Zustand ihres Sohnes hätte sagen können.

Dann zogen die Sullivans nach Albany im Staat New York, wo Joes Vater, William, eine Collegeprofessur übernahm. In Albany fand Ruth zwei Kinderpsychiater, die am Johns Hopkins Hospital direkt mit Kanner zusammengearbeitet hatten; die beiden bestätigten die Diagnose. Man empfahl Ruth, sich einer Therapiegruppe für »überängstliche Mütter« anzuschließen. Beim ersten Treffen bat die Assistentin des Psychologen sie, Anmeldeformulare für künftige Sitzungen herumzureichen. Stattdessen verteilte sie heimlich eine Einladung zu einer privaten Zusammenkunft. Die Versammlungen, die reihum bei den Teilnehmern zu Hause stattfanden, bildeten die Geburtsstunde der Autismus-Elternbewegung in den Vereinigten Staaten.

Gemeindeorganisation war für Ruth Sullivan nichts Neues. Bereits als Schwesternschülerin hatte sie sich – noch in der Zeit der Rassentrennung im tiefen Süden der Vereinigten Staaten – für die Aufhebung von Rassenschranken innerhalb des Krankenschwesternverbandes von Louisiana stark gemacht. Angeregt durch ihre Mutter, die für ihre Zeit eine starke und unabhängige Frau gewesen war, engagierte sie sich auch in der League of Women Voters (Vereinigung der weiblichen Wähler). In ihrem Schriftwechsel mit Rimland schlug sie die Gründung eines landesweiten Verbandes vor, der sich für die Bedürfnisse autistischer Kinder einsetzen sollte. Rimland antwortete ihr, dass er bereits in die gleiche Richtung gedacht habe.

Am 14. November 1965 fuhr Ruth Sullivan von Albany nach Teaneck in New Jersey, wo sich im Wohnzimmer des Ehepaars Herbert und Rosalyn Kahn 35 Mütter und Väter zusammenscharten. »Es war ein unglaubliches Erlebnis«, erinnerte sich Sullivan. »Zum ersten Mal spürten wir Hoffnung.«[49]

Das Treffen fing um acht Uhr abends an und dauerte bis Mitternacht. Rimland sprach über die Notwendigkeit, eine landesweite Organisation zu gründen, und pries das Potenzial der Lovaas-Methode an, wie er es in den folgenden Jahren immer wieder tat. Er teilte den Versammelten mit, Lovaas sei bereit, Doktoranden seiner Fakultät zu schicken, um Trainingsseminare abzuhalten, und verteilte Listen von Aktivitäten, die Eltern mit ihren Kindern durchführen konnten, um in der Zwischenzeit deren Verhalten zu bessern.

Dann hielt eine Kinderärztin namens Mary Goodwin aus Cooperstown im Staat New York einen Vortrag, der seiner Zeit weit voraus war und für viele wie Zukunftsmusik klang. Goodwin berichtete von den Erfahrungen, die sie machte, während sie zahlreichen nichtsprechenden Kindern beibrachte, ein experimentelles Gerät zu benutzen, das von Eingeweihten als »sprechende Schreibmaschine« bezeichnet wurde. Das Edison Responsive Environment Learning System (ERELS) hatten zwei Männer entwickelt – der Erfinder Richard Kobler vom Edison-Forschungslabor und der Soziologe Omar Khayyam Moore von der Universität Yale. Kobler erfand unter anderem das erste Telefon, das häufig gewählte Nummern speichern konnte, und ein Diktiergerät namens Voicewriter. Moore meinte, wenn Lernen mehr dem Spielen gleiche, könnten sich Kinder bereits in sehr jungem Alter das Lesen und Schreiben beibringen. Gemeinsam entwickelten sie ein Gerät, das aus Tastatur, Bildschirm, Kassettenrekorder und einem analogen Prozessor bestand und somit dem Prototyp eines modernen Computers glich.

Die Benutzeroberfläche von ERELS sollte so wenig abschreckend wie möglich wirken. Wenn sich ein Kind an den Apparat setzte, tauchte auf dem Bildschirm ein Farbfoto auf, das beispielsweise ein Segelboot darstellte. Eine beruhigende Stimme vom Band erklärte dazu: »Das ist ein Boot.« Dann folgte die Anleitung: »›Boot‹ schreibt man B-O-O-T. Tippe jetzt ›B‹.« Ein Prompt führte den Finger des Kindes auf die Taste B. Dies war die einzige Taste, die in diesem Moment funktionierte. Somit konnte das Kind überhaupt keinen Fehler machen. Sobald das B gedrückt wurde, erklang es aus der Maschine: »Sehr gut! Tippe jetzt ›O‹.« Wurde das gesamte Wort richtig getippt, wurde das Kind mit einem »Sehr gut!« gelobt und aufgefordert, das Wort laut auszusprechen. Das Gerät nahm dies auf. Schließlich wurde das Wort in der Stimme des Kindes abgespielt. Auf ERELS waren auch simple Spiele verfügbar; so erhielten die Kinder zusätzliche Möglichkeiten, sich mit dem Gerät vertraut zu machen und sich bei der Verwendung wohlzufühlen. Moore war der Ansicht, es gebe »keine stärkere Abschreckung beim Lernen als die Angst, einen Fehler zu machen. Und so kommen die Kinder dahinter, dass nichts passiert, wenn sie etwas falsch machen. Die Schreibmaschine schimpft nie, sie ist nie ungehalten.«[50]

Nachdem Goodwin in einer Schule gesehen hatte, wie diese sprechende Schreibmaschine verwendet wurde, kam in ihr die Hoffnung auf, das Gerät könnte autistischen Kindern wertvolle Lernmöglichkeiten eröffnen. Mit ihrem Ehemann, der ebenfalls Kinderarzt war, sammelte sie 35 000 Dollar, damit ihr Krankenhaus einen dieser Apparate anschaffen und eine Forschungseinrichtung aufbauen konnte. In den folgenden zwei Jahren arbeiteten Mary und Campbell Goodwin mit 65 autistischen Kindern mit ERELS und erzielten dabei ausgesprochen positive Ergebnisse.[51]

Eines der ersten Kinder, die sich an das Gerät setzten, war ein sechsjähriger Junge, der noch nie ein Wort gesprochen hatte und aufgrund seines aggressiven Verhaltens unter Vormundschaft gestellt und in ein Heim eingewiesen werden sollte. Nachdem er eine Weile an der Tastatur herumprobiert hatte, fing er an, Markennamen zu tippen, die er aus dem Fernsehen kannte. Schon bald tauchte er dreimal pro Woche in der Klinik auf, und die Eltern konnten ihn in einer örtlichen Schule unterbringen. Andere Kinder machten ähnliche Fortschritte, darunter ein 14-jähriger Junge, der sich fast bis zur Katatonie zurückentwickelt hatte. Leider war die sprechende Schreibmaschine äußerst kostspielig, und so endete das vorausschauende Experiment der Goodwins im Jahr 1966. Doch Marys Präsentation zeigte, welches Potenzial die Technik bot, um das Leben von Kindern zu verändern, denen man längst jede Befähigung zur Kommunikation abgesprochen hatte.

An jenem Abend in Teaneck diskutierte man vor allem über Möglichkeiten, wie Eltern wirksam zusammenarbeiten konnten, um für ihre Kinder Zugang zu Bildungsangeboten und anderen Dienstleistungen zu fordern. Am Ende hatte die Gruppe einen Vorsitzenden, einen Beirat, einen Schriftführer für einen Rundbrief und einen Namen: National Society for Autistic Children (NSAC, Nationale Gesellschaft für autistische Kinder).

Zwei Tage später leitete Rimland eine weitere Versammlung an den National Institutes of Health (Nationale Gesundheitsinstitute) in Bethesda. In den folgenden Jahren gründeten betroffene Eltern landesweit Hunderte NSAC-Ortsverbände. »Die Befreiung der Eltern autistischer Kinder von der Bürde von Scham und Schuld«, schrieb Rimland, »setzte unglaublich viel Produktivität und Kreativität zum Wohl der Kinder frei.«[52] Er und Sullivan hatten eine gewaltige Armee rekrutiert. Der Kampf um die Zukunft ihrer Kinder hatte endlich begonnen.

Die Gruppierung war von Anfang an mutig und radikal. Angetrieben wurde sie von der Wut der Eltern, denen man vorwarf, das Elend ihrer Kinder selbst verschuldet zu haben. »NSAC wurde gegründet, weil die Eltern autistischer Kinder wussten, dass vieles im Argen lag, was das Leben ihrer Kinder unmittelbar berührte«, erklärte der langjährige Mitstreiter Frank Warren. »Sie wussten, dass ihre Kinder Unterstützung brauchten, dass niemand kapierte, was mit ihnen los war, und dass die Führungsriegen in allen helfenden Berufen den Eltern die Schuld an der Behinderung ihrer Kinder gaben. […] Natürlich waren diese Eltern aufgebracht. Natürlich war die neu gegründete Society eine hitzige und streitbare Organisation.«

Aufgrund des Kampfgeistes und der Erfahrung mit Lobbyarbeit, die Eltern wie Sullivan einbrachten, konnte NSAC in relativ kurzer Zeit viel erreichen. Sullivan sah die aktivistischen Eltern als »Trainer« für vermeintliche Experten an, die meist wenig oder gar nichts über den Zustand ihrer Kinder wussten. In West Virginia richtete NSAC eine medizinische Fernleihbibliothek ein und warb dafür mit Briefwerbung an 500 Kinderärzte, Psychiater, Allgemeinmediziner und Hörgeräteakustiker unter dem Motto: »Das nächste Kind, das in Ihre Praxis kommt, könnte autistisch sein. Was werden Sie der Familie sagen?« NSAC gründete ein landesweites Netzwerk ähnlicher Bibliotheken, die aktuelle Informationen über Erziehung, Gesetzgebung und Unterbringung anboten.[53]

Im Jahr 1967 suchten Clarence und Christine Griffith im ganzen Staat Georgia vergeblich nach einer Schule, die ihren Sohn Joseph aufzunehmen bereit war. Die Eheleute erkannten, dass sie nur etwas erreichen konnten, wenn sie sich mit anderen Eltern zusammenschlossen. Also gründeten sie eine eigene Sektion, die Georgia Society for Autistic Children. Im Lauf der folgenden Monate überzeugten sie die Kreisschulbehörde davon, ein staatlich finanziertes Pilotprojekt für autistische Kinder zu starten. Der Frauenverein in Sandy Springs richtete Kurse für Vorschulkinder ein, und die Baptistenkirche in Decatur forschte nach Möglichkeiten, autistische Jungen und Mädchen in Kindergärten einzubinden. Wichtig war dabei, sich mit anderen Gruppierungen zu vernetzen. Ebenso bedeutsam war es, die Öffentlichkeit für das Thema Autismus zu sensibilisieren, indem man Kontakt zu Fernseh- und Rundfunksendern, Lehrerverbänden und Kirchen aufnahm. Als das Abgeordnetenhaus von Georgia im Lauf jenes Jahres über ein Gesetz zur Finanzierung von Sonderschulen beriet, forderte ein Abgeordneter, der eine der Fernsehsendungen der Griffiths gesehen hatte, in das Gesetz auch Leistungen für autistische Kinder einzubeziehen. »Das Wort ›autistisch‹ wurde bisher als Etikett verwendet, um einem Kind Bildung zu verwehren. Ich möchte, dass es einmal *zugunsten* eines autistischen Kindes verwendet wird.« Der Gesetzesantrag wurde angenommen.[54]

Um ihre Ziele im Bereich der Gesetzgebung zu erreichen, schmiedete NSAC auch strategische Bündnisse mit anderen Behindertenverbänden, etwa mit den Verbänden für Menschen mit Zerebralparese und Epilepsie. Durch die Koordination mit diesen Gruppierungen trug NSAC dazu bei, dass Autismus auch in Ärztekreisen nicht mehr als eine Form von »emotionaler Störung« in der Kindheit angesehen wurde, sondern als angeborene Behinderung, die ein Leben lang Betreuung und Unterstützung erforderte. Besonders scharf kritisierte NSAC 1967 die Empfehlungen des Kongressausschusses für Kinderpsychiatrie und beanstandete, dass der Ausschuss vor allem zerrüttete Familienverhältnisse und Scheidungen als vermeintliche Ursache von Syndromen wie Autismus ansah.

Im selben Jahr eröffnete NSAC-Vorstandsmitglied Amy Lettick in Connecticut eine Schule namens Benhaven, an der eine Vielzahl progressiver Ansätze der Sonderpädagogik praktiziert wurde. Die Schule war in einem ehrwürdigen, geräumigen Landhaus auf einem Hügel in New Haven untergebracht und sollte als Zufluchtsstätte für Kinder wie Letticks Sohn Ben dienen, der von anderen Schulen verwiesen worden war. Zu einer Zeit, als autistische Jugendliche in der klinischen Literatur noch gar nicht vorkamen, wurde den Schülern angeboten, bis ins Erwachsenenalter an der Schule zu bleiben. Dort konnten sie am Unterricht teilnehmen, im Pool schwimmen und auf der angeschlossenen Farm arbeiten, zu der Gemüsegärten, Gewächshäuser und ein Hühnerstall gehörten.[55]

Die gesamte Umgebung von Benhaven war so gestaltet, dass sie den Bedürfnissen und dem Komfort der Schüler gerecht wurde. In den großzügigen Klassenzimmern wurden störende Geräusche und Anblicke minimiert; die Küchen, Badezimmer und Wäscheräume waren besonders groß, damit den Schülern dort auch beigebracht werden konnte, für sich selbst zu sorgen. Neben dem üblichen Unterricht lernten die Kinder, Brot zu backen sowie Nährpflanzen und Zierblumen zu züchten. Auch Möbelbau, Handsatz und Buchbinderei standen auf dem Lehrplan. In Benhaven wurden Jugendliche auch in Sexualkunde unterwiesen, was an anderen Behindertenschulen gänzlich unbekannt war.[56]

Im Jahr 1972 nahm die Schule erstmals Schüler auf, die sowohl autistisch als auch gehörlos waren. Um mit ihnen arbeiten zu können, lernte der gesamte Mitarbeiterstab die Gebärdensprache. Das Gebärden wurde schon bald zu einem beliebten Verständigungsmittel in Benhaven, selbst für hörfähige Schüler. Lettick erkannte, dass man viel zu sehr darauf aus gewesen war, autistischen Kindern das *Sprechen* beizubringen, während es im Grunde darauf ankam, sie zum *Kommunizieren* zu befähigen. Mithilfe der Zeichensprache konnten Schüler Lesen und Schreiben lernen, die dies zuvor nicht bewältigt hatten. »Es ist faszinierend, den Denkvorgang *beobachten* zu können, wenn die Kinder bei ihren Aufgaben mit der Zeichensprache laut denken«, schrieb Lettick. »Wir sehen häufig, wie diese Kinder im Lauf des Tages mit sich selbst reden und aus der Gebärdensprache dieselbe Befriedigung ziehen wie sprechende Kinder, die in der Lautsprache leise vor sich hin reden.«[57]

Sullivan war begeistert zu sehen, wie andere betroffene Eltern, die in der NSAC organisiert waren, stolz aus dem Schatten heraustraten und den Anspruch erhoben, die Welt zu verändern. »Man findet nur selten Eltern, die zum Zeitpunkt der Diagnose ihres Kindes gut über diese schwere, nur vereinzelt auftretende Störung unterrichtet sind; dagegen trifft man *häufig* auf Eltern älterer Kinder, die bestens informiert sind«, schrieb sie. »Die schönste Belohnung für einen Elterntrainer besteht wohl darin zu sehen, wie ein verängstigter, zaghafter, frustrierter, verzweifelter oder wütender Elternteil zu einem gut informierten, selbstbewussten, redegewandten, energischen und erfolgreichen Sachwalter für das eigene Kind aufblüht.«[58]

Nachdem Sullivan nach West Virginia umgezogen war, gründete sie dort verschiedene NSAC-Ortsverbände und richtete bei sich zu Hause einen Informations- und Überweisungsservice ein, der Eltern und Fachkräften eine Vielzahl von Diensten und Ressourcen anbot. Rund um die Uhr kamen Anfragen. Alle möglichen Menschen riefen an – eine Mutter in New York, deren Sohn von der Schule verwiesen worden war; ein Vater in Alabama, der nach anderen betroffenen Eltern in der Region suchte; ein japanischer Kinderarzt, der einen der professionellen NSAC-Berater bitten wollte, mit Eltern in Tokio zu sprechen; eine Mutter in Florida, die versuchte, ihren missverstandenen Sohn aus dem Gefängnis zu holen. Der Informations- und Überweisungsdienst wurde schließlich durch staatliche Mittel finanziert und eröffnete in Washington ein eigenes Büro. Jahrelang war der Rundbrief der Society, der alle zwei Monate erschien, für betroffene Familien die einzige Quelle für aktuelle Meldungen in der Welt des Autismus.[59]

In Zusammenarbeit mit Mary Coleman, der Leiterin der Children's Brain Research Clinic in Washington, ermöglichten Rimland und andere in NSAC organisierte Eltern im Jahr 1974 eine Studie zur Biologie des Autismus, die ihrer Zeit ebenso weit voraus war wie die von den Goodwins eingesetzte sprechende Schreibmaschine.[60] Die Klinikforscher untersuchten 78 Kinder, die von NSAC-Mitgliedern von überallher nach Washington gebracht wurden, und stellten die Theorie auf, Autismus sei kein einheitliches Phänomen, sondern bestehe aus vielen verschiedenen Unterformen – eine Sichtweise, die in der Mainstream-Forschung erst seit ein paar Jahren als weitgehend anerkannt gilt.

Rimland führte auch eine bahnbrechende Studie über sogenannte »Inselbegabungen« durch, bei der er sich auf Daten aus seinen Umfragebögen stützte, und stieß dabei auf jene Häufungen verstärkter Begabungen in den Bereichen Musik, Kunst, Mathematik, Wissenschaft, Technik und Gedächtnisleistung, die Asperger als »autistische Intelligenz« bezeichnet hatte. Rimland beschrieb sehr kleine Kinder, die mehrere Sprachen in Wort und Schrift beherrschten, alle möglichen statistischen Daten abrufen konnten, über ein absolutes Gehör verfügten, Quadratwurzeln im Kopf ausrechneten, frühreife Zeichenfertigkeiten besaßen und sich selbst subtilster Aspekte ihrer Umgebung so bewusst waren, dass sie zu übersinnlicher Wahrnehmung befähigt zu sein schienen. (Trotzdem waren fast alle als »hochgradig retardiert« abgestempelt worden.) Die Art und Weise, wie eine Mutter ihren Sohn beschrieb, veranschaulichte das ungenutzte Potenzial dieser Kinder:

> Er liest und versteht Bücher über Elektronik und baut anhand der Theorien Geräte. [...] Er versteht die Begriffe von Elektronik, Astronomie, Musik, Navigation und Mechanik. Er weiß erstaunlich viel darüber, wie Dinge funktionieren, und ist mit Fachbegriffen vertraut. Im Alter von zwölf Jahren fand er sich mit Karte und Kompass auf dem Fahrrad in der ganzen Stadt zurecht. Er liest Bowditchs Standardwerk über Nautik. Joe hat angeblich einen IQ von 80. Er arbeitet in einem Industriebetrieb am Fließband.

Aufgrund dieser Berichte zeigte sich Rimland offener für die Vorstellung eines breiteren Autismuskontinuums. Er spekulierte, dass die Leistungen von Genies wie Albert Einstein, Isaac Newton und Schachweltmeister Bobby Fischer damit zusammenhingen, dass diese Menschen »Anzeichen von Autismus – manchmal mehrere – erkennen ließen«. Er behauptete: »Es ist vielleicht nicht allzu falsch anzunehmen, dass einige Autisten im Ansatz Genies sind, deren Verschrobenheiten aber so ausgeprägt und behindernd sind, dass sie nur eingeschränkt an der ›normalen‹ Welt teilhaben können.«

Inmitten eines dunklen Zeitalters schuf NSAC die Grundlagen für eine bessere Zukunft. Ermöglicht wurde dies alles durch eine kleine, aber höchst engagierte Mitgliedergemeinschaft.[61] »So viele Kinder [...] auf der ganzen Welt [...] brauchen so viel«, schrieb Clara Claiborne Park im Rundbrief der Society. »Wenn die Stunden (oder die Geldmittel), die Sie für NSAC aufbringen, zu viel erscheinen, denken Sie daran, dass [...] Sie Familien Hoffnung bringen, die Sie niemals sehen werden.«

Auf Bundesebene debütierte diese streitbare Bewegung im Juli 1969 mit dem ersten NSAC-Jahreskongress in Washington. Das Motto, das den rebellischen Geist der Veranstaltung und die damals gebräuchliche Bezeichnungsweise widerspiegelte, lautete »Bessere Lebensbedingungen für geisteskranke Kinder«.[62]

In der Vergangenheit schien es ebenso undenkbar, Familien von Patienten zu einer Konferenz über Autismus einzuladen, wie die »Patienten« selbst mit einzubeziehen. Diese Konferenz, die von Eltern organisiert wurde, war jedoch anders; zwischen den offiziellen Vorträgen und Seminaren begegneten sich Referenten und Teilnehmer auf den Fluren und im Speisesaal und tauschten auf gleicher Augenhöhe Informationen aus. Logopäden, Psychologen und Biochemiker plauderten zwanglos mit Familienmitgliedern über ihre Forschung. Die meisten Teilnehmer waren viel zu sehr mit dem Konferenzgeschehen beschäftigt, um einem anderen historischen Ereignis in jener Woche Beachtung zu schenken – der Mondlandung im Rahmen der Raumfahrtmission Apollo 11.

Es knisterte förmlich in der Luft, während sich Eltern spontan zu Selbsthilfegruppen zusammenschlossen und sich Themen widmeten, die in der medizinischen Literatur überhaupt nicht behandelt wurden. Hier ging es beispielsweise darum, wie man autistische Mädchen großzieht oder Kinder betreut, die gleichzeitig blind und autistisch sind. Rimland und Lovaas hielten Vorträge, ebenso Eric Schopler, ein ehemaliger Doktorand von Bruno Bettelheim an der University of Chicago, der mit dem großen Meister in der Frage der elterlichen Schuldzuschreibung auf Konfrontationskurs gegangen war.[63] Schopler gründete später in North Carolina die Sparte *TEACCH* (*Treatment and Education of Autistic and Related Communication Handicapped Children*, Behandlung und pädagogische Förderung autistischer und in ähnlicher Weise kommunikationsbehinderter Kinder), das erste landesweite Bildungsprogramm für Autisten in den Vereinigten Staaten, an dem sich seither viele weitere progressive Ansätze orientierten.

Hauptredner war Leo Kanner höchstpersönlich. Er schlug den üblichen Ton an – Großspurigkeit, gepaart mit Bescheidenheit. »Meine Damen und Herren, ich kann Ihnen gar nicht sagen, wie erfreut und berührt ich darüber bin, dass man mit so viel Zuneigung und Respekt über mich spricht. Natürlich gibt es ein paar Dinge, die aufgrund der mir entgegengebrachten Gunst ein wenig übertrieben sind. Ich habe den Autismus nicht entdeckt. Er existierte bereits zuvor«, erklärte er kokett. (Georg und Anni Frankl hätten dies durchaus unterschreiben können, aber sie waren an jenem Abend nicht eingeladen.)

Kanner kam auch auf Bruno Bettelheims Buch *The Empty Fortress* (*Die Geburt des Selbst)* zu sprechen. Er bezeichnete es als »*empty*« – »inhaltslos«. (Die Menge applaudierte.) Bei der Lektüre sei er 150 Mal auf Ausdrücke wie »vielleicht«, »möglicherweise« und »es ist wohl nur reine Spekulation« gestoßen.

Dann sprach Kanner die Worte aus, die jeder der Anwesenden unbedingt hören wollte und die mit der Förmlichkeit einer königlichen Proklamation verkündet wurden: »Und hiermit spreche ich besonders Sie als Eltern von jeder Schuld frei.«[64] (Das dankbare Publikum sprang auf und spendete lang anhaltenden Beifall.) Angesichts einer solch begeisterten Reaktion konnte Kanner nicht widerstehen, auch sich selbst von jeder Schuld freizusprechen. »Ich bin viele Male falsch zitiert worden«, fuhr er fort. »Von der allerersten Veröffentlichung bis zur letzten bezeichnete ich dieses Syndrom ganz klar als ›angeboren‹. Aber weil ich einige der persönlichen Charaktermerkmale einiger Eltern beschrieben habe, wurde oft fälschlicherweise so getan, als hätte ich gesagt: ›Die Eltern sind an allem schuld.‹ Alle unter Ihnen, die als Eltern mit ihren Kindern zu mir gekommen sind, wissen, dass ich dies nicht gesagt habe. [...] Noch einmal, ich danke Ihnen vielmals. Und machen Sie weiter mit der guten Arbeit.«

Fernab der jubelnden Menge bezeichnete Kanner den Autismus weiterhin als »Kindheitspsychose« und legte 1973 eine Sammlung seiner Aufsätze neu auf, in denen er die Eltern seiner Patienten ohne editorische Vorbehalte als »kalte, humorlose Perfektionisten ohne echte Herzenswärme« bezeichnete.[65]

Doch Kanner hatte in Sachen Autismus längst nicht mehr das Heft in der Hand. Vor dem Heimflug sah Ruth Sullivan auf einem Fernsehbildschirm im Flughafen, wie Neil Armstrong seine ersten ungelenken Schritte auf der staubigen Oberfläche einer neuen Welt machte. Sie und ihre NSAC-Mitstreiter hatten ebenfalls die Schwelle zu einer neuen Sphäre überschritten – in der sie dafür sorgten, dass die über lange Zeit unhörbaren Stimmen ihrer Söhne und Töchter vernommen wurden.

Beim nächsten NSAC-Kongress, der 1970 in San Francisco stattfand, wurde dieses Versprechen wahrgemacht, indem man einen jungen autistischen Mann auf das Podium holte. Erstmals in der Geschichte sprach ein Autist vor einer Zuhörerschaft aus Eltern und Fachleuten. Nachdem seine Mutter ihn kurz vorgestellt hatte, machte der 21-jährige William Donovan klar, dass er seine Umgebung sehr bewusst wahrnehme, selbst wenn die Leute meinten, er sei selbstvergessen oder geistesabwesend. »Als autistisches Kind fühlte ich mich sehr unwohl«, erklärte er einleitend. »Ich zerriss Zeitungen, zerrte Tagesdecken von den Betten, riss Bücher aus Regalen, warf mit Dosen und machte jeden Kreisel kaputt, mit dem ich spielte. Ich möchte diese Gelegenheit nutzen, um Ihnen zu sagen, dass ich Sachen kaputt machte, *weil ich nicht sprechen konnte*. Ich schleuderte Dinge herum, weil ich nicht sprechen konnte. Natürlich machte es mir auch Spaß.«

Dann legte er erst richtig los. »Ich wollte partout nicht in die Schule gehen, weil die Klassenzimmer viel zu beengend waren. Und ich fand es nicht gut, dass die anderen Kinder sich über mich lustig machten, und ich wollte nicht, dass irgendjemand beurteilte, wie gut oder schlecht ich war.« Er schilderte, wie seine Lehrer ihn mit Linealen schlugen, ihn in einen Schrank sperrten und über ihn redeten, als wäre er nicht da. Jemand im Publikum fragte ihn, ob er sich bis zu seinem zehnten Lebensjahr nur in Echolalie geäußert habe, weil er nicht normal habe sprechen *können* oder es nicht *gewollt* habe. Donovan erwiderte nachdrücklich: »Ich konnte es nicht.«

Donovan war nicht nur Autist, er litt auch unter massiver Linsentrübung. Nach der Berufsausbildung an einer Blindenschule wurde er in einem Verpackungsunternehmen angestellt. Sein erster Arbeitstag sei der glücklichste Tag seines Lebens gewesen, gestand er. Er erzählte, dass er Comics und Musik möge. Zum Schluss sagte er: »Ich fühle mich wunderbar hier und heute. Ich komme mir vor wie der Präsident. Ich hoffe, alle autistischen Kinder könnten so heranwachsen, dass sie gesellschaftsfähig sind.«

Es gab zwei Methoden, um dieses Ziel zu erreichen, und diese spiegelten sich in den zwei Arten von Sitzungen im Konferenzprogramm wider. Die eine Strategie setzte darauf, die Gesellschaft so zu verändern, dass sie Menschen wie William Donovan mit mehr Akzeptanz begegnete und stärker auf sie einging. Dieses Ziel verfolgten Vorträge und Seminare mit Titeln wie »Schule ist für alle Kinder«, »Wie man mit dem Gesetzgeber zusammenarbeitet« und »Helfen Sie Ihrer Gemeinde, Ihrem behinderten Kind zu helfen«. Donovans Mutter hatte in ihren einleitenden Worten geschildert, wie sie schließlich den Mut aufgebracht habe, ihren Sohn überallhin mitzunehmen, anstatt ihn zu Hause zu verstecken (oder in die Nervenheilanstalt einzuweisen, wie man ihr geraten hatte). Den betroffenen Eltern empfahl sie Folgendes:

> Genieren Sie sich niemals, Ihr Kind irgendwohin mitzunehmen. Als Judy Garland in New York auftrat, beschlossen wir, Logenplätze zu buchen und Bill mitzunehmen, damit er sie live sehen konnte, weil er ihre Platten so gern hörte. Meine Güte, Judy war wunderbar. Bill saß direkt über ihr und spielte verrückt, wie ich es erwartet hatte. Sie schaute herauf und sagte: ›Was ist los, mein Lieber?‹ Dieses kleine bisschen Beachtung von ihrer Seite machte ungeheuer viel aus. Er beruhigte sich und genoss den Rest der Vorstellung.[66]

Die alternative Strategie setzte auf den Versuch, die Kinder selbst so zu verändern, dass sie »gesellschaftsfähiger« wurden. Diesen Weg verfolgten Lovaas mit der Angewandten Verhaltensanalyse (AVA) und Rimland mit seiner Suche nach einem orthomolekularen Heilmittel. Bei NSAC-Versammlungen machte Sullivan informelle Umfragen durch Handaufheben, um zu ermitteln, ob die Organisation darauf zielen sollte, ein Heilmittel zu suchen oder aber Lobbyarbeit für Dienstleistungen zu betreiben. »Fast alle Eltern votierten für Dienstleistungen«, erinnerte sich Sullivan.

Im Jahr 1974 war West Virginia der erste Bundesstaat, der Autismus ausdrücklich in seine allgemeine Schulgesetzgebung einbezog. Damit wurde Hunderten Kindern erstmals der Zugang zu Klassenzimmern gewährt. Sullivan zählte zu den wichtigsten Befürwortern des Gesetzes, das allen behinderten Kindern Bildungsangebote garantierte (*Education for All Handicapped Children Act, Public Law* 94–142), demzufolge behinderte Kinder in jedem amerikanischen Schulbezirk ein Recht auf »kostenlose und angemessene« öffentliche Schulbildung haben, möglichst ohne Restriktionen und gegebenenfalls per Inklusion. (Vor Verabschiedung des Gesetzes durften die Schulbezirke in den meisten Bundesstaaten selbst entscheiden, ob sie bereit waren, ein behindertes Kind zu unterrichten, und mehr als einer Million Kindern blieb der Zugang zu öffentlichen Schulen verwehrt. Das Gesetz, das Präsident Gerald Ford 1975 unterzeichnete, wurde zum Vorläufer des Behinderten-Bildungs-Gesetzes *(Individuals with Disabilities Education Act, IDEA)*, das heutzutage in Kraft ist. Das Gesetz ermöglichte es betroffenen Eltern auch, Beschwerden einzureichen, wenn die Bedürfnisse ihres Kindes nicht befriedigt wurden.

Nachdem das Bildungsgesetz für behinderte Kinder verabschiedet worden war, konzentrierte sich Sullivan darauf, Versorgungsleistungen für autistische Erwachsene zu fordern. »Es gab nichts für Erwachsene – rein gar nichts«, erinnerte sie sich. »Wir mussten ganz von vorn anfangen.« Dies war besonders wichtig, denn autistische Erwachsene, die nicht in Anstalten lebten, waren traditionell von nicht berufstätigen Müttern versorgt worden, aber in den 1960er-Jahren übten immer mehr Frauen einen Beruf aus. Angehörige, die nach privaten und öffentlichen Unterstützungseinrichtungen Ausschau hielten, wurden mit einem verwirrenden Labyrinth beschränkter Optionen konfrontiert, über die unterbezahlte und überforderte Fallmanager walteten, die ihre Positionen häufig nur für kurze Zeit innehatten. »Wir dürfen nicht zulassen, dass eine weitere Generation unserer erwachsenen Kinder auf jene wichtigen Versorgungsleistungen verzichten muss, die jede humane Gesellschaft für ein Leben in Würde als notwendig erachtet«, schrieb Sullivan.[67]

Im Lauf der Zeit sollten die beiden Wege, die von den NSAC-Gründern verkörpert wurden – Sullivans Ausrichtung auf Versorgungsleistungen und Rimlands Suche nach einem Heilmittel – so weit auseinanderlaufen, dass Rimland aus dem Vorstand seiner eigenen Organisation abgewählt wurde. Ein frühes Anzeichen dieses Bruchs war die Kontroverse, zu der es 1965 kam, nachdem durch verschiedene Artikel in der Boulevardpresse klar geworden war, wie weit Lovaas zu gehen bereit war, um autistische Kinder »gesellschaftsfähig« zu machen.

## VII

Eines von Lovaas' ersten Experimenten mit Beth glich einem Kurs in Musikverständnis – in der Hölle. Monatelang spielten der Psychologe und seine Assistenten dem Mädchen auf der Gitarre Kinderlieder vor und verstärkten dabei angemessenes soziales Verhalten, indem sie lächelten und Beth lobten, wenn sie klatschte oder mitsang. Lovaas überprüfte die Hypothese, dass Beths selbstschädigendes Verhalten zurückgehen würde, wenn sie ein stärkeres soziales Bewusstsein entwickelte.[68]

Beth war ein braves Mädchen. Innerhalb von zwei Monaten lernte sie, im Rhythmus zu klatschen und im Refrain mitzusingen. Je stärker sie von der Musik vereinnahmt wurde, desto seltener schlug sie ihren Kopf gegen Möbel, wie Lovaas vorausgesagt hatte.

Bei dem Experiment wurde versucht, erwünschte Verhaltensweisen durch Verstärkung anzutrainieren (Akquisition) und unerwünschte Verhaltensweisen durch Löschung abzutrainieren. Verstärkung bestand in Lächeln und Lob. Dann wurde die Verstärkung des Verhaltens unterlassen, das heißt, die Experimentleiter lächelten und lobten nicht, selbst wenn Beth spontan mitsang. Zuerst reagierte Beth auf das plötzliche Ausbleiben der verstärkenden Reaktion, indem sie umso lebhafter klatschte und sang. Aber nachdem sie mehr als eine Woche lang keine Reaktion erfahren hatte, fügte sie sich stärkere Verletzungen zu als je zuvor. Die Versuche in dieser Manier wurden über Monate fortgesetzt, wobei Lovaas' Team die Parameter des Experiments methodisch veränderte und zwischen Phasen der Akquisition und der Löschung abwechselte. Bei den Akquisitionsversuchen besserte sich Beths Verhalten deutlich, doch während der Löschungsversuche verletzte sie sich so schwer, dass Lovaas das Experiment abbrach.

Ein ähnliches Muster zeichnete sich ab, als man Beth beibrachte, einen Hebel zu drücken, wenn die Experimentleiter sie mit überschwänglichen Äußerungen ermutigten, etwa »Ich mag dich sehr« oder »Du bist ein Schatz«. Dann folgte eine Phase, in der sich Beth von Erwachsenen umgeben sah, die unerklärlicherweise nicht mehr auf sie reagierten. Fortan fügte sie sich so schwere Verletzungen zu, dass Lovaas erneut entschied, den Versuch abzubrechen.

Den psychoanalytischen Theorien jener Zeit zufolge rührte Beths selbstzerstörerisches Verhalten von verinnerlichten Schuldgefühlen her (einem »feindseligen Introjekt«, in freudianischer Terminologie). Um auf Nummer sicher zu gehen, sagten Lovaas' Assistenten zu Beth: »Ich halte dich nicht für böse«, wenn sie sich selbst wehtat. Doch die Wiederholung dieser geschraubten Phrase führte dazu, dass Beth noch wilder um sich schlug. Es kam Lovaas nicht in den Sinn, dass Beth womöglich in nachvollziehbarer Weise auf das seltsame Verhalten der Menschen um sie herum reagierte.

Beths selbstschädigendes Verhalten zu »löschen«, indem man sie ignorierte, wäre eine langwierige Prozedur gewesen, die mehrere Sitzungen oder Tage in Anspruch genommen hätte, wie Lovaas voraussagte. Er hatte guten Grund zu befürchten, dass seine einzige Probandin – von der seine Forschungsfinanzierung abhing – sich so schlimm verletzen könnte, dass er seine Experimente nicht fortführen konnte. Also suchte Lovaas nach einer einfacheren Lösung. Und eines Tages fiel ihm auch blitzartig etwas ein.

Er unterhielt sich gerade mit einem Kollegen, als Beth anfing, ihren Kopf gegen die scharfe Kante eines Metallschranks zu schlagen. Wie jeder gute Behaviorist getraute sich Lovaas selten, über den Geisteszustand eines Probanden zu spekulieren, doch in diesem Fall machte er eine Ausnahme. Er meinte, seine nahezu väterliche Beziehung zu Beth eröffnete ihm einen einmaligen Einblick in das innere Wesen, das sich hinter ihrer »autistischen Schale« verbarg, und was er da sah, erzürnte ihn: Dieses neunjährige Mädchen manipulierte ihn hinterlistig.

»Sie knallte nur gegen Stahlschränke, und da nur gegen die Kanten, weil sie Blut sehen wollte«, erklärte Lovaas dem Redakteur Paul Chance von *Psychology Today*. Daher reagierte er »unwillkürlich«, so wie er bei einem seiner eigenen Kinder reagiert hätte. »Ich hob die Hand und gab ihr eins auf den Hintern«, sagte er. Lovaas schilderte die Situation folgendermaßen:

> Sie hörte für ungefähr 30 Sekunden auf, sich zu schlagen, weil sie die Situation abschätzte und ihre Strategie überdachte, und dann schlug sie sich noch einmal. Aber in jenen 30 Sekunden, in denen sie ihre Strategie überdachte, überdachte Professor Lovaas seine. »Zuerst dachte ich: ›Mein Gott, was habe ich getan?‹, doch dann bemerkte ich, dass sie aufgehört hatte, sich zu schlagen. Ich hatte ein schlechtes Gewissen, fühlte mich aber großartig. Dann schlug sie sich wieder, und ich redete Klartext mit ihr. […] Also gab ich ihr klar zu verstehen, dass ich sie definitiv umbringen würde, wenn sie sich noch einmal schlüge, und das war es dann so ziemlich. Sie schlug sich noch ein paarmal, aber das Problem hatten wir im Griff.[69]

Nach den Bestimmungen der University of California musste Lovaas seine Forschungsvorhaben von einer Ethikkommission absegnen lassen, und so war es tabu, davon zu sprechen, mit den Probanden »Klartext zu reden«. Man konnte genau das Gleiche aber auch so ausdrücken, dass es nach dem Sprachgebrauch des Behaviorismus vertretbar war. Demzufolge erforschte Lovaas den Einsatz *aversiver Stimuli* – die normalerweise als »Bestrafung« bezeichnet werden – als weniger zeitraubende Methode, um selbstverletzendes Verhalten abzutrainieren.

Unter Lovaas' Kollegen war der Einsatz von Strafen bei Probanden umstritten. Skinner hatte in seinem klassischen Lehrbuch *Wissenschaft und menschliches Verhalten* erklärt, aversive Reize (d.h. negative Stimuli, die eine Vermeidungsreaktion auslösen sollen) schienen unerwünschtes Verhalten zwar schnell zu tilgen, doch das Verhalten trete nach Beendigung der Strafe umso stärker wieder auf, weil dem Probanden keine angepassteren Verhaltensweisen beigebracht würden. Er wies auch darauf hin, dass Bestrafung Angst, Schuld und Scham hervorrufe, was insgesamt zu eingeschränkterem Lernen führe. (Anders gesagt: Ein Kind, das mit angedrohten Prügeln gezwungen wird, Klavier zu üben, wird meist kein Virtuose, sondern lernt, die Musik zu hassen.) Skinner warnte zudem, dass sich der Einsatz negativer Stimuli auch auf den Forscher negativ auswirke und die experimentelle Situation möglicherweise zu einem sadistischen Machtspiel werden lasse. »Auf lange Sicht«, bemerkte er, »wirkt Bestrafung, anders als Verstärkung, zum Nachteil sowohl des Bestraften als auch des Bestrafenden.«

Lovaas beherzigte diesen Rat indes nicht, teils weil er überzeugt war, dass Kinder wie Beth nie lernen würden, sich sozial anzupassen, wenn nicht zuerst ihr selbstschädigendes Verhalten abgestellt werde. Schon bald gehörten für ihn auch Händeflattern, Wippen, Sich-im-Kreis-Drehen und andere Formen der Selbststimulation zu den Verhaltensweisen, die bestraft werden mussten. Ausgehend von seinen eigenen Experimenten folgerte er, Selbststimulation mache autistische Kinder weniger empfänglich für akustischen Input, und dies beeinträchtige ihr Lernen. Im Labor beobachtete er, dass Kinder die Selbststimulation meist unterließen, wenn sie sich mit produktiveren Tätigkeiten beschäftigten.[70]

Er war auch davon überzeugt, dass die Löschung dieses offenbar sinnlosen Verhaltens maßgeblich dazu beitragen würde, autistische Menschen und ihre Angehörigen von ihrem Stigma zu befreien. »Da unser Behandlungsprogramm vor allem darauf abzielt, das Kind so schicklich wie möglich erscheinen zu lassen, versuchen wir, die schwerwiegenderen oder fratzenhafteren Formen selbststimulierenden Verhaltens durch den Einsatz aversiver Stimuli zu unterdrücken«, erklärte er bei der zweiten NSAC-Jahreskonferenz. »Menschen empfinden es offensichtlich als ausgesprochen peinlich, ein Kind um sich zu haben, das ständig herumspringt und immer wieder rein mechanisch die Arme vor dem Gesicht zusammenschlägt. Solches Verhalten grenzt das Kind aus und ist seinen Eltern peinlich.«[71]

Mittlerweile kamen Forscher dahinter, dass autistische Menschen sich selbst stimulieren, um Ängste abzubauen – und auch weil es sich einfach gut anfühlt. Im Grunde können harmlose Formen der Selbststimulation (wie Fuchteln und Zappeln) Lernprozesse sogar *ermöglichen und fördern,* indem sie Ausführungsfunktionen im Gehirn freischalten, die andernfalls dazu verwendet werden würden, das Lernen zu unterdrücken.[72] Für Lovaas waren Selbstverletzung, Selbststimulation und Echolalie jedoch ein und dasselbe und verlangten im gleichen Maße danach, gelöscht zu werden. In seinem Labor, ganz allein mit seinem Team devoter Doktoranden und den ihm ausgelieferten Probanden, suchte er nach Mitteln der Bestrafung, mit denen er in Gutachterausschüssen durchkam.

Nach seiner Arbeit mit Beth begann Lovaas, mit fünfjährigen Zwillingen namens Mike und Marty zu experimentieren.[73] Er schätzte, dass die Brüder 70 Prozent ihrer Wachzeit damit verbrachten, stereotypes Verhalten zu produzieren: Sie wippten, befummelten sich, bewegten ihre Hände und Arme in repetitiver Weise und machten dabei ziemlich viel Radau, schrien, warfen Gegenstände umher und schlugen sich. Sie hatten nie sprechen gelernt und waren auch nicht sauber. Bei einer der ersten Versuchsrunden mit Mike und Marty wählte Lovaas als Bestrafung extrem lauten Sound. Er bombardierte sie mit Schall von weit über 100 Dezibel – vergleichbar mit dem Dröhnen einer Motorsäge aus nächster Nähe.[74] Seine Absicht war es, bei den Zwillingen »Schmerz oder Angst« hervorzurufen, damit sie die Gegenwart von Erwachsenen im Vergleich als »sinnstiftend« und »lohnend« empfanden, entsprechend dem Verhalten typischer Kinder, die nach einem schlimmen Traum im Bett der Mutter Trost und Sicherheit suchen.

Die Ergebnisse waren enttäuschend. Selbst als Mike und Marty Lautstärken ausgesetzt wurden, die Schäden am Trommelfell verursachen konnten, blieben die beiden völlig unbeirrt. Lovaas legte noch eins drauf und griff zu einer Bestrafungsmethode, die man aus behavioristischen Experimenten mit Tieren bestens kannte: Elektroschocks. Um jegliche Kritik an solch einer brutalen Methode abzuwenden, erklärte er: »Im Hinblick auf die moralischen und ethischen Gründe, die den Einsatz von Elektroschocks vielleicht verbieten würden, ist es wichtig anzumerken, dass [die Probanden] mit einer sicheren Heimeinweisung zu rechnen hatten.«

Lovaas klebte in einem seiner Laborräume Metallfolienstreifen auf den Fußboden und schloss diese an ein sogenanntes »Harvard-Induktorium« an, eine abgewandelte faradaysche Spule, die eine Feineinstellung der abgegebenen Stromstärke bis auf null ermöglichte.[75] Die Streifen wurden in engen Abständen auf dem Fußboden verlegt, sodass man beim Betreten des Raums garantiert mindestens zwei davon berührte und somit den Stromkreis schloss.

Um die abschreckende Wirkung dieses Apparats zu bestätigen, testeten Lovaas' Doktoranden ihn zuerst an sich selbst. Der Stromschlag wurde auf eine Stärke eingestellt, die alle drei Experimentleiter, die barfuß auf dem Boden standen, übereinstimmend als definitiv schmerzhaft und angsteinflößend empfanden.

In einer typischen Versuchsrunde stellte man Mike oder Marty zwischen zwei Forscher, die ungefähr einen Meter weit auseinander standen. Dann sagte ein Forscher: »Komm her«, und lockte den Jungen mit ausgestreckten Armen zu sich. Ging der Junge nicht innerhalb von drei Sekunden auf den Forscher zu, erhielt er einen Stromschlag. Die Prozedur wurde Hunderte Male an den beiden Zwillingen durchgeführt. Wenn Mike und Marty versuchten, den Schocks zu entgehen, indem sie sich hinsetzten oder zum Fenster gingen, um auf das Sims zu steigen, erhielten sie einen weiteren Schlag.

Im Gegensatz zu seinen Experimenten mit Schall hielt Lovaas diese Versuche für überaus erfolgreich. In nur wenigen Sitzungen lernten Mike und Marty, praktisch in die Arme der Experimentleiter zu springen, um den schmerzhaften Stromschlägen zu entgehen. In einer späteren Versuchsrunde verwendete Lovaas anstelle des elektrifizierten Fußbodens ein ferngesteuertes Gerät namens Lee-Lectronic Trainer, ein Kästchen, so groß wie eine Zigarettenschachtel, das beim Hundetraining verwendet wurde und in diesem Fall am Hintern der Probanden befestigt wurde. Ein Forscher wandte sich Mike oder Marty zu, sagte »Umarme mich« oder »Gib mir einen Kuss« und löste einen Schlag aus, wenn sich der Junge nicht binnen drei Sekunden rührte. Das Verhalten der Zwillinge »veränderte sich deutlich hin zu mehr Zuneigung«, wie Lovaas anerkennend bemerkte. Und er fügte hinzu, dass der therapeutische Nutzen dieser Prozedur weit über seine Erwartungen hinausging.

> Sobald [die Probanden] darauf trainiert worden waren, einen Stromschlag zu vermeiden, lächelten und lachten sie häufig und ließen andere Anzeichen von Zufriedenheit und Geborgenheit erkennen. Beispielsweise schmiegten sie sich an [den Experimentleiter], so wie Kleinkinder es bei Eltern tun. Solche Verhaltensweisen waren vor diesen Experimenten nicht beobachtet worden.

Seiner Meinung nach deutete dieses Verhalten daraufhin, dass die Schmerzvermeidung der Zwillinge Zufriedenheit hervorrief. Dieser Gedanke war nicht von der Hand zu weisen.

Lovaas war nicht der Erste, der Apparaturen einsetzte, die für den Gebrauch im Hundezwinger oder in der Mastparzelle entwickelt worden waren, um nachzuweisen, dass autistische Kinder imstande waren zu lernen. Diese Auszeichnung gebührte Todd Risley, Lovaas' Kollegen an der University of Kansas. Im Jahr 1963 kam Risley auf die Idee, »ein handelsübliches Gerät zum Schocken von Vieh« umzufunktionieren, um ein nichtsprechendes, Iktus-anfälliges sechsjähriges Mädchen davon abzuhalten, auf ein Bücherregal zu klettern.[76] Da Skinner, einer der Pioniere auf diesem Gebiet, dem Lager der Aversiva-Gegner angehörte, liefen Lovaas und Risley Gefahr, als Ausreißer wahrgenommen zu werden. Doch im Jahr 1964 brachte Richard L. Solomon, ein führender Experte in der Frage, wie weit Tiere gehen, um Schmerz zu vermeiden (fachsprachlich »Vermeidungslernen«), in *American Psychologist* ein Plädoyer zugunsten der Bestrafung vor, das aus Lovaas' Sicht zu keinem besseren Zeitpunkt hätte kommen können.[77]

Selbst wenn man berücksichtigt, dass die Trends in der Psychologie wechselten, geht Solomons Artikel an die Nieren. Der Autor schilderte eine wahre Arche Noah voller ausgehungerter, schockbehandelter und gedrosselter Tiere, die um des Fortschritts seiner Lerntheorien willen Höllenqualen erdulden mussten. Er berichtete, dass bei Hunden und Katzen der Appetit dauerhaft unterdrückt werden könne, indem man ihre Futternäpfe unter Strom setze. Klammeraffen schworen der Nahrung gänzlich ab, wenn der Forscher sie beim Fressen mit Spielzeugschlangen überraschte. In einigen Fällen waren lediglich »seltsames Sexualverhalten, Ticks und lang anhaltendes Schreien« die Folge. Welpen, die mit Zeitungen geschlagen wurden, wenn sie Pferdefleisch verzehrten, gingen in dauerhaften Hungerstreik, bevor sie je wieder von dem Zeug probierten. Und Ratten, die darauf trainiert worden waren, einen Hebel zu drücken, wenn sie Futter wollten, erstarrten plötzlich, atmeten schwer, defäkierten und urinierten, wenn der Hebel unerwartet einen Stromschlag abgab. Selbst der natürlichste Urinstinkt, der Paarungstrieb, konnte mit einer genügenden Zahl aversiver Stimuli gelöscht werden, stellte Solomon erstaunt fest.

Für die Psychologen hatte er nur einen einzigen brauchbaren Vorschlag: Zu viele Lerntheoretiker vertrauten immer noch auf jenen alten Klassiker, den Elektroschock. »Vielleicht ist ein wenig Weichherzigkeit mit dafür verantwortlich, dass wir unsere Erfindungsgabe beschränken«, sinnierte er. »Die Inquisitoren, die Barbaren und die Puritaner hätten uns da einige gute Tipps geben können!«

Lovaas war seinem angesehenen Kollegen von der University of Pennsylvania entsprechend dankbar und bezeichnete Solomons Arbeit als Triumph der Vernunft über jede Gefühlsduselei. »Die Psychologie und verwandte Sparten haben davor zurückgeschreckt und es häufig verurteilt, Schmerz zu therapeutischen Zwecken einzusetzen«, schrieb er. »Wir pflichten Solomon darin bei, dass solche Einwände gegen den Einsatz von Schmerz eine moralische und keine wissenschaftliche Grundlage haben. [...] Bestrafung kann ein sehr wirksames Instrument der Verhaltensänderung sein.«

Lovaas suchte nach anderen innovativen Methoden der Lernförderung, und so versuchte er es damit, den Kindern in seinem Labor vor den Experimenten nichts zu essen zu geben. Unmittelbar nach den »Umarmungsversuchen« setzte er Mike und Marty auf eine strenge behavioristische Diät: Sie bekamen nichts zu essen außer den Häppchen, die sie erhielten, wenn sie lernten, eine komplexe soziale Aufgabe zu erfüllen, während sie einen Hebel drückten und einen Stromschlag abwendeten. Der Entzug von Wasser wurde ebenfalls streng durchgesetzt, aber um eine Dehydration zu vermeiden, durften die Jungen nach sechs Uhr abends beliebig viel trinken.[78] Einer der Zwillinge schnitt in dieser Runde nicht gut ab, weil er nicht aufhörte, sich selbst zu stimulieren, doch der Psychologe hegte die Hoffnung, Hunger könnte sich bei den Probanden künftiger Experimente als wirksamer Anreiz erweisen.

»Es ist ein Vergnügen, mit einem Kind unter leichtem Nahrungsentzug zu arbeiten«, erklärte Lovaas einer Versammlung von NSAC-Eltern, »besonders wenn es vorher ein guter Esser war, denn dieses Kind ist wahrlich motiviert zu lernen.«[79]

Aus Sorge, einige seiner Techniken könnten unorthodox erscheinen, lud Lovaas Vertreter der Presse als Beobachter zu seinen Laborexperimenten ein. Wie gewohnt zeigte er vor seiner Demonstration Filmmaterial von Kindern, die versucht hatten, ihre eigenen Gliedmaßen durchzunagen oder mit den Zähnen ihre Nägel abzubeißen. (Wenn er diese Filmspule betroffenen Eltern zeigte, erläuterte er die Szene mit einem kleinen Mädchen so: »Sie schlug ihren Kopf nicht gegen abgerundete Kanten. Sie wollte Blut sehen.«) Seine Botschaft war klar: *So sieht Autismus aus, wenn man ihn nicht behandelt.*

Selbst Journalisten, die der Anblick eines barfüßigen fünfjährigen Jungen, der auf einem elektrifizierten Fußboden zusammenzuckt, normalerweise verstört hätte, nahmen Lovaas seine feierlichen Erklärungen ab – wenn man sich einmal überwunden habe, ein Kind zu schlagen, sei man moralisch für sein Schicksal verantwortlich. »Niemand straft, der nicht bereit ist, einen Großteil seines Lebens diesem Kind zu widmen. Niemand bestraft ein Kind, der dieses Kind nicht auch liebt«, ließ er einen Reporter wissen. »Sobald man die Hand gegen ein Kind erhebt, ist man moralisch verpflichtet, mit diesem Kind zu arbeiten. Dies ist schließlich einer der Gründe, weshalb sich Menschen vor Bestrafungen drücken – sie wollen sich nicht einlassen. Nachdem man ein Kind geschlagen hat, kann man nicht einfach aufstehen und gehen; man ist an dieses Kind gefesselt.« Der Journalist war so beeindruckt, dass er Lovaas als »Visionär« bezeichnete. Für ihn war er ein »Poet mit einem Viehtreiberschockstab«.[80]

Sein Angebot in Sachen Transparenz sollte sich indes als kontroverser erweisen, als er erwartet hatte. Das Magazin *Life* verschaffte dem Psychologen internationale Bekanntheit mit einem Porträt unter dem denkwürdigen Titel »Schreie, Schläge, Liebe«. Man würdigte Lovaas' Arbeit als »eine verwunderliche, schockierende Behandlung, die heillosen geistigen Krüppeln hilft«. Der Artikel (und die dazugehörende Fotoserie, die als »haarsträubende Galerie des Wahnsinns« bezeichnet wurde) prägte die öffentliche Wahrnehmung des Autismus für Jahrzehnte.

Eine verstörendere Einführung in das Thema ist schwer vorstellbar. Auf der ersten Seite prangen Fotos eines Doktoranden, der einen siebenjährigen Jungen namens Billy schlägt, weil er in seinem Sprechtraining nicht aufpasst. Ein Foto zeigt einen anderen Jungen, der mit dem Rücken zur Wand vor sich hin stiert »wie ein zerbrechlicher Buddha, der endlos über nichts nachdenkt«. Wenn in diesen Räumen voller Kinder ein Mangel an Spielzeug auffiel, dann deswegen, weil »solche Kinder nicht spielen«.

In einer Seitenspalte beschrieb der *Life*-Reporter Don Moser das entsetzliche Alltagsleben von Billys Mutter, Pat. »Sie war einem kleinen Jungen ausgeliefert, der so hinterlistig und gewalttätig war, dass er sie beinahe in einen Nervenzusammenbruch trieb.« Billy bestand darauf, die billigsten, ungesündesten Hamburger zu essen. Eines Tages spülte er eine Puppe seiner Schwester die Toilette hinunter. »Es war wie ein Leben mit dem Teufel«, erklärte seine Mutter. Das Einzige, was diesem besessenen Kind Furcht einflößte, war das mürrische Antlitz Alfred Hitchcocks. Und so hängte Pat an verschiedenen Stellen im Haus Porträts des Regisseurs auf, unter anderem an der Badezimmertür, damit sie wenigstens in Frieden duschen konnte.[81] Doch es bestand Hoffnung. Auf den Plan trat Ivar Lovaas, wie Max von Sydow im Film *Der Exorzist*, allerdings nicht mit einem Kruzifix, sondern mit einem Viehtreiberschockstab. Nach 90 000 Sitzungen konnte Billy »jede Speise, die er wollte, benennen«, wie *Life* berichtete.

Nachdem der Artikel erschienen war, schossen bei NSAC-Versammlungen die Hände in die Höhe, wenn Rimland seine normalerweise freundlich aufgenommene Rede über operante Konditionierung hielt. »Ich habe den Artikel in *Life* gelesen«, meldete sich eine besorgte Mutter oder ein beunruhigter Vater zu Wort. »Werden diese Kinder an der UCLA nicht brutal behandelt?« Um diesen unerwarteten Aufruhr zu unterdrücken, legte sich Rimland eine schlagfertige Replik zurecht: »Wenn Sie glauben, die in dem Artikel beschriebenen Kinder würden misshandelt, dann sollten Sie einmal sehen, was man nur zwei Flure weiter im selben Gebäude mit den Kindern macht! Die werden nicht bloß hin und wieder angeschrien oder geschlagen. Dort sind Leute, die Kinder mit Gas betäuben und mit scharfen Messern schneiden.« Der versammelten Elternschaft verschlug es den Atem. Nach einer dramatischen Pause rückte Rimland mit der Pointe heraus: »Wie sonst sollte man einen Blinddarm oder Mandeln herausnehmen?«[82]

Um den Einsatz starker Aversiva zu Hause zu propagieren, verglich Rimland die Stromschläge von Geräten wie dem Lee-Lectronic Trainer mit den harmlosen elektrostatischen Entladungen, die entstehen, »wenn man an einem trockenen Tag einen Türknauf oder einen Knopf im Fahrstuhl berührt«. Er versuchte, den Elektroschocker weniger schreckenerregend erscheinen zu lassen, indem er ihn in »Kribbelstab« umbenannte.

Zum Glück war Mark Rimlands Sprachtrainer David Ryback, der als UCLA-Doktorand zu NSAC-Ortsgruppen im ganzen Land geschickt wurde, um Eltern mit der Lovaas-Methode vertraut zu machen, weniger auf Bestrafung aus und arbeitete mehr mit Belohnung und Lob. Der aversivste Stimulus, den er anzuwenden bereit war, bestand darin, sich selbst auf den Schenkel zu schlagen und laut »Nein!« zu sagen.[83] In der Regel flog er für eine Woche in eine Stadt und hielt an Schulen Vorträge, die auch per Videoschaltung übertragen wurden. Er begann mit Diskussionsgruppen für Eltern, damit von Anfang an klar war, dass sie als »Ko-Therapeuten« ihrer Kinder eine zentrale Rolle im Behandlungsprozess spielen sollten. Nachdem betroffene Eltern von Medizinern jahrelang als Ausgestoßene behandelt worden waren, zeigten sie sich dankbar, endlich als wirksame Verbündete im Behandlungsprogramm ihrer Kinder anerkannt zu werden.

Ryback begegnete auch den Kindern mit Respekt. Anstatt sie als mehr oder weniger ungenügende Fundamente anzusehen, auf denen eine Person erst aufgebaut werden musste, staunte er über ihre außergewöhnlichen Fähigkeiten und Talente. »Sie konnten Einsatzsirenen schon mehrere Häuserblocks entfernt hören und Plattenspielernadeln zwei Stockwerke tiefer«, erinnerte er sich. Ein Junge sei imstande gewesen, ohne vorherige Skizze und ohne längeres Überlegen eine peinlich genaue Landschaft an die Tafel des Klassenzimmers zu zeichnen.

Obwohl Rimland unermüdlich für aversive Stimuli eintrat, weigerten sich viele NSAC-Mitglieder, diese anzuwenden, so auch Ruth Sullivan.

»Nein, ich habe das bei Joe nie zugelassen«, erklärte sie. »Mein Bauchgefühl sagte mir, das ist keine gute Idee.« Die Vorsitzende des Ortsverbands Manhattan, Anita Zatlow, hatte ebenfalls Bedenken. »Heute sind wir mit einer zunehmenden Zahl von Experimentatoren geplagt, die sich als ›Therapeuten‹ ausgeben und diverse aversive Techniken für den Selbstgebrauch an schutzlosen Kindern anwenden«, erwiderte sie auf einen von Rimlands Leitartikeln zugunsten der Schocktherapie. »Wer beschützt [unsere Kinder] vor dem Missbrauch durch Scharlatane? Wie kommt das bei dem bereits desorientierten autistischen Kind, das mit Aversiva stimuliert wird, wirklich an? Können Aversiva Ängste auslösen? Und wenn ja, könnte die ›Behandlung‹ das pathologische Verhalten nicht noch verstärken? Das weiß niemand genau.« Rimland bezeichnete Eltern wie Zatlow daraufhin als »irrational« und »frömmelnd«.

Eine parallele, ebenso hitzige Debatte wurde unter den Behavioristen geführt. Ausgehend von seiner Theorie, wonach autistische Kinder nie zu lernen imstande wären, wenn man nicht zuerst ihr autistisches Verhalten löschte, konnte Lovaas Skinner davon überzeugen, dass sie die Ausnahme von der Regel waren, bei Menschenversuchen keine Strafen anzuwenden. Im Jahr 1988 fühlte sich der namhafte Psychologe gezwungen, in einer Erklärung seine Haltung dazulegen: »Wenn kurze und harmlose aversive Stimuli, die genau auf das selbstzerstörerische Verhalten abgestimmt werden, dieses Verhalten unterdrücken und dem Kind eine freie Entwicklung ermöglichen, sind sie wohl zu rechtfertigen«, schrieb Skinner. Aber er legte Wert darauf zu ergänzen: »Der wahre Fehler besteht darin, sich mit Bestrafung zufriedenzugeben, ohne nichtstrafende Alternativen zu erproben.«[84]

Dies war ein Fehler, den überforderte Krankenhausverwalter und übereifrige Pfleger zu begehen bereit waren. Zwar propagierte Lovaas den Einsatz von Aversiva als Möglichkeit, um autistischen Kindern eine Anstaltsunterbringung zu ersparen, doch die brutalen Techniken, die er an der UCLA legitimierte, wurden in staatlichen Anstalten im ganzen Land gern als Mittel genutzt, um Problempatienten auf Linie zu halten. Die »Verhaltensmodifikation« wurde zur großen Mode, doch es fehlte an professionellen Standards und ethischen Richtlinien für das Gebaren von Verhaltenstherapeuten.

In manchen Staaten konnte man sich als »Verhaltensexperte« ausgeben, wenn man ein eintägiges Seminar besucht hatte. Pfleger wurden dazu angehalten, »kreativ« zu sein und sich innovative Bestrafungsmethoden auszudenken. So kam es beispielsweise vor, dass Krankenwärter in neu gegründeten Abteilungen für Verhaltensmodifikation unkooperativen Patienten scharfe Sauce aus Flaschen auf die Lippen und die Zunge schütteten.[85]

## VIII

Im Jahr 1966 begann ein junger Neurologe in einer Pflegestation am Bronx State Hospital zu arbeiten, nachdem er in San Francisco ein Praktikum absolviert hatte. Er wusste bereits damals, dass er nicht nur Arzt sein wollte, sondern auch Autor, wie Freud oder Darwin. Er war ein präziser Beobachter, der literarisch schrieb, aber mit wissenschaftlicher Exaktheit. Er füllte ganze Notizbücher, wenn er im Rausch der Inspiration nächtelang aufblieb (wobei er sich gelegentlich mit Amphetaminen aufputschte). Im nachtaktiven Untergrund von San Francisco, wo er mit Hells-Angels-Mitgliedern, Sadomasochisten, Dichtern und anderen Vertretern der Halbwelt verkehrte, trat dieser bärtige, stämmige Arzt im Praktikum unter seinem Mittelnamen auf, Wolf. Nachdem er nun aber seine Drogenzeit hinter sich gelassen hatte und an die Ostküste gezogen war, nahm er wieder den Namen an, unter dem er in London geboren worden war: Oliver Sacks.

Auf der Station 23, dem trostlosen Depot für hoffnungslose Fälle, lernte er ein eineiiges Zwillingspaar namens George und Charles Finn kennen, die abwechselnd als autistisch, schizophren und geistig behindert diagnostiziert worden waren. Aber trotz ihres kümmerlichen Umfelds verfügten die beiden über wundersame Rechenkünste. »Sag uns ein Datum!«, riefen sie wie aus einem Munde und errechneten auf Anhieb den Wochentag eines beliebigen Datums in einer Spanne von zigtausend Jahren. Bei diesen scheinbar unmöglichen Denkaufgaben richteten sie ihre ganze Aufmerksamkeit nach innen, so als schlügen sie in einem inneren Kalender nach, der zig Jahrtausende überspannte.

Die Kalenderrechenfähigkeit der Zwillinge war nur ein Aspekt ihrer außergewöhnlichen kognitiven Begabung. Einmal erlebte Sacks, wie sich die beiden lebhaft unterhielten – ihre Konversation bestand ausschließlich aus Zahlen. George äußerte eine Zahlenfolge, Charles ging sie in Gedanken durch und nickte; dann antwortete Charles auf entsprechende Weise, und George lächelte zustimmend. 20 Jahre später schilderte Sacks in seinem Buch *Der Mann, der seine Frau mit einem Hut verwechselte* eine Fallgeschichte der Brüder (die in dem Buch John und Michael hießen).[86] Anfangs hatte er keine Ahnung, was die beiden taten, doch er machte sich trotzdem Notizen über ihren rätselhaften Austausch. »Mich faszinierte ihre unheimliche Zweiheit, ihre Zwillingsbindung«, erklärte er; und er fügte hinzu, dass er sich mit den Finns besonders verbunden fühle, weil auch er ein Faible für Zahlen habe.[87] Zu Hause nahm er ein Buch mit mathematischen Tabellen zur Hand und stellte erstaunt fest, dass die Zwillinge ganz spontan mit sechsstelligen Primzahlen rechneten, was damals selbst einem Computer schwergefallen wäre. Als er die Zwillinge wieder aufsuchte, brachte er sein Tabellenbuch mit, damit er die Messlatte höher legen konnte, indem er ganz beiläufig eine achtstellige Primzahl einwarf. Überrascht und erfreut bezogen die Finns ihn in ihren ätherischen Austausch ein und erhöhten auf immer längere Primzahlen. Allerdings waren George und Charles nicht imstande, einfache Multiplikationen vorzunehmen, zu lesen oder auch nur ihre Schnürsenkel zu binden.

Dann lernte Sacks José kennen, einen 21-jährigen Autisten, der häufig Anfälle erlitt. Ein Pfleger bezeichnete ihn ganz unverblümt als »Idioten« und meinte, José habe keinerlei Verständnis für Sprache und elementare Begriffe wie das Verstreichen von Zeit. Als Sacks dem jungen Mann aber seine Uhr reichte und sagte: »Zeichne das«, starrte José konzentriert auf das Objekt und griff nach seinem Bleistift. Was dann geschah, erstaunte den Neurologen.

> José hatte die Uhr detailgetreu abgezeichnet, er hatte jede Einzelheit wiedergegeben (oder jedenfalls jede wichtige Einzelheit …).
>
> Die allgemeine Auffassung des Gegenstandes, das »Gefühl« für ihn, hatte José treffend herausgearbeitet – und das war um so verblüffender, als er, wie der Pfleger gesagt hatte, keinerlei Vorstellung von Zeit besaß.

> Andererseits lag hier eine ungewöhnliche Mischung aus peinlicher, ja geradezu zwanghafter Genauigkeit und seltsamen (und, wie ich fand, komischen) Verzierungen und Abänderungen vor.[88]

»So eine Begabung war mir noch nie zuvor untergekommen«, erinnerte sich Sacks später. »José war von der nichtmenschlichen Welt angetan, besonders von der Welt der Botanik, so wie ich. Genau wie seine Zeichnung meiner Uhr zeugten seine Abbildungen von Löwenzahn und anderen Dingen von *Gefühlen* wie auch von größter Genauigkeit.« Angeregt durch seine Erfahrungen mit José und den Zwillingen erkundete Sacks andere Möglichkeiten, Verbindungen zu den Patienten auf Station 23 aufzubauen. Er ging mit ihnen im Botanischen Garten der Bronx spazieren, spielte im Tagesraum mit ihnen Tischtennis und brachte sein eigenes Klavier in die Klinik, um sie mit Musik zu unterhalten. »Sie versammelten sich um mich herum, wenn ich mich an die Tasten setzte. Manche wippten im Takt, manche tanzten oder sangen, und sie lächelten«, erklärte er. »Einige waren musikalisch begabt und spielten ein paar Noten, was so viel bedeutete wie ›Kannst du das auch?‹«[89]

Aufgrund seiner scharfen Beobachtungsgabe erkannte Sacks, dass seine Patienten nicht kommunikationsunfähig und verschlossen waren, sondern ständig kommunizierten – allerdings nicht mit Worten, sondern mit Gesten und anderen nichtverbalen Mitteln, besonders untereinander. Er schrieb für die Klinikzeitschrift einen Aufsatz mit dem Titel »*Culture and Community Among Mental Defectives*« (Kultur und Gemeinschaft unter geistig Behinderten), um seinen Kollegen die subtilen Formen des Austausches um sie herum bewusster zu machen.

Kaum hatte er jedoch begonnen, in der Kollegenschaft Einwände gegen die sogenannte »therapeutische Bestrafung« zu erheben, waren seine Tage auf der Station gezählt. »Bei einer unserer internen Besprechungen sagte ich schließlich ganz klar, dass ich sie für moralisch verwerflich halte«, erinnerte sich Sacks. »Ich machte deutlich, dass ich nichts damit zu tun haben wolle und froh sei, andere Zugangsmöglichkeiten zu den Patienten gefunden zu haben.« Ein paar Tage später wurde er versetzt.

In den folgenden Wochen tröstete sich Sacks, indem er sein erstes Buch schrieb, eine Sammlung von Fallgeschichten unter dem Titel *Ward 23*.

Aber in einem Anfall von Selbstzweifel warf er seine einzige Kopie des Manuskripts in das Kaminfeuer.

## IX

Lovaas' Kampagne, aus abweichendem Verhalten »normales« Verhalten zu machen, beschränkte sich nicht allein auf autistische Kinder. In den 1970er-Jahren brachte er sein Fachwissen bei einer Versuchsreihe ein, die der UCLA-Psychologe Richard Green entwickelt hatte und die als *Feminine Boy Project* (Projekt femininer Junge) bezeichnet wurde. Nachdem Green hundert Männer und Frauen befragt hatte, die sich einer Geschlechtsumwandlung unterziehen wollten, fand er es interessant, die Wurzeln der sexuellen Identität bis in die Kindheit zurückzuverfolgen. Gemeinsam mit Lovaas ging er der Frage nach, ob operantes Konditionieren bei unklarer geschlechtsmäßiger Identität als frühes Interventionsmittel angewandt werden könne, um später eine chirurgische Geschlechtsumwandlung überflüssig zu machen.[90]

Die berühmteste Erfolgsgeschichte des Projekts war Kirk Andrew Murphy, den seine Eltern an der UCLA einschrieben, als er fünf war. Der Junge war hochintelligent und frühreif. Aber nachdem seine Eltern im Fernsehen gesehen hatten, wie sich Green zum Thema »*Sissy-Boy*-Syndrom« (sein Begriff für eine früh einsetzende Geschlechtsidentitätsstörung) geäußert hatte, fürchteten sie, Kirk zeige Verhaltensweisen, die für einen kleinen Jungen unangemessen seien. Eines Tages beobachtete der Vater, wie Kirk in einem langen T-Shirt posierte und sagte: »Ist mein Kleid nicht hübsch?« Green behauptete, Kinder mit diesem Syndrom entwickelten sich häufig zu Transsexuellen oder Homosexuellen. Lovaas wies Kirk einen jungen Doktoranden namens George Rekers als Verhaltenstherapeut zu.

In einem Fallbericht, der später klassischer Lehrstoff für jeden Psychologiestudenten wurde, schrieben Rekers und Lovaas, Kirk (hier unter dem Namen »Kraig«) besitze »eine bemerkenswerte Fähigkeit, all die subtilen weiblichen Verhaltensweisen einer erwachsenen Frau nachzuahmen«.[91] Sie bezeichneten sein »Angebot, ›Mama zu helfen‹, ihre Handtasche zu tragen«, als Beispiel für die hinterlistige Manipulation des Jungen in der

Absicht, seine »femininen Interessen zu befriedigen«. In dieser Beschreibung klang das Verhalten des kleinen Jungen weitaus drastischer als im Protokoll von Greens Aufnahmegespräch mit Kirks Eltern; hier hatte es fast den Anschein, als sei der Junge bereits im Alter von fünf Jahren eindeutig eine werdende Transe von Weltklasse. Die Psychologen attestierten ihm einen frühen Hang zum Transvestismus und erklärten, er habe schon früher den Schminkkoffer der Großmutter geplündert und sei zu Hause und in der Klinik in langen Frauenkleidern, mit Perücke, lackierten Nägeln und verführerischem Blick herumstolziert und habe mit hoher Stimme geflötet. (Auf Familienfotos wirkte Kirk eher wie einer der »Mouseketeers« – eines der Kids in der Fernsehserie *Mickey Mouse Club.*)

Lovaas und Rekers bekannten sich in jener Zeit, in der Vertreter der Schwulenbewegung anfingen auf die Straße zu gehen, vordergründig zum Grundwert der Toleranz und erklärten, »die Gesellschaft könnte es sich wahrscheinlich leisten, toleranter gegenüber Menschen mit abweichenden Geschlechtsrollen zu werden«. Im Grunde aber, so versicherten sie, sei die Gesellschaft nicht tolerant. Realistisch gesehen sei es wohl schwieriger, die Verhaltensweisen der Gesellschaft zu ändern als die von Kirk.

Um das unangemessene Verhalten des kleinen Jungen von Anfang an zu unterbinden, entwickelten die beiden Psychologen ein Intensivlernprogramm, das auf Lovaas' Arbeit mit Autisten beruhte. Diesmal wurden als unerwünschte und zu löschende Verhaltensweisen nicht Handwedeln, Blickvermeidung und Echolalie ins Visier genommen, sondern das »abgeknickte Handgelenk«, der effeminierte Gang, die mädchenhafte »Überdehnung« der Gliedmaßen in Momenten des Überschwangs und affektierte Äußerungen in nasalem Tonfall.

Zu Hause wurden Kirks »maskuline« Verhaltensweisen mit blauen Klötzchen belohnt, die gegen Süßigkeiten und andere Leckereien eingelöst werden konnten; seine »femininen Allüren« hingegen wurden mit roten Klötzchen bestraft, die von dem Guthaben an blauen abgezogen wurden. Kirks Bruder Mark erinnerte sich später in einem Gespräch mit dem Blogger Jim Burroway, der den Fall 2011 gründlich analysierte, dass ihr Vater den Jungen – mit Rekers Zustimmung – bestrafte, indem er jedes rote Klötzchen mit einem Klaps abrechnete. Unter Tränen gestand

Mark, er habe rote Klötzchen vom »Konto« seines Bruders verschwinden lassen, damit Kirk weniger malträtiert wurde.[92]

Im UCLA-Labor stellte man Tische voller Gegenstände auf, mit denen Kirk spielen konnte – einen »richtigen« Tisch mit geschlechtsspezifisch passenden Objekten wie Footballhelmen, Armeegürteln, Plastikhandschellen, Betäubungsgewehren, Gummimessern und elektrischen Rasierapparaten und einen »falschen« Tisch mit Modeschmuck, Kosmetikartikeln, Barbiepuppen, Babypuder und kleinen Wäscheleinen. (In Pilotstudien stellten die Forscher bestürzt fest, dass »normale Probanden häufig mit Sachen von beiden Tischen spielten, was die Beurteilung erschwerte«.) Der Experimentleiter wies Kirk an, nur mit Gegenständen vom »richtigen« Tisch zu spielen, und verließ den Raum. Dann wurde Kirks Verhalten durch einen Einwegspiegel beobachtet und bewertet. Wenn er Fragen stellte, die sich nicht unmittelbar auf die Instruktionen bezogen, wurden sie ignoriert. Schließlich betrat Kirks Mutter den Raum, setzte sich auf einen Stuhl und belohnte ihn mit Lob und Lächeln, wenn er einen Footballhelm trug und ein Gummimesser zückte, beziehungsweise bestrafte ihn, indem sie vorgab zu lesen, wenn er mit überkreuzten Beinen dasaß oder sich mit einem hübschen Armband abgab. (»Wer mit fünf mit Barbiepuppen spielt, schläft mit 25 mit Männern«, unkte Green unheilvoll im Fernsehen.[93])

Nach 60 Sitzungen im Labor erklärten Rekers und Lovaas den Sieg über Kirks »*Sissy-Boy*-Verhalten«. »Es steht außer Zweifel, dass unser therapeutisches Eingreifen eine einschneidende Veränderung [bei dem Jungen] bewirkte«, schrieben sie und führten als Beweis an, dass er »nicht mehr penibel seine Kleidung farblich abstimmte«, nicht mehr ausflippe, wenn sein Haar zerzaust sei, und den Wunsch geäußert habe, mit seinem Vater zelten zu gehen. Sie behaupteten, der Erfolg ihrer Experimente lasse Zweifel daran aufkommen, dass die sexuelle Präferenz durch »unumkehrbare neurologische und biochemische Faktoren« bestimmt werde, und propagierten, ihre Methodik berge auch Potenzial für die Behandlung anderer Kinder mit abweichenden Verhaltensmustern.

Das *Feminine-Boy*-Projekt erwies sich als Goldesel für die Universität, denn damit ließen sich bis 1986 sechsstellige Summen an Fördermitteln vom National Institute of Mental Health (dem Forschungsinstitut für psychische Störungen) und der Playboy Foundation einwerben. Die Kinder trugen Zählgeräte am Handgelenk, die erfassten, wie häufig sie versucht waren, mit den »falschen« Sachen zu spielen. Und die Eltern wirkten in der Weise mit, dass sie die Schränke der Kinder überwachten und Jungen aus der Küche sowie Mädchen aus der Garage verbannten.

Kirk wurde für Rekers schließlich das, was Beth für Lovaas gewesen war – der Fall, der eine Karriere anstieß. Der Psychologe veröffentlichte an die 20 Aufsätze über die angebliche Verwandlung des Jungen, einige davon zusammen mit Lovaas. Der Fall eröffnete Rekers Lehrtätigkeiten an der University of Miami, der Kansas State University und anderen Instituten; und er erhielt mehr als eine Million Dollar an Fördergeldern vom National Institute of Mental Health und der National Science Foundation. Er wurde auch ein gefragter Redner zum Thema »Behandlung sexueller Abartigkeit« vor Ausschüssen des amerikanischen Senats und des Repräsentantenhauses.

Im Jahr 1983 war er Mitbegründer des Family Research Council, eines einflussreichen christlichen Lobbyverbands, der 2012 die Forderung der Republikaner nach einem Zusatzartikel in der Verfassung unterstützte, wonach die Ehe als Verbindung eines Mannes mit einer Frau definiert werden sollte. Rekers trat so häufig vor Gerichten im ganzen Land auf, um sich in wichtigen Fällen als Experte gegen die Homo-Ehe und die Adoption durch Schwule und Lesben auszusprechen, dass Frank Rich von der *New York Times* ihn als »den Zelig der Homophobie« bezeichnete.[94] Seinem Starpatienten erging es unterdessen nicht annähernd so gut. Kirk erhängte sich 2003 im Alter von 38 Jahren nach jahrzehntelanger Depression.

Rekers' lukrative Laufbahn als Gutachter und Gerichtssachverständiger nahm 2010 ein jähes Ende, als ihm zwei Fotojournalisten am Flughafen von Miami auflauerten, nachdem er von einem Urlaub in Madrid heimgekehrt war – in Begleitung eines jungen Mannes, der sich als bezahlter Escort der Agentur Rentboy entpuppte. Das Ganze entwickelte sich zum Skandal. Rekers erklärte gegenüber der Presse, sein attraktiver »Reiseassistent« sei angestellt worden, um ihm sein Gepäck zu tragen, weil er gerade eine Leistenbruchoperation hinter sich habe, und in Spanien hätten sie »wissenschaftliche Informationen« darüber ausgetauscht, dass es »wünschenswert wäre, homosexuellem Geschlechtsverkehr abzuschwören«. Als Rekers vom CNN-Journalisten Anderson Cooper erfuhr, dass Kirk sich das Leben genommen hatte, tat er die Behauptung der Familie Murphy, die Erfahrungen ihres Sohnes in den UCLA-Laboren hätten zu seiner Verzweiflung beigetragen, als »Hypothese« ab, die empirisch bewiesen werden müsse.[95]

Rekers erklärte zwar, es sei ursprünglich Lovaas' Idee gewesen, Kirk auf diese Weise zu behandeln, doch Lovaas spielte seine Rolle im *Feminine-Boy*-Projekt herunter und behauptete, er habe nur in einem Gremium mitgewirkt.[96] Verglichen mit seiner Arbeit über Autismus war seine Beteiligung am Thema »*Sissy-Boy*« sicherlich bloß eine Marginalie. Doch beide Projekte stützten sich auf dieselbe Grundanschauung – dass es leichter sei, das Verhalten eines Kindes zu ändern, als dieses Verhalten in der Gesellschaft zu entstigmatisieren, egal, ob es sich um tuckiges Gehabe oder autistische Gesten handelte.

Obwohl sich Lovaas beharrlich für Aversiva begeisterte, bildete sich unter Verhaltensanalytikern ein ethischer Konsens heraus, wonach es tabu sein sollte, jungen Menschen, selbst wenn sie autistisch sein mochten und sich selbst verletzten, um der Behandlung willen Schmerzen zuzufügen. »Man könnte beispielsweise argumentieren, dass eine geschlossene Eisenmaske Nägelkauen verhindere, doch das Gesetz und der gesunde Menschenverstand sprechen gegen solch eine einschneidende Intervention«, schrieben der AVA-Experte Gary LaVigna und die Autismusforscherin Anne Donnellan in einem Buch mit dem Titel *Alternatives to Punishment* (Alternativen zur Bestrafung).[97] Zwei Jahre später, 1988, forderte der Vorstand der Autism Society of America in einer Resolution ein Verbot aversiver Techniken.[98] Trotzdem werden bis heute mitunter Nahrung entzogen und Körperstrafen vollzogen, um Verhaltensweisen zu ändern. In Einzelfällen werden sogar – trotz öffentlicher Proteste – Elektroschocks verabreicht, etwa im Judge Rotenberg Educational Center in Massachusetts.

Im Lauf der Jahre hatte Lovaas in mancherlei Hinsicht seine Meinung geändert. Er glaubte nicht mehr, dass man ein im Inneren eines Autisten eingeschlossenes »normales« Kind befreien könne, indem man ihm das Sprechen beibringe. In jeder »autistischen Schale« befinde sich ein autistischer Mensch. »Wir waren enttäuscht«, räumte er ein. »Es gab kein plötzliches Erwachen. Es schienen keine großen inneren Neuordnungen stattzufinden. Wäre es nicht schön gewesen, wenn das Kind gesagt hätte: ›Jetzt wo ich gut sprechen kann, erkenne ich, dass ich sehr krank gewesen bin, aber jetzt geht es mir gut.‹? Niemand äußerte sich so.«[99]

So wie Sacks auf Station 23 kam auch Lovaas dahinter, dass sogar selbstschädigende Kinder auf ihre eigene Weise kommunizierten. Übersprudelnde Echolalie erwies sich als typisch autistische Art der Sprachbildung; Kinder, die ihre Lieblingsfilme von Disney oder Pokémon-Videos nachäfften, lernten leichter, Sprache als Ausdrucksmittel zu verwenden. Lovaas sah auch ein, dass viele der Verhaltensweisen, die er Kindern unter Höllenqualen abtrainiert hatte, Versuche waren, Kanäle des Selbstausdrucks zu finden. In einem ungewöhnlich aufrichtigen Interview im Jahr 1989 gestand Lovaas dem Psychologen Richard Simpson, dass er sich mittlerweile mit den Kindern identifiziere, die am resistentesten gegenüber seinen brutalen Methoden zu sein schienen:

> Wenn ich an die Kinder zurückdenke, die ich damals in den 1960er-Jahren zu behandeln versuchte und die extrem selbstverletzend waren, denke ich: »Mann, waren die taff!« Im Grunde gaben sie mir zu verstehen: »Du hast mich nicht richtig angeleitet, du hast mir nicht die Mittel an die Hand gegeben, mit denen ich kommunizieren und meine Umgebung steuern kann.« Daher ist die Aggression dieser Kinder, egal, ob sie auf sie selbst oder auf andere gerichtet ist, ein Ausdruck der gesellschaftlichen Ignoranz, und in diesem Sinn haben sie uns deutlich die Augen geöffnet. Ich habe großen Respekt vor ihnen.[100]

In einer Hinsicht änderte Lovaas seine Meinung jedoch nicht. Er glaubte, die größte Hoffnung für solche Kinder bestehe, wenn sie anstrebten, »normal« zu werden, befreit von allen sichtbaren Anzeichen autistischen Verhaltens.

Fast in seiner gesamten Laufbahn behauptete Lovaas, es liege außerhalb der Möglichkeiten selbst der intensivsten Verhaltensmodifikation, eine vollständige Genesung vom Autismus zu bewirken. »Das Programm wirft keine normalen Kinder aus«, warnte er betroffene Eltern beim zweiten NSAC-Kongress. »Sollte ein Kind normal werden, während wir es behandeln, dann beruht dies zweifellos darauf, dass es bereits vor Beginn der Behandlung viele Qualitäten und Vorteile aufwies.«[101] In einem gefragten AVA-Handbuch mit dem Titel *The ME Book* riet er Eltern und Therapeuten, keine Heilung zu erwarten. »Freuen Sie sich über kleine Schritte vorwärts. Sie sollten zufrieden sein, einige kleinere Ziele zu erreichen, anstatt auf ein häufig unerreichbares und absolutes Ideal der Normalität zu hoffen und hinzuarbeiten.«[102]

Aber 1987 ließ Lovaas eine Bombe platzen, indem er behauptete, nahezu die Hälfte der Kinder in einer Versuchsgruppe an der UCLA »funktionierten im intellektuellen und schulischen Bereich normal«, nachdem sie ab dem dritten Lebensjahr einer intensiven Verhaltensanalyse unterzogen worden seien. Er schilderte ein ungeheuer umfassendes Programm, das die Beteiligung »aller wichtigen Personen in allen wichtigen Umgebungen« erforderte, einschließlich Eltern und Lehrer sowie Studenten, die zu Hause mitarbeiteten. Im Grunde ersetzte Lovaas die Welt, in die das Kind nicht passte, durch eine, die ihm beibrachte, sich einzufügen. »Man darf annehmen, dass normale Kinder die meiste Zeit von ihrer jeweiligen Alltagsumgebung lernen«, schrieb er. »Autistische Kinder dagegen lernen nicht von entsprechenden Umgebungen. Wir stellten die Hypothese auf, dass die Schaffung eines speziellen, intensiven und umfassenden Lernumfelds für sehr junge autistische Kinder einigen von ihnen ermöglichen würde, ihre normalen Altersgenossen einzuholen.«[103]

Lovaas' Studie, über die in der Mainstream-Presse und in einem Sonderreport des Senders CBS begeistert berichtet wurde, war der Durchbruch, auf den viele Eltern gewartet hatten: der empirische Beweis dafür, dass ihre Kinder von ihren typischen Gleichaltrigen nicht mehr zu unterscheiden wären, wenn man nur genügend Zuwendung, Mühe und Mittel aufbrächte. Lovaas vermied in seinem Artikel zwar den Begriff »Heilung« und verwendete stattdessen den neutraler klingenden Ausdruck »Besserung«, doch es stand außer Zweifel, was er meinte. »Wenn man [den Kindern] heute begegnete, [...] würde man nicht merken, dass irgendetwas mit ihnen nicht stimmte«, erklärte Lovaas gegenüber der *New York Times*. »Ich bin mir inzwischen sicher, dass Autismus nicht chronisch sein muss.«[104]

Um zu beweisen, dass neurologische Gegebenheiten nicht unbedingt das Schicksal bestimmen mussten, setzte er unter anderem darauf, Kind und Diagnose zu trennen. Einigen Vorschullehrern wurde gar nicht gesagt, dass seine Probanden autistisch waren. (»Wenn wir zugeben mussten, dass das Kind Probleme hat, sagten wir einfach, es habe eine Sprachverzögerung«, erklärte Lovaas.) Und er unternahm den ungewöhnlichen Schritt, sein UCLA-Labor umzubenennen – von »Autismusklinik« in »Klinik für Verhaltenstherapie« –, damit die Schulbehörden nichts merkten. Wenn eine Diagnose trotzdem durchsickerte, riet man den Eltern, das Kind an eine andere Schule zu geben. Lovaas hielt es auch für wichtig, seine Probanden vor den »schädlichen Auswirkungen der Gegenwart anderer autistischer Kinder« zu schützen. Die bloße Anwesenheit anderer derartiger Kinder in einem Klassenzimmer sei »der Todesstoß«, erklärte er in der *Times*.

Zusätzlich zu den durchschnittlich 14000 Stunden *discrete-trial*, die Lovaas mit jedem Probanden durchführte, halfen seine unermüdlichen Doktoranden den Eltern, die Unterbringung in Schulen zu regeln und viele weitere Aufgaben zu meistern. Natürlich erforderte Lovaas' Programm ein Maß an Engagement und Einsatz, das sich die meisten Familien gar nicht leisten konnten, doch verglichen mit den Kosten für eine lebenslange Heimunterbringung, die er auf zwei Millionen Dollar schätzte, sei dies günstig, meinte er.

Die Anhänger des Psychologen priesen die Studie als Meilenstein. »Wenn sie stimmen, sind diese Ergebnisse absolut außergewöhnlich«, äußerte Leon Eisenberg gegenüber der *Times*. Gleichermaßen begeistert zeigte sich Rimland. Im Jahr darauf wurde Lovaas' Arbeit Thema eines preisgekrönten Dokumentarfilms, in dem behauptet wurde, ohne Angewandte Verhaltensanalyse »müssen mehr als 95 Prozent [der autistischen Kinder] ihr Leben lang in Heimen versorgt werden«.[105]

Andere langjährige Experten auf dem Gebiet fanden jedoch Gründe, skeptischer zu sein. Eric Schopler warf Lovaas vor, seine Daten verfälscht zu haben, indem er »weniger funktionsfähige« Kinder aus seiner Studiengruppe ausgeschlossen und Kinder mit ungewöhnlich hohem IQ bevorzugt habe. Er wies auch darauf hin, dass den Familien in Lovaas' Studiengruppe im Allgemeinen mehr Ressourcen zur Verfügung ständen als den

Familien in der Kontrollgruppe, was Lovaas damit rechtfertigte, dass er nicht genügend Doktoranden habe, um den Bedürfnissen beider Gruppen gerecht zu werden. Und Schopler hob hervor, die Bezeichnung autistischer Kinder als »Todesstoß« könnte dazu führen, dass betroffenen Kindern überall im Land der Zugang zu schulischer Bildung verwehrt werde.

Rimland feuerte zurück und verteidigte Lovaas mit einer ganzseitigen Apologie in seinem Rundbrief. »Es ist nicht ungewöhnlich, dass die Menschheit ihre Pioniere anfeindet«, schrieb er.[106] Doch selbst Lovaas' ehemalige Kollegin Catherine Lord, eine der führenden Spezialistinnen in der Autismusforschung, räumte schließlich ein, dass der Psychologe »versuchte, die Dinge so zu strukturieren, dass [...] sie nicht das widerspiegelten, was wirklich geschah, und bestimmt nicht als wissenschaftlicher Nachweis verwendet werden können«. Unabhängigen Forschern ist es nie gelungen, in eigenen Experimenten die außergewöhnlichen Ergebnisse zu erzielen, über die Lovaas in seinem Artikel von 1987 berichtete.[107]

Seine aufsehenerregenden Behauptungen brachten sogar Probleme für andere UCLA-Forscher mit sich; etliche Wissenschaftler wurden mit Anrufen von Eltern bombardiert, die verzweifelt nach einer Heilungsmöglichkeit für ihre autistischen Kinder suchten. »Wir vom Neuropsychiatrischen Institut der Medizinischen Fakultät haben keine Heilung versprochen«, erinnerte sich Ed Ritvo. »Aber Ivar Lovaas vom Institut für Psychologie machte solche Versprechungen.«[108]

Bald eröffnete auch Rimland Aussichten auf eine Heilung, allerdings unterschied sich seine Vorgehensweise deutlich von der intensiven Verhaltensmodifikation.

## X

Kaum hatte Rimland sein Buch über kindlichen Autismus veröffentlicht, erhielt er Briefe von Eltern, die behaupteten, ihre Söhne und Töchter seien viel ruhiger und ansprechbarer geworden, seitdem sie riesige Mengen bestimmter Nahrungsergänzungsmittel einnähmen. Vor allem zwei Arten von Vitaminen – B und C – wurden immer wieder genannt.

Dies überraschte nicht unbedingt. Linus Pauling pries in seinen Bestsellern Megadosen von Ascorbinsäure als Allheilmittel an; und Hoffers und Osmonds Experimente mit B-Vitaminen und Schizophrenie gehörten inzwischen fest zum Erkenntnisstand der boomenden Alternativmedizin. Rimland war anfangs skeptisch, doch als er die mit ihm vernetzten Eltern bei NSAC-Tagungen kennenlernte, erschienen ihm diese als scharfsinnig, gewissenhaft und glaubwürdig. (Viele waren übrigens ebenfalls Psychologen.) Nachdem Rimland mit Ärzten gesprochen hatte, die vom therapeutischen Nutzen der Megavitaminkur überzeugt waren, kam er zu dem Schluss, er könne »diese Spur nicht mit gutem Gewissen aufgeben«.[109] Er nannte seine Praxis in San Diego fortan *Institute for Child Behavior Research* (Forschungsinstitut für kindliches Verhalten; später in *Autism Research Institute* umbenannt) und startete eine ehrgeizige Studie, bei der er sich auf sein Elternnetzwerk stützte.

Rimland verordnete den Kindern zunächst eine Tablette mit einem starken Vitamin-B-Komplex sowie mehrere Gramm Vitamin C am Tag. Nach zwei Wochen kamen weitere B-Vitamine (Niacinamid und Pyridoxin) hinzu – in Mengen, die die empfohlene Tagesdosis um mehr als das Hundertfache überstiegen. Dann wurde auch noch Pantothensäure hinzugefügt. (Auf Empfehlung der berühmten Ernährungswissenschaftlerin Adelle Davis ergänzte er die Vitamine schließlich um Magnesium.) In jedem Stadium bewertete ein von den Eltern beauftragter Arzt das Verhalten des Kindes, und die Eltern reichten alle zwei Wochen Berichte über die Sprachfähigkeit, das Essverhalten, die Aufmerksamkeit und eventuelle Wutanfälle des Kindes ein. Diese Daten wurden schließlich für die Computerauswertung von Vordrucken auf IBM-Lochkarten übertragen.

In der Pharmaindustrie gilt als oberster Standard der Arzneimittelentwicklung die sogenannte »placebokontrollierte Doppelblindstudie«. Die freiwilligen Versuchsteilnehmer werden willkürlich in zwei Gruppen aufgeteilt, von denen die eine den aktiven Wirkstoff und die andere ein wirkungsloses Blindpräparat bekommt. Weder die Probanden noch die Versuchsleiter wissen, wer das echte Arzneimittel und wer bloß das Placebo erhält. Aufgrund des sogenannten »Placeboeffekts« können in beiden Gruppen Verbesserungen auftreten.

Der Placeboeffekt beruht darauf, dass die Zuwendung von Medizinern in einer Umgebung der Fürsorge selbst ohne Verabreichung eines wirksamen Arzneimittels im Körper und im Geist positive Veränderungen auslöst. Forscher wie Ted Kaptchuk in Harvard und Fabrizio Benedetti an der Universität von Mailand haben entdeckt, dass allein schon das Schlucken einer Pille zur Ausschüttung von Hormonen und Neurotransmittern führen kann, die Schmerzen und Entzündungen lindern, motorische Koordination und Verdauung verbessern, die Gehirnaktivität verstärken sowie die Stimmung aufhellen. Diese Auswirkungen treten so durchgängig auf, dass es den Anschein hat, der Körper verfüge über ein Selbstheilungssystem, das aktiviert wird, wenn man Zuwendung und Fürsorge erfährt. Es ist zwar noch niemandem gelungen, mit einem Scheinpräparat Krebs oder Pneumonie zu heilen, doch bei einer erstaunlichen Vielzahl von Erkrankungen wurden starke Placeboeffekte beobachtet, von Parkinson über Bluthochdruck und chronische Depression bis hin zu Morbus Crohn. Wenn in einer placebokontrollierten Studie beide Gruppen vergleichbar starke Besserungen aufweisen, stufen die Prüfbehörden den Arzneimittelwirkstoff als unwirksam ein – auch wenn das Pharmaunternehmen in die jahrzehntelange Entwicklung zig Millionen investiert hat.[110]

Rimland entschied jedoch, bei seiner Studie nicht nach diesem etablierten Verfahren der Wirkstoffprüfung vorzugehen. Stattdessen entwickelte er mit seinem psychometrischen Fachwissen eine eigene Form der Datenanalyse, die er als »Computerclustering« bezeichnete; dabei handelte es sich im Grunde um eine algorithmische Suche nach klinisch signifikanten Auffälligkeiten in einem Meer von Daten. Er behauptete, Standardmethoden wissenschaftlicher Studien gingen davon aus, dass die untersuchten Probanden ein einziges einheitliches Zustandsbild aufwiesen, und seien daher ungeeignet für die Analyse eines Syndroms mit unterschiedlichen Subtypen wie dem Autismus. Als passende Analogien nannte er geistige Behinderung und Phenylketonurie. »Bevor man die Masse der ›Retardierten‹ in kleinere Gruppen unterteilen und zwischen PKU, Kretinismus, Galaktosämie, Mongolismus usw. unterscheiden konnte, war es hoffnungslos, Mittel der Prävention oder der Therapie entwickeln zu wollen«, bemerkte er. »Ich glaube, die Kinder, die grob gesprochen als ›autistisch‹ oder ›schizophren‹ bezeichnet werden, weisen im Grunde ein Dutzend oder mehr unterschiedliche Krankheiten oder Störungen auf, von denen jede eine eigene Ursache hat.«[111]

Da 45 Prozent der Eltern berichteten, dass die Vitamine ihren Kindern »definitiv halfen«, war Rimland von den Ergebnissen seines Experiments begeistert. »Es gibt keine plausible Erklärung für diese Befunde – außer der, dass die Vitamine einigen Kindern wirklich helfen«, schrieb er im *Journal of Orthomolecular Medicine*. Er berichtete auch von Eltern, die angaben, ihre Kinder hätten dramatische Rückfälle erlebt, nachdem die Vitamine abgesetzt worden seien.

Er räumte allerdings ein, dass er von anderen Forschern auf dem Gebiet angegriffen worden sei, weil in seiner Studie eine Kontrollgruppe fehle. »Einige unserer Kritiker meinten, unsere Ergebnisse spiegelten nur reines Wunschdenken wider«, erklärte er. »Sie behaupten, unsere positiven Resultate könnten daher rühren, dass viele Eltern dazu neigten, die Vitamine überzubewerten, weil sie unbedingt wollten, dass es ihrem Kind besser gehe.« Er wies diese Einwände in Bausch und Bogen zurück und behauptete, die Kritiker hätten »die Versuchsanordnung nicht verstanden« und der Vorwurf des Wunschdenkens sei »nicht berechtigt, weil die Erwartung der Eltern die Computerauswertung nicht beeinflussen« könne.

Dies war allerdings kein wissenschaftlich solides Gegenargument, denn sämtliche Daten, die auf seinen Lochkarten tabelliert waren, beruhten auf subjektiven Berichten von Eltern und Ärzten, die sein Projekt positiv gesehen haben dürften. In der Tat offenbarten drei unabhängige Analysen seines Datensatzes mehr Probleme mit seiner Versuchsanordnung, als Rimlands Behauptungen vermuten ließen. Ein Statistiker der Navy, der Zugang zu den Ausgangsdaten hatte, kam zu dem Schluss, dass Rimlands Computerclustering keine verlässlichen Informationen darüber liefere, wie die unterschiedlichen Subtypen der Probandenschaft auf die Vitamine reagierten.[112]

Zudem war die Studienanordnung – mit Eltern als Beurteilern von Verhaltensänderungen ihrer Kinder – alles andere als »blind« im statistischen Sinn und ein idealer Nährboden für Placeboeffekte. Rimland wusste, dass es schwierig war, die Wirksamkeit neuer Autismustherapien präzise zu beurteilen, weil das Syndrom so wechselhaft war. »Ohne ersichtlichen Grund erleben diese Kinder in regelmäßigen Abständen positive Schübe oder Zusammenbrüche«, erklärte er, »und die Behandlungsmethode, die gerade angewandt wird, kassiert die Lorbeeren oder wird zum Sündenbock erklärt.« Aber auch Rimland selbst war nicht gegen die Tücken des Wunschdenkens gefeit.

In seinem Buch schilderte er zudem seine Experimente mit dem Präparat Deanol und sprach dabei von einem »vierjährigen autistischen Kind, das zweifellos in Kanners Kategorie passte«. Zwar wurde der Name des Kindes nicht genannt, doch offensichtlich verbarg sich dahinter Rimlands eigener Sohn Mark. Er schrieb, der Mutismus des Kindes sei nach der Einnahme des Mittels abrupt verschwunden. Zum ersten Mal habe es »einfache Aufforderungen wie ›Bring es her‹ oder ›Mach die Tür zu‹ verstanden und befolgt. Später wurden einfache Aufgaben wie das Öffnen der Tür für die Katze und das Herausstellen von Milchflaschen auf die Veranda mit offenkundiger Freude ausgeführt.« Er gab an, Deanol wirke so eindrucksvoll und unmittelbar, dass die Schwester dieses Probanden die Eltern aufgefordert habe, ihm eine weitere Dosis zu verabreichen, sobald er »verstörendes Verhalten« aufweise.

Wenn in Rimlands Buch die Beschreibung von Deanol als »neuem Psycho-Energizer« verdächtig nach einem Marketingbegriff aus einer Verkaufsbroschüre klang, dann deswegen, weil die Riker-Laboratorien das Mittel per Anzeigen in medizinischen Fachzeitschriften genau mit dieser Phrase promoteten.[113] Besonders offensiv vermarktet wurde Deanol bei Kinderärzten und Kinderpsychologen für eine Vielzahl vage definierter Symptome, darunter »Problemverhalten«, emotionale Instabilität, Hyperaktivität und Lernschwäche. Das Präparat wurde angeblich so gut vertragen, dass der Hersteller es auch für Kinder empfahl, die bereits Beruhigungsmittel einnahmen, um deren dämpfende Wirkung auszugleichen.

Die Amerikanische Ärztekammer (American Medical Association, AMA) zeigte sich entschieden weniger beeindruckt. Monate bevor Rimland gegenüber Kanner von der heilenden Wirkung des Mittels auf seinen Sohn schwärmte, gab der AMA-Arzneimittelbeirat in seinem Anzeiger eine Warnung bezüglich Deanol heraus. Die lange Liste »vager Beschwerden«, für die Deanol häufig verschrieben werde, sei letztlich »schwer zu beurteilen, spontan fluktuierend und stark suggestionsanfällig«.[114]

Anders gesagt: Deanol war das ideale Placebo. Und es erwies sich als Goldmine für Riker Laboratories, bis es 1983 schließlich vom Markt genommen wurde, nachdem eine gründliche Durchsicht unabhängiger Studien gezeigt hatte, dass die Arznei nicht einmal als »möglicherweise wirksam« einzustufen war und zudem epileptische Kinder einer erhöhten Gefahr massiver Anfälle aussetzte. Hersteller von Ergänzungsmitteln sprangen rasch in die Bresche und vermarkteten ein Analogon »mit Beerengeschmack« namens DMAE, das sie mit Fettsäuren, Sojasubstanzen und anderen Reformkostessenzen kombinierten. Der Werbeslogan lautete: »Wenn Sie mit Schreien, Bitten und Flehen Ihr Kind nicht erreichen, dann hilft vielleicht das.«[115]

Rimland ärgerte sich über die enttäuschende Reaktion der Kollegen auf seine Megavitaminexperimente. Einst hatte er sich danach gesehnt, ein führendes Mitglied des medizinischen Establishments zu werden, und war überzeugt gewesen, seine innovativen Ideen würden als eindeutig überlegen angenommen werden, doch nun wandte er sich zusehends gegen den Mainstream.

Den Wendepunkt in seinem Denken markierte eine Frage, die Humphry Osmond ihm stellte, nachdem er in seinem Rundbrief zwei Tabellen veröffentlicht hatte. In der einen Tabelle wurden die Resultate von Megadosen verschiedener Vitamine bei Kindern verglichen, in der anderen die Wirkungen von verschreibungspflichtigen Medikamenten wie Dexedrin und Mellaril. Als Osmond die beiden Tabellen nebeneinanderstehen sah, fragte er Rimland, warum er die Medikamente nicht direkt mit den Vitaminen verglichen habe.[116] Also verglich Rimland, und angesichts der gravierenden Nebenwirkungen der verschreibungspflichtigen Medikamente wurde ihm klar, dass die Zukunft seiner Arbeit nicht im Bereich der herkömmlichen Medizin liegen werde. Und die Tabellen bestärkten ihn zusätzlich darin, dass er die Rolle des Placeboeffekts in seinen Studien vernachlässigen könne, weil die Medikamente im Vergleich mit den Vitaminen, trotz gleich hoher elterlicher Erwartungen, sehr schlecht abgeschnitten hatten. Rimland riet seiner immer größer werdenden Armee experimentierender Eltern schließlich, am besten mehrere Behandlungen gleichzeitig anzuwenden, wodurch es beinahe unmöglich wurde, Nutzen und Nebenwirkungen jedes einzelnen Präparats zu ermitteln. »Sie führen kein wissenschaftliches Experiment durch, um einen Artikel in einer Fachzeitschrift zu veröffentlichen, sondern versuchen, Ihrem Kind zu helfen, und Sie wissen, es ist keine Zeit zu vergeuden«, riet er den Eltern.[117] Eine seiner Devisen lautete: »Hilf zuerst dem Kind und mach dir später Gedanken darüber, was genau dem Kind guttut.«

Dieser Ansatz, alles auf einmal zu probieren, vermittelte seinem Elternnetzwerk große Hoffnung und starken Auftrieb, und dies zu einer Zeit, in der die etablierte Autismusforschung nur im Schneckentempo vorankam. Es lag jedoch eine gewisse Ironie in dem Umstand, dass sich Rimland zu seiner Suche nach einem Autismus-Heilmittel in der orthomolekularen Medizin durch Føllings Entdeckung der Phenylketonurie hatte anregen lassen. Hätte der umsichtige norwegische Chemiker und Arzt die Familie Egeland nicht angewiesen, bei Liv und Dag sofort alle verabreichten Stärkungsmittel, Kräutertees und sonstigen Hausrezepturen abzusetzen, bevor er den Urin der Kinder chemisch analysierte, hätte er wohl nie die Phenylbrenztraubensäurekristalle isoliert, die ihm den Schlüssel zu dem Rätsel lieferten.

Dass Rimland placebokontrollierte Studien, Gutachten durch Kollegen und andere geläufige Kontrollmaßnahmen geringschätzte, machte es auch anderen Forschern schwer, seine Arbeit ernst zu nehmen, selbst da, wo er recht hatte. Infolgedessen sah er sich zunehmend von seinen Kollegen ausgegrenzt, während er von den Eltern in seinem Netzwerk als einsamer Rufer in der Wüste angesehen wurde.

Ruth Sullivan empfand Rimlands obsessive Suche nach einer Heilung für Autisten als Ablenkungsmanöver von der gewaltigen Herausforderung, die gesellschaftlichen Bedingungen für autistische Kinder zu verbessern. »Bernie begeisterte sich sehr für die Vitamine. Er lancierte immer irgendetwas«, erinnerte sie sich. »Ich glaube, das brachte ihn vom Thema ab.« Die Lage spitzte sich schließlich zu, als Rimland bei einer Tagung der NSAC (die inzwischen in Autism Society of America umbenannt worden war) einen Antrag stellte, der vorsah, dass alle Mitglieder ihren Kindern sofort nach der Diagnose hochdosierte Vitamin-B12-Gaben verabreichen sollten. Ed Ritvo erhob sich und erklärte: »Dies ist eine von Eltern getragene Organisation. Es ist nicht bewiesen, dass Vitamin B12 wirkt, und wir wollen uns diesem Behandlungsschema nicht unterwerfen.« Anstatt einzulenken, ging Rimland aufs Ganze. »Wenn Sie Ritvo folgen, scheide ich aus.«

Rimland verfügte jedoch längst nicht mehr über genügend Einfluss für solch eine Machtprobe, und so wurde er aus dem Vorstand seiner eigenen Organisation abgewählt. Das einst starke Gefüge der Autismus-Selbsthilfegruppe war entzweigerissen worden.

Um seinen nächsten Schritt zu planen, zog sich Rimland in seine Praxis in Kensington zurück und schmiedete dort eine nutzbringende Allianz mit dem einzigen Studenten im Grundstudium, der in Lovaas' Labor arbeitete, dem 19-jährigen Psychologie- und Soziologiestudenten Stephen Edelson. Wie Rimland war auch Edelson jüdisch erzogen worden, aber nicht gläubig. In seiner Jugendzeit in Oregon waren Edelsons Mutter und Schwester der Christian Science beigetreten, einer Sekte, die 1875 von einer selbsternannten Prophetin namens Mary Baker Eddy gegründet worden war. Eddy glaubte, Krankheiten heile man nicht, indem man daran herumdoktere, sondern indem man sich Gott unterwerfe. Anhänger der Christian Science weisen die meisten Aspekte der modernen Medizin zurück, darunter auch Medikamente, Blutuntersuchungen und Impfungen.

Das Wort »Autismus« hörte Edelson zum ersten Mal an der UCLA, als er einen Dokumentarfilm mit dem Titel *The Invisible Wall* (Die unsichtbare Mauer) sah, in dem Rimland, Lovaas und die Sullivans zu Wort kamen. Rimland war in bester Form und gab einen differenzierten Einblick in die biologischen Aspekte des Syndroms, der seiner Zeit um Jahrzehnte voraus war. Er bekräftigte seine Überzeugung, dass ein Zusammenhang zwischen Autismus und Genialität bestehe; seiner Meinung nach erbten autistische Kinder »eine doppelte Portion extremer Konzentrationsfähigkeit« und waren in der Lage, »ihre Aufmerksamkeit auf einen winzigen Punkt zu richten, wie ein Suchscheinwerfer, und einen sehr kleinen Gegenstand mit hoher Intensität zu beleuchten«.

Edelson kam der Gedanke, selbstverletzendes Verhalten könnte den Versuch darstellen, ein Bombardement übermächtiger Sinneseindrücke abzuwehren. Er schrieb einen Artikel zu dem Thema. So wurde Lovaas auf den jungen Wissenschaftler aufmerksam; er bot Edelson an, bei der Datenerhebung am Camarillo State Hospital mitzuarbeiten. Als Edelson dort Akten durchsah, fiel ihm auf, dass autistische Patienten in ungewöhnlicher Weise auf Betäubungsmittel reagierten; so fing er an, über die Rolle von Serotonin im autistischen Gehirn nachzudenken. Lovaas vermittelte ihn an seinen Freund Bernie.[118] Edelsons Neugier in Bezug auf die Neurochemie des Autismus paarte sich ideal mit Rimlands Interesse an orthomolekularer Medizin. So spielte er bald eine wichtige Rolle in der Erforschung biomedizinischer Interventionen am Autism Research Institute. Gemeinsam schrieben sie ein Buch mit dem Titel *Recovering Autistic Children* (Genesung autistischer Kinder), das neben Werken wie Jacqueline McCandless' *Children with Starving Brains* (Kinder mit hungernden Gehirnen) zu einer der Bibeln der »biomedizinischen« Bewegung wurde.

Diese Bestrebungen gipfelten in der Gründung des Netzwerks *Defeat Autism Now!* (*DAN!*, Autismus jetzt besiegen!), in dem sich Kliniker und Praktiker der alternativen Medizin zusammenschlossen. An diese Vereinigung wandte sich schließlich Shannon Rosa, nachdem bei ihrem Sohn Leo im Jahr 2002 Autismus diagnostiziert worden war. Bei *DAN!*-Veranstaltungen im ganzen Land wurden jubelnden Massen »genesene« Kinder vorgeführt; die Atmosphäre erinnerte häufig an Erweckungsversammlungen. Vergessen hatte man die Tatsache, dass einige Kinder mit allen typischen Anzeichen eines frühkindlichen Autismus – wie etwa Kanners Patienten Donald T. und Richard S. – ganz ohne aufwendige Eliminationsdiäten und Graumarktpräparate wie Secretin (ein von Rimland massiv propagiertes Verdauungshormon, das in kontrollierten Studien keinerlei positive Wirkung zeigte[119]) zu glücklichen und ausgeglichenen autistischen Erwachsenen herangereift waren. Vergessen hatte man auch Kanners Feststellung, wonach einer der ausschlaggebendsten Faktoren für die Entwicklung seiner Patienten eine »verständnisvolle und tolerante Aufnahme« seitens ihrer Lehrer sei.[120]

Inzwischen nahm die geschätzte Häufigkeit von Autismus dramatisch zu. Rimland suchte mit seiner jahrzehntelangen Arbeit in der orthomolekularen Medizin die Erklärung für diesen Anstieg jenseits der Genetik, irgendwo verborgen in der toxischen modernen Welt. Schließlich kreiste er Impfungen und Quecksilber als die wahrscheinlichsten Auslöser einer sich scheinbar rasant ausbreitenden Epidemie der einst seltenen kannerschen Störung ein.

Aus seinem spezifischen Blickwinkel im Zentrum eines Elternnetzwerks, das sich der Genesung der Kinder verschrieben hatte, war Rimland bestens in der Lage, die erste Welle von Diagnosen im letzten Jahrzehnt des 20. Jahrhunderts zu verfolgen. Aufgrund seiner Entfremdung von der etablierten Medizin konnte er jedoch andere Faktoren weniger klar erkennen, etwa die Machenschaften hinter den Kulissen der American Psychiatric Association, die zu einer radikalen Veränderung der Diagnosekriterien für Autismus führten. Ausgelöst wurde dieser Wandel durch die Mutter eines kleinen englischen Mädchens, das viel mit Rimlands Sohn Mark gemeinsam hatte.

# 8
# Die verwischten Linien der Natur

*Solange etwas keinen Namen hat, existiert es nicht.*

Lorna Wing

Für Eltern wie die Rosas, die nun eine Diagnose für ihr Kind hatten, war die Jahrtausendwende eine Zeit großer Furcht und großer Hoffnung. Einerseits mussten sie fürchten, dass ihnen eine mysteriöse und erschreckende Störung, ausgelöst durch einen an sich banalen Vorgang wie die Einnahme eines empfohlenen Medikaments während der Schwangerschaft oder eine Masernimpfung, ihr Kind genommen haben könnte. Andererseits setzten sie ihre Hoffnungen auf Intensivtherapien wie AVA oder das *DAN!*-Protokoll, von denen man sich eine so weitgehende Normalisierung versprach, dass die Diagnose Autismus wieder zurückgenommen würde und der Besuch einer ganz normalen Schule möglich wäre. Dazu kam, dass die Presse neue fortschrittliche Methoden wie die DNA-Sequenzierung mit erhöhtem Durchsatz als den lang ersehnten Durchbruch begrüßte, mit dem endlich das schwer fassliche »Autismus-Gen« greifbar würde und die gefürchtete Erkrankung damit bald endgültig Geschichte wäre.

Peter Bell hatte kurz zuvor die Northwestern University abgeschlossen, und seine Frau Liz erwartete ihr erstes Kind.[1] Genau genommen war es die zweite Schwangerschaft; die erste war mit einer Fehlgeburt zu Ende gegangen, und sie hatte auf gynäkologischen Rat hin während des ersten Trimesters Progesteron eingenommen. Als ihr Sohn Tyler zur Welt kam, arbeitete Peter in der Marketingabteilung des Unternehmens Johnson & Johnson am Stadtrand von Philadelphia und vermarktete rezeptfreie Schmerzmittel wie Motrin und Tylenol mit den Wirkstoffen Ibuprofen bzw. Paracetamol.

Tyler kam im Januar 1993 zur Welt. Anfangs schien er »ein perfektes Baby« zu sein, wie sein Vater sagt. Er war sehr sozial, schlief nächtelang durch und sprach zwar nicht so viel wie die anderen Kinder in seiner Spielgruppe, beherrschte aber ein umfangreiches Repertoire an Tierlauten wie *muh* und *miau*, die er häufig zum Besten gab. Ein paar Jahre später bekamen die Bells ein zweites Kind, wieder einen Jungen, Derek, der sich von Anfang an mit dem Sprechen schwertat. Bei der U7-Vorsorgeuntersuchung um Tylers zweiten Geburtstag hatte der Kinderarzt die Sorgen seiner Eltern, weil er so wenig redete, mit dem Hinweis zerstreut, dass Jungen ja häufig später zu reden anfangen als Mädchen.

Dann erkrankten beide Jungen an einer leichten Verlaufsform von Windpocken. Die Bells hatten ihre Kinder nicht impfen lassen, denn der Impfstoff war in den USA erst kurz zuvor eingeführt worden, und Freunde hatte ihnen geraten, angesichts der vergleichsweise wenigen Erfahrungen, die es mit dem neuen Impfstoff gab, lieber keine Experimente mit ihren Kindern zu machen.

Doch wie es aussah, hatten die Windpocken bei Tyler katastrophale Auswirkungen. Er bekam Wutanfälle, warf mit Spielsachen um sich, und das geringe Vokabular, das er beherrschte, versiegte vollständig. Er zog sich jäh in sich zurück. Außerdem litt er immer wieder unter schlimmen Durchfällen. Hätte es seine Mutter nicht besser gewusst, so hätte sie gesagt, ihr Sohn sei besessen.

Die Bells ließen die üblichen Hörtests und andere Untersuchungen mit ihm durchführen, und 1996 erhielt Tyler die Diagnose »Nicht näher bezeichnete tiefgreifende Entwicklungsstörung« – eine von mehreren Erscheinungsformen innerhalb des Autismusspektrums, die in den Jahren zuvor ins *DSM-IV*, das *Diagnostic and Statistical Manual of Mental Disorders* (»Diagnostischer und statistischer Leitfaden psychischer Störungen«), aufgenommen worden war. Als die Diagnostikerin das Ergebnis der an Tyler vorgenommenen Untersuchungen bekannt gab, zeichnete sie ein kleines X auf die linke Seite einer gaußschen Verteilungskurve für das Gesamtspektrum. Die Eltern waren verständlicherweise beunruhigt: Autismus war das Letzte, womit sie gerechnet hatten. Die Diagnostikerin versuchte die Bells zu beruhigen: »Ich sage doch nicht, dass Ihr Sohn Autist ist. Ich spreche lediglich von einer Entwicklungsstörung, und zwar einer nicht näher spezifizierten, was etwas ganz anderes ist«, sagte sie. Abends riefen Peter und Liz unter Tränen ihre Verwandten an; es war ihnen zumute, als hätten sie das Kind, das sie gekannt hatten, verloren.

Wie die Rosas stellten auch die Bells fest, dass es damals sehr wenig Informationen für Eltern gab, und was es gab, war meist furchterregend, weil gestützt auf die wenigen Forschungsarbeiten aus der Kanner-Ära. Selbst die medizinische Fachbibliothek von Johnson & Johnson hatte, wie Peter feststellte, nur eine Handvoll Artikel über die »nicht näher spezifizierte Entwicklungsstörung« (*Pervasive Developmental Disorder – Not Otherwise Specified, PDD-NOS*) vorliegen. Schließlich entdeckte er das Buch *Ich würde euch so gern verstehen!* von Catherine Maurice, und das gab den Bells die Hoffnung, dass Tylers Diagnose am Ende wieder zurückgenommen würde, vorausgesetzt, seine Eltern scheuten weder Zeit noch Mühe noch Kosten. Einen Monat später hatten sie ein ganzes Team von Therapeuten verpflichtet, die neben einer Sprech- und Ergotherapie mit dem Kind ein häusliches AVA-Programm mit 40 Wochenstunden absolvierten.

Peter begann *DAN!*-Kongresse zu besuchen, und Tyler schien von den Alternativtherapien, die Mitglieder von Rimlands Netzwerk empfahlen, durchaus zu profitieren, doch von Heilung konnte keine Rede sein. 1997 besuchte Peter einen Kongress in New York City und hörte dort einen Vortrag von Portia Iversen, der Mitbegründerin eines neuen Vereins, der sich »*CAN*« nannte: »*Cure Autism Now*«; sie sprach über die verschiedenen Maßnahmen, die ergriffen würden, um künftigen Generationen autistische Störungen überhaupt zu ersparen. Peter und Liz waren so angetan, dass sie in Philadelphia einen *CAN*-Ortsverband gründeten. Mit der Veranstaltung eines Spendenlaufs und eines Golfturniers brachten sie eine Million Dollar für den Verein zusammen, und Peter wechselte daraufhin in den Vorstand und wurde 2004 auch Geschäftsführer.

*CAN* war einer von mehreren Elternvereinen, die Ende der 1990er-Jahre unter ähnlichen Namen (wie »*Talk About Curing Autism*«) entstanden und sich in erster Linie auf biomedizinische Behandlungsmethoden und genetische Forschung konzentrierten, weniger auf die Unterstützung der Betroffenen und ihrer Angehörigen: Zu einer Zeit, als ein dauerhafter Sieg über den Autismus eine realistische Möglichkeit schien, hätten Eltern wie die Bells das Eingeständnis, dass sie überhaupt Unterstützung brauchten, als Niederlage empfunden.

2012, als ich die Bells in ihrem Haus in Princeton besuchte, war Peter stellvertretender Vorsitzender des Bereichs »Programme und Unterstützung« der weltweit größten Autismus-Fundraising-Organisation, *Autism Speaks*, und während wir im sonnigen Wohnzimmer saßen, stand Tyler, der zu einem schlaksigen, ansehnlichen Teenager herangewachsen war, in selbstvergessenem Schweigen malend vor seiner Staffelei, während seine Schwester Klavier spielte. Im Keller des Hauses waren seine Bilder aufgehängt – in lebhaften, leuchtenden Farben malte er meist seine geliebten Autos und Motorräder. An einer Wand hing »Tylers Landkarte«, die sein Vater angelegt hatte: Sie verzeichnete die Meilensteine entlang des Weges zu einem befriedigenden Erwachsenenleben – Kunst, Bildung, Selbstverwirklichung, Unterstützung, Arbeit, Bedeutung für Angehörige und Freunde.

Vier Jahrzehnte nachdem die junge britische Psychiaterin Lorna Wing zum ersten Mal die Frage gestellt hatte, welche Art von Unterstützung und Hilfe den Familien von Kindern wie ihrer Tochter nützlich wäre, versuchen Eltern nach wie vor, die weißen Flecken auf der Landkarte zu füllen.

Ende der 60er-Jahre begann Lorna Wing für ihren Mann John, der als Wissenschaftler an der Universität London die Schizophrenie erforschte, eine Datenbank von Fallakten im Londoner Stadtteil Camberwell anzulegen, anhand deren sie herausfinden wollte, ob der staatliche Gesundheitsdienst NHS den Familien kognitiv behinderter Kinder ausreichende Mittel zur Verfügung stellte. Da sie bei ihrer eigenen Tochter mit einem klassischen Fall von frühkindlichem Autismus (Kanner-Syndrom) konfrontiert waren, kannten die Eltern die besonderen Schwierigkeiten solcher Familien aus eigener Anschauung, doch erst das Zusammenwirken mehrerer historischer Kräfte richtete das Augenmerk auf die Probleme dieser lange vernachlässigten Kinder.

Die emotionalen Schwierigkeiten einer Generation von Jungen und Mädchen, die aufgrund ihrer Evakuierung aus der Londoner Innenstadt während der deutschen Luftangriffe längere Zeit von ihren Eltern getrennt gewesen waren, lösten in den 50er-Jahren ein plötzliches lebhaftes Interesse an der Entwicklungspsychologie aus, wie besonders John Bowlby und seine Bindungstheorie veranschaulichen. Einen weiteren Anstoß für das neu erwachte Interesse der Forschung gab das Gesetz zur psychischen Gesundheit, das 1959 in Reaktion auf mehrere Skandale aufgrund heilloser Überbelegung und überhaupt unmenschlicher Umstände in den psychiatrischen Kliniken und »Irrenanstalten« des Landes verabschiedet wurde.

Im Exminster Hospital in Devon waren bis zu 1400 Patienten in einem Gebäude untergebracht, das eigentlich für 440 Menschen gedacht war; es wurden schon die Betten zusammengeschoben, damit alle hineinpassten. Mehr als 80 Prozent der Patienten waren nicht aus freier Entscheidung hier, sondern infolge einer Zwangseinweisung.[2] Um Fluchtversuche zu vereiteln, wurden sie beim täglichen Hofgang zu Dreiergruppen zusammengebunden.

Der sogenannte *Mental Health Act*[3] demontierte das gesetzliche Instrumentarium, das hinter dem Prinzip des Zwangseinweisungsverfahrens gestanden hatte, und überantwortete zahlreiche Personen, die zuvor in Anstalten untergebracht worden wären, der Obhut lokaler Behörden. Tausende Kinder, die in früheren Generationen unsichtbar gewesen wären, wurden wieder einer Gemeinschaft aufgebürdet, die kaum die Mittel und Möglichkeiten hatte, ihnen eine angemessene Versorgung zu bieten. Mit einem Mal waren Verständnis für die emotionalen Probleme solcher Kinder und Krankheitsprognose zur drängenden gesellschaftlichen Notwendigkeit geworden.

Führend auf diesem neuen Gebiet war Mildred Creak, Psychiaterin am Great Ormond Street Hospital (GOSH) im Zentrum Londons. In der viktorianischen Epoche als Kinderkrankenhaus gegründet, war es die erste Einrichtung Großbritanniens, die Kindern aus ärmeren oder mittellosen Familien fortschrittliche medizinische Versorgung bot. (Den Söhnen und Töchtern der Wohlhabenden stand hingegen eine Heerschar von Dienstboten, Betreuerinnen, Kindermädchen und hausbesuchenden Ärzten zur Verfügung.) Mit Charles Dickens, der mit dem Elend benachteiligter Familien ja bestens vertraut war, hatte die ehrwürdige Einrichtung in der Anfangszeit ihren berühmtesten Schirmherrn.

Um die Mittel für den Kauf eines Gebäudes für die neue Einrichtung aufzubringen, veröffentlichte der Autor von *Bleak House* und *Oliver Twist* einen Artikel in der von ihm herausgegebenen Wochenzeitschrift *Household Words* mit dem Titel »Welke Knospen«. Von 100 Kindern, die in der grauen Innenstadt geboren würden, konstatierte er, erlebten nur 65 wenigstens ihren achten Geburtstag. »Man bedenke, dass jeder dritte in London hergestellte Sarg für ein kleines Kind gezimmert wird, ein Kind, das niemals ein zweistelliges Alter erreicht«, schrieb er mit unnachahmlichem Pathos, und seine betuchten Leser in Knightsbridge und Belgravia tupften sich die Augen, erhoben sich von der Chaiselongue und spendeten großzügige Summen ans Great Ormond Street Hospital. Der Autor veranstaltete sogar eine Benefizlesung seiner *Weihnachtsgeschichte* im Konzertgebäude St. Martin's Hall, mit der an einem einzigen Abend über 3000 Pfund zusammenkamen.[4]

Gegen Ende des 19. Jahrhunderts beschrieb der am GOSH beschäftigte Arzt William Howship Dickinson akribisch Dutzende Kinder, die unter vielfältigen neurologischen Störungen litten. Die Autismusforscherin Mitzi Waltz identifizierte in Dickinsons Aufzeichnungen mehrere wahrscheinliche Fälle von Autismus, so etwa einen kleinen Jungen namens Ralph Sedgwick, der während seiner gesamten wachen Zeit endlose Zyklen immergleicher Bewegungen vollführte – die Fäustchen ballte, sich auf die Augen schlug, den Hals krümmte, mit dem Kopf ruckte und mit den Fingern vor seinem Gesicht hin und her wedelte. In seinen zweieinhalb Lebensjahren hatte er nur ein einziges Wort gesprochen: »Mama«.[5]

Als Creak 1946 am GOSH die landesweit erste Abteilung für Kinderpsychologie einrichtete, musste sie ihre Kollegen erst mühsam davon überzeugen, dass »Psychosen« bei Kindern keine Seltenheit seien. Die Zusammensetzung der Merkmale, die sie bei vielen dieser Kinder beobachtet hatte – Mangel an »sozialem Bewusstsein«, »Starrheit« des Verhaltens, Sprachunregelmäßigkeiten –, hätte direkt von Kanner stammen können:

> Eine einmal begonnene Handlung wird endlos fortgesetzt. Wörter, Sätze, motorisches Verhalten und sogar Reaktionsmuster wie Schlaf und Appetit geraten häufig zu Stereotypen, wie zum Beispiel bei jenem psychotischen Kind, das Schokolade zwar sehr liebte, aber nur annehmen

konnte, wenn sie in exakte Quadrate geschnitten war. Runde Schokoladenstücke lehnte es ab.[6]

Wenig förderlich war die Vielzahl konkurrierender Bezeichnungen, die bei den Klinikärzten in Gebrauch waren und Diagnostizierung und Behandlung der betroffenen Kinder oft massiv beeinträchtigten: Ob man sie als Fälle von frühkindlichem Autismus (Kanner-Syndrom), infantiler Schizophrenie nach J. L. Despert, Bindungsstörung nach John Bowlby, symbiotisch-psychotischem Syndrom nach Margaret Mahler oder als etwas ganz anderes bezeichnen sollte, war völlig unklar. Die Absurdität der Situation brachte der Kindertherapeut James Anthony auf den Punkt, als er 1958 ironisch schrieb: »Zusätzliche Verwirrung in einer ohnehin verworrenen Lage stiftete der Namenskult, denn es schienen gar nicht genügend Symptome zur Verfügung zu stehen, die man unter den konkurrierenden Kandidaten aufteilen konnte, ohne dass es zu zahlreichen Überschneidungen kam.«[7] Kanner wiederum räumte ein: »Wir sind an dem Punkt angelangt, an dem ein Kliniker [...] mit Fug und Recht sagen kann: Er ist schizophren, weil ich ihn nach meinem System als schizophren bezeichnen muss. Ein anderer Kliniker kann mit gleicher Aufrichtigkeit sagen: Er ist nicht schizophren, denn nach meinem System kann ich ihn nicht schizophren nennen.«[8]

Lauretta Bender bat Creak, eine Arbeitsgruppe von Experten einzuberufen und, um Ordnung ins Chaos zu bringen, die ersten standardisierten Kriterien zur Diagnostizierung dessen aufzustellen, was sie selbst »schizophrene Erkrankungen im Kindes- und Jugendalter« nannte. Die von dieser Gruppe erarbeiteten neun diagnostischen Punkte[9] gingen unverändert in die Autismusforschung ein:

1. Krasse und anhaltende Schmälerung der emotionalen Beziehung zu Personen
2. Scheinbares Fehlen eines altersgemäßen Bewusstseins von der eigenen Identität
3. Krankhafte Beziehung zu bestimmten Gegenständen oder zu bestimmten Eigenschaften von Gegenständen ohne Bezug zu ihrem normalen Verwendungszweck

4. Hartnäckiger Widerstand gegen Veränderungen und das Bedürfnis, Gleichheit aufrechtzuerhalten oder herzustellen
5. Abnorme Wahrnehmungserfahrungen ohne entsprechende organische Anomalitäten
6. Akute, maßlose, scheinbar unbegründete Angst als verbreitetes Phänomen
7. Verloren gegangenes, niemals erreichtes oder aber auf einem frühen Niveau verharrtes Sprechvermögen
8. Verzerrte Bewegungsmuster
9. Inseln normaler oder außergewöhnlicher Intelligenz vor dem Hintergrund schwerer Retardierung

Die Liste weist signifikante Abweichungen von Kanners Modell auf, insbesondere in der Auffassung, dass auch Beeinträchtigungen der Intelligenz sowie organische Erkrankungen wie tuberöse Sklerose zum klinischen Bild des Autismus gehören könnten. Kanner hatte offensichtlich keine Kontrolle mehr über das von ihm definierte Krankheitsbild, doch in der Praxis bewährten sich auch Creaks neun Punkte kaum. Wie sollte ein Klinikarzt das »Fehlen eines altersgemäßen Bewusstseins von der eigenen Identität« bei einem Kind feststellen?[10] Diesen Nebel wollte John Wing lichten. Zu den Besprechungen im Psychiatrischen Institut erschien er – vor Beginn des Computerzeitalters – mit einer kurbelbetriebenen Rechenmaschine, um an Ort und Stelle die Zahlen auszuwerten. Jahrzehntelang hatten sich die Psychiater Theorien über kindliche Psychosen ausgedacht, die niemals der empirischen Prüfung unterzogen worden waren.

Das sollte sich nun ändern. In Lorna fand John Wing mehr als eine intellektuell ebenbürtige Partnerin auf gleicher Wellenlänge: Sie war eine Seelenverwandte.

## II

Lorna Tolchard, die in den 30-Jahren in der Kleinstadt Gillingham im äußersten Südosten Englands aufwuchs, hatte keinen Sinn für das Kochen und Nähen und die anderen Hausarbeiten, die von einem jungen Mädchen erwartet wurden. Stattdessen eiferte sie ihrem Vater nach, der

Ingenieur war. Mit sechs Jahren wusste sie, womit sie ihren Lebensunterhalt bestreiten würde: Sie wollte wissen, wie die Welt funktioniert. Statt sich wie vorgesehen mit den musischen Fächern zu befassen, vertiefte sie sich in Biologie und Chemie und besuchte den Physikunterricht an der örtlichen Knabenschule.[11]

Als der Krieg ausbrach, lebte die Familie in der Londoner Vorstadt Mitcham. Ihr Vater diente bei der Marine, und Lorna las eifrig seine Briefe und war von den Schilderungen seiner Erlebnisse im Seekrieg hingerissen, während die in den Kinos gezeigten Wochenschauberichte von Konzentrationslagern sie entsetzten. Die schnoddrigen jungen Amerikaner wiederum, die mit einem Schlag überall aufgetaucht waren und in Pubs und Geschäften mit Dollars um sich warfen, bezauberten sie: Sie waren so viel extrovertierter als die Menschen, die sie bis dahin gekannt hatte, und mit Entzücken hörte sie, wie die Amerikaner einander auf der Hauptstraße mit ihrem fremden, farbigen Akzent zuriefen.

Mit 16 fasste sie den Entschluss, Medizin zu studieren, und zwar am University College London, wo mehr Wert auf die wissenschaftliche Seite der Medizin als auf die klinische Praxis gelegt wurde. Außerdem galten die dortigen Dozenten als aufgeschlossener gegenüber Studentinnen – das uralte Vorurteil gegen Ärztinnen begann endlich zu bröckeln. (Zwei Jahrzehnte früher hatte sich Mildred Creak nach dem Abschluss ihres Medizinstudiums an derselben Universität erfolglos auf 90 Stellen in London beworben und schließlich in der von Quäkern geleiteten Nervenklinik in York eine Stelle angenommen.)[12]

Vergleichsweise schwierig war Johns Kindheit.[13] Als er fünf war, starb sein Vater, ein Buchhändler, an einer Lungenentzündung, die Spätfolge eines Giftgasangriffs im Ersten Weltkrieg war. Wenige Monate später erlag seine Mutter einem Herzinfarkt, und die beiden Kinder, John und seine ältere Schwester Barbara, wurden in einem Waiseninternat untergebracht. Dort verlangte John sich Höchstleistungen ab, um auf eine bessere Schule wechseln zu können. Mit 13 fasste er den Entschluss, Arzt zu werden, doch keiner seiner Onkel war reich genug, um ihm ein Universitätsstudium zu finanzieren. Als der Zweite Weltkrieg ausbrach, meldete er sich zur Marine, weil er auf ein staatliches Stipendium für das Medizinstudium hoffte, falls er den Kampfeinsatz überlebte. Er diente vorwiegend in Australien, wo er die Bombardierung feindlicher Schifffahrtslinien befehligte, und nach seiner Rückkehr erhielt er tatsächlich das ersehnte Stipendium für das University College London. Bei einer Leichensektion lernte er seine künftige Frau kennen. »Das war sehr romantisch«, erinnert sich Lorna. »Wir waren für dieselbe Leiche eingeteilt.« Sie fand John hinreißend und klug, und bald darauf waren sie verheiratet.

Nach Lornas einjähriger Ausbildung zur Allgemeinärztin an der Universitätsklinik wollten sie und John ein Kind – das hoffentlich erste von vielen. Sie waren überglücklich, als 1956 Susie zur Welt kam, doch es zeigte sich, dass sie Schwierigkeiten mit der Nahrungsaufnahme hatte. Sie wollte nicht saugen, und Lorna musste ihrer Tochter die Flasche in den Mund stecken und drücken, sodass das Baby zwangsläufig schluckte. Lorna hatte bald keine Milch mehr – die Erinnerung daran war so schmerzhaft, dass man es ihr noch 50 Jahre später ansah, als sie davon erzählte. Die Ärzte und Schwestern in der Klinik seien aber nicht weiter beunruhigt gewesen, sagte sie. Und irgendwann nahm ihre Tochter ja feste Nahrung zu sich und begann zuzunehmen, und Lorna bemühte sich, ihre Sorgen zu verdrängen.

Leicht war es nicht. Susie schrie nächtelang durch, und ihre Eltern wechselten sich ab, damit sie wenigstens jede zweite Nacht schlafen konnten. Nichts hatte sie auf die Erfahrung mit ihrer Tochter vorbereitet: Der Begriff »Autismus« war während ihres Medizinstudiums nicht vorgekommen.

Sechs Monate später saß Lorna im Zug; sie hatte ihre Tochter auf dem Schoß, und direkt gegenüber saß eine andere junge Mutter mit einem Jungen etwa in Susies Alter. Der Zug fuhr durch eine sattgrüne, abwechslungsreiche Landschaft, und der Junge schaute begeistert aus dem Fenster und freute sich über die Schafe und Kühe, die er entdeckte. Immer wieder sah er seine Mutter erwartungsvoll und lächelnd an und vergewisserte sich ihrer Zugewandtheit, ehe er sie lachend und mit dem Finger zeigend auf die Landschaft draußen aufmerksam machte. *Susie hat sich nie so verhalten,* dachte Lorna und schauderte. Nie hatte sie mit dem Finger gedeutet, um ihre Mutter auf etwas aufmerksam zu machen: Wenn sie etwas wollte, griff sie nach Lornas Hand und legte sie auf den begehrten Gegenstand.

Susie hatte ein Stofftier, einen Pandabären, den sie sehr liebte – er musste überall dabei sein, sonst war sie unglücklich. Sie roch an ihm, rieb sich mit ihm über die Wangen, genoss es sichtlich, mit den Fingern über seinen Pelz zu streichen. Niemals aber, fiel Lorna auf, dachte sie sich Spiele aus, bei denen sie so tat, als sei der Panda ein lebendiges Wesen. Auch besaß Susie ein eigenes kleines Teegeschirr, das Lorna ihr geschenkt hatte, und veranstaltete gelegentlich imaginäre Teekränzchen, aber nie lud sie andere Kinder ein: Ihren Fantasietee trank sie immer allein.

Eines Tages, als John nach Hause kam, sagte er seiner Frau, er glaube jetzt zu wissen, was mit ihrer Tochter los sei. Er habe eine Vorlesung von Mildred Creak über eine Form von kindlicher Psychose gehört, den sogenannten »frühkindlichen Autismus«: Das sei für ihn wie eine Beschreibung von Susie gewesen. Die Wings baten Creak um einen Termin für die Begutachtung und Einschätzung ihrer Tochter. Creak bestätigte die Diagnose.

John und Lorna Wing stellten sehr schnell fest, dass es für Familien mit Kindern wie ihre Tochter so gut wie keine Unterstützung gab und dass für Kinder wie Susie eine Zukunft außerhalb einer Anstalt nicht vorgesehen war. Psychotische Kinder waren, weil sie als unerziehbar galten, vom Schulsystem ausgeschlossen und besuchten stattdessen Werkstätten für geistig Schwerbehinderte, in denen sie Körbe flochten, um beschäftigt zu sein. Niemand wusste, was aus ihnen werden sollte, wenn sie erwachsen wären. Wie die Rimlands nach Marks Diagnostizierung fühlten auch die Wings sich sehr alleingelassen. Aber das waren sie nicht.

1958 besuchte die Schulsekretärin Sybil Elgar im Rahmen ihres Fernstudiums zur Montessorilehrerin die Marlborough-Tagesklinik unweit ihres Wohnortes in St. John's Wood in London, eine Einrichtung für »schwer und emotional gestörte Kinder«, die sich als progressiv bezeichnete und nach psychoanalytischen Prinzipien arbeitete. Elgar aber war von ihren Erlebnissen dort tief erschüttert; die Kinder waren sichtlich unglücklich.[14]

Fest entschlossen, es besser zu machen, begann Elgar auf die Anregung zweier Mütter hin, Helen Allison und Peggie Everard, im Keller ihres Hauses eine kleine Gruppe autistischer Kinder zu unterrichten.[15] Helens Sohn Joe zerschlug während seiner ersten zwei Wochen in der Schule sämtliche Glühbirnen und hätte überhaupt gern das ganze Haus zertrümmert. Elgar aber versuchte alles, um zu ihm durchzudringen.[16] Als sie anfing, wusste sie sehr wenig über Autismus (wie die meisten Menschen zu der Zeit), doch sie war eine Frau, die nicht leicht aufgab und eine sehr einfühlsame Interpretin dessen war, was ihre Schüler dachten und empfanden. Unter ihrer unbeirrbaren, aber mitfühlenden Anleitung beruhigte sich Joe Allison mit der Zeit und lernte sprechen.

Auch Susie Wing wurde eine ihrer ersten Schülerinnen, und wie sehr sie sich auf die Schule freute, sah man daran, dass sie erwartungsvoll »Mrs. Elgar!« rief, sobald es Zeit zum Aufbruch war. Als Elgars Erfolge sich unter betroffenen Eltern herumsprachen, wurde ihr Keller bald zu klein für alle Kinder auf der Warteliste.

1961 traten Joe und Helen Allison in der beliebten BBC-Serie *Women's Hour* auf. Im Anschluss an die Sendung kamen Hunderte von Anrufen und Briefen, und im folgenden Jahr versammelte sich eine Gruppe von Eltern, von denen viele die BBC-Sendung verfolgt hatten, in einem Privathaus und gründete den »Verein für psychotische Kinder«, der sich auf Lornas Rat hin später in »Verein zur Förderung autistischer Kinder Nordlondon« umbenannte. (Heute kennt man ihn schlicht als *National Autistic Society.*) Wie die zwei Jahre später in den USA gegründete NSAC hielt der Verein eine Medienpräsenz für unerlässlich, um die Mitgliederzahl zu erhöhen und damit mehr Druck auf die zuständigen Stellen ausüben zu können. Wieder ein Jahr später berichtete die *Evening News* auf einer ganzen Seite über den Verein (leider unter der unglücklichen Überschrift »Kinder in Ketten«), und es folgte abermals eine Flut von Briefen und Anrufen.

Das Logo des Vereins – ein Puzzleteilchen; der Entwurf stammte von Gerald Gasson, einem betroffenen Vater – wurde später das universelle Symbol von Elternverbänden weltweit.

Als die Gruppe genügend Geld beisammen hatte, um eine ehemalige Bahnhofsherberge in Ealing zur Society School for Autistic Children (später umbenannt in Sybil Elgar School) umzubauen, traten sogar die Beatles auf den Plan. John Lennon hatte ursprünglich nur für eine Stunde vorbeischauen wollen, blieb dann aber den ganzen Nachmittag und wälzte sich vergnüglich mit den Kindern auf dem Boden. Er wurde einer der ersten großen Geldgeber der Schule und holte weitere Prominente ins Boot.[17]

Als die erste Gruppe von Schülern das Teenageralter erreichte, wandte sich Elgar den Bedürfnissen erwachsener Autisten zu, denn es war klar, dass die Kinder zwar gewaltige Fortschritte gemacht hatten, doch »geheilt« waren sie nicht: Sie würden für den Rest ihres Lebens eine Umgebung brauchen, die ihren Bedürfnissen gerecht wurde. »Kinder brauchen Lob und Ermutigung«, sagte sie, »vor allem aber brauchen sie die Chance, Ausbildung und Training fortzusetzen, damit sie irgendwann die Fertigkeiten und Fähigkeiten erlangen, um sich in die Arbeitswelt einzugliedern.«[18] 1972 bezog die Gesellschaft das erste Wohn- und Ausbildungsheim für autistische Erwachsene: Somerset Court. Elgar und ihr Mann hatten eine Wohnung im obersten Stock.[19]

Mit diesen Erfolgen waren Lorna und ihre Kollegen den USA um Lichtjahre voraus, was das Verständnis des Autismus betraf. Dass die Störung in unterschiedlichem Schweregrad auftritt, war in London längst bekannt, als Kanner 1973 endlich so weit war, die Möglichkeit immerhin einzuräumen. Außerdem war Lorna Wing frei von den massiven Schuldgefühlen, die Kanner, Eisenberg und Bettelheim den amerikanischen Eltern aufgehalst hatten. »Kanners spätere Artikel fand ich völlig bescheuert«, sagte Lorna zu mir. »Dass ich keine Kühlschrankmutter war, wusste ich doch.«

Einer der herausragenden Experten der Londoner Gruppe war Michael Rutter, der ebenfalls am Psychiatrischen Institut beschäftigt war. Gemeinsam mit der Forschungsstipendiatin Susan Folstein führte er die erste Zwillingsstudie durch, die zum ersten Mal einen Beweis für die genetische Veranlagung für Autismus lieferte. Rutters frühe Arbeiten ergaben außerdem eine klare Trennung zwischen Autismus und Schizophrenie und zeigten, dass es sich dabei um zwei verschiedene Erkrankungen handelt, die nur in seltenen Fällen gemeinsam auftreten.[20]

Trotz aller von Eltern zusammengetragenen anekdotischen Beweise fürs Gegenteil lautete die wichtigste, noch in den 60er-Jahren unbeantwortete empirische Frage, ob Autismus tatsächlich so selten sei, wie Kanner nach wie vor behauptete. Von der Antwort hing ja das Ausmaß staatlicher Unterstützung ab, und daher war es längst überfällig, der Wahrheit von Kanners Aussagen auf den Grund zu gehen. Diese Eruierung machte sich die Sozialpsychiatrische Abteilung innerhalb der Forschungsorganisation Medical Research Council (MRC), die unter Leitung von John Wing am Maudsley Hospital in Camberwell untergebracht war, zur Kernaufgabe.

## III

1964 wandte sich Guy Wigley, der Bezirksarzt der Grafschaft Middlesex – eines riesigen Gebiets nördlich der Themse und westlich der Londoner City –, mit einem Problem an den MRC: Er wusste nicht, wie er die Zahl der autistischen Kinder in seinem Bezirk ermitteln sollte, denn die Häufigkeit von Autismus in der Bevölkerung war nie untersucht worden.

John setzte seinen Doktoranden Victor Lotter auf den Fall an. Der versandte Tausende Fragebögen an Lehrer, Ausbilder, Krankenschwestern und Eltern und erfasste damit alle Kinder im Alter von acht, neun und zehn Jahren. Lotter, der seinen Auswahlkriterien Creaks neun Punkte zugrunde legte, hatte am Ende eine Gruppe von 54 Kindern beisammen, deren medizinische und soziale Akten ihm vorlagen, und leitete daraus eine geschätzte Prävalenz von 4,5 Autismusfällen auf 10 000 Kinder ab – das heißt insgesamt 32 Kinder, was tatsächlich sehr wenig ist.[21] Die Untersuchung wurde von anderen Forschern, die ähnlich restriktive Kriterien anwandten, wiederholt, und das Ergebnis bestätigte sich; diese Zahl war für die nächsten Jahrzehnte die häufig zitierte Vergleichsgrundlage für alle Autismus-Prävalenzschätzungen.

Bei näherer Betrachtung zeigen sich allerdings mehrere Probleme. Kanner war ursprünglich der Überzeugung gewesen, dass frühkindlicher Autismus bereits bei der Geburt manifest sei, doch nahezu die Hälfte der von der Studie erfassten Kinder zeigte zu irgendeinem frühen Zeitpunkt ihres Lebens einen »eindeutigen und erkennbaren Entwicklungsrückschritt«. (Militante Impfgegner behaupteten später, der sogenannte »regressive Autismus« sei ein neues Phänomen, das im Zusammenhang mit der Kombinationsimpfung gegen Masern, Mumps und Röteln aufgetreten sei; die aber wurde in Großbritannien erst 1988 eingeführt.) Neun Kinder der Studiengruppe wiesen ferner neurologische Anomalien auf, die bei Kanner vermutlich ein Ausschlusskriterium gewesen wären.

Lotters Untersuchung brachte ferner die brutale Einstellung von Ärzten gegenüber Eltern an den Tag. Zur Mutter eines Dreijährigen sagte ein Kinderarzt: »Ihr Kind ist geistig behindert. Für den Jungen besteht keine Hoffnung.« Als sie wissen wollte, welche Betreuung die beste für ihn sei, bekam sie den Rat: »Lassen Sie ihn im Garten mit einem Ball spielen.« Nahezu die Hälfte der Kinder erhielt keinerlei Schulbildung. »Unterstützung und Förderung lassen sehr zu wünschen übrig«, lautete Lotters Schlussfolgerung, und er verwies auf die Elgar-Schule als eine seltene, vielversprechende Ausnahme.

Kaum ein Forscher am MRC war sich der Konsequenzen dieser Situation so deutlich bewusst wie Lorna Wing. Nachdem sie gut zehn Jahre lang mit ebenfalls betroffenen Eltern im Gespräch gewesen war, misstraute sie der empirischen Beweiskraft von Kanners Kriterien und nahm sich Anfang der 70er-Jahre die Middlesex-Studie noch einmal vor, um sie aus einem anderen Blickwinkel zu prüfen.

Statt des Top-down-Ansatzes von Lotter, der Kanners Autismusdefinition als Ausgangsposition benutzt und nach passenden Fallbeispielen gesucht hatte, ging Lorna umgekehrt vor, nämlich von unten nach oben (Bottom-up-Methode), und suchte nach Aspekten von autistischem Verhalten bei Kindern in Camberwell, bei denen bereits eine kognitive Beeinträchtigung diagnostiziert worden war.

Lorna und eine zweite Forscherin im MRC, Judith Gould, setzten sich mit Kinderärzten, Psychologen, Lehrern, Beschäftigten im Gesundheitswesen und Direktoren regionaler Kliniken in Verbindung – mit allen, die beruflich mit Kindern mit besonderen Bedürfnissen zu tun hatten.

Um die Familien ausfindig zu machen, die Hilfe besonders nötig hatten, nahmen sie nur Kinder mit einem IQ unter 70 in ihre Auswahl auf und suchten anhand eines von Lorna erarbeiteten Fragekatalogs nach typischen Handicaps, nach Begabungen und Verhaltensweisen als Anzeichen von Autismus. Monatelang telefonierten sie und verschickten Briefe, während sie verstaubte Akten in Krankenhäusern, Kliniken, Heimen und Sonderschulen durchforsteten. Obwohl sonst recht zurückhaltend, war Lorna jedes Mittel recht, um an die Daten zu gelangen, die sie brauchte.

»Bei einem Psychiater, der erbitterten Widerstand leistete, hatte ich längst das Handtuch geworfen«, erinnert sich Gould, »aber Lorna bot ihren gesamten Charme auf, und am Ende bekam sie, was sie wollte.«

Wie die Middlesex-Studie vorausgesagt hatte, entdeckten sie in Camberwell tatsächlich nur eine Handvoll Kinder – 4,9 von 10 000 –, die Kanners Kriterien erfüllten. Aber Lorna und Judith gaben sich nicht damit zufrieden. Während sie ihre Runden durch das Viertel drehten, fielen ihnen notgedrungen viel mehr Kinder mit Eigenschaften auf, die durchaus an das autistische Spektrum erinnerten, doch nach den aufgestellten Richtlinien für eine Diagnose nicht infrage kamen: Die Kinder wiesen dieselbe Kombination von Merkmalen auf wie Kanners Patienten in Baltimore – soziale Unnahbarkeit, repetitives Verhalten, Beharren auf Gleichheit –, jedoch in unterschiedlicher und variantenreicher Ausprägung.

Lorna und Judith erlebten Kinder, die mit den Händen flatterten und Fürwörter vertauschten, aber niemals ihre Spielsachen zu Reihen ordneten. Sie lernten Teenager kennen, die komplizierte Wiederholungsrituale vollführten und bei jeder Änderung der gewohnten Routine in helle Panik gerieten, aber den Esstisch abräumten und in der Küche halfen, ehe sie sich in eine Ecke zurückzogen, um auf dem Grammofon ihr Lieblingslied zu hören. Manche dieser Kinder sprachen kein einziges Wort, andere konnten sich endlos über ihr Spezialgebiet verbreiten, seien es Dinosaurier, die Genealogie des Königshauses oder Astrophysik.[22]

Während Lorna sich einen Reim auf ihre Beobachtungen zu machen versuchte, entdeckte sie van Krevelens Artikel im *Journal of Autism and Childhood Schizophrenia* über den grundlegenden Unterschied zwischen Kanners Autismus und dem Asperger-Spektrum. Allerdings fand sie Merkmale der Kinder von Camberwell in den Beschreibungen beider Syndrome wieder, und dies, obwohl ihre Studie Kinder in normalen Schulen eigens ausgeschlossen hatte: Offenbar war damit auch die Mehrheit der Kinder ausgeschlossen, die zur Asperger-Seite hin tendierten. Mit anderen Worten, sagt Gould: »Kinder, die nicht in klare Schubladen passten.«

Weil Aspergers Schrift noch nicht ins Englische übersetzt worden war, bat Lorna ihren Mann um eine Übersetzung, und als sie den Text las, wurde ihr klar, dass Asperger in seiner Wiener Klinik dieselben Beobachtungen gemacht hatte wie sie in Camberwell.

Wie zutreffend und gültig Aspergers Modell war, wurde Lorna noch klarer, als ihre Kollegen ihr nach und nach die Kinder schickten, »mit denen niemand etwas anzufangen wusste«, wie sie sagte. In Kanners schmale Schublade passten sie nicht und wurden daher in der Mehrzahl als schizophren diagnostiziert. Auch waren sie offensichtlich überaus intelligent, wirkten aber naiv, als bekämen sie subtile soziale Signale der Menschen in ihrem Umfeld niemals mit.

Ein junger Mann war nach einem Sprung von einer Brücke aus der Themse gefischt und ins Maudsley gebracht worden. Lorna fiel auf, dass er zwei Armbanduhren trug, und auf ihre Nachfrage hin erklärte er, die eine sei immer auf Greenwich-Zeit und die andere auf Ortszeit eingestellt; das war auch dann so, wenn beide Zeiten deckungsgleich waren, weshalb es ihn maßlos störte, dass auch in London kurz zuvor die Sommerzeit eingeführt worden war. Er hatte erst mit drei Jahren sprechen gelernt und war bis zu seinem 14. Lebensjahr ohne Freunde gewesen. Er las sehr gern Physik- und Chemielehrbücher, die er sich zum größten Teil auswendig merkte. Er kleidete sich altmodisch, hatte sehr genaue Ordnungsvorstellungen, und sein Alltag war einer strengen Routine unterworfen. Schmerzlich war ihm bewusst, dass die meisten Menschen nicht viel mit ihm anfangen konnten. Sein Vater hatte schon immer das Gefühl gehabt, dass etwas an ihm anders war, hätte es aber nicht genau benennen können.

Oft lachten die Leute über seine Tollpatschigkeit und fanden ihn antiquiert und ungezogen, obwohl er sich immer bemühte, höflich zu sein. Er war sehr wortgewandt, neigte aber dazu, ein Gespräch mit Details zu überfrachten, die nicht zum Thema gehörten; so etwa, wenn Lorna ihn nach seiner Beziehung zu seinem Vater fragte und er antwortete: »Mein Vater und ich kommen gut miteinander aus, er arbeitet gern im Garten.« Nachdem sein Selbstmordversuch durch den Sprung ins Wasser daran gescheitert war, dass er ein exzellenter Schwimmer war, versuchte er sich zu strangulieren: Offensichtlich brauchte dieser junge Mann Hilfe, um mit dem Alltag zurechtzukommen, doch in der Fachliteratur fand sich kein Etikett für ihn, das ihm Zugang zu psychiatrischer Unterstützung ermöglichte. Lorna wusste, dass die Eltern von jungen Leuten wie ihm nicht ohne Weiteres bereit waren, die Diagnose Autismus zu akzeptieren, die zu dem Zeitpunkt ausschließlich mit sprachlosen Vorschulkindern verknüpft war. Die Handicaps dieser anderen jungen Leute aber waren zwar schwerer zu erkennen, doch nicht weniger real und verdienten die gleiche professionelle Aufmerksamkeit.

In ihrem 1979 veröffentlichten Artikel über die Camberwell-Studie berichteten Wing und Gould: »Das von Kanner beschriebene Verhaltensmuster ließ sich verlässlich identifizieren, doch die Ergebnisse der vorliegenden Studie wecken Zweifel daran, ob es hilfreich ist, kindlichen Autismus als spezifische Erkrankung zu betrachten.« Ganz besonders galt dies aus der Perspektive des MRC, der ja den Gesetzgeber zur Verabschiedung von Richtlinien für die Bereitstellung notwendiger Unterstützungsmaßnahmen bewegen wollte: Inzwischen war klar, dass die Zahl der Förderungsbedürftigen anderer Altersstufen, die ohne Hilfe und vor allem ohne Erklärung für ihre Schwierigkeiten zurechtzukommen versuchten, viel größer war als die der Kinder mit Kanner-Syndrom.

## IV

Lorna begann mit einer stillen, aber beharrlichen Kampagne mit dem Ziel, das Konzept Autismus auf Menschen zu erweitern, die systematisch aus Kanners ummauertem Garten ausgeschlossen worden waren, und sie folgte dabei einer Zweifrontenstrategie.

Zum einen wollten sie ihren Kollegen vermitteln, dass Autismus keine *kategorische,* sondern eine *dimensionale* Diagnose ist; das heißt, die Frage lautet nicht: »ja oder nein?«, sondern: »von welcher Art?«. Als Ersatz für Kanners Einheitssyndrom schlug sie den Begriff »autistisches Kontinuum« vor: Darin ist zwar Platz für zahlreiche Schattierungen und Nuancen, gemeinsam aber ist den Betroffenen, dass sie, wie von Asperger vorhergesagt, alle von denselben hochstrukturierten, unterstützenden Bildungsansätzen profitieren.

Es zeigte sich auch, dass eine Person zu verschiedenen Zeiten ihres Lebens an unterschiedlichen Stellen des Kontinuums stehen kann. Manche Kinder, Susie zum Beispiel, bleiben bis ins mittlere Lebensalter und darüber hinaus sehr stark behindert. Andere hingegen blühen bei entsprechender Unterstützung überraschend auf (wie mehrere Patienten

Kanners, etwa Donald T. und Richard S.). Der Society-School-Absolvent David Braunsberg zum Beispiel studierte später Kunst und wurde ein anerkannter Maler und Textilkünstler.

Zum anderen setzte sich Lorna sehr dafür ein, ein neues diagnostisches Etikett einzuführen, um das mit *Autismus* verbundene gesellschaftliche Stigma zu umgehen, was weniger eine streng empirische Entscheidung von ihr war als vielmehr ein kluger Schachzug. Sie schrieb:

> Eltern ohne einschlägige Erfahrung neigen dazu, den Begriff Autismus zu ignorieren oder abzulehnen, wenn ihr Kind sozial unbeholfen, naiv, geschwätzig, tollpatschig ist oder sich, bereits ausgewachsen, brennend für Dinge interessiert wie die Gezeitentabelle an Großbritanniens Küsten, die notwendige Abschaffung der Sommerzeit oder die Namen sämtlicher jemals aufgetretener Charaktere einer bestimmten Seifenoper und deren Beziehungen zueinander. Akzeptabler ist hingegen der Vorschlag, das betreffende Kind könnte eine interessante Krankheit mit Namen Asperger-Syndrom haben.[23]

Lorna war nicht die Erste, die den Begriff »Asperger-Syndrom« benutzte. Der Wiener Kinderarzt hatte ihn nie verwendet, doch 1970 brachte der deutsche Psychologe Gerhard Bosch ein Buch mit dem Titel *Der Frühkindliche Autismus* heraus, in dem er das »Asperger-« und das »Kanner-Syndrom« erwähnt. Der Erfahrung nach sei anzunehmen, schrieb er, dass es ein Zwischenreich zwischen den beiden Syndromen gebe, das nicht ohne Weiteres und nicht eindeutig der einen oder anderen Seite zugeordnet werden könne. Wie Kanner es mit dem frühkindlichen Autismus getan hatte, so kodifizierte Lorna die Krankheit jetzt anhand einer eigenen Sammlung von Fallgeschichten, die sie »Asperger-Syndrom. Ein klinischer Bericht« nannte. Dieser Bericht erschien 1981, und es traten darin der Mann mit den beiden Armbanduhren sowie fünf weitere junge Erwachsene auf.

Die Wiedererweckung des Namens Asperger aus einer Zeit und einer Gegend, an die sich niemand gern erinnerte, war nicht einfach: Als die in Großbritannien lebende und arbeitende deutsche Erkenntnispsychologin Uta Frith Ende der 80er-Jahre für ein eigenes Buch eine elegante englische Übersetzung von Aspergers Schrift anfertigte, lehnte ihr Stammverleger das Manuskript ab. (Das Buch erschien schließlich im Verlag Cambridge University Press.) Lornas Vorschlag wurde auch von Eric Schopler angegriffen, dem es nicht passte, dass sie auf einem Feld, das sich eben erst von der Konfusion zwischen Autismus und Schizophrenie erholte, eine neue Bezeichnung einführte. (Er zog den Begriff »hochfunktionaler Autismus« vor.) Zäh hielt sich das Gerücht, Hans Asperger habe mit den Nazis kollaboriert – verdiente so einer etwa Anerkennung?

Mit der Zeit kam Lorna von dem Begriff »Kontinuum« wieder ab, weil es einen wachsenden Schweregrad von der leichtesten bis zur schwersten Ausprägung der Erkrankung implizierte, während es ihr um stärker individualisierte und nuancierte und vor allem um multidimensionale Manifestationen ging. Während sie über einen besseren Begriff nachsann, fiel ihr ein Satz von Winston Churchill ein: »Die Natur zieht niemals eine Linie, ohne sie zu verwischen.« Sehr passend, fand sie, zumal für den Autismus. Einer der subversivsten Aspekte von Lornas Konzept war ihr Hinweis, dass das autistische Kontinuum unmerklich in ganz gewöhnliche, nichtpathologische Exzentrizität übergehe. (»Alle Merkmale, die das Asperger-Syndrom charakterisieren«, schrieb sie, »finden sich in unterschiedlichem Ausmaß auch in der normalen Bevölkerung.«)

Am Ende entschied sie sich für den Begriff »Autismusspektrum«. Der Klang gefalle ihr, sagte sie, das Spektrale daran erinnere an angenehme Bilder von Regenbogen und anderen Phänomenen, die von der unendlich vielfältigen Kreativität der Natur zeugten.[24] Die Kliniker übernahmen die Formulierung bereitwillig, denn damit ließen sich die Beobachtungen, die sie seit Jahrzehnten in ihrer Praxis machten, gut erklären. Der Begriff breitete sich sehr rasch aus, was nicht zuletzt an verschiedenen kulturellen Faktoren lag, die Lorna nie hätte voraussehen können – vor allem an einem Film, der Kanners bis dahin recht obskure Störung praktisch über Nacht in die Alltagssprache einführte.

# 9
# Der *Rain-Man*-Effekt

*Er weiß vieles. Kleinigkeiten.*

Charlie Babbitt

Barry Morrow stand mit seinem Studebaker Baujahr 1954 vor dem Hintereingang des Minikahda Club in Minneapolis, um Beverly, seine Frischangetraute, von ihrer abendlichen Schicht abzuholen,[1] und während er in seinem eiskalten Auto wartete, sah er den Parkwächtern zu, die über den Parkplatz des prächtigen Clubhauses rannten, um die Luxuskarossen zu ihren Besitzern zu bringen. Morrow war 23, Sänger einer Rock-and-Roll-Band und arbeitete nebenbei in diversen Jobs, aber für die Reparatur der defekten Heizung seiner alten Schrottkiste reichte es leider nicht. An seinem zweiten (und letzten) Tag als ambulanter Enzyklopädienverkäufer hatte er eine wenig begüterte alte Frau überredet, ihre Bestellung zu stornieren – die örtliche Leihbibliothek habe eine bessere Ausgabe im Regal stehen.

Während er also wartete, bis seine Frau sich aus ihrer Arbeitskleidung, einem hautengen Etuikleid, geschält hatte, entdeckte er an einem der oberen Fenster einen Mann, der ihm lächelnd zuwinkte. Er winkte zurück. In der folgenden Nacht geschah dasselbe wieder, und in der dritten Nacht war es nicht anders – es wurde ein Ritual daraus, das sich über Monate hinzog. Morrow fand die geheimnisvolle Gestalt, die offenbar schon auf ihn wartete, recht sonderbar; bei ihm hieß der Mann nur »der Winker«. Von Beverly erfuhr er, dass der Winker in Wahrheit Bill hieß und während der Nachtschicht die Herde und Backrohre des Clubs schrubbte. Bill sei »zurückgeblieben«, sagte Beverly – aber der vergnügteste und freundlichste Mensch, den sie je getroffen habe.

Bei der diesjährigen Mitarbeiterweihnachtsfeier saß Bill auf der anderen Seite des Raums allein an einem Tisch. Ein Streichquartett spielte Weihnachtslieder, und Kellner mit schwarzen Krawatten trugen Tabletts mit Häppchen herum, Bill aber war in seinen Winterparka eingemummt, hielt sich an einem Glas Wasser fest, und auf seinem Kopf saß schief eine glänzende schwarze Beatles-Perücke. Morrow hielt es nicht mehr; neugierig ging er zu Bills Tisch hinüber und wünschte ihm fröhliche Weihnachten. Der ältere Mann stand auf, lüftete mit der Linken feierlich seine Perücke und streckte ihm die rechte Hand entgegen. Morrow setzte sich, und sie leerten auf Firmenkosten mehrere Gläser Champagner, der ihnen rasch zu Kopf stieg.

Sie lachten viel, und Morrow sah sich Bill genauer an: Seine wenigen verbliebenen Zähne waren braun vom Tabak, und unter dem Kinn quoll ein Kropf hervor. Die Perücke hatte er mit derart viel Haarspray besprüht, dass sie hart und glänzend war wie eine Bowlingkugel. Morrow, von Natur aus wissbegierig, stellte ihm alle möglichen Fragen nach seinem Leben, und Bill war zwar nicht auskunftsunwillig, doch streifte er im Gespräch dermaßen viele verschiedene, offenbar aufs Geratewohl ausgesuchte Themen, dass Morrow kaum mitkam. »Es war, als breitete er ein ganzes Epos aus«, sagte Morrow, »hätte aber die Ordnung und die Details vergessen.«[2]

Morrow erfuhr, dass es in Bills Leben eine recht lange Zeit gegeben hatte, über die er nicht gern sprach, genauer: 44 Jahre in »diesem Höllenloch«, wie er sagte – dem 50 Meilen entfernten Faribault State Hospital. 1920, mit sieben Jahren, hatte man ihn dort untergebracht. Seine Eltern, Sam und Mary Sackter, waren russischstämmige Juden, die einen kleinen Lebensmittelladen betrieben. Als Sam mit 35 völlig unerwartet an einem Herzinfarkt starb, ging es mit dem Geschäft sehr schnell bergab, und Bill begann in der Schule zu versagen – wegen seiner »schmutzigen Angewohnheiten«, wie es im Bericht eines Lehrers hieß.

Der Direktor bezeichnete Bill als schwachsinnig: Im staatlichen Schulsystem sei kein Platz für ihn. Die Mutter setzte sich für das Recht ihres Sohnes auf Schulunterricht ein, so lange sie konnte, doch am Ende befand die zuständige Gesundheitsbehörde, Bill drohe zur Belastung für die Allgemeinheit zu werden. Er wurde in die Obhut des Staates gegeben, der ihn in einer Anstalt unterbrachte, der Staatlichen Sonderschule für Schwachsinnige und Epileptiker Faribault, wie sie damals hieß.

In den ersten fünf Jahren erhielt er Briefe und Päckchen mit Nahrungsmitteln und Kleidung von seiner Mutter. Doch nachdem er für »geistesschwach« erklärt worden war, lernte er niemals Lesen und Schreiben, und nur selten fand sich ein Angehöriger des Personals, der Marys Briefe beantwortete – und sich dann auch noch beim Nachnamen verschrieb. 1925 fragte Mary beim Anstaltsleiter an, ob eine kurze »Freistellung« ihres Sohnes (das war der Sprachgebrauch in Faribault, dessen Bewohner »Insassen« hießen) für einen Wochenendbesuch bei seiner Familie möglich sei. Sie erhielt den Bescheid, ihr Sohn sei zu »unnormal«, um das Anstaltsgelände zu verlassen, und richtete daraufhin eine allerletzte Bitte an den Leiter: Sie wollte gern eine Fotografie ihres Sohnes.

Zu ihren Töchtern sagte Mary, die das Stigma einer Geisteskrankheit in der Familie und dessen verheerende Auswirkung auf die Heiratsaussichten der Mädchen fürchtete, sie sollten ihren Bruder für tot ansehen. Sie selbst heiratete ein zweites Mal, zog nach Kanada und hatte nie mehr Kontakt mit ihrem Sohn.[3]

Bills schlechter Gesundheitszustand und sein ungepflegtes Äußeres waren die Folgen eines knappen halben Jahrhunderts staatlich verordneter Vernachlässigung und Misshandlung. Er konnte die Uhr nicht lesen, hatte nie gelernt, mit Geld umzugehen, wusste nichts von Zahnpflege. Wie die anderen Insassen erhielt er einen Arbeitslohn zwischen 30 Cent und 1,50 Dollar im Monat,[4] der allerdings nicht in bar ausbezahlt wurde, sondern in Form von Gutscheinen, die im Anstaltsladen einzulösen waren. Seine Arbeit bestand darin, durch die elend langen, feuchten unterirdischen Korridore zwischen den einzelnen Anstaltstrakten das Essen auszufahren. Darüber hinaus half er freiwillig bei der Versorgung von Mitbewohnern, die noch stärker behindert waren als er. »Weißt du, Kumpel«, sagte Bill (der jeden »Kumpel« nannte, auch seinen Sittich) zu Morrow, »ich war dort so lang, dass ich es gar nicht mehr anders kannte.« Die hohen Zäune rings um das Anstaltsgelände waren der Horizont seiner Welt.

Eines Nachts hatte ein Mann von seiner Station einen Anfall. Bill, der Angst um ihn hatte, weckte einen Krankenwärter. Der aber wollte seinen

Rausch ausschlafen und geriet in solchen Zorn, dass er Bill die Treppe hinunterwarf. Doch weil er ihn dabei an den Haaren gepackt hielt, ging ein Stück Kopfhaut mit: Deshalb trug Bill seither eine Perücke. Auch hatte er an einem Bein ein unbehandeltes Geschwür, das wucherte. Erst in den 60er-Jahren forderte eine Elterngruppe, die der Association for Retarded Citizens angehörte, eine verschärfte Prüfung der Lebensbedingungen entmündigter Anstaltsinsassen im Staat Minnesota. (Mehrere Senatorengattinnen mussten ihre Besichtigungstour in Faribault abbrechen, nachdem ihnen von den herrschenden Zuständen übel geworden war.[5]) Im Zuge der daraufhin eingeleiteten liberalen Reformen wurde Bill als vielversprechender Kandidat für eine externe Unterbringung eingestuft. Zum allerersten Mal eigenverantwortlich, stieg er in einen Zug nach Minneapolis und bezog dort ein Zimmer in einer Wohngemeinschaft, in der er etliche Jahre mit anderen ehemaligen Anstaltsinsassen lebte, Gartenarbeit machte, Schnee schaufelte und die Räume einer Autolackiererei sauber hielt, bis ihm ein Sozialarbeiter den Job im Nachtclub Minikahda besorgte.

Trotz allem, was er durchgemacht hatte, erschien Bill Morrow als bemerkenswert fröhlicher Mann. (»Ich bin ja praktisch mitten in der Stadt!«, rief er häufig.) Er freute sich, frei und unter Menschen zu sein, auch wenn er meist nicht beachtet wurde. Als der Abend sich dem Ende näherte, steckte Bill seine Perücke ein und zog seine Mundharmonika hervor – ein Erbstück eines Freunds, der in der Anstalt gestorben war –, spielte ein paar Melodien aus der *»Too Fat Polka«* und machte aus dem eigentlich recht faden Abend einen Schwof. Als die Gesellschaft sich auflöste, schrieb ihm Morrow seine Telefonnummer auf und sagte, wenn Bill mal was brauche, solle er anrufen.

Und Bill rief an. Am nächsten Morgen um sechs erwachte Morrow mit dröhnendem Schädel vom Läuten des Telefons. Am anderen Ende war eine Frau, die »nur gewählt« hatte und das Telefon gleich weiterreichte. Bill sagte, er brauche eine Fahrt zur Drogerie, denn seine Zahnpastatube sei leer. Als Morrow zwei Stunden später mit seinem Studebaker vorfuhr, saß Bill bereits mehrere Zentimeter hoch eingeschneit auf der Treppe, denn er war unmittelbar nach Beendigung des Telefonats hinausgegangen, um auf Morrow zu warten. Es war der Beginn einer wundersamen Freundschaft und ein Wendepunkt in der Geschichte des Autismus.

## II

Bill war gar kein Autist, obwohl frühkindliche Schizophrenie auf den überfüllten Stationen von Faribault eine häufige Diagnose war. Er war das Gegenteil: ein geborener Schmuser und Schmeichler, der auf der Straße jeden grüßte, bei dem er das Gefühl hatte, es sei ein freundlicher Mensch. In Faribault bezeichnete das Personal Leute wie Bill ungeniert als »geisteskrank«. Sein IQ wurde erst getestet, als er bereits 13 Jahre in der Anstalt gewesen war.

Morrow und seine Frau nahmen ihn nicht als Sozialfall, sondern akzeptierten ihn als Freund, der auf seine Weise ein Exzentriker war wie andere in ihrer Clique aus Künstlern, Schriftstellern und Musikern. Bald wurden aus den Besorgungsfahrten um Zahnpasta und »Perückenspray« Ausflüge kreuz und quer durch die Stadt, bei denen Bill seine endlosen Monologe hielt.

»Sein Kopf drehte sich andauernd hin und her, weil er alles beobachtete, was ringsum passierte«, erzählt Morrow und imitiert Bills nach jahrzehntelangem Old-Rip-Rauchen heisere Stimme: *Schöne Häuser hier, klasse. Und schau dir die Busse an, echt riesig, passen massenhaft Leute rein. Die Schüler, die lernen, ja, und die Männer arbeiten, Arbeit haben sie, ein Mann muss ja einen guten Job haben.* »Dass Bill eine Welt beschrieb, die er zum allerersten Mal erlebte, wurde mir eigentlich erst später klar«, fügt Morrow hinzu.

Als Student an der University of Minnesota hatte sich Morrow für technische Neuerungen wie Super 8 und die allererste Videokamera Sony Portapak begeistert. Nun begann er Bill und ihre gemeinsamen Freunde auf ihren Odysseen durch die Stadt zu filmen. Bill war doppelt so alt wie alle anderen in dieser Gruppe psychedelischer Bohemiens, und er fügte sich perfekt ein: Sein Dauerstaunen war auch nichts wesentlich anderes als ein durch Drogen veränderter Bewusstseinszustand. »Bill war überhaupt kein schräger Vogel unter lauter Normalen«, lacht Morrow. »Schräg waren wir alle, und die Hälfte von uns war außerdem high.«

Als die Morrows einen Sohn bekamen, wurde Bill inoffizieller »Opa« von Clay und häufiger Gast, wenn es samstags bei den echten Großeltern Huhn für die ganze Familie gab. Wenn Morrows Band, die Blue Sky Boys, in Bars und Hotellobbys spielte, hatte auch »Wild Bill« seinen Auftritt im Rampenlicht und erntete stürmischen Beifall mit seiner Mundharmonika. Im Alter von 60 hatte er, zum ersten Mal seit früher Kindheit, eine Familie.

Bill vergalt Morrow seine Freundlichkeit, indem er ihn in sein Allerheiligstes einließ, ein kleines Zimmer im hinteren Teil des Minikahda, gleich neben dem Schuppen mit den Rasenmähern. Darin hatte er nicht viel mehr als ein Bett und einen Metallspind voller Aqua-Net-Haarspray. In gedämpftem, ehrfurchtsvollem Ton zeigte er Morrow seinen Perückenständer, das Herzstück eines privaten Schreins, der mit Illustriertenfotos von spielenden Kindern, herumtollenden Hunden und Sonnenaufgängen geschmückt war. In einer Ecke des Zimmers stand ein alter Schwarz-Weiß-Fernseher, mit dem er seine Lieblingssendung sah, *Bezaubernde Jeannie*, von der er selten eine Folge versäumte, und Morrows Freunde fragte er oft: »Findet ihr Jeannie auch so bezaubernd?«

Dieses Gefühl tiefer Verbundenheit, das er gegenüber Bill empfand, sei Außenstehenden völlig unerklärlich gewesen, räumt Morrow ein. Ein typischer Wortwechsel zwischen ihnen hatte immer etwas freundlich Spöttisches, Zen-artiges:

*Bill:* Verstehst du, Kumpel, um ein guter Mensch zu sein, wie sich's gehört, da brauchst du dreierlei: einen guten Job, das glaube ich unbedingt, und einen guten Kumpel.

*Morrow:* Das sind doch nur zwei Dinge, Bill. Was ist das dritte?

*Bill:* Haare, wie du sie hast. Deswegen bist du ein guter Mensch, wie sich's gehört, verstehst du?

Nach jahrelangem Haarspray-Missbrauch gab Bills Perücke definitiv den Geist auf, sie zerfiel schlichtweg, und Morrow überredete ihn, sich stattdessen einen Bart wachsen zu lassen, weil das doch viel distinguierter aussehe. Außerdem brachte er ihn dazu, einen Zahnarzt aufzusuchen und sich ein Gebiss anpassen zu lassen. Seitdem er mehr Wert auf seine äußere Erscheinung legte, brachten ihm die Leute auch mehr Respekt entgegen, und sein Selbstvertrauen wuchs. Es war eine Spirale aufwärts. »Ich war nicht mit Bill befreundet, um ihm einen Gefallen zu tun. Ich glaube nicht an reinen Altruismus«, sagt Morrow. »Wär's nicht gut gewesen, mit ihm zusammen zu sein, hätte ich's nicht gemacht.«

Es kam jedoch der unvermeidliche Zeitpunkt, zu dem der junge Filmemacher von der Notwendigkeit eingeholt wurde, den Lebensunterhalt für seine wachsende Familie zu verdienen. Er bekam eine Stelle als Multimediafachmann an der sozialwissenschaftlichen Fakultät der University of Iowa, und obwohl es ihm das Herz brach, seinen Freund zurückzulassen, blieb ihm nichts anderes übrig. Als staatliches Mündel durfte Bill den Staat Minnesota nicht ohne behördliche Genehmigung verlassen. Im Herbst 1974, nach einem tränenreichen Abschied, bezogen die Morrows eine Farm in Kalona, nicht weit von der Uni.

Ein paar Monate später läutete bei den Morrows wieder mal das Telefon, und ein Sozialarbeiter teilte mit, dass Bill ohnmächtig auf der Straße gefunden worden sei – zweifellos eine Folge des alten Geschwürs am Bein, das er nach dem Wegzug der Morrows nicht mehr versorgt hatte. In seiner Einsamkeit war er in alte Gewohnheiten zurückgefallen, hatte im Fernsehen *Jeannie*-Wiederholungen gesehen und kaum noch sein Zimmer verlassen. Sein Bein müsse wahrscheinlich amputiert werden, sagte der Sozialarbeiter und bat Morrow um Hilfe bei der OP-Vorbereitung. Auf der langen Fahrt nach Minneapolis legte sich Morrow zurecht, was er Bill sagen wollte – die Sache mit seinem Bein tue ihm sehr leid, aber er sei irgendwie ja auch selber schuld, weil er dem Rat der Ärzte nicht gefolgt sei, die ihm doch genau auseinandergesetzt hätten, was er tun müsse, um gesund zu bleiben. Jetzt stehe er vor der Wahl: Bein oder Leben.

Als er im Krankenhaus eintraf, wollte er mit den Ärzten sprechen, wie es nach der OP weitergehen sollte; er war sicher, dass Bill eine Prothese bekäme und nach einer Reha irgendwann auch wieder arbeiten könnte. Weit gefehlt: Angesichts seiner psychiatrischen Vorgeschichte, lautete die Auskunft, komme Bill weder für eine Prothese noch für eine Reha-Maßnahme infrage, sondern werde höchstwahrscheinlich nach Faribault zurückgeschickt, um den Rest seiner Tage als bettlägeriger Invalide dahinzuvegetieren. Als Morrow in Bills Krankenzimmer kam, sagte er statt seiner vorbereiteten Worte: »Wir müssen dich hier rausschaffen, Kumpel. Kommst du mit zu uns nach Iowa?« Bill war überglücklich. Kurz darauf waren die beiden auf dem Weg nach Westen.

Morrow half Bill bei der Versorgung seines Beins, fand eine Unterkunft für ihn und überredete einen mitfühlenden Berater an der Uni, Thomas Walz, Bill als Experten für Entwicklungsstörungen zu engagieren; gemeinsam überlegten sie sich sinnvolle Tätigkeiten für ihn. Doch es tat sich eine unerwartete juristische Grube auf. Aus Sicht der Behörden von Minnesota hatte Morrow eine Gesetzwidrigkeit begangen, als er Bill in einen anderen Staat gebracht hatte, und es drohte eine Anklage wegen Entführung. Die beiden mussten also noch einmal nach Minneapolis zurück und vor dem staatlichen Prüfungsausschuss für geistige Gesundheit den Antrag stellen, Morrow, obwohl nicht halb so alt wie sein Schutzbefohlener, zu Bills gesetzlichem Vormund zu machen: Es galt, stichhaltige Argumente zu finden.

Am Tag der Anhörung band sich Morrow sein langes blondes Haar zu einem Pferdeschwanz zusammen, den er im Kragen verschwinden ließ, zog ein Sakko an und schmückte sich mit einer (leeren) Aktentasche, um sich den Anschein eines professionellen und kompetenten Vormunds zu geben, und damit es nicht während der Verhandlung zu unerwünschten Ausbrüchen käme, schärfte er Bill ein, unbedingt den Mund zu halten: »Diese Leute haben hundert Tricks auf Lager, Kumpel, überlass das Reden bitte ausschließlich mir.«

Doch trotz Morrows Imagewechsel verlief die Anhörung nicht gut. Die Mitglieder des Ausschusses saßen um einen langen Tisch und löcherten ihn mit Fragen, auf die er nicht gefasst war, und er verfiel unwillkürlich in einen doppelzüngigen Juristenjargon, der sogar in seinen Ohren absurd klang. Die Männer, die über Bills Schicksal entscheiden sollten, nahmen ihm sichtlich kein Wort davon ab. Im Grunde liefen alle Fragen nur auf das eine hinaus: Warum wollte ein nicht mal Dreißigjähriger unbedingt der gesetzliche Vormund dieses viel älteren, unübersehbar geisteskranken Mannes in schlechter gesundheitlicher Verfassung werden?

Plötzlich nahm Bill die Sache in die Hand und griff in den verhängnisvollen Verlauf der Verhandlung ein. »Lasst uns beten!«, verkündete er.

Instinktiv senkten die Ausschussmitglieder respektvoll den Kopf. »Vater unser im Himmel, hohl sei dein Knie«, begann er – und fuhr mit seiner eigenen Lebensgeschichte fort, wenn auch im Rhythmus des Vaterunsers. »Und danke, lieber Gott, dass du mir meinen Kumpel Mister Barry geschickt hast, er kümmert sich gut um mich. Ich habe einen Vogel namens Chubby, ich habe jetzt ein *gutes* Leben und will nie wieder zurück in dieses Höllenloch – das weißt du, Herr.« So ging es noch eine Zeit lang weiter, bis er schließlich mit »Amen« endete.

Nach kurzer Stille räusperte sich der Mann am Kopfende und sagte: »Nun, das sagt dann wohl alles.« Er unterschrieb ein offizielles Formular und schob es zum unteren Ende des Tisches hin. Bill taufte das Formular seinen »Selbstständigkeitswisch«. Er war jetzt offiziell ein freier Mann.

## III

Mit Morrows und Walz' Hilfe wurde Bill Besitzer eines eigenen Cafés auf dem Gelände der University of Iowa, *Wild Bill's Coffeeshop,* den es noch heute gibt; hier arbeiten Erwachsene mit Entwicklungsstörungen. Er schaffte es nie, die Registrierkasse zu durchschauen – manchmal kostete ein Becher Kaffee 25 Cent und manchmal 250 Dollar –, aber insgesamt lief der Betrieb, und Bill wurde ein geschätztes Mitglied der Gemeinschaft. 1978 wurde er »Iowas Behinderter des Jahres«, und Präsident Jimmy Carter lud ihn ins Weiße Haus ein. Von überallher kam Post mit Glückwünschen, unter anderem vom Besitzer eines lokalen Friseursalons, der eine neue, graumelierte Perücke für ihn machen wollte – und die trug Bill stolz für den Rest seines Lebens.

Morrow drehte inzwischen für die Universität Videos über Themen wie Kindesmissbrauch und Altern, und eines Tages kam ihm der Gedanke, dass sich aus Bills Geschichte ein spannender Dokumentarfilm machen ließe. Er ging auf die Suche nach Geldgebern, aber keiner war daran interessiert, einen Film über das Leben eines intellektuell behinderten Menschen zu finanzieren. 1980 jedoch wurde Morrow eingeladen, sein Demotape einem Vertreter der Mobil Oil Corporation in New York City vorzuführen, und an der Veranstaltung nahmen auch mehrere NBC-

Manager teil, die tatsächlich Interesse daran hatten, aus der Geschichte von Bills Reise in die Unabhängigkeit ein Fernsehdrama zu machen.

*Bill* hieß der Film, mit Mickey Rooney als Bill und einem hübschen Unbekannten namens Dennis Quaid in der Rolle von Morrow; ausgestrahlt wurde er 1981, im selben Jahr wie *Reds, Am goldenen See* und *Die Stunde des Siegers*. Der Film gewann einen Emmy, einen Peabody und zwei Golden Globes. Rooney legte eine großartige Leistung hin, die Bills charakteristische Mischung aus kindlichem Staunen und würdevollem Ernst einfing; er drehte tagsüber einzelne Szenen und trat abends am Broadway in *Sugar Babies* auf. Zur Golden-Globe-Verleihung war Bill eingeladen und sollte an Rooneys Stelle den Preis für den Besten Schauspieler entgegennehmen; vorsichtshalber hatte man ihm seine Mundharmonika abgenommen. Im entscheidenden Moment aber nahm er wieder mal die Sache selbst in die Hand und zauberte eine Ersatzmundharmonika im Miniaturformat aus der Jackentasche. Jane Fonda klatschte mit, und ein spontaner Ausbruch von Authentizität durchbrach die gewohnt glatte Routine.

Zwei Jahre später schrieb Morrow eine Fortsetzung, *Bill: On His Own*. Inzwischen war er nach Hollywood gezogen, um sein Glück als Drehbuchautor zu versuchen. Bill wollte nicht mitkommen, als Morrow aus Iowa City fortging. »Ich bleibe hier«, sagte er, »hier bin ich zu Hause.« Im Alter von sieben Jahren als lernunfähig abgestempelt, hatte er sich in seinen 50ern und 60ern enorm entwickelt, nicht zuletzt dank des Respekts jener, die ihm einen Platz in ihrem Leben eingeräumt hatten. Am Morgen des 16. Juni 1983 fand ihn seine Vermieterin zusammengesunken in seinem Lieblingssessel, neben sich seine Lunchbox; er war frisch geduscht und angekleidet und offensichtlich auf dem Weg zum Bus gewesen, um ins Café zu fahren. Bill war friedlich gestorben. Er wurde zusammen mit seiner Mundharmonika und seinem Selbstständigkeitswisch in der Tasche begraben.

»Was ich von Bill gelernt habe«, sagt Morrow, »ist nicht nur, dass Menschen wie Bill die Gesellschaft brauchen, sondern die Gesellschaft braucht auch Menschen wie Bill.«

In den Jahren nach Bills Tod ging Morrow diese Lektion nicht mehr aus dem Sinn. Während er mit seiner Karriere in Hollywood beschäftigt war, engagierte er sich in Interessensvertretungen wie der Organisation Arc, jenem Netzwerk von Eltern und behinderten Erwachsenen, das für die Reformen gekämpft hatte, denen Bill seine Freilassung aus Faribault verdankte.

1984 lernte Morrow bei einer abendlichen Arc-Zusammenkunft im texanischen Arlington einen Mann mit außergewöhnlichem Geist kennen: Kim Peek. Seine Schädelknochen hatten sich pränatal nicht vollständig geschlossen, sodass durch den Druck bei der Geburt ein Teil des Kortexgewebes durch eine baseballgroße Öffnung am Hinterkopf ausgetreten war.[6] Außerdem fehlte dem Gehirn das Corpus callosum, der aus weißer Substanz bestehende sogenannte Balken, der im Normalfall die Querverbindung zwischen rechter und linker Gehirnhälfte bildet. Als das Kind neun Monate alt war, teilte ein eiliger Neurologe, der auf dem Weg zu einem Golfturnier war, den Eltern mit, Kim sei geistig hoffnungslos behindert, werde niemals irgendetwas zustande bringen und gehöre ins Heim.[7] Seine Eltern aber, Fran und Jeanne Peck, weigerten sich, ihn aufzugeben, und nahmen sich vor, ihn zu Hause zu versorgen, so gut es eben ging.

Schon als kleines Kind legte Peek derart außerordentliche kognitive Fähigkeiten an den Tag, dass sie nur als unheimlich bezeichnet werden können. Mit 18 Monaten kannte er jedes Buch, das seine Eltern ihm vorgelesen hatten, Wort für Wort auswendig und stellte es anschließend umgedreht ins Regal, damit niemand auf die Idee kam, es etwa ein zweites Mal vorzulesen. Mit drei Jahren schlug er Wörter im Lexikon nach und buchstabierte sie phonetisch. Ebenso versiert ging er mit Zahlen um. Er las zum Spaß Telefonbücher und konnte mit einem Blick die Quersumme der Zahlen auf den Nummernschildern vorbeifahrender Autos angeben. Später las er dann zwei Bücher gleichzeitig – eines mit dem rechten, das andere mit dem linken Auge, und das ging auch dann, wenn sie verkehrt herum gehalten oder ihm gespiegelt gezeigt wurden.

Weil er den Unterricht störte, war er vom Schulbesuch für immer ausgeschlossen worden, doch hatte er, als er 14 war, mit der Hilfe von Tutoren den Standardlehrplan der Highschool durchgearbeitet; die Schulbehörde lehnte es allerdings ab, ihm das entsprechende Zeugnis auszustellen. Er nahm eine Stelle in einer Behindertenwerkstatt an, wo er ohne Zuhilfenahme einer Rechenmaschine komplexe Lohnberechnungen ausführte; einer seiner Spitznamen war »der Kimputer«. Dabei war er aber nicht imstande, sich selbstständig anzukleiden, und auch bei vielen Erfordernissen des Alltags war er auf Hilfe angewiesen. Als er endlich gelernt hatte, sich zu rasieren, musste er vor dem Spiegel die Augen schließen, weil er es nicht ertrug, seine beiden Gesichtshälften vertauscht zu sehen.

Peek war ein Savant: die moderne Version der grenzenlos begabten »Idioten«, die im 19. Jahrhundert Klinikärzte wie Édouard Séguin und John Langdon-Down, den Leiter des Royal Earlswood Asylum in Surrey, verblüfft hatten.[8] Einer von Langdon-Downs Patienten war ein geistig behinderter Junge, der *Verfall und Untergang des Römischen Imperiums* nach einmaliger Lektüre auswendig wusste und wörtlich aufsagen konnte – allerdings auf mechanische, leiernde Art. (Wenn er beim Lesen eine Zeile ausgelassen hatte, kehrte er ein Stück zurück und korrigierte den Irrtum; denselben mühseligen Prozess musste er wiederholen, wenn er dann diese Passage auswendig aufsagte.) Ein anderer Junge wusste die Adresse jedes einzelnen Zuckerbäckers in London, bei dem er Süßigkeiten gegessen hatte, und er konnte auch noch die jeweiligen Daten nennen. Ein Dritter konnte dreistellige Zahlen im Kopf in Sekundenschnelle multiplizieren, noch ehe der Arzt sie überhaupt niedergeschrieben hatte – an Downs Namen aber erinnerte er sich nur selten, obwohl sie einander fast täglich sahen. Langdon-Down beschrieb außerdem »viele Kinder, die gut und verständnisvoll gesprochen hatten, doch um die Zeit des zweiten Zahndurchbruchs die Sprache verloren; gleichzeitig stellten sie das geistige Wachstum ein« – es liest sich wie eine Vorwegnahme der Berichte heutiger Eltern, die, hundert Jahre später, den jähen Verlust erworbener Fähigkeiten bei ihren autistischen Kindern beschreiben.[9]

Doch im Unterschied zu den meisten Savants beschränkten sich Peeks besondere Fähigkeiten nicht auf eine oder zwei Inselbegabungen: Er konnte auch klassische Musikstücke Note für Note aus der Erinnerung wiedergeben, machte Dirigenten auf Fehler des Orchesters aufmerksam und stand einmal während der Aufführung eines Shakespeare-Stücks auf und schrie: »Sofort aufhören!« Was denn um Himmels willen los sei, wollte ein Schauspieler wissen, worauf Peek sagte, er habe in der vorhergehenden Zeile mehrere Wörter ausgelassen. Er hätte nicht gedacht, dass das irgendjemand merken würde, gab der Schauspieler zurück, und Peek erwiderte: »Shakespeare hätte es gemerkt!«[10]

Peeks Vater, der die PR für Arc machte, sah die beiden *Bill*-Filme im Fernsehen und lud Morrow daraufhin nach Arlington ein, um ihn für die Öffentlichkeitsarbeit des Verbands einzuspannen. Peek stellte sich mit der dramatischen Äußerung vor: »Denken Sie über sich nach, Barry Morrow.« Fran erklärte dazu, dass sein Sohn, wenn er aufgeregt sei, die Pronomina durcheinanderbringe; eigentlich habe er sagen wollen: »Ich denke über Sie nach, Barry Morrow.« Der Drehbuchautor wiederum konnte sich nicht vorstellen, weshalb Peek über jemanden nachdachte, den er gar nicht kannte, doch das Rätsel war bald gelöst, als Peek jeden einzelnen Namen aus dem Abspann beider Filme aufsagen konnte. Als sie den Presseverteiler durchgingen, begann Peek falsche Postleitzahlen zu korrigieren und gab nebenbei Schritt für Schritt an, wie man fahren musste, um von einem beliebigen Punkt in den USA und Kanada zu einem anderen zu gelangen. Außerdem war er eine unerschöpfliche Quelle für wissenswerte Nebensächlichkeiten aus dem Sport. Für seine Angehörigen und einen kleinen Freundeskreis war Peek ein exzentrischer Wunderknabe, der gern allein in seinem Zimmer saß. Morrow jedoch, dem Drehbuchautor, erschien er wie ein fantastischer Protagonist auf der Suche nach einem Plot. Auf dem Rückflug nach Los Angeles notierte Morrow erste Ideen für seinen nächsten Film.

Sein Agent riet ihm von weiteren Projekten zum Thema Behinderung ab, doch Morrow ging die Begegnung mit Peek nicht aus dem Sinn – »ein Mann, der mehr Informationen im Hirn hat als die Enzyklopädien, die ich mal verkauft habe«, sagt er. Die Idee eines Hollywood-Films mit einem »zurückgebliebenen« Protagonisten war zumindest ungewöhnlich, allerdings auch schon einmal mit Erfolg ausprobiert worden: 1969 hatte Cliff Robertson für *Charly*, sein einfühlsames Porträt eines geistig Zurückgebliebenen in der Verfilmung von Daniel Keyes' Novelle *Blumen für Algernon*, einen Oscar erhalten.

Dass der Film so viele Zuschauer ansprach, lag wohl an seinem pygmalionesken Schwenk zur Science-Fiction: eine experimentelle Operation, die aus dem watschelnden Charlie Gordon ein Genie macht. Erst postoperativ wird er vollständig menschlich, das heißt fähig zu Liebe, Lust,

Ehrgeiz, Trauer und Zorn. In Peeks Fall hatte schon die Natur die Operation vorgenommen, die ihn zum Genie machte, aber würde ein Kinopublikum einen auf Dauer beeinträchtigten Protagonisten als menschlich akzeptieren?

Morrows ursprüngliche Konzeption des Charakters, den er Raymond Babbitt nennen wollte, war teils aus Peek, teils aus Bill zusammengesetzt: Ein Mann mit den Fähigkeiten eines Savants wird aus einer Anstalt, der einzigen ihm bekannten Welt, »entführt«. Um die dramatische Spannung zu erhöhen, entwarf Morrow Raymonds jüngeren Bruder Charlie als seinen eigenen Gegenpart: Dieser Charlie ist kein naiver Provinzler voller Ehrlichkeit und lauterer Absichten, sondern ein aggressiver, egoistischer Sportwagenhändler, der an der Grenze der Legalität operiert; um ein Erbe in Höhe von drei Millionen an sich zu bringen, freundet er sich mit seinem weltfernen Bruder an, von dessen Existenz er zuerst nichts wusste.

In einer eigens fürs Mainstream-Publikum geschriebenen Szene setzt Charlie die Savant-Begabung seines Bruders in einem Casino in Las Vegas ein, wo Raymond beim Blackjack den Croupier schlägt, indem er die Karten zählt. (Ironischerweise wies Peek, mit dem Morrow nach Reno gefahren war, weil er wissen wollte, ob die Szene überhaupt plausibel sei, das Ansinnen mit der Begründung zurück: »Das ist nicht fair, Barry Morrow.«)

Morrow stellte auch das Pygmalion-Thema auf den Kopf. Statt Raymond durch Heilung von seiner Behinderung zum ganzen Menschen zu machen, lernt Charlie im Umgang mit seinem Bruder, was im Leben wirklich wichtig ist – wie Morrow es von Bill gelernt hat. Er schickt die ungleichen Brüder unterwegs in etliche gefährliche Abenteuer, lässt sie mit Kredithaien und Survival-Freaks in der Wüste zusammenprallen, aber das Happy End sieht so aus, dass die Brüder beschließen, für den Rest ihres Lebens zusammenzubleiben.

Obwohl die *Bill*-Filme auf viel Zustimmung gestoßen waren, hatte Morrow noch immer so wenig Vertrauen in sein Talent, dass er seinen Beruf gegenüber dem Finanzamt als »Schreibkraft« angab.[11] Im Herbst 1986 aber bekam er ein ungeheuer ermutigendes Feedback von United

Artists. »Dieses Drehbuch ist eine wunderbar geschriebene, extrem bewegende Tragikomödie, die einen im Film bislang kaum oder gar nicht beachteten Persönlichkeitstyp darstellt«, schrieb eine Produktionsassistentin bei UA. »Es ist ein bemerkenswerter erster Entwurf mit zwei gehaltvollen Rollen, die zweifellos viele prominente Schauspielerduos reizen wird [...] genau die Art von packendem, originellem und emotionalem Drehbuch, aus dem ein Filmklassiker werden könnte.«[12]

UA stellte sich eine heitere, actiongeladene Buddy-Komödie vor, die zu Weihnachten in die Kinos käme, und kaufte das Drehbuch, bestand aber darauf, dass Morrow noch eine »Feuerring«-Szene einfügte: Die beiden Brüder werden von den erwähnten Survival-Freaks in eine Falle gelockt, eine Scheune mit einem Graben rings herum, der mit brennendem Benzin gefüllt ist. Um dieser Hölle zu entkommen, baut Raymond dank seiner übermenschlichen Savant-Kräfte aus vorgefundenen Teilen ein Motorrad zusammen, mit dem die Flucht gelingt.

Der Enthusiasmus der Produktionsassistentin erwies sich als prophetisch, allerdings musste das Drehbuch erst durch die Hände mehrerer prominenter Regisseure gehen, unter anderem Martin Brest (*Beverly Hills Cop*), Sydney Pollack (*So wie wir waren*) und Steven Spielberg (*E. T.*). Es war ein Glück für Morrow, dass sein Drehbuch auf dem Schreibtisch des Superagenten Michael Ovitz landete, der es einem Weltklasseschauspieler, einem der begehrtesten Namen in der Branche weiterleitete: Dustin Hoffman. Der hatte eben eine *Tour de force* hinter sich gebracht und *Tootsie* gedreht – ein Schauspieler verkleidet sich als Schauspielerin, um eine heiß umkämpfte Rolle zu erringen. Ovitz sah Hoffman in der Rolle des Charlie, mit Bill Murray als Raymond.

Hoffman war von dem Drehbuch begeistert. Aber Raymonds halbseidener kleiner Bruder interessierte ihn nicht, er wollte den Raymond. Denn ein paar Jahre zuvor hatte er in der Sendung *60 Minutes* einen Bericht gesehen, in dem drei Savants vorgestellt wurden: Alonzo Clemons, ein nach einem Schädeltrauma geistig behinderter schwarzer Bildhauer, der, ohne je eine künstlerische Ausbildung genossen zu haben, perfekte und vollkommen realistische Tierfiguren aus Ton macht, vor allem Pferde; Leslie Lemke, der infolge einer Zerebralparese unter schweren Behinderungen leidet und blind ist, aber spontan die Fähigkeit entwickelte, komplexe, ein einziges Mal gehörte Kompositionen auf dem Klavier nachzuspielen; und George Finn, einer der Zwillinge und Rechengenies, die Oliver Sacks im Bronx Psychiatric Hospital kennenlernte; er beschrieb sie 1985 in seinem Bestseller *Der Mann, der seine Frau mit einem Hut verwechselte*. Als Morley Safer Finn fragte, wie das Wetter am 3. November 1958 in seiner Heimatstadt gewesen sei, antwortete der, ohne zu zögern und korrekt: »Wolkenverhangen, es war ein Montag. Schneegestöber am Morgen, sehr kalt. Zwischendurch aber auch Nieselregen.« Im Handumdrehen hatte er ausgerechnet, dass der 6. Juni des Jahres 91360 auf einen Freitag fallen wird. Aber er war nicht imstande zu sagen, wie viel sieben mal fünf ist.

Murray hätte die vertrackte Rolle des Raymond sicher mit Elan bewältigt; Hoffman aber war als Schauspieler von einzigartiger Bandbreite längst etabliert – unvergesslich seine Darstellungen des jugendlichen Intellektuellen, der von einer verheirateten älteren Frau verführt wird (*Die Reifeprüfung*), des abgehalfterten Möchtegernhochstaplers auf dem Times Square (*Asphalt-Cowboy*), des getriebenen Werbekaufmanns (*Kramer gegen Kramer*). Was Ovitz nicht wusste, war, dass Hoffman schon lang vor seinem Durchbruch mit der *Reifeprüfung* genau jene Fähigkeiten entwickelt hatte, die er brauchte, um den ersten Angehörigen aus dem der Welt weitgehend unbekannten Asperger-Stamm zu spielen.

## IV

1958, frisch aus Los Angeles in New York City angekommen, zog Hoffman in den fünften Stock eines aufzugslosen Hauses an der West 109th Street, Ecke Broadway, wo er eine Wohngemeinschaft mit einem Kollegen bildete, der bald in die Stratosphäre der Branche aufstieg, Robert Duvall. Zusammen mit dem ebenso begabten Gene Hackman bildeten sie ein unzertrennliches Trio. Mit der Intensität religiöser Fanatiker widmeten sie sich der Perfektion ihrer Kunst. (Sie hätten das Ziel gehabt, erklärte Duvall einmal, »wahrheitsgemäß in imaginären Umständen zu leben [...] und das einigermaßen mühelos«.[13]) Zwischen Massenvorsprechen und Readings vor pechfinsteren, hallenden Räumen nahmen sie jeden Job an, der ihres Weges kam, und durchforsteten Sprechweisen und Verhalten der Menschen in ihrer Umgebung nach Eigenarten und Gesten, die sie für die Ausgestaltung einer Bühnenrolle brauchen konnten. Hoffman war Garderobier am Broadway, fädelte Orchideen auf Drähte, um hawaiianische Blumenkränze zu basteln, rief, verkleidet als Freiheitskämpfer Paul Revere, am Times Square Zeitungsschlagzeilen aus, tippte Druckvorlagen für die Gelben Seiten. Um einen französischen Akzent zu kultivieren, bediente er in einem Bistro, wo er sich als Muttersprachler ausgab. (Kam zufällig ein echter Franzose vorbei, so erklärte er, er müsse Englisch üben.[14])

Der Job aber, der sich als ergiebigste Quelle für Studienmaterial erwies, war die Stelle des Pflegehelfers am New York Psychiatric Institute, das mit der U-Bahn nur einen Katzensprung von seiner Wohnung entfernt war. Hoffman fing jeden Morgen um 6.30 Uhr mit seiner Achtstundenschicht an, spielte mit den Patienten Tischtennis, Scrabble und andere Spiele, begleitete sie zur Hydrotherapie, brachte schmutziges Bettzeug in die Wäscherei und hielt sie bei der Elektroschockbehandlung fest. (Die Technik wurde 1939 an eben diesem Institut mit einer öffentlichen Demonstration an einem Jungen mit der Diagnose frühkindliche Schizophrenie in den USA eingeführt.[15]) »Wie es andere Kinder in den Zoo zieht, so hat es mich mein Leben lang in Gefängnisse und psychiatrische Kliniken gezogen«, erinnerte sich Hoffman. »Ich wollte dorthin, wo Verhalten, menschliches Verhalten derart offen zutage liegt. Alles, was wir normalerweise empfinden und unterdrücken, fließt dort aus den Leuten heraus, als käme es aus ihren Poren.«[16]

Der Patient, der ihm den tiefsten Eindruck machte, war ein älterer Mann, der hier nur »der Doktor« genannt wurde. Er war einst ein brillanter Pathologe am NYPI gewesen und jetzt, nach mehreren Schlaganfällen, nahezu unbeweglich. Seine treue Frau, ebenfalls Ärztin, kam jeden Mittag, um mit ihm zu essen. Zu dem Zeitpunkt gab er nur Kauderwelsch von sich; der junge Schauspieler kauderwelschte zurück. Wie Oliver Sacks am Bronx Psychiatric unterhielt Hoffman die Patienten mit Klavierspiel, und der Doktor liebte es besonders, wenn Hoffman »*Goodnight, Irene*« sang. Einmal begann er mitzusingen, und in dem Moment kam seine Frau herein. Der Doktor stand jäh auf, ging seiner Frau bis zur Mitte des Raums entgegen und begann zu schluchzen. »Was ist los?«, fragte sie zärtlich. »Komm, wir essen miteinander, wir reden.« Eine plötzliche Einsicht huschte über das Gesicht des Doktors. »Ich kann nicht … ich kann nicht … ich kann nicht«, ächzte er.[17]

Hoffman fing ebenfalls zu weinen an, und kurz darauf verließ er die Klinik. Aber genau dieses Erlebnis stand ihm deutlich vor Augen, als er Morrows Drehbuch für *Rain Man* las.

Unterdessen vereinbarten Hoffman, Peek, Peeks Vater, Morrow und Brest, der immer noch an dem Projekt hing, ein Treffen in Hollywood. Hoffman hatte seinen langjährigen Freund Murray Schisgal mitgebracht, den preisgekrönten Dramatiker, der am Drehbuch von *Tootsie* mitgearbeitet hatte und als sein Berater, sein *consigliere* fungierte. Peek war sehr aufgeregt, dass er mit einem so berühmten Hollywood-Schauspieler zusammentreffen sollte, und hatte seinen Gedächtnisspeicher um viel filmgeschichtliches Wissen erweitert. Während er im Raum umherwanderte und aufgekratzt mit den Händen flatterte, heftete sich Hoffman an seine Fersen. »Ich sehe es noch vor mir, wie Dustin hinter Kim herging, seinen Gang imitierte, seine Körpersprache und seine Gesten, seinen schief gelegten Kopf – er probierte Kim an wie einen Mantel«, sagt Morrow. »Ich dachte, es läuft alles prima – wer wäre nicht fasziniert, wenn er jemanden wie Kim trifft? Doch Murray trat unauffällig zu mir und sagte so was wie: ›Das klappt nie. Dustin wird Kim nicht spielen. Er ist zu kompliziert und seltsam.‹«

Dieses wenig verheißungsvolle Treffen war der erste Rückschlag in einer langen Pechsträhne, die das Projekt beinahe zum Scheitern gebracht hätte. Während der nächsten Jahre erwies sich Hoffman als unermüdlicher Verfechter von *Rain Man* und steuerte das Projekt durch eine stürmische See, die viele andere Filme versenkt hätte. Sein unerschütterliches Vertrauen in das Projekt weckte auch das Interesse eines gut aussehenden einstigen Seminaristen namens Tom Cruise, der zu der Zeit auf einer Welle von Hauptrollen (*Top Gun* und *Die Farbe des Geldes*) einen rasanten Aufstieg hinlegte. Er verehrte Hoffman und wollte unbedingt die Rolle des schmierigen kleinen Bruders haben.

Morrow hatte, als er den ersten Entwurf von *Rain Man* schrieb, nie das Wort »Autismus« gehört. Dass die Figur des Raymond nicht einfach geistig behindert war, sondern spezifisch autistisch wurde, kam letztlich über Hoffman zustande. Vielleicht hätte der Film, der die Welt mit dem

Begriff Autismus bekannt machte, das Thema nicht einmal gestreift, hätte nicht zufällig ein Gespräch zwischen Hoffmans Produzentin Gail Mutrux und dem Psychotherapeuten Bruce Gainsley stattgefunden.

Das kam so: Mutrux erwähnte einmal gegenüber Gainsley, sie brauche Informationen über das Savant-Syndrom, woraufhin er sie an zwei Psychologen verwies, die bereit waren, Morrows Drehbuch zu lesen und dazu Stellung zu nehmen. Der eine war Peter Tanguay, der sich im Rahmen eines vom National Institute of Mental Health finanzierten Forschungsauftrags an der UCLA mit sozialer Kommunikation beschäftigte, und der andere Bernie Rimland: Für ihn war die Vorstellung, dass aus der Erkrankung seines Sohnes das Thema eines Hollywood-Blockbusters werden könnte, die goldene Gelegenheit, auf die er gewartet hatte.

Tanguay und Rimland kamen beide zum selben Schluss: Die Chance, im wahren Leben einen *idiot savant* zu entdecken, der einen Croupier im Blackjack schlagen konnte, war gering. Viel wahrscheinlicher war es, dass ein *autistischer* Savant zu einer solchen Leistung fähig wäre. Rimland hatte in seinen Unterlagen im Büro die Namen eines halben Dutzends junger Männer, die den Anforderungen womöglich entsprachen. Außerdem fand er, dass die typisch autistischen Verschrobenheiten den Film weitaus interessanter machen könnten. Tanguay stimmte zu: »Der Typ ist Autist, sagte ich zu Gail.«

Eine Rolle, bei der die Interaktion mit seinen Mitdarstellern ganz anders verliefe als sonst, er auch zum Publikum nicht wie gewohnt Zugang fände, war für Hoffman eine unwiderstehliche Herausforderung. Wenn er den Raymond aber tatsächlich so spielte, wie er ihm vorschwebte, bestand die Gefahr, dass er den Film aus dem Bereich der Komfortzone »Familienweihnachtsunterhaltung« weit hinaus katapultierte. Unterdessen hatte Brest den Drehbuchautor Ron Bass ins Boot geholt, der Morrows Entwurf überarbeiten sollte. Hoffman wiederum sagte zu Brest und Bass, im Kern handle der Film doch von der Liebe zwischen zwei Brüdern, die einander fremd seien. »Vielleicht ist es zu leicht, diesen Typen zu lieben, weil er so bezaubernd ist«, fügte er hinzu. »Wie wär's denn, wenn er zum Beispiel Autist oder so was wäre und eine richtige Nervensäge?« Brest veränderte das Thema, und unter vier Augen sagte er zu Bass, er werde Hoffman die unsinnige Autismusidee schon wieder ausreden. Das Gespräch verlief offensichtlich nicht wie geplant, Brest ließ das Projekt wegen »künstlerischer Differenzen« kurz darauf fallen, womit der Film erst einmal erledigt war.

Doch ein paar Monate später rief Ovitz mit guten Nachrichten bei Bass an: Nun wollte Steven Spielberg, der sich im Erfolg von *Die Farbe Lila* sonnte, den *Rain Man* unbedingt wiedererwecken. Bei seinem ersten Gespräch mit Bass sagte er gleich, er plädiere sehr dafür, Raymond als Autisten zu porträtieren: »Dustin Hoffman hat recht, und Sie haben unrecht«, sagte er. »Und wissen Sie, warum?« Ja, sagte Bass, das habe er inzwischen auch eingesehen: »Die Liebesgeschichte ist nur so gut wie ihr Hinderungsgrund – und der Hinderungsgrund ist umso größer, wenn der Typ Autist ist. Ich finde die Idee gut. Versuchen wir's.« Ein weiterer Grund, weshalb sich Bass für die Idee einsetzte, war seine Schwester, die an der UCLA mit Autisten arbeitete. Nach ein paar Monaten des Nachdenkens ließ Spielberg seinen Plan allerdings wieder fallen und drehte stattdessen *Indiana Jones und der letzte Kreuzzug.*

Als es schon so aussah, als sei *Rain Man* definitiv gestorben, trat Barry Levinson auf den Plan, der mit *American Diner, Der Unbeugsame* und *Good Morning, Vietnam* eine Glückssträhne hatte, und wollte die Regie übernehmen. Er war überzeugt, dass das Publikum »am Ende größeres Verständnis aufbrächte«, wenn man das Thema Entwicklungsstörung nicht im düsteren Ton des Problemfilms, sondern auf heitere Weise darstellte.[18] Schließlich standen alle Stars in den Startlöchern, um dem Autismus zu seinem Kinodebüt zu verhelfen.

## V

1986 suchten Bass und Mutrux Rimland in seinem Büro in Kensington auf und zogen beladen mit Büchern und Artikeln wieder ab. Hoffman las *Durch die gläserne Tür* von Temple Grandin und besuchte die Autorin, von der er erfuhr, dass es der größte Wunsch ihres Lebens sei, umarmt zu werden, doch kaum sei die Gelegenheit da, könne sie es nicht ertragen. »Dieser Satz hat mich wirklich fertig gemacht«, sagte Hoffman.

Er unternahm auch eine Wallfahrt zum Haus von Oliver Sacks auf City Island, einer kleinen Insel, die zur Bronx gehört, eigentlich einem Weiler, wie er typisch für New England ist. Sie suchten einen von Sacks' Patienten im Krankenhaus auf und gingen anschließend in den Botanischen Garten von New York, wo Hoffman ein paar Schritte zurückblieb, während Sacks mit jemandem aus Hoffmans Entourage plauderte. »Auf einmal meinte ich meinen Patienten zu hören«, erinnerte sich Sacks. »Total erschrocken drehte ich mich um – und sah, dass es Dustin war, der laut dachte, aber er dachte mit dem ganzen Körper, er agierte das Denken aus wie der autistische junge Mann, den er eben gesehen hatte.«

Rimland brachte Mutrux auch mit mehreren Eltern in Kontakt, die zu seinem Netzwerk gehörten, unter anderem mit Ruth Christ Sullivan, über deren Sohn Joe kurz zuvor der Film *Portrait of an Autistic Young Man* gedreht worden war. Als Ruth und ihre Tochter für einen dringend nötigen Urlaub nach Kalifornien kamen, ließ Mutrux sie mit einem Wagen abholen und ins Studio bringen. Sullivan empfand die Verantwortung als Last, so als müsste sie für die Mütter aller autistischen Kinder der Welt sprechen, doch Hoffman, der in Jeans und Tennisschuhen auftrat und möglichst viele Geschichten von ihrem Sohn hören wollte, ließ ihre Nervosität schnell verfliegen.

Eine Stunde später aber schien er sich plötzlich aus dem Gespräch auszuklinken. Er rutschte ein wenig auf seinem Stuhl hin und her, und seine Miene wurde ernst. »*Tara-göööödje*«, sagte er mit lang gezogenem Mittelvokal, eine perfekte Imitation der verschmitzten Art, wie Joe eines seiner Lieblingswörter aussprach. Sullivan war sehr bewegt, als sie sah, wie genau der Schauspieler sich mit Joes Verhalten auseinandergesetzt hatte. Die Szenen von Raymond, der spontan riesige Zahlen multipliziert, zwanghaft Salz- und Pfefferstreuer aufreiht und mit einer kleinen Kamera vom Auto aus Fotos macht, gehen alle auf Joe zurück.

Peek ging als »der echte *Rain Man*« (so der Titel des Buchs, das sein Vater schrieb) in die Geschichte ein, doch das war eine ebenso harmlose wie fromme Lüge, damit die Urheber des Films die Identität einer zweiten Familie aus Rimlands Netzwerk geheim halten konnten. In Wahrheit ist Raymond eine Zusammensetzung aus Joe Sullivan und einem jungen Mann aus New Jersey, Peter Guthrie, dessen charakteristisches Schlurfen, verwirrt schief gelegter Kopf und sprachliche Manierismen (wie »unbedingt«, »auf keinen Fall« und »natürlich« in praktisch jedem Satz) wesentlich für Hoffmans Konzeption der Figur wurden. Während Peek in der ihm seit dem Filmstart zuteilwerdenden Aufmerksamkeit schwelgte, hatte Peter nicht das geringste Interesse an Berühmtheit. Als Mutrux sich mit seiner Familie in Verbindung setzte, war sein Kommentar: »Auf keinen Fall will ich, dass mein Name zum Alltagswort wird! Auf keinen Fall will ich meinen Namen in *USA Today* lesen!« Er war aber einverstanden, Hoffman bei seiner Recherche für die Rolle zu helfen, und Mutrux lieh seinem Bruder Kevin eine Filmkamera, damit er Peter zu Hause aufnehmen konnte.

Robert und Becky Guthrie entsprechen haargenau Kanners Beschreibungen von begabten und perfekten Eltern – abzüglich der mangelnden Zuneigung zu ihren Kindern. Robert war ein Viersternegeneral, der 1958 den Start des ersten Erdsatelliten der USA, Explorer 1, ins All geleitet hatte; später hatte er die Aufsicht über die Entwicklung des Black-Hawk-Helikopters und der Patriot-Rakete. Becky war eine »*Mother Warrior*« der ersten Generation, wie sich die Mütter nannten, die sich für die Heilung von Autismus einsetzten: Als Vorsitzende des NSAC-Ortsverbands Nord-Virginia in den 70er-Jahren kämpfte sie zu einer Zeit, als Autisten vom öffentlichen Schulwesen ausgeschlossen waren, für das Recht autistischer Kinder auf einen Platz im System. Kevin, ein paar Jahre jünger als Peter, war am College ein Footballstar, und er hat mehr als nur eine flüchtige Ähnlichkeit mit Tom Cruise. Nach *Rain Man* begann er unter der Abkürzung JSTOR ein digitales Archiv für Artikel und andere Materialien anzulegen, das heute von 8000 Einrichtungen in mehr als 160 Ländern der Welt genutzt wird.

Bereits im Alter von ein paar Monaten erschien Peter seinen Eltern anders als seine Geschwister. Wenn er seine Mutter ansah, hatte sie das Gefühl, er blicke durch sie hindurch. Mehrere Ärzte diagnostizierten ihn als schwer zurückgeblieben, doch kurz vor seinem zweiten Geburtstag griff Peter, während seine Geschwister ihre Weihnachtsgeschenke auspackten, nach einer Kiste mit Magnetbuchstaben und bildete Begriffe wie »Esso«, »Grecian Bread«, »Smirnoff Vodka«.[19] Bald legte er verkehrt herum Puzzles, zeichnete freihändig maßstabsgetreue Landkarten der USA und schnitt identisch breite Buchstaben ganz ohne Lineal aus Bastelpapier aus. Mit seinen Eltern sprach er nur buchstabierend, zum Beispiel: »C-h-e-e-r-i-o-s« (er hatte zwei Jahre lang nichts außer den Frühstücksflocken dieses Namens gegessen). Ein Kinderpsychiater am Walter Reed Army Medical Center stellte endlich die richtige Diagnose: Autismus.

Becky betrachtete Peters Leidenschaft für Buchstaben, Zahlen und Ordnung durchaus nicht als pathologisch, sondern förderte sie. Mit zehn Jahren lernte er das kyrillische Alphabet mithilfe eines Taschenwörterbuchs, und überhaupt begeisterte er sich für Sprachen: Er las, schrieb und sprach Französisch, Arabisch, Hebräisch, Spanisch und Altenglisch. Als sein Vater in Tokio stationiert war, interessierte sich Peter für die Ergebnisse der Sumo-Wettkämpfe und legte Statistiken an. Noch Jahre später, als die Familie längst in die USA zurückgekehrt war, verfolgte er die Kämpfe in japanischen Zeitungen und übertrug die Ergebnisse in die Spiralblocks und Aktenmappen seines Archivs, das sein Zimmer füllte. Er war nicht nur eine wandelnde Datenbank für die Geschichte des Sports und ein leibhaftiger immerwährender Kalender, sondern wusste auch die Verkaufscharts des *Billboard*-Magazins bis zu den 50er-Jahren auswendig. Ein Jahrzehnt ehe die meisten Menschen an den Erwerb eines eigenen PCs auch nur dachten, benutzte er einen, um das Chaos in seinem Zimmer zu reduzieren.[20]

Hoffman und Cruise lernten die Brüder Guthrie am Valentinstag 1987 im Carlisle Hotel in Manhattan kennen. Peter hatte sich wie Peek auf das Treffen mit den Schauspielern vorbereitet, indem er sich jedes Detail ihrer Filmografien einprägte, doch fiel es ihm schwer, Gesichter zu erkennen. Als Cruise ihm die Hand hinstreckte, fragte Peter: »Wie heißen Sie mit Vornamen?« Dieselbe Frage stellte er Hoffman. Nachdem sie zwei Stunden lang recht steif beisammengesessen hatten, sagte Kevin: »Wissen Sie, wenn Sie Peter wirklich entspannt erleben wollen, müssen Sie mit ihm bowlen gehen. Peter liebt Bowling.«

Ein paar Tage darauf trafen sich die Brüder mit Hoffman und Cruise im Bowlmor Lanes am Union Square, und während die Schauspieler in einer hitzigen Diskussion über die dramatische Strategie für ihre Rollen vertieft waren, widmete sich Peter mit voller Konzentration dem Bowlen. Immer wenn Cruise an der Reihe war, schrie er: »Top Gun, Top Gun, du bist dran!«

Dass er Hoffman half, die Figur zu entwickeln, ja dass ihm überhaupt von Menschen außerhalb seiner Familie Respekt entgegengebracht wurde, hatte eine heilsame Wirkung auf Peter. »Die Leute begannen ihn ernster zu nehmen – auf einmal war er nicht mehr nur der schräge Vogel«, erinnert sich Kevin. »Er war viel eher bereit, sich sozial zu verhalten. Man sah ihm richtig an, wie er in sich ging und emotionale Reaktionen zum Vorschein brachte, von denen ich nie gedacht hätte, dass er dazu in der Lage wäre. Und er genoss es richtig, der Welt vorzuführen, was er alles konnte.«[21]

Damit die Filmdialoge authentisch klangen, rief Hoffman regelmäßig bei Kevin an, las ihm die Szenen des Tages vor und fragte ihn, was sein Bruder wohl sagen würde. Mutrux telefonierte unterdessen häufig mit Ruth Sullivan. Die dramatische Szene, in der Raymond wegen eines plärrenden Rauchmelders ausrastet – zugleich der entscheidende Moment, in dem Charlie klar wird, dass sein Bruder wohl in die Anstalt zurückmuss –, beruht auf ihrer Beschreibung von Joes Reaktion auf einen Brand im Papierkorb. »Das war das Ergebnis von ein paar Telefonaten, die ich zehn Minuten vor Drehbeginn führte«, erinnert sich Mutrux.[22]

In einer Hinsicht wich der Film erheblich von der Realität ab: Joe Sullivan und Peter Guthrie waren, wie Bill Sackter und Kim Peek, dank der Hilfe ihrer Angehörigen durchaus in der Lage, außerhalb eines Heims zu leben. Tatsächlich ist es äußerst unwahrscheinlich, dass einer von ihnen seine beeindruckenden Fähigkeiten und Fertigkeiten entwickelt hätte, wenn er in einer Institution wie Wallbrook hätte leben müssen. Peter teilte sich mit einem Mitbewohner ein Apartment in Princeton, ging einkaufen und kochte selbst, führte ein Bankkonto und fuhr regelmäßig mit dem Zug nach Virginia, um seine Eltern zu besuchen. Seit vier Jahrzehnten führt er ein unauffälliges Leben als Auskunftsbibliothekar an der Universität. Auch Joe war nie in einer Anstalt oder Klinik, seine Eltern erkämpften ihm einen Platz in der Gemeinschaft.

Doch die Experten, bei denen sich die Produzenten Rat holten, beharrten darauf, dass ein autistischer Mensch praktisch nicht in der Lage sei, außerhalb einer Institution zu leben. »Das ›Happy End‹ im Originaldrehbuch ist einfach unrealistisch«, schrieb Treffert in seinem Buch *Islands of Genius*. »Autismus lässt sich doch nicht mit einer sechstägigen Fahrt quer durchs Land heilen.« Rimland hatte zwar nie daran gedacht, seinen

Sohn Mark in einer Anstalt unterzubringen, war jedoch der Meinung, dass staatliche Einrichtungen wie Wallbrook die einzig angemessene Unterbringung für Menschen wie Raymond Babbitt seien.

Ironischerweise wurde Raymond, als der Film anlief, in der Presse zwar als »sehr hochfunktional« und »einer der Glücklichen« bezeichnet, dargestellt aber ist er als einer, der zu einem selbstständigen Leben weniger in der Lage ist als eines der realen Modelle, auf denen seine Figur beruht. Levinson, der, ohne namentlich genannt zu werden, einen Kurzauftritt als Raymonds Psychiater hat, fand die durchaus ergreifende Rückkehr Raymonds nach Wallbrook als dramatisch befriedigender für das Publikum. Morrow, der Sackters Rückkehr nach Faribault erfolgreich verhindert hatte, versöhnte sich schließlich mit dem Ende von *Rain Man*. »Politisch fühlte ich mich verraten, aber in künstlerischer Hinsicht ist es so sehr viel besser; ein Triumph eigentlich.«

In den Wochen vor dem Filmstart war der Erfolg alles andere als sicher. Die Reaktionen auf Testvorführungen waren gemischt, weil das Publikum von Autismus so wenig wusste. (»Warum reißt sich der Knabe nicht einfach zusammen?«, schrieb ein Zuschauer.) Ruth Sullivan überredete Hoffman, in Huntington eine Sneak-Preview zu veranstalten, eine inoffizielle Vorpremiere zwei Tage vor dem New Yorker Kinostart, als Benefiz-Galaveranstaltung für das Autism Services Center. Sie fand in einem ehemaligen Varietétheater statt, dem Keith-Albee Theater, war schon im Voraus ausverkauft, und vom Erlös konnte sich das ASC sein erstes Anwesen kaufen – Pelican House, das Heim, in dem Ruth Sullivans Sohn noch heute lebt. Hoffman führte den Film mit folgenden Worten ein:

> Wir haben jetzt einen Film gedreht, der für einen oder zwei Monate oder wie lang auch immer in vielen Städten rund um die Welt laufen wird, danach wird er als Videokassette herauskommen und in Regalen stehen und einmal gesehen werden. Aber Sie hier, Sie haben für den Rest des Lebens Joe in Ihrer Gemeinschaft, und das würde ich an jedem Tag der Woche vorziehen. […] Als ich diese Doku [über Joe in *Portrait of an Autistic Young Man*] sah, sagte ich: ›Ich liebe diesen Mann.‹ Und Sie liebe ich dafür, dass Sie ihn in Ihrer Mitte aufgenommen haben.[23]

Dann setzte er sich hinter Joe, um seine Reaktionen zu beobachten. Ruth erinnert sich: »Joe sagte, ihm hätten besonders die Szenen gefallen, die auf ihn zurückgingen, zum Beispiel als Raymond Cheese Puffs mit dem Zahnstocher isst.« Erst als sie den Film zum zweiten Mal sah, fiel Ruth auf, dass auch Charlie seine Cheese Puffs mit einem Zahnstocher isst – eine subtile Würdigung der Art und Weise, wie die Angehörigen autistischer Kinder sich mit der Zeit anpassen und manche Verhaltensweisen übernehmen.

Führende Kritiker äußerten Bedenken, die über die herrschende Einstellung gegenüber Autismus mehr sagten als über *Rain Man*. Richard Schickel von der *Time* zum Beispiel verglich den Film mit dem üblichen »TV-Schinken über die Krankheit-des-Monats«, während er Hoffmans Darstellung eines »wirklich hoffnungslosen Falls« lobte: Es stünden ihm ja nur zwei Optionen offen – in eine Anstalt eingewiesen zu werden oder »eine Art lebendiges Nachziehspielzeug für seinen Bruder zu werden, das ihm flatternd und klappernd folgt«. Verletzend war auch Pauline Kael vom *New Yorker*, die schrieb, sie habe das Kino »wie vor den Kopf geschlagen« verlassen.

Das Publikum aber war begeistert, der Film spielte weltweit rund 355 Millionen ein und war einer der finanziell erfolgreichsten Hollywoodfilme aller Zeiten. *Rain Man* bekam nicht nur vier Oscars – für den besten Film, den besten männlichen Hauptdarsteller, beste Regie und bestes Drehbuch –, sondern eine ganze Latte weiterer Ehrungen und Auszeichnungen, darunter zwei Golden Globes und den Publikumspreis People's Choice Award. Er erzeugte sogar seine eigene Fangemeinde. So tauchten überall in Tokio, als der Film anlief, handgemalte Plakate auf, und als die Eichen vor dem Kloster in Kentucky, vor dem die Wallbrook-Außenszenen gedreht worden waren, 2007 gefällt wurden, kam eine Schar Fans zusammen, um Raymonds Befreiung aus der Klinik nachzuspielen.

Morrow bekam einen ersten Eindruck von dem Phänomen, das er selbst in die Welt gesetzt hatte, als er kurz nach dem Filmstart den Brief einer Mutter las. Es sei immer eine Tortur gewesen, mit ihrem Sohn einkaufen zu gehen, erklärte sie, weil er fast jedes Mal ausraste und sie sich dann die scharfe Kritik anderer Mütter habe anhören müssen, dass sie ihr Kind nicht im Griff habe. Und jetzt, als ihr wieder einmal eine Frau auf dem

Markt mörderische Blicke zugeworfen habe, habe sie nur gefragt: »Haben Sie *Rain Man* gesehen?«

»Oh ja«, habe die Frau geantwortet. »Fantastischer Film.«

»Sehen Sie, mein Sohn Johnnie ist so wie Raymond Babbitt«, habe die Mutter gesagt.

Die Miene der anderen Frau sei weich geworden. »Oh Johnnie«, habe sie gesagt. »Du bist Autist? Ach so!«

Phyllis Terri Gold, eine der Mitbegründerinnen der NSAC, erzählte Hoffman, ihre Mutter habe vor ihren Freunden sogar die Existenz ihres Sohnes geleugnet – bis sie den Film gesehen habe.[24] Die Eltern eines anderen Jungen schrieben, ihr Sohn, der selten spreche, habe auf dem Heimweg vom Kino stolz erklärt: »Ich bin Autist!« Mit der Wahl ihrer Hauptperson hatten die Macher des Films unzählige Autisten sichtbar gemacht – für die eigenen Angehörigen, die Nachbarn, die Lehrer und Ärzte und für sie selbst.

Bei Rimland stand das Telefon Tag und Nacht nicht mehr still. Ein Anrufer war Jerry Newport, ein Mann in den 40ern, der sich sein Leben lang gefragt hatte, weshalb er sich in der Gesellschaft anderer niemals wohlgefühlt habe. Als kleiner Junge, erzählte er, habe er festgestellt, dass er im Kopf vierstellige Zahlenreihen addieren und Quadratwurzeln ziehen könne. Erst habe er das Talent genutzt, um seine Klassenkameraden zu beeindrucken, irgendwann aber sei er sich vorgekommen wie ein Ausstellungsstück aus dem Kuriositätenkabinett. Er sei 20 Jahre lang Taxi gefahren, weil er nach dem Studium nie eine Stelle gefunden habe, irgendwann aber so depressiv gewesen, dass er sich das Leben habe nehmen wollen. Dann habe er *Rain Man* gesehen und sich auf der Stelle wiedererkannt. Rimland verwies ihn an die UCLA zur Diagnostizierung.

Die Figur des Raymond Babbitt machte Autismus selbst für jene erkennbar, die mit dem Thema persönlich nichts zu tun hatten. Auf seiner PR-Tour legte Hoffman besonderen Wert darauf, die Erkrankung in allgemein menschlichen Begriffen darzustellen. Einmal, auf einer Pressekonferenz in New York City, kamen ihm die Tränen; er sagte, der Film »berührt etwas in uns, das ich nicht erklären kann. Wir alle bekommen im Leben nicht so viele Umarmungen, wie wir gern hätten. Etwas trennt uns ... Wir halten unseren eigenen Autismus immer unter Verschluss.«[25]

Bald nahm Ruth Sullivan Anrufe von Eltern in England, Frankreich, Japan, Italien, Schweden und Australien entgegen, die sich praktische Anregungen holen wollten, um Vereinigungen wie die NSAC ins Leben zu rufen.

Der Film hatte ein beispielloses Interesse an Autismus ausgelöst, das sich wie eine Welle in den Mainstream-Medien ausbreitete. »Offenbar hat *Rain Man* praktisch jede Zeitung und jede Zeitschrift im Land veranlasst, einen Artikel zum Thema zu bringen«, sagte Rimland.[26] Er übertrieb nur wenig: Im Jahr vor dem Film waren in den großen Zeitungen der USA nicht einmal hundert Berichte über Autismus erschienen, im Jahr darauf hatte die Zahl sich vervierfacht, und sie nahm nie wieder ab. Nachdem Hoffman bei der Oscar-Verleihung Peter Guthrie gedankt hatte, brachte *The Washingtonian* unter dem Titel *»Dustin and Me«* eine ausführliche Story über ihn. (Mit dem Gedanken, dass sein Name Allgemeingut würde, hatte er sich inzwischen angefreundet.) Es blieb aber nicht aus, dass Peter als Ausnahme von der Regel präsentiert wurde, als außergewöhnlich seltenes Phänomen, als einer der wenigen Glücklichen, die ein »halbwegs normales Leben« führen könnten, was »unter Autisten praktisch einmalig« sei.

*People* brachte eine Doppelseite über Joe Sullivan und beschrieb, wie sehr sich seine Mutter für seine Schulbildung eingesetzt hatte. Der hübsche, zurückhaltende junge Mann trat anschließend im Fernsehen auf, in *Oprah* und in der *Larry King Show,* wo er vor seinen staunenden Gastgebern blitzschnelle Kopfrechnungen durchführte. 1993 brachte die Disney Company im Rahmen der multimedialen Ausstellung *»Frontiers of Medicine«* im EPCOT Center, die jährlich von mehr als einer Million Menschen gesehen wurde, ein Feature über Joe.[27]

Bald begannen andere autistische Charaktere die populäre Fantasie zu bevölkern. Nur Monate nach dem Filmstart von *Rain Man* publizierte Ann Martin als 32. Folge des *»Baby-Sitters Club«*, einer der meistgelesenen Bücherreihen für junge Erwachsene, *Kristy and the Secret of Susan.* Susans »Geheimnis« ist natürlich ihr Autismus, und obwohl die Protagonistin literarisch kein ergiebiger Charakter ist – sie tut wenig, um die Handlung voranzutreiben, beschränkt sich meist darauf, mit den Händen zu fuchteln und ihrer Mutter das Leben schwer zu machen –, war das

Buch doch ein bemerkenswertes Porträt einer Autistin, und das in Worten, die auch eine Zwölfjährige verstehen kann.

Wenige Monate nach dem Filmstart war Ruth Sullivan zu einer Familienhochzeit eingeladen, die in Pittsburgh stattfand. Zum Probedurchlauf am Abend vorher sollten nur Tanten und Onkel von Braut und Bräutigam kommen, und Joe musste den Abend allein in der fremden Stadt verbringen, was seine Mutter normalerweise in große Ängste gestürzt hätte.

Ruth fragte den Hotelportier, ob er ein Lokal in der Nähe wisse, in dem ihr Sohn essen könne, und fügte hinzu, weil Joe Autist sei, könne es so aussehen, als höre er gar nicht zu, wenn man ihm einen Weg beschreibe. Die Miene des Portiers hellte sich auf. »Autist!«, sagte er. »Wie der *Rain Man!*« Ruth sah den beiden Männern nach, als sie über die Straße gingen und in eine Welt eintraten, die sich innerhalb sehr kurzer Zeit verändert hatte. »Ein einziger Film hat das bewirkt. Ein einziger Film hat für die Autisten der Welt mehr getan als unser aller Arbeit zusammen in einem Vierteljahrhundert«, sagt sie.

Aber *Rain Man* war erst der Anfang.

# 10
# Pandoras Büchse

*Alles eine Frage der Diagnose.*

Lorna Wing

Während der Autismus im Gefolge von *Rain Main* rasch ins Bewusstsein der Öffentlichkeit einging, wurde Kanners monolithisches Gebäude von innen her ausgehöhlt. Ursache war eine strategische Serie von Überarbeitungen des *Diagnostischen und Statistischen Manuals psychischer Störungen*, und den Impuls dazu hatten Lorna Wing und ihre Londoner Kollegen gegeben.

Nur dank dieser Revisionen konnte bei Kindern wie Tyler Bell die anfängliche Diagnose *PDD-NOS* (»nicht anders bezeichnete tiefgreifende Entwicklungsstörung«, auch »atypischer Autismus«) gestellt werden, eine von mehreren neu erkannten Varianten aus dem Komplex der Autismus-spektrum-Störung, die zusammen mit dem Asperger-Syndrom in die Auflage von 1994 aufgenommen wurden. Natürlich war dies die Absicht gewesen, die hinter Lornas Kampagne zur Neuformulierung der *DSM*-Kriterien gestanden hatte: Sie wollte betroffene Kinder, die bis dahin von allen Unterstützungsleistungen ausgeschlossen gewesen waren, in Zukunft besserstellen. Doch als das Jahrzehnt zu Ende ging, war auch Lorna überrascht von der erschreckenden Zunahme der Autismusdiagnosen – und dem Aufschrei der Medien, Autismus sei ja die reinste Epidemie geworden. »Seit der Veröffentlichung meines Artikels über Aspergers Forschung«, sagte sie, »fühlte ich mich wie Pandora, nachdem sie ihre Büchse geöffnet hatte.«[1]

Den ersten Auftritt in der »Bibel« der Psychiatrie, dem *DSM-I* aus dem Jahr 1952, hatte Autismus als »schizophrene Reaktion in der Kindheit«.

Diese Störung war, wenig hilfreich, *ex negativo* definiert, nämlich als das, was sie nicht war: »Wegen der Unreife und Plastizität des Patienten zum Zeitpunkt des Einsetzens kann das klinische Bild von schizophrenen Reaktionen anderer Altersstufen abweichen.« Wie dieses klinische Bild im menschlichen Alltag aussehen sollte, blieb der Fantasie des Klinikers überlassen.

Die Notwendigkeit, ein standardisiertes Handbuch der diagnostischen Nomenklatur für Psychiater zusammenzustellen, hatte sich durch den Krieg ergeben. Vor 1940 hatte lediglich das *Statistische Manual für den Gebrauch in Nervenheilanstalten* zur Verfügung gestanden, und dessen Zweck war es gewesen, die Mitarbeiter großer Einrichtungen bei der Sammlung klinischer Daten zu unterstützen. Den Psychiatern der Veteranenverbände hingegen, die traumatisierte junge Männer, Heimkehrer von den Kriegsschauplätzen in Europa und Asien, vor sich hatten, war dieser Leitfaden keine Hilfe für die Diagnose, geschweige denn für die Therapie: Sollten sie Kriegsteilnehmern, die ihre Erinnerungen an ausgebombte Städte und die Leichen verhungerter KZ-Häftlinge nicht mehr loswurden, »psychopathische« oder »psychoneurotische« Persönlichkeiten attestieren, weil es keine anderen Diagnosen gab?

Das *DSM-I* fügte der Liste ein paar alternative Kategorien hinzu – »starke Stressreaktion« und »situationsbedingte Reaktion bei Erwachsenen« –, damit die jungen Männer die Unterstützung des Kriegsveteranenministeriums erhalten konnten, ohne für den Rest ihres Lebens als Psychopathen gebrandmarkt zu sein. Die Vorstellung, dass die Nachfolger dieses bescheidenen, nur 132 Seiten starken Dokuments (das von Begriffen wie »Landstreicherei«, »Drang, Wörter zu sagen« und »homosexueller Panik, akut« strotzt) eines Tages dazu dienen würden, über das Recht eines Kindes auf Bildung, Verhaltenstherapie, Versicherungs- und andere unverzichtbare Leistungen zu entscheiden, schien ganz unwahrscheinlich.

Die Beschreibung der »kindlichen Schizophrenie« im *DSM-II* – das 1968 erschien, in einer Zeit, in der Bettelheim den Ton angab – war zwar spezifischer, ging aber in die falsche Richtung, denn sie führte »autistisches, atypisches und zurückgezogenes Verhalten« und »allgemeine Unausgeglichenheit« als Beweis für die »nicht erfolgte Entwicklung einer eigenen, mutterunabhängigen Identität« an. Die Charakterisierung war immer noch vage und die dahinterstehende Theorie Unsinn, doch hielten die Folgen sich in Grenzen: Nur wenige Exemplare der schmalen zweiten Ausgabe, die kaum länger war als ihre Vorgängerin, fanden den Weg in die Welt; die meisten blieben innerhalb der Mauern der Irrenhäuser, wo sie den Leitern und Stationsaufsehern, die immer häufiger gar keine ärztliche Qualifikation besaßen, bequeme Etiketten für Patienten lieferten.

Demgegenüber war das *DSM-III* von 1980, dessen Redaktion Robert Spitzer im Auftrag der American Psychological Association (APA) leitete, aus einem anderen, viel weiter gespannten Anliegen heraus konzipiert: Spitzer ging es darum, die Psychiatrie im Ganzen vor der Auslöschung zu retten. Zu dem Zeitpunkt hatte der Berufsstand sehr viele Gegner, sie reichten von verärgerten akademischen Forschern über gut vernetzte Versicherungslobbyisten bis hin zu einer wachsenden Phalanx organisierter Psychiatriegegner wie der *Insane Liberation Front*, der »Irrenbefreiungsfront«, wie sie sich nannten. (Signifikanten Auftrieb gab dieser Bewegung übrigens ein anderer Kassenschlager aus Hollywood: *Einer flog übers Kuckucksnest*, aus dem Jahr 1975.) Der Druck, den diese Gruppen ausübten, kombiniert mit Spitzers Eigenwilligkeit, gab dem neuen *DSM* eine völlig andere Ausrichtung: Die Psychiatrie sah sich nicht mehr als die geheime Seelenheilkunst in enger Verwandtschaft mit dem Schamanismus, die sie gewesen war, sondern als Speerspitze der Pharmaindustrie.

Der Schlüsselbegriff, von dem sich Spitzer leiten ließ, als er 1974 die Überarbeitung in Angriff nahm, lautete *Verlässlichkeit:* Das Wichtigste war es, konsistente, wiederholbare Ergebnisse zu erzielen. Es war ja ein offenes Geheimnis gewesen, dass zwei Patienten, die mit denselben Beschwerden bei zwei verschiedenen Psychiatern vorstellig wurden, meist mit unterschiedlichen Diagnosen wieder gingen. Diese Geschmeidigkeit, wenn man sie so nennen kann, war systemimmanent und gab den hartnäckigen Einfluss von Kanners Mentor Adolf Meyer wieder. Für die Meyerianer war atypisches Verhalten nichts als eine oberflächliche Manifestation einer darunterliegenden »Reaktion« auf die Schwierigkeit, die ein Patient hatte, sich an eine bestimmte Lebenslage anzupassen. Die Aufgabe des Psychiaters war es nun, mittels Interpretation von Symptomen und Erforschung des Hintergrunds mit den Werkzeugen des Theoriegebäudes, dem der Therapeut sich jeweils zurechnete, zu einem Verständnis eben dieser Situation zu gelangen. Die ersten beiden *DSM*-Ausgaben waren so konzipiert gewesen, dass sie unauffällig neben den Monumentalwerken von Sigmund Freud, Otto Rank, Alfred Adler und anderen Meistern in der Kartierung der Psyche bestehen konnten.

Spitzer hatte, anders als seine Vorgänger, nicht viel Verständnis für Therapieansätze, die viel versprachen, im Leben eines Patienten aber kaum praktische Verbesserungen zustande brachten. Als Assistenzarzt am Columbia Center for Psychoanalytic Training and Research machte Spitzer eine wenig beeindruckende Erfahrung, als er versuchte, Patienten mit Psychoanalyse zu behandeln. »Ich war mir nie sicher, ob ich ihnen wirklich helfen konnte«, sagte er. »Irgendwie war mir nie so recht wohl dabei, zuzuhören und mitzufühlen – ich wusste nicht, was zum Teufel ich hier sollte.«[2] Das Problem der Unzuverlässigkeit wurde ihm zur fixen Idee, und schon 1965, als noch kaum ein Psychiater jemals einen Computer gesehen hatte, entwickelte er ein Softwareprogramm für computergestützte Diagnosen, DIAGNO genannt.

In den 70er-Jahren teilten viele seine Frustration, und die Schuld daran gab man zu einem großen Teil dem *DSM*. Die Forscher waren frustriert von Krankheitsbildern wie der »unzulänglichen Persönlichkeit«, »sozialer Fehlanpassung« und »anderen Neurosen« (mit Symptomen wie »Schreibkrampf«), die so armselig definiert und kontextabhängig waren, dass wenig Hoffnung bestand, jemals empirische Belege dafür zu finden, dass sie überhaupt existierten. Bei »schwierigen« und »unruhigen« Patienten zeigten starke Medikamente wie Chlorpromazin weitaus mehr Wirkung als jede Gesprächstherapie, aber auch die Pharmaunternehmen sahen kaum eine Chance auf großes Geld, wenn sie Leiden wie »hysterische Neurose« und »Anpassungsstörungen in der Jugend« (beschrieben als »Reizbarkeit und Depression in Verbindung mit Schulversagen und manifestiert durch Wutausbrüche, Grübelei und Mutlosigkeit«) ins Visier nahmen.

Die Kosten von Psychotherapien wurden zunehmend den Krankenkassen aufgebürdet, und die Entscheidungsträger innerhalb der Versicherungsunternehmen waren verständlicherweise skeptisch gegenüber therapeutischen Maßnahmen, die sie als Fischen im Trüben empfanden, in die sie aber das Geld von Aktionären und Steuerzahlern investieren sollten. Zeit auf der Couch ließ sich eben nicht ohne Weiteres in Kosten-Nutzen-Analysen umsetzen; selbst die traditionelle Vertrauensbeziehung zwischen Klient und Therapeut galt als Barriere, die sich der Nachvollziehbarkeit – in den Diskussionen im US-Kongress über den Umgang mit psychisch Kranken das Schlagwort des Tages – entgegenstellte. »Verglichen mit anderen Formen von [medizinischer] Versorgung besteht weniger Klarheit und Einheitlichkeit der Terminologie im Zusammenhang mit psychischen Diagnosen, Behandlungsmodalitäten und Heileinrichtungen«, sagte der Vizepräsident der Krankenversicherung Blue Cross, Robert J. Laur, 1975. »Ein Aspekt des Problems betrifft die latente oder private Natur vieler Versorgungsleistungen; nur der Patient und der Therapeut besitzen unmittelbare Kenntnis davon, welche Leistungen erbracht wurden und warum.«[3] Senator Jacob Javits pflichtete ihm bei: »Leider teile ich den im Kongress herrschenden Konsens, dass unser gegenwärtiger Umgang mit psychischen Erkrankungen keine klaren Linien klinischer Nachvollziehbarkeit erkennen lässt.«[4]

Jahrzehntelang hatten Koryphäen der Psychoanalyse wie Bruno Bettelheim einen herausragenden Platz in der amerikanischen Kultur innegehabt, ja sie waren so etwas wie säkulare Priester gewesen; doch nun unternahmen Psychologen und Sozialarbeiter immer öfter Raubzüge in den Klientenstamm der APA. Wozu brauchte es eine ärztliche Ausbildung, wenn die Psychiatrie eigentlich gar kein Gebiet der Medizin war?

Unterdessen geriet das *DSM* als solches unter Beschuss, es wurde ihm die Daseinsberechtigung abgesprochen. Ein Apostat und Häretiker wie Thomas Szasz, Psychiater und Autor so populärer Bücher wie *Die Fabrikation des Wahnsinns*, erklärte psychische Krankheiten zum Mythos, der brutal eingesetzt werde, um die Grenzen sozial erwünschten Verhaltens zu kontrollieren. »Unsere Gegner sind nicht Dämonen, Hexen, Schicksal oder Geisteskrankheit«, schrieb er 1960. »Wir haben keinen Feind, den wir bekämpfen oder austreiben oder durch eine ›Kur‹ loswerden können. Was wir haben, sind *Lebensprobleme* – seien sie biologisch, ökonomisch, politisch oder soziopsychologisch.«[5] Kritiker wie er fanden ein unerwartet offenes Ohr bei Spitzer, der sich viel mit den stigmatisierenden

Folgen psychiatrischer Diagnosen wie Schizophrenie beschäftigte und zur Aushöhlung der Unfehlbarkeitsaura der Psychiatrie Entscheidendes beitrug – etwa indem er dafür sorgte, dass im siebten Nachdruck des *DSM-II* im Jahr 1974 Homosexualität nicht mehr als Geisteskrankheit gelistet war.

Spitzers Strategie bestand darin, seinen umgearbeiteten Leitfaden für psychische Krankheiten mit so viel empirischer Forschung wie möglich zu schleifen. Er bildete 25 Arbeitsgruppen, die detaillierte Beschreibungen von Störungen jeder Kategorie erarbeiten sollten, und bevorzugte dabei Psychiater, die sich in erster Linie als Wissenschaftler sahen, nicht als Kliniker. Die Mitglieder der Arbeitsgruppen bekamen bald den Spitznamen »Datenfreaks«[6]. Kliniker ohne ärztliche Ausbildung durften erst mitarbeiten, als die grundsätzlichen Rahmenbedingungen standen (und nachdem sich ein Aufsichtskomitee der APA eingeschaltet und die Mitwirkung von mehr Psychoanalytikern verlangt hatte.) Spitzers Fernziel war es, endlich die *DSM*-Kriterien zu »operationalisieren« – das heißt für Klinikärzte und Forscher unverzichtbar zu machen und zugleich mit den Standards des *ICD* zu koordinieren, des Diagnostikhandbuchs, das außerhalb der USA fast überall auf der Welt in Gebrauch ist.

Spitzer war, nicht weiter verwunderlich, selbst ein bekennender Datenfreak. Sechs Jahre lang arbeitete er sich am *DSM-III* ab, mit oft 70, 80 Wochenstunden und relativ isoliert, selbst wenn er in einem überfüllten Konferenzraum saß.

Seine fast unheimliche Fähigkeit, stets über den Niederungen hitziger Auseinandersetzungen zu schweben, ging mit einer gewissen persönlichen Distanziertheit einher. Auf dem Campus der Columbia University, wo er seinen Lehrstuhl für Psychiatrie hatte, war er berüchtigt dafür, dass er niemals grüßte, Kollegen nicht erkannte, manchmal nicht einmal merkte, wenn ihn jemand direkt ansprach, und ohne einen Blick nach rechts und links durch die Flure marschierte. Von einem Mann, der die Erstellung der detailliertesten Landkarte psychischer Zustände leitete, hätte man wohl erwarten können, dass er die innere Verfassung anderer Menschen zur Kenntnis nähme. Doch selbst in den trivialsten Angelegenheiten, etwa wenn er ein Geschenk für einen Kollegen besorgen musste, fiel es ihm schwer, eine andere Perspektive einzunehmen als seine eigene.

Sein Hauptkriterium für die Aufnahme einer neuen Diagnose war: Sie musste im Gesamtkontext plausibel sein. »Die Frage war, ob sie hineinpasste. Ob sie sinnvoll war. Das war das Wichtigste. Es musste logisch sein.« Mit dieser Spock-ähnlichen Herangehensweise machte er sich wenig Freunde, brachte es aber fertig, die Psychiatrie von Lasten zu befreien, die sie seit dem Wien der Jahrhundertwende mitgeschleppt hatte.

Kurz und gut – Spitzers Verschrobenheiten verfehlten die Kriterien für das Asperger-Syndrom womöglich nur knapp, auf jeden Fall aber war das *DSM-III* das Werk eines Geistes, der viele klassische Eigenschaften autistischer Intelligenz aufwies. Dank seinen Besonderheiten war Spitzer in der Lage, diese Herkulesaufgabe zu bewältigen, ohne sich im Geringsten darum zu kümmern, dass er unterwegs Kollegen aus allen Fachgebieten beleidigte. Der Psychiater Allen Frances, der später die Arbeitsgruppe für die Redaktion der vierten Revision, des *DSM-IV* leitete, sagte dazu: »Er versteht die Gefühle anderer Leute nicht. Das weiß er. Es ist aber kein Nachteil, wenn es darum geht, Symptome zu benennen. Es verursacht weniger Aufruhr.«[7]

Die Aufnahme des »infantilen Autismus« ins *DSM-III*, das 1980 erschien, war Kanners Triumph. Endlich wurde sein »einzigartiges Syndrom« aus dem Morast der Schizophrenie gehoben und zum Kern einer neuen Kategorie von »tiefgreifenden Entwicklungsstörungen« gemacht. Autismus wurde recht eng gefasst, zwischen seinen beiden Hauptkennzeichen: »tiefgreifender Mangel an Reaktionsbereitschaft gegenüber anderen Menschen« und »Widerstand gegen Veränderung«. Der Krankheitsbeginn wurde auf »unter 30 Monate« festgesetzt, was Kanners Theorie entsprach, dass dieses Syndrom von Anfang an präsent sei; damit wurden praktisch alle Kinder, bei denen in späterem Alter ein Asperger-Syndrom diagnostiziert wird, ausgeschlossen.

Das Wichtigste aber war, dass die Checkliste klinischer Merkmale, von denen die Diagnostizierung abhängig war – darunter »schwere Defizite bei der Sprachentwicklung« und »bizarre Reaktionen auf die Umgebung« –, nicht verhandelbar war. Jedes einzelne Merkmal musste vorhanden sein, wie auch Kanner gefordert hätte. (Fachspezifisch formuliert war die Checkliste *monothetisch*, sie beschrieb eine in jedem auffälligen

Aspekt mutmaßlich identische Kategorie.) Bei der Beschreibung von Autismus hieß es außerdem, er sei »in sozial und ökonomisch höhergestellten Schichten anscheinend verbreiteter« – was, wenn nichts anderes, eine akkurate Darstellung der zu Kanners Referenznetzwerk gehörenden Familien war.

Jede dieser Bedingungen erhöhte die Wahrscheinlichkeit, dass Autismus für alle Zeiten als das gelten würde, als was Kanner ihn beschrieben hatte: eine extrem seltene Störung. Außerdem sorgte das Attribut *frühkindlich* dafür, dass die Störung weiterhin als Erkrankung der frühen Kindheit galt. Die einzige Diagnose, die für die Temple Grandins dieser Welt noch im Angebot war, lautete damit: »Frühkindlicher Autismus, Restzustand« – eine seltsame Notlösung für die Erfassung von Personen, die in der Kindheit die Kriterien für das volle Syndrom erfüllten und im Erwachsenenalter immer noch »Seltsamkeiten bei der Kommunikation und soziale Unbeholfenheit« aufwiesen.

Zur Beschreibung von Kindern, die bereits erworbene Fähigkeiten nach der 30-Monate-Schwelle wieder eingebüßt hatten, gab es die »in der Kindheit einsetzende tiefgreifende Entwicklungsstörung« (*Childhood Onset Pervasive Developmental Disorder, COPDD*), und deren Merkmale waren das »Fehlen angemessener sozialer Interaktion« (was vage genug ist), »unangemessenes Anklammern« (in Kombination mit »Asozialität« – eine recht bunte Mischung!), »Über- oder Unterempfindlichkeit für Sinnesreize« (womit wirklich alle Möglichkeiten abgedeckt waren) und »Beharren auf der Unveränderlichkeit von Handlungsabläufen«. *COPDD* galt als noch seltener als Autismus, was kein Wunder war, denn auch diese Störung charakterisierte sich durch »bizarres« Fantasieren und Beschäftigung mit »morbiden« Gedanken und Interessen (kann man Kalenderdaten, Multiplikation, chemische Formeln und das Wetter als »morbid« bezeichnen?). In der Praxis beachtete nur eine Minderheit der Klinikärzte diese mangelhaft durchdachte Diagnose. Eine Klinik meldete in fünf Jahren immerhin ein Kind, das den Kriterien für *COPDD* entsprach.[8]

Insgesamt aber war Spitzers Neukonzeption des *DSM* ein Erfolg, der alle Erwartungen der APA übertraf. Neben seinen schlanken Vorgängern war es ein gewaltiges Werk geworden, das 265 psychische Störungen (gegenüber den nur 182 im *DSM-II*) auf 494 Seiten beschrieb und damit fast viermal so dick war wie die vorherige Ausgabe. Allein sein Gewicht verströmte Autorität. *DSM-II* »sieht sehr wissenschaftlich aus«, erinnerte sich Spitzer. »Wenn man es aufschlägt, hat man gleich das Gefühl, dass es was weiß.«[9]

Bald wussten auch die Leser etwas, die jetzt bei Weitem nicht mehr nur aus der üblichen Truppe von Klinikleitern und Klassifikationsbegeisterten bestanden. Psychiater, die früher nie auf die Idee gekommen wären, einen zweiten Blick ins *DSM* zu werfen, entwickelten lebhaftes Interesse und sahen darin einen Wegweiser in die eigene wirtschaftlich rentable Zukunft (der Weg führte direkt zu den großen Pharmaunternehmen). Für Psychologen, Pädagogen, Sozialarbeiter, Gefängnisverwalter, Medikamentenhersteller, Richter, Versicherer, Regierungsbeamte, Dienstleister und praktisch jeden, der mit Gesundheitsversorgung und Forschung zu tun hatte, wurde es zur unerlässlichen Lektüre.

Spitzer hatte mehr geleistet, als nur ein Handbuch zu überarbeiten. Er hatte die Psychiatrie zu neuem Ruhm geführt und zum Gesprächsthema gemacht – nicht nur in Hörsälen und Forschungsunternehmen. Das *DSM-III* wurde zum internationalen Bestseller und habe der APA, sagte Spitzer, »unglaublich viel Geld« eingebracht. In den folgenden Jahren wurde das überdimensionale *DSM* – und eine ganze Heimindustrie verwandten Merchandisings, darunter »Taschenbuchausgaben« – zum Goldesel für die bis dahin fast darniederliegende Organisation.

Das *DSM-III* hatte aber, was damals außerhalb der APA kaum jemand wusste, ein dunkles Geheimnis. Für ein von Datenfreaks erstelltes Dokument waren die Statistiken, die seine Grundlage bildeten, zu einem großen Teil lückenhaft und provisorisch. Allen Frances gab später zu, es hätten sehr wenig wissenschaftliche Belege für die Entscheidungen von Spitzers Redaktionskomitees vorgelegen. Was nirgends deutlicher zutage trat als in der Beschreibung der tiefgreifenden Entwicklungsstörungen mit ihrem bizarren Sammelsurium aus Unbestimmtheit (»Musik jeder Art kann für das Kind von besonderem Interesse sein«), Überspezifität (der willkürlichen Grenze zwischen frühkindlichem Autismus und »in der Kindheit einsetzender tiefgreifender Entwicklungsstörung«) und unverblümter Tautologie (»definitionsgemäß liegt der Erkrankungsbeginn immer unter dem Alter von 30 Monaten«).

Die Popularität des *DSM-III*, insbesondere in Bezug auf Autismus, war kurz und wurde von einem Chor der Klagen begleitet: Klinikärzte beschwerten sich, dass die Kriterien in der Praxis schwer anzuwenden seien. In Vorbereitung auf die nächste Überarbeitung suchte sich Spitzer daher drei der herausragendsten Kliniker/Wissenschaftler auf dem Gebiet, die er beauftragte, die Literatur auszuwerten und einen verbesserten Kriterienkatalog auszuarbeiten: Lorna Wing und zwei amerikanische Psychologinnen, Lynn Waterhouse und Bryna Siegel. Ferner wurde eine Arbeitsgruppe gebildet, um die ersten Entwürfe der drei Wissenschaftlerinnen zu verfeinern und Praxistests durchzuführen. Die Früchte dieser Mühen wurden 1987 im Rahmen der nächsten größeren Überarbeitung des Handbuchs unter dem Titel *DSM-III-R* veröffentlicht.

Diese Ausgabe war noch länger und noch ehrgeiziger als ihre Vorgängerin. 27 neue Störungen waren aufgenommen, 73 weitere Seiten mit Beschreibungen der Taxonomie psychischer Not hinzugefügt worden. Die neuen Kriterien für tiefgreifende Entwicklungsstörungen waren kühn und umfassend und spiegelten die Tiefe kognitiver Forschung, die in London stattfand, während Bettelheim in amerikanischen Talkshows über Nazimütter schwadronierte.

Das Wort »frühkindlich« war endlich für immer verschwunden, das Kanner-Syndrom war umbenannt und hieß nun »Autistische Störung«, die nach allgemeinem Verständnis von der Wiege (oder kurz danach) bis zum Grab besteht. Statt der fixen Altersschwelle für den Krankheitsbeginn gab es jetzt die Empfehlung an den Kliniker, das Alter zu vermerken, in dem die ersten Anzeichen auftreten, und der Begriff des »Restzustands« wurde komplett fallen gelassen. Ebenso die Diagnose »in der Kindheit einsetzende tiefgreifende Entwicklungsstörung«, *COPDD*.

Entscheidend war, dass die nichtverhandelbare Checkliste durch ein reichhaltiges Bankett der Optionen ersetzt worden war, aus dem der Diagnostiker sich nach Belieben bedienen konnte: »Mindestens acht der folgenden sechzehn Punkte liegen vor, darunter mindestens zwei Punkte aus A, einer aus B und einer aus C.« Damit war sichergestellt, dass nicht mehr so viele Kinder wie bisher durch das diagnostische Netz schlüpften, weil sie am Tag der Begutachtung das eine oder andere Verhalten eben nicht gezeigt hatten. Die Beschreibungen der jeweiligen Verhaltensweisen waren ebenfalls weniger absolut. In der A-Liste zum Beispiel wurde Kanners »tiefgreifender Mangel an Reaktionsbereitschaft gegenüber anderen Menschen« durch Wings Formulierung »qualitative Beeinträchtigung der wechselseitigen sozialen Interaktion« ersetzt. Die Entscheidung, ob das Ausmaß an Beeinträchtigung für eine Diagnose ausreichte, blieb dem Kliniker überlassen. Die Punkte auf der B-Liste umfassten ein ähnlich weites Feld, von »keinerlei Kommunikationsmodus« (eingeschlossen das vollständige Fehlen von Mimik und Gestik) bis hin zu »häufige belanglose Bemerkungen (z. B. beginnt während eines Gesprächs über Häfen von Zugfahrplänen zu reden)«. Die Punkte der C-Liste wiederum, die ein »eingeschränktes Repertoire an Aktivitäten« beschrieb, reichten von »Handwedeln oder -drehen, Schleudern oder Drehen des Kopfes« bis hin zu »Anhäufung meteorologischer Fakten«. Man kann sich kaum vorstellen, dass es noch eine weitere Störung geben könnte, die aus derart widersprüchlichen Extremen besteht.

Eines ist auf Anhieb klar: Die neuen Kriterien ließen sich auf eine viel größere und verschiedenartigere Bevölkerung anwenden als die Kriterien des *DSM-III*. Ein nicht sprechender Sechsjähriger, der sich den ganzen Tag in einer Zimmerecke vor und zurück wiegt, entspräche den Anforderungen ebenso wie eine Frau Ende 20, die reflexhaft den Blick abwendet, sobald sie spricht, und sich mit Handarbeiten beruhigt, während sie sich im Geist ausmalt, sie sei im realen Leben die Entsprechung von Sarah Jane Smith aus der Serie *Doctor Who*. Dass das *DSM-III-R* das Potenzial hatte, signifikant mehr Diagnosen hervorzubringen, war Wing und ihren Kolleginnen bewusst; dass dem tatsächlich so war, hatten die Praxistests sogar schon bewiesen. Spätere Studien bestätigten, dass die überarbeiteten Kriterien besser geeignet waren, Autismusfälle auf jeder Ebene der Beeinträchtigung zu diagnostizieren, darunter auch bei Kindern, die in früherer Zeit lediglich als »geistig zurückgeblieben« bezeichnet worden wären. Wing et al. hatten ihre Sache gut gemacht.

Doch es gab in dem neuen Kriterienkatalog einen Schläfer, der sich nicht erwartungsgemäß verhalten wollte, und das war die »nicht näher bezeichnete tiefgreifende Entwicklungsstörung«. Im Grunde war *PDD*-

*NOS* ein unterschwelliger Autismus, allerdings einhergehend mit Ritualen, totaler Konzentration, repetitivem Verhalten nach Belieben. (»Manche Personen mit dieser Diagnose«, konstatierte das *DSM*, »zeigen ein merklich eingeschränktes Repertoire an Aktivitäten und Interessen, andere jedoch nicht.«) Gestützt auf ihre Praxistests und zusätzliche Forschung, ging die Arbeitsgruppe davon aus, dass *PDD-NOS* nicht mehr als eine bescheidene Fußnote zur Hauptdiagnose bleiben werde. Tatsächlich aber erwies sie sich als überaus populär; bald stellte sie die Autistische Störung in den Schatten und wurde zur häufigsten *PDD*-Diagnose. Wie das Asperger-Syndrom war sie eine Autismusdiagnose, die ohne das Wort »Autismus« auskam, weshalb sie bei den Eltern und den Beschäftigten im Gesundheitswesen viel besser ankam.

An der Front gingen die Kliniker mit Diagnosen ohnehin recht großzügig um. Judy Rapoport, ehemalige Leiterin der Kinderpsychiatrie am National Institute of Mental Health (NIMH), sagte gegenüber dem Soziologen Roy Richard Grinker: »Als Forscherin gehe ich unglaublich diszipliniert mit der diagnostischen Klassifikation um, aber in meiner Praxis bin ich bereit, ein Kind auch als Zebra zu bezeichnen, wenn es damit das Förder- und Bildungsangebot bekommt, das es meiner Ansicht nach braucht.«[10]

Das *DSM-III-R* war ein noch größerer Erfolg als die vorherige Ausgabe. Innerhalb von sechs Jahren waren, bei 18 Nachdrucken, eine halbe Million Exemplare vom *DSM-III* verkauft worden – eine nach *DSM*-Maßstäben beispiellose Zahl –, doch vom *DSM-III-R* verkauften sich allein in den ersten zwei Jahren 280 000 Exemplare.[11]

Innerhalb der APA wurde über die »unscharfen Grenzen« von Wings Kriterien hier und dort die Nase gerümpft, doch nachdem die neuen Kriterien eindeutig eine Verbesserung gegenüber dem letzten Ansatz waren, wurden die Bedenken erst einmal bis zur nächsten Ausgabe aufgeschoben. Kanner jedenfalls hätte »seinen« Autismus jetzt schon kaum wiedererkannt. Und Wing war noch nicht fertig.

## II

Als das *DSM-III* und das *DSM-III-R* erschienen waren, schnellten weltweit die Schätzungen über die Prävalenz von Autismus in die Höhe. Wing und ihr schwedischer Kollege Christopher Gillberg waren darüber nicht erstaunt: Die Aufmerksamkeit der Spezialisten für Autismus erhöhte sich parallel zur Erweiterung der definierten Grenzen. Die neuen Zahlen besagten also nichts weiter, als dass die Schätzungen mit der Realität des Spektrums allmählich übereinstimmten.

Für diese Theorie sprachen die Ergebnisse einiger Studien, die in der Folge von Wings und Goulds Erhebung in Camberwell entstanden. Je nach erfasstem Gebiet wichen die geschätzten Zahlen weit voneinander ab, doch der Trend war klar: Je neuer die zugrunde gelegten Kriterien waren, desto höher lagen die Schätzungen. »Autismusspektrum-Störungen (d. h. Autismus und autismusähnliche Erkrankungen) könnten bei Kindern sogar mit einer Häufigkeit von 1 von 100 auftreten«, vermuteten Wing und Gillberg. »Autismus sollte nicht länger als extrem seltene Störung gedacht werden. [...] Damit entsprechende Fördermittel bereitgestellt werden, müssen die zuständigen Gremien, sei es im Gesundheitswesen, bei den Leistungsanbietern oder in den Vergabestellen für Forschungsaufträge über die höhere Prävalenz informiert werden.«[12] Diese Information aber gelangte bei Weitem nicht an alle, die es anging.

Einer der weltweit ersten Klinikärzte, die wegen der steigenden Zahlen Alarm schlugen, war Martin Bax, Londoner Kinderarzt und schillernde Persönlichkeit, der eine Zeitschrift für Avantgarde-Kunst, Dichtung, Literatur und Erotika gegründet hatte, die vierteljährlich erscheinende *Ambit.*[13] (J. G. Ballard, Ralph Steadman und David Hockney lieferten regelmäßige Beiträge.) In den 70er-Jahren hatte er einen apokalyptischen Roman geschrieben, *The Hospital Ship*, in dem es um den Ausbruch einer weltweiten Psychose geht, in deren Folge die Kinder scharenweise autistisch werden. 1994 begann er sich vor seiner eigenen prophetischen Gabe zu fürchten.

»In den westlichen Ländern scheinen die Fälle von Autismus zuzunehmen«, alarmierte Bax die Leser der Fachzeitschrift *Developmental Medicine and Child Neurology*. Woher wusste er das? Weil er »in Europa und Nordamerika umhergereist und Kollegen gefragt [hatte], ob sie es jetzt mit mehr Fällen zu tun hätten; die anekdotische Evidenz sagt: Ja.« Als weiteren Hinweis auf eine erschreckende Zunahme vermerkte Bax, beim britischen Family Fund, der einkommensschwache Familien mit behinderten Kindern unterstützt, seien die gemeldeten Fälle von Autismus seit einiger Zeit Jahr für Jahr gestiegen.

In diesem Punkt war Bax äußerst korrekt: Zwischen 1990 und 2000 hatten die Autismusfälle in der Datenbank des Family Fund im Jahresdurchschnitt um erstaunliche 22 Prozent zugenommen. Am Ende machten die Erkrankungen aus dem autistischen Spektrum ein Viertel der Behinderungen in unterstützungsberechtigten Familien mit Familien mit Kindern im Alter von 16 Jahren und jünger aus – 1990 waren es 5 Prozent gewesen. Was zum Teufel ging da vor? Bax, laut eigener Aussage ein »Außenseiter« ohne Erfahrung in der Autismusforschung, ging in seinem Leitartikel nicht auf die Details der Nosologie und Epidemiologie ein, sondern befasste sich mit der Theorie eines Kollegen, wonach Autismus in manchen Fällen »ganz oder teilweise Ausdruck einer frühmanifesten bipolaren Störung« sei: auch dies angeblich eine zunehmend häufige Erkrankung.

Dieser Verlauf entsprach tatsächlich genau den Vorhersagen von Wing und Gillberg – so die Schlussfolgerung von PricewaterhouseCoopers, dem Wirtschaftsprüfungsgiganten, der im Auftrag des britischen Bildungsministeriums eine umfassende Analyse der Datenbank des Family Fund durchführte.[14] Die offensichtliche Zunahme der Fälle von Autismus und verwandten Störungen unter britischen Schulkindern, die Unterstützung empfingen, sei mit an Sicherheit grenzender Wahrscheinlichkeit das »Ergebnis besserer Diagnostik«, die zu einer »erhöhten Zahl von Kindern mit spezifischen Beeinträchtigungen« geführt habe.

In England fand zur selben Zeit eine einschneidende Neuerung im Überweisungsverfahren statt, die erwartungsgemäß einen steilen Anstieg der Autismusdiagnosen nach sich zog; die Zahl nahm danach auch nicht wieder ab. Bis in die 70er-Jahre wurden die meisten Kinder mit Lernbehinderungen in Sonderschulen, Berufsbildungszentren und klinischen Einrichtungen aufgenommen, ohne dass sie zuvor zwecks einer genauen Diagnose an einen Spezialisten überwiesen worden wären. Seit den 90er-Jahren ist die vorherige Diagnostizierung durch einen Facharzt nicht mehr Ausnahme, sondern die Regel.[15] Im Gegensatz zu dem »deprimierenden« Schluss, den Bax aus seiner privaten Datenerhebung gezogen hatte, war die Zunahme der vom Family Fund betreuten Fälle ein Zeichen dafür, dass das System endlich griff.

Zu einer ähnlichen Entwicklung kam es in den USA. Ausgelöst wurde sie durch eine Reihe von Zusätzen zum sogenannten *IDEA* (*Individuals with Disabilities Education Act*), dem Bildungsgesetz für Lernbehinderte, für dessen Vorgänger, den *Education for All Handicapped Children Act*, sich Ruth Sullivan, Becky Guthrie und andere Eltern in der NSAC 15 Jahre zuvor so intensiv eingesetzt hatten. 1991 wurde Autismus erstmals als eine eigene Kategorie von Behinderung ins Gesetz aufgenommen, sodass diagnostizierte autistische Kinder nun das Recht auf individualisierte Bildung und andere Unterstützungsleistungen hatten. Die Folgen der Neuerung machten sich bald bemerkbar: Kliniker waren eher bereit, die Diagnose zu stellen, und bei Lehrern und überhaupt allen im pädagogischen Bereich Tätigen nahm das Bewusstsein für Autismus zu. Die neuen Regeln verlangten außerdem die Mitarbeit der Schulen, die seither jedes Jahr dem Unterrichtsministerium die Zahl der betroffenen Kinder melden müssen.[16] Endlich trat der Autismus aus dem statistischen Schatten heraus.

Entsprechend der vom Gesetz versprochenen »freien und angemessenen staatlichen Bildung« für alle ergriffen die einzelnen US-Staaten Maßnahmen, um betroffene Kinder zu einem möglichst frühen Zeitpunkt therapeutisch unterstützen zu können – dies auf Druck der Eltern, die Lovaas' Empfehlung folgten, wonach mit 40 Wochenstunden Intensivtherapie vollständige Heilung von Autismus zu erzielen sei. Nur die wohlhabendsten Familien konnten sich ohne finanzielle Unterstützung wöchentlich 40 Stunden Einzeltherapie leisten, und die Furcht der Eltern war groß, sie könnten das »Zeitfenster« in der Entwicklung ihres Kindes, in dem die Verhaltenstherapie griff, verpassen. In einer Zeit, in der die Standardprognose bei Autismus ein Leben in der Anstalt bedeutete, fühlten sich auch die Kliniker moralisch verpflichtet, zum frühestmöglichen Zeitpunkt im Leben ihrer jungen Patienten eine Diagnose zu stellen.

Gleichzeitig wurde die erste standardisierte klinische Untersuchung auf Autismus allgemein zugänglich.[17] Bis in die 80er-Jahre hatten autistische Kinder in Amerika in der Regel als »nicht testbar« gegolten.[18] Psychiater stellten ihre Diagnosen aufgrund der Konzepte, die in ihrer jeweiligen psychiatrischen Schule zu dem Zeitpunkt Mode waren. So konnte es geschehen, dass bei ein und demselben Kind einmal frühkindlicher Autismus diagnostiziert wurde, ein andermal Schizophrenie, und ein dritter Kliniker entdeckte einen geringfügigen Hirnschaden. (Und wenn das Kind aus einer schwarzen oder armen Familie stammte, lag auch die Diagnose »geistig zurückgeblieben« auf der Hand.) Genau dieses Problem hatte Spitzer durch »Operationalisierung« des *DSM* lösen wollen; doch ohne das geeignete Rüstzeug für die Diagnose und Begutachtung stellten auch die überarbeiteten Kriterien nur ein weiteres Verhaltensschema dar, das sich in Form von Defiziten und Beeinträchtigungen äußerte.

Der erste Versuch, ein solches Instrumentarium zu entwickeln und bekannt zu machen, waren Rimlands Verhaltenscheckliste E-1 und ihre Nachfolgerin, E-2, gewesen. Den Eltern betroffener Kinder gaben diese Listen die Hoffnung, dass ein mitfühlender Kliniker schließlich doch noch die Lage ihres Kindes begreifen könnte, in der Praxis aber wiesen sie erhebliche methodologische Mängel auf, denn sie setzten ausschließlich auf die elterliche Erinnerung statt auf klinische Beobachtung, weshalb das Ergebnis sehr verschieden ausfallen konnte, je nachdem, welcher Elternteil die Checkliste ausgefüllt hatte.[19] Unabhängige Analysen der Aussagekraft dieser Daten zeitigten sehr uneinheitliche Resultate. Erschwert wurde die Arbeit dadurch, dass Rimland sich weigerte, seinen Bewertungsschlüssel bekannt zu geben; Kollegen bezeichneten seinen Algorithmus als »Blackbox«.[20]

Im Lauf der Jahre wurde mehrfach versucht, ein verlässlicheres und vielseitiger einsetzbares Bewertungsverfahren als Rimlands Checklisten auf die Beine zu stellen, doch der Durchbruch gelang erst 1980, als Eric Schopler und seine *TEACCH*-Kollegen die sogenannte *Child Autism Rating Scale* (*CARS*) einführten. Diese Beurteilungsskala eignete sich besonders zur Unterscheidung zwischen Autismus und Entwicklungsverzögerungen anderer Ursache, etwa verschiedenen Formen von geistiger Behinderung. Der Begutachter beobachtete das Kind durch einen Einwegspiegel bei einer strukturierten Interaktion; die Bewertung erfolgte anschließend mittels einer jeweils siebenstufigen Skala in mehreren Bereichen, so etwa bezüglich der verbalen und nonverbalen Kommunikation, der Interaktion mit Menschen und Gegenständen, der sensorischen

Empfindlichkeit, des intellektuellen Funktionierens, der Körperbewegungen, der Anpassung an Veränderung und so weiter. Mit der Beurteilung von Verhaltensweisen nach dem Grad der Beeinträchtigung nahm *CARS* das Spektrum-Modell von Autismus vorweg, das dann ins *DSM-III-R* aufgenommen wurde. Unabhängige Analysen zeigten, dass die Skala sehr verlässlich und konsistent war; ihre Ergebnisse entsprachen den mit anderen Methoden erstellten Gutachten. Am besten war, dass nur eine etwa einstündige Schulung erforderlich war, um neue Begutachter auszubilden.

*CARS* zeichnete ein treffendes Bild der Stärken und Schwächen eines Kindes, und das war entscheidend, um einen geeigneten Plan für die individuelle Förderung zu erarbeiten. Schopler war überzeugt, dass es nicht nur für die pädagogische Unterstützung, sondern auch für die neurologische Forschung besser sei, wenn der therapeutische Ansatz die besonderen Fähigkeiten autistischer Kinder berücksichtigte, etwa ein fotografisches Gedächtnis.[21] 1988 erarbeiteten Schopler und seine Kollegen eine neue Version von *CARS*, die noch gebrauchsfreundlicher war. Mithilfe des Handbuchs sowie eines halbstündigen Lehrvideos konnten Medizinstudenten, Logopäden und Sonderschullehrer Beurteilungen erarbeiten, die beinahe so akkurat waren wie die von erfahrenen klinischen Beobachtern.[22] Außerdem ließ sich die neue Version von *CARS* auch zur Diagnostizierung von Teenagern und Erwachsenen einsetzen, und ihre rasant gewachsene Beliebtheit übertraf alle Erwartungen Schoplers und seiner Kollegen bei Weitem.

Die Diagnostizierung von Autismus war nicht länger das exklusive Vorrecht einer kleinen Elite von Spezialisten. In dem historischen Moment, als der Autismus plötzlich ins Bewusstsein der Mehrheitsgesellschaft einging, stand erfreulicherweise auch gleich ein verlässliches, weithin akzeptiertes Instrumentarium bereit, mit dem die Erkrankung nicht nur als solche diagnostiziert, sondern darüber hinaus von anderen, ähnlichen Formen von Behinderung unterschieden werden konnte. Die Nachfrage nach Diagnosen deckte sich also mit einem entsprechenden Angebot an klinischen Diagnosemethoden.

Sechs Monate nach der Premiere von *Rain Man* stellte ein internationales Forscherteam unter Leitung von Catherine Lord und Michael Rutter die sogenannte Diagnostische Beobachtungsskala für Autistische Störungen (*Autism Diagnostic Observation Schedule, ADOS*) vor, ein umfassendes Untersuchungsverfahren für Kinder zwischen fünf und zwölf. Es stützte sich auf die Diagnosekriterien, die später ins *DSM-IV* einflossen (und das Autismusspektrum noch stärker erweiterten). Zusammen mit dem sogenannten »Autismus-Diagnoseinterview« hatte man nun endlich den lange erwarteten Goldstandard für die Erfassung und Klassifikation von Störungen aus dem autistischen Spektrum. Kurz danach wurden diverse Erweiterungen vorgenommen, um das Verfahren auch bei Kleinkindern, Teenagern und Erwachsenen einsetzen zu können. Bald brachten die Eltern umfangreiche Aufzeichnungen zum Begutachtungstermin mit, vergleichbar mit Oliver Tripletts 30-seitigem Brief über Donald an Leo Kanner. Diesmal allerdings begrüßten die Kliniker die elterliche Mitwirkung; sie galt jetzt als unverzichtbarer Bestandteil des Prozesses.

Die klinische Population war im Umbruch und änderte sich sehr, doch die Prognosen der Kliniker zur wahrscheinlichen Zukunft ihrer jungen Patienten war noch weitgehend gleich geblieben. »Fünfzig Prozent der autistischen Bevölkerung sind stumm und bleiben ihr Leben lang stumm«, erklärte ein Autor der 1994 veröffentlichten Anthologie *Autism in Children and Adults.*[23] Und ein anderer schrieb: »Selbst autistische Jugendliche mit hohem IQ führen nur rudimentäre zwischenmenschliche Beziehungen und scheinen den typischen Mangel an Empathie und das flache Gefühlsleben lebenslang beizubehalten.«

Die klinische Definition von Autismus veränderte, verzweigte, entfaltete sich zu einem vielfarbigen Regenbogen. Die Aussicht auf das Leben und das Potenzial autistischer Menschen aber blieb unerbittlich monochrom.

## III

Der Leiter des mit der Ausarbeitung eines neuen Kriterienkatalogs für das *DSM-IV* betrauten APA-Unterkomitees war ein liebenswürdiger, vergnügter, schnauzbärtiger Mann namens Fred Volkmar, Chef des Autismus-Forschungsprogramms am Yale Child Study Center. Auf seiner To-do-Liste stand unter anderem die Frage, ob er Wings Vorschlag folgen und das Asperger-Syndrom in die nächste *DSM*-Version aufnehmen sollte. Seitdem Wing die Aufnahme des Syndroms in das *ICD-10*, die 1990 von der WHO herausgegebene zehnte Ausgabe des Handbuchs *International Classification of Diseases*, erkämpft hatte, schien das nur folgerichtig. Doch die Erforschung der Krankheit steckte noch in den Kinderschuhen. Die erste internationale Asperger-Konferenz fand erst 1988 statt, als die Redaktion des *DSM-IV* bereits in vollem Gang war, und bis zum ersten Entwurf der Definitionskriterien dauerte es noch ein weiteres Jahr.[24]

Dass sich das Syndrom allerdings mit »gewöhnlicher«, das heißt subklinischer Exzentrizität überschnitt, warf eine Frage auf, die ins Herz der Psychiatrie insgesamt traf: War das Asperger'sche tatsächlich eine psychische Störung, oder entsprach es einfach einem Persönlichkeitstypus, wenngleich in auffälliger, womöglich extremer Form? Die Beschreibung, die Hans Asperger 1943 formuliert hatte, legt eine ganzheitlichere Sicht nahe: Es sei ein Persönlichkeitstyp, bei dem es aufgrund von fehlender Anpassung seitens des Patienten und der Menschen in seiner Umgebung durchaus zu einer schweren Beeinträchtigung kommen könne. Volkmar warnte seine Kollegen: »Seltsame und ungewöhnliche Verhaltensweisen stellen an sich noch keine ›Störung‹ dar, es sei denn, sie gehen mit der Manifestation schwerer Fehlfunktionen beim Individuum einher.«[25] Doch auch an Volkmars Klinik in Yale war die Frage, was eine »schwere Fehlfunktion« denn sei, sehr viel offener für Interpretationen als etwa ein erhöhter Blutzuckerspiegel oder ein anomaler Wellenverlauf im EEG.

Nehmen wir zum Beispiel Robert Edwards, einen Elfjährigen, den Volkmar und sein Kollege Ami Klin als »relativ klassischen« Fall von Asperger-Syndrom bezeichneten.[26] Robert begann an seinem ersten Geburtstag zu sprechen und hatte noch vor dem Schuleintritt das siebenbändige Fantasy-Epos *Die Chroniken von Narnia* von C. S. Lewis verschlungen. Trotz seiner außerordentlichen verbalen Fähigkeiten machten sich seine Eltern, beides Ärzte, große Sorgen um ihn, denn auch mit drei Jahren hatte er nicht das geringste Interesse an anderen Kindern.

Klin und Volkmar schoben Roberts »soziale Schwierigkeiten« auf seine frühreife Begeisterung für die Astronomie. »Bei jeder Gelegenheit ging er diesem Interesse nach«, berichteten sie. »Es drängte sich in praktisch alle Aspekte seines Lebens. Zum Beispiel brachte er bei jeder Unterhaltung und jedem Spiel mit Gleichaltrigen die Sterne und Planeten oder die Zeit und die Zeitmessung ins Spiel.« Zu seinen »exzentrischen« Interessen gehörten auch »Computerspiele – ihre Regeln, ihre Programmierer, die Unternehmen, die sie herstellten«. (Aber die Zeiten ändern sich – heutzutage gelten solche Interessen bei einem Elfjährigen keineswegs mehr als exzentrisch.)

Als Klin und Volkmar Robert kennenlernten, hatte der Junge fast sein ganzes Leben lang unter klinischer Beobachtung gestanden. Mit fünf war er auf Veranlassung seiner Eltern von einem Ergotherapeuten wegen seines »geringen motorischen Tonus« begutachtet worden. Drei Jahre später schickten sie ihn zu einem Psychiater, der eine Angststörung bei ihm feststellte. Mit zehn wurde er wegen seiner miserablen Handschrift und seiner »sozialen Isolation« durch eine ganze Reihe von Tests gejagt. Als sein Lehrer »bestimmte Übereinkünfte für ihn traf« (worum es dabei konkret ging, verrieten Klin und Volkmar nicht), wurde Robert in ein Mathematik-Schnellprogramm aufgenommen. Aber er galt noch immer als schwer krank.

Klin und Volkmar waren befremdet von seiner »recht förmlichen und pedantischen Kommunikationsweise«. Als sie ihn aufforderten, ein anderes Wort für »rufen« zu nennen, antwortete er »herbeibeordern«, was in der Welt des *Königs von Narnia* womöglich ganz angebracht sein dürfte, und als er ein Synonym für »dünn« angeben sollte, sagte er »dimensional gefordert«, doch der durchaus geistreiche Witz ging an seinen Prüfern vorüber. Roberts Freundschaften, vermerkten sie, beruhten anscheinend »fast ausschließlich auf gemeinsamen Computerinteressen«, als wäre die Vorstellung einer auf gemeinsamen Interessen beruhenden Freundschaft klinisch verdächtig. Auch die autobiografische Notiz, die Robert zum Termin mitbringen sollte, beeindruckte Klin und Volkmar nicht: Sie führten sie an als weiteres Beispiel für seine besonderen Interessen, die sich in andere Bereiche seines Lebens »hineindrängten«.

> Mein Name ist Robert Edwards. Ich bin intelligent, menschenscheu, aber anpassungsfähig. Hiermit möchte ich alle unwahren Gerüchte, die über mich im Umlauf sind, zerstreuen. Ich bin nicht essbar. Ich kann nicht flie-

> gen. Ich kann keine Telekinese praktizieren. Mein Gehirn ist nicht groß genug, um die ganze Welt zu vernichten, wenn es sich ausfaltet. Ich habe meinem Langhaarmeerschweinchen Chronos nicht beigebracht, alles zu fressen, was ihm vor die Schnauze kommt. (Das tun Langhaarmeerschweinchen von Natur aus.)

Ohne den Kontext einer psychiatrischen Fallgeschichte könnte die Geschichte eines Jungen, der im Vorschulalter die *Narnia*-Serie liest, sich mit Formulierungen wie »dimensional gefordert« über *political correctness* lustig macht und in seinen vorpubertären Jahren mit gleichgesinnten Computerfreaks abhängt, die Biografie eines künftigen Start-up-Unternehmers im Silicon Valley sein. Klinische Berichte über das Asperger-Syndrom neigten also dazu, neutrale oder sogar positive Verhaltensaspekte zu Manifestationen von Defiziten und Einschränkungen umzudeuten. Aus ausgeprägter Neugier wurde »Perseveration« – zwanghaftes, womöglich krankhaftes Beharren; aus ungewöhnlich frühem Spracherwerb wurde »Hyperlexie«; und ein durchschnittliches Testergebnis wurde zu einem »relativen Defizit« erklärt – Hinweis auf ein »ungleichmäßiges kognitives Profil«.

Kann sein, dass Robert einen klassischen Fall von Asperger-Syndrom darstellte; jedenfalls aber handelt es sich bei Asperger um eine Störung, die in verschiedenen Schweregraden auftritt, und es hängt in hohem Maß vom sozialen Umfeld ab, wie man den jeweiligen Grad an sozialer Beeinträchtigung bemisst. »Wie ich zu den Eltern immer sage, ist die Kur beim Asperger-Syndrom ganz einfach – keine Chirurgie, keine Medikation, keine Intensivtherapie«, sagte Tony Attwood, eine weltweit führende Autorität auf dem Gebiet. »Sie müssen nur Ihr Kind in sein Zimmer bringen, wieder gehen, die Tür hinter sich zumachen. Man kann kein soziales Defizit haben, wenn man allein ist. Man kann kein Kommunikationsproblem haben, wenn man allein ist. Repetitives Verhalten geht niemandem auf die Nerven, wenn man allein ist. In der Einsamkeit lösen sich alle diagnostischen Kriterien sofort in Nichts auf. Das ist der Grund, weshalb Teenager mit Asperger ungern ihr Zimmer verlassen und zur Schule gehen: Die Zeichen von Autismus und das Ausmaß von Stress und Rückzug verhalten sich exakt proportional zur Anzahl der anwesenden Personen.«[27]

Robert dürfte sich nicht als geisteskrank empfunden haben, wenn er sich selbst überlassen war, aber dass er seine Angststörung entwickelte, weil er ständig von klemmbrettbewaffneten Männern in die Zange genommen wurde, ist nicht unwahrscheinlich. Sobald ihm eine Technologie zur Verfügung stand, über die er mit gleichgesinnten jungen Leuten kommunizieren konnte, kamen sie vielleicht gemeinsam auf die Idee, dass ihre Probleme nicht mit ihnen zu tun hatten, sondern mit dem System, das sie als krank und minderwertig abstempelte.

In der Psychiatrie bleiben solche Überlegungen meist den Soziologen überlassen, doch als die Kriterien für das Asperger-Syndrom in die freie Wildbahn losgelassen worden waren, wurden auch die Herausgeber des *DSM-IV* von ihnen eingeholt. Kaum ein Mitglied in Volkmars Unterkomitee hätte prophezeit, dass der Begriff »Aspie« innerhalb von zehn Jahren trotzig-stolz als Ehrennadel getragen würde, auch von jenen ohne offizielle Diagnose. Das Genie autistischer Intelligenz drängte danach, der Flasche zu entweichen, in der es fünfzig Jahre lang eingesperrt gewesen war.

Allen Frances, der die Redaktion des *DSM-IV* leitete, sah die zügellose Ausbreitung psychiatrischer Etiketten mit Sorge, und die offensichtliche Bereitschaft seiner Kollegen, jede Exzentrizität für pathologisch zu erklären, störte ihn massiv. Er sah sich jedoch bei der übernommenen Aufgabe als »Konsenssucher« und übertrug daher das Thema Autismus der Kompetenz von Volkmar und seinen Kollegen, die ihm versicherten, die für die vierte Revision des *DSM* geplanten Änderungen würden keine großen Wellen schlagen. Am Ende setzte sich Wings pragmatisches Argument durch, dass mit der Aufnahme der neuen Diagnose in die vierte *DSM*-Ausgabe letztlich mehr Familien von Unterstützungen diverser Art profitierten. Von den 94 vorgeschlagenen neuen Diagnosen schafften es am Ende nur zwei, Asperger und die Bipolare Störung Typ II.

Nur eines war noch zu erledigen: das hartnäckige Gerücht aus der Welt zu schaffen, Asperger, der 1980 gestorben war, sei ein Nazi gewesen. »Es war ein aberwitziges Problem. Wochenlang habe ich mich damit aufgehalten«, bekannte Volkmar. Am Ende beschloss er, Wing einfach anzurufen und sie rundheraus zu fragen, ob an dem Gerücht etwas Wahres sei. Sie hatte die perfekte Antwort für ihn – ganz und gar nichtssagend, doch

Volkmar ließ sich letztlich dadurch überzeugen, die neue Diagnose zu genehmigen. »Ach du liebe Zeit, nein«, versicherte sie ihm aus London. »Asperger war doch ein tief religiöser Mann.«

Wenn das *DSM-III* Spitzer und seine Datenfreaks zu »Rockstars« gemacht hatte (wie Spitzers Frau Janet Williams es ausdrückte), so war die vierte Edition mindestens gleichbedeutend mit Michael Jacksons *Thriller* – ein Bombenerfolg, und das weltweit: Allein in den ersten zehn Monaten nach Erscheinen brachte sie 18 Millionen Dollar ein, insgesamt dann 100 Millionen, und zugleich lancierte sie eine florierende, sehr lukrative Marketingindustrie. *DSM-IV-Fallbücher,* Studienführer und Software überschwemmten den Markt,[28] während Leser, die sich für die Entstehungsgeschichte interessierten, im vierbändigen *DSM-IV-Quellenbuch* blättern konnten. In der Kinderheilkunde, der Psychologie, der Pädagogik hielten alle nach den Anzeichen von Autismus Ausschau – was einst eine Geheimwissenschaft für wenige Eingeweihte gewesen war, wurde bald zum Sport für jedermann.

Innerhalb von 14 Jahren war das *DSM* nach einigen Revisionen vom schmalen Bändchen, das in den psychiatrischen Kliniken ungelesen im Regal verstaubte, zum 900-seitigen Koloss angeschwollen und fand den Weg in Klassenräume, Gerichtssäle, Kliniken, Kongressanhörungen und Parlamentssitzungen, Aktionärsversammlungen der Pharmaunternehmen, in die soziale Arbeit und in die Büros der Schulpsychologen. Die gesamte klinische Infrastruktur des Autismus hatte sich verwandelt; sie war nicht länger eine Schiene, auf der Einzelfälle gemeldet werden konnten, sondern ein Schienennetz für die aktive Beobachtung der allgemeinen Bevölkerung. Je mehr Kliniker und Pädagogen nach einer Erkrankung suchten, desto mehr Fälle mussten sie finden. Der Aufwärtstrend, der im Gefolge des *DSM-III-R* begonnen hatte, wurde nach der Veröffentlichung von *DSM-IV* zum enorm steilen Anstieg.

Tatsächlich stiegen die Zahlen etwas *zu* steil an, denn bei den letzten Korrekturgängen vor der Drucklegung war den Redakteuren des *DSM-IV* ein kleiner, aber verhängnisvoller Fehler unterlaufen bzw. entgangen.[29] Statt die Diagnostizierung einer »nicht näher spezifizierten tiefgreifenden Entwicklungsstörung« von Beeinträchtigungen der sozialen Interaktion, der Kommunikation *und* des Verhaltens abhängig zu machen, bekamen die Kriterien durch das Wort »oder« optimalen Charakter. (Mit anderen Worten: Ein Kliniker brauchte in Spalte A nur einen einzigen Punkt anzukreuzen, und schon war das gesamte chinesische Bankett serviert.) Dieser verhängnisvolle Druckfehler blieb sechs Jahre lang unentdeckt, auch die Literatur ging nicht darauf ein, bis Michael First, der Herausgeber der *DSM-IV-Textrevision*, im Jahr 2002 den Irrtum in einem bemerkenswert dezenten Artikel in einer obskuren Zeitschrift aufdeckte.[30]

Dies bedeutete natürlich nicht, dass bei jedem Kind, bei dem zwischen 1994 und 2000 eine *PDD-NOS* festgestellt worden war, tatsächlich eine falsche Diagnose vorlag, doch die Auswirkung der sprachlichen Schluderei war signifikant. Als Volkmar die Daten aus den Praxistests noch einmal neu analysierte, stellte er fest, dass »etwa 75 Prozent der Kinder, die von den Klinikern als frei von der Störung (richtig negativ) erkannt worden waren, entsprechend dem *DSM-IV* zu Unrecht als davon betroffen identifiziert wurden«.[31] Es war ein Albtraum der Statistik für die Epidemiologen, die während der kritischen Phase, die als die Zeit der rätselhaften »Autismus-Epidemie« in die Geschichte einging, den Auswirkungen des *DSM-IV* auf den Grund gingen. Doch erst als ein anderer Autor, Roy Richard Grinker, mit seinem 2008 erschienenen Buch *Unstrange Minds* darauf hinwies, nahm eine breitere Öffentlichkeit außerhalb des üblichen kleinen Expertenkreises den Fehler überhaupt zur Kenntnis.

## IV

Fernab von den APA-Unterkomitees, die bei Pastrami-Sandwiches und Cream Soda über allerlei Fragen der Nosologie diskutierten, kristallisierte sich eine Erklärung für die wachsende Zahl der Autismusfälle heraus, die mit Diagnosekriterien, Untersuchungsinstrumenten und dem Aufschwung der medikalisierten Psychiatrie nichts zu tun hatte. Es war vielmehr eine haarsträubende Geschichte von unschuldigen Kindern, die von profitgierigen Unternehmen vergiftet wurden.

Leominster, 45 Meilen nordwestlich von Boston zwischen Apfelplantagen gelegen, ist eine klassische neuenglische Industriestadt mit schmucklosen weißen Kirchtürmen und ausgedehnten Gewerbegebieten um eine zentrale Allmende. Bereits berühmt als Geburtsort von Johnny Appleseed, dem Pionier des Apfelanbaus, erwarb sich Leominster eine weitere Auszeichnung in den 1940er-Jahren, als jeder fünfte Einwohner bei einem Kunststoffhersteller wie Foster Grant arbeitete – der Firma, die aus der bis dahin nur mit Invalidität assoziierten Sonnenbrille ein unverzichtbares Modeaccessoire für Strandflaneure gemacht hatte.[32] Für die Herstellung seiner modischen Brillengestelle erbaute Foster Grant am Fluss Nashua eine Kunststoffspritzgussanlage,[33] woraufhin die stolzen Stadtväter an den Zufahrtsstraßen Schilder aufstellten und Leominster »die Plastikstadt« tauften.[34]

Bald wurde daraus die Verschmutzte Stadt. In der Luft hing grüner Dunst, der abwechselnd nach faulen Eiern und Lösungsmittel roch. Die Einheimischen pflegten zu sagen, man könne den Farbton der jeweils produzierten Sonnenbrillen an der Farbe der aus den Fabrikschloten quellenden Rauchwolken erkennen. Das Wasser des Nashua färbte sich abwechselnd rot, weiß und blau; die Gartenbesitzer gewöhnten sich an die PVC-Partikel, die ihre Beete bestäubten wie Puderzucker, und die Frauen, die tagsüber zu Hause waren, lutschten von früh bis spät Hustenbonbons gegen das Brennen in der Kehle.[35] Dann kaufte ein internationaler Konzern Foster Grant auf und verlagerte die Brillenproduktion nach Mexiko. Die staatlichen Behörden erklärten die stillgelegte Fabrik zu giftmüllverseuchtem Gelände.

Ein paar Jahre nach Schließung der Fabrik bekam das Leominsterer Ehepaar Lori und Larry Altobelli sein zweites Kind: Sehr bald zeigten sich bei Joshua auffällige Entwicklungsverzögerungen. Seinen Eltern gelang es nicht, ihm die Windeln abzugewöhnen, und er lernte nur eine Handvoll Wörter. Dafür drehte er sich, an sein Lieblingsspielzeug geklammert, endlos um die eigene Achse und rannte im Wohnzimmer im Kreis. Mit drei Jahren wurde eine *PDD-NOS* bei ihm diagnostiziert, die seine Mutter »Juniorautismus« zu nennen pflegte. Bei seinem jüngeren Bruder Jay wurde später die gleiche nicht spezifizierte Entwicklungsstörung festgestellt.

Joshuas Sprachtherapeut fragte die Eltern, ob sie bereit seien, anderen Eltern, Melanie und Ralph Palotta, deren Sohn dieselbe Diagnose erhalten habe, ein paar nützliche Tipps über Einrichtungen in der Nähe zu geben, bei denen sie Unterstützung bekämen. Die zwei Ehepaare lernten einander kennen, tauschten Geschichten aus, und Ralph wurde das Gefühl nicht los, dass er Larry irgendwoher kannte; irgendwann fiel ihm ein, dass sie einander in der fünften Klasse jeden Morgen im Schulbus getroffen hatten. Ein paar Monate später lernte Ralph bei einer Veranstaltung der Association for Retarded Citizens Rich Frenette kennen, bei dessen Sohn ebenfalls eine Störung aus dem autistischen Spektrum diagnostiziert worden war. Ralph erinnerte sich, dass sie miteinander in derselben Juniorliga gespielt hatten und fast Nachbarn gewesen waren. Dass alle drei in derselben Gegend aufgewachsen waren, und das heißt: im giftigen Schatten der Foster-Grant-Fabrik, schien angesichts der Erkrankungen ihrer Kinder auf einmal kein Zufall mehr zu sein.

Die Altobellis erlebten unterdessen eine ähnliche Kette von Ereignissen, die zehn Jahre früher in der 40 Meilen entfernten Arbeiterstadt Woburn offenbar geworden war.[36] Jimmy Anderson war gerade vier Jahre alt, als bei ihm die seltene Krebsart Akute Lymphatische Leukämie (ALL) diagnostiziert wurde.[37] Seine Mutter Anne, die mit ihm im Warteraum des Massachusetts General in Boston saß, erkannte unter den mit ihr Wartenden etliche Frauen, die sie vom Sehen kannte. Nach und nach erfuhr sie von anderen Kindern aus ihrer Nachbarschaft, die ebenfalls an dieser seltenen Krebsform erkrankt waren. Was war da los?

Anne hatte eine jähe mütterliche Eingebung. Es war das Wasser – dieses stinkende, gallenbittere, dauerverfärbte Woburner Wasser. Aber Ärzte und städtische Behörden taten ihre Bedenken ab, und sogar ihre Freunde erklärten sie für paranoid. Es war jedoch nicht zu leugnen, dass die Bewohner von East Woburn sich zunehmend schlecht fühlten, unter Kopfschmerzen und Sehstörungen und schlimmen, hartnäckigen Ausschlägen litten. Und waren derart viele Fehlgeburten bei jungen Frauen wirklich normal? Irgendwann schien Anne doch nicht so paranoid zu sein. Sie brachte die Eltern aus ihrer Gegend auf ihre Seite und organisierte eine Bürgerinitiative, die von der Stadtverwaltung Antworten verlangte. Ein Reporter der Lokalzeitung deckte auf, dass Giftmüll mit bekanntermaßen krebserregender und nervenschädigender Wirkung in Fässern nicht weit von zwei der East Woburner Brunnen vergraben worden war. Annes

Nachforschungen bildeten das Fundament eines Bestsellers von Jonathan Harr, *Zivilprozess*, aus dem später ein preisgekrönter Film entstand.

Lori, die Gesundheitsmanagement studiert hatte, wandte sich an Autismus-Selbsthilfegruppen und fragte die Eltern, ob sie je in der betroffenen Gegend gewohnt hätten; sie war schockiert, wie viele ihre Frage bejahten. In einer Straßenkarte markierte sie die Straßen und Hausnummern, wo Mutter oder Vater eines autistischen Kindes gelebt hatte: Es wurden Dutzende Markierungen in einem Gebiet.

Am 25. März 1990 schrieb Lori an das CDC, das Zentrum für Krankheitskontrolle in Atlanta, und verlangte eine Untersuchung. Eine Kopie ihres Schreibens ging an den Bürgermeister. Das CDC leitete ihren Brief ans Gesundheitsministerium des Staates Massachusetts weiter, woraufhin – Monate später – ein Epidemiologe nach Woburn kam und Daten zusammentrug. Zur Vermeidung einer Massenpanik wurde Lori gebeten, Dritten gegenüber nichts davon zu erwähnen, bis ein eindeutiger Zusammenhang mit der Fabrik aufgedeckt sei. Sie erklärte sich einverstanden – bis sie hörte, dass die Stadt vorhabe, direkt neben dem Standort der ehemaligen Fabrik einen Kinderspielplatz anzulegen. Fuchsteufelswild rief Lori den Bürgermeister Steve Perla an und sagte: »Es kann nicht Ihr Ernst sein, dass Sie in sechzig Metern Entfernung von einer Giftmülldeponie einen Kinderspielplatz anlegen wollen.«

Perla verschob die Eröffnung des Spielplatzes unter Verweis auf einen angeblich noch fehlenden Bolzen im Gestänge einer Schaukel, doch lokale Reporter hatten unterdessen einen anonymen Tipp erhalten, und die Altobellis und der Umweltaktivist Matt Wilson reagierten mit einer Pressekonferenz auf dem Gelände der ehemaligen Fabrik und der Gründung der »Leominsterer Bürger für eine gesunde Umwelt«. Es folgte eine Flut von Anrufen verängstigter Eltern. Die Verbindung zur Foster-Grant-Fabrik war offenbar nicht zu leugnen; in der Fachliteratur ließ wenigstens eine Studie vermuten, dass eine unverhältnismäßig große Zahl von Familien mit autistischen Kindern – jede vierte – berufsbedingt mit toxischen Substanzen in Berührung gekommen war.[38] (Es war die Studie, die Mary Coleman 1974 unter Mitarbeit von Rimland und anderen Eltern von der NSAC durchgeführt hatte.) Thalidomid, das in den 1960er-Jahren unter dem Namen Contergan weit verbreitete Beruhigungsmittel, das viele schwangere Frauen gegen morgendliche Übelkeit eingenommen hatten, verursachte bei Zehntausenden ungeborener Kinder schwere Fehlbildungen an den Gliedmaßen und wurde im Lauf der Jahre darüber hinaus von vielen Studien auch mit Autismus in Verbindung gebracht.[39]

Die Altobellis beschlossen ihre Kampagne auf nationaler Ebene weiterzuführen. Sie kontaktierten Timothy Johnson, den Leiter des Ressorts Gesundheit beim Sender ABC, der zuvor Reporter bei Channel 5 in Boston gewesen war und über den Skandal bereits Bescheid wusste.[40] Am 13. März 1992 bereitete der Nachrichtenmoderator Hugh Downs Millionen Zuschauer des mit Preisen überhäuften TV-Magazins *20/20* auf eine bahnbrechende Sendung vor. »Wir beginnen mit einem Bericht, der die Medizin vermutlich überraschen wird. Anders ausgedrückt: Wir haben sensationelle Neuigkeiten für Sie«, sagte Downs. »Nicht nur Sie, sondern auch zahlreiche Experten werden noch nie davon gehört haben.«[41]

Der Beitrag »Die Straße, in der sie wohnten« war tatsächlich eine Sensation. »Bedenken Sie Folgendes«, sagte Johnson. »Unter normalen Umständen zeigen nur 15 von 10 000 Kindern Symptome von Autismus oder tiefgreifenden Entwicklungsstörungen. Lori aber hat bis jetzt bereits 42 Fälle von Autismus und *PDD* mit dieser kleinen, aus nur rund 600 Familien bestehenden Wohngegend rund um das Foster-Grant-Werk in Verbindung gebracht.« Ein stichhaltiger Beweis für den umwelttoxischen Faktor sei allerdings frustrierend schwer auszumachen: »Die Wissenschaftler haben zahlreiche Theorien über die Ursache von Autismus, von Vererbung bis hin zum Umgang der Eltern mit ihrem Kind, aber wissen können wir es letztlich nicht.« Barbara Walter lobte Lori Altobelli für ihren »einsamen Kreuzzug«, um die medizinische Forschung aus ihrer Ahnungslosigkeit zu befreien.

Nun kamen die Eltern zu Wort. »Wir waren eine völlig normale Familie, gingen völlig normalen Beschäftigungen nach und freuten uns riesig auf das Baby«, sagte ein Vater. »Unsere Kinder sehen ganz normal aus«, fügte Lori hinzu. »Perfekt. Alle.« Eine andere Mutter zog einen Vergleich zwischen Leominster und *Twilight Zone*.

Larry erinnerte sich, wie er als Kind Eishockey auf dem Fluss gespielt hatte, der wegen der Menge der abgeleiteten Giftstoffe nicht gleichmäßig zufror. Ein ehemaliger Foster-Grant-Angestellter ließ sich zu dem Geständnis bewegen, man habe »Tausende Hektoliter Styrol in den Fluss gekippt [...] wo lauter Kinder spielen«. Johnson zeichnete ein anschauliches Bild von »27 Schloten, die ein hochwirksames Derivat von Vinylchlorid ausstießen, das bekanntlich Krebs und andere schwere Erkrankungen auslöst«. Auch Autismus? Dem Eingeständnis, dass sich keinerlei Zusammenhang nachweisen lasse, gingen die Produzenten der Sendung aus dem Weg, indem sie die Kamera auf eine entsetzte Mutter richteten, die sagte, sie sei fest davon überzeugt, denn die zahlreichen Fälle von Autismus in Leominster seien ja »aus heiterem Himmel« aufgetreten.

Doch Anekdoten sind keine Statistik, und die Produzenten von *20/20* erwähnten nicht, dass es keine Statistik für historische Prävalenz von Autismus in Leominster gab, weil die normale Häufigkeit der Störung niemals mit wissenschaftlichen Methoden ermittelt worden war, und die Diagnose *PDD-NOS*, die »nicht näher spezifizierte Entwicklungsstörung«, war zu neu, als dass sich irgendwo eine Zunahme der Fälle hätte beobachten lassen. Die Kamera kehrte zu Johnson zurück, der die haarsträubende Behauptung aufstellte, in *Plastic City* galoppierten »Fehlgeburten« und »bestimmte umweltbedingte Krebserkrankungen«, und seine anschließende Einschränkung war nur halbherzig: »Vom Zufall bis zum Beweis der Verursachung ist es zwar ein weiter Weg, aber zweifellos ist es eine Theorie, die man weiterverfolgen sollte.« Dann ging er zum nächsten Beitrag über.

Nach der Sendung läutete bei den Altobellis ununterbrochen das Telefon, und die Landkarte an der Wand wurde dunkel vor Markierungen. Die Sendung *Sally Jessy Raphael* griff das Thema auf, und eine Woche später brachte *20/20* noch spektakuläreres Material. Eltern im ganzen Land, erklärte Johnson, hätten beim Sender angerufen und sich »erleichtert« gezeigt, dass sie nicht die Einzigen seien und daher womöglich auch »nicht schuld daran« (als hätte ihnen irgendjemand einen Vorwurf gemacht).[42] Lori sagte trotzig: »Als Larry heute Morgen zur Arbeit ging, sagte er: ›Da hast du wirklich Pandoras Büchse aufgemacht, wie?‹ Und ich drauf: ›Nachdem die Büchse jetzt schon mal offen ist, macht sie auch keiner wieder zu.‹« Sie und die anderen betroffenen Eltern würden »das Buch über Autismus neu schreiben«, sagte sie.[43]

Aus Stanford war ein Team von Genetikern eingetroffen, um Blutproben zu nehmen und sie auf potenziell schädliche Mutationen zu analysieren. Das Gesundheitsministerium von Massachusetts schickte Toxikologen, die in der Umgebung des stillgelegten Werks den Boden nach Lösungsmitteln, Schwermetallen und anderen Schadstoffen untersuchten. Die Studentin Martha Lang von der Brown University schrieb drei Jahre lang in enger Zusammenarbeit mit den Altobellis und den anderen betroffenen Familien aus Leominster an ihrer Doktorarbeit über die Rolle der Mütter innerhalb von Bürgerinitiativen gegen übermächtige Umweltsünder.[44]

Langs Untersuchung wurde durch einen ebenfalls recht langlebigen Schadstoff behindert: das soziale Stigma, das ein autistisches Kind für die Familie bedeutete. Viele verweigerten ihr bei ihrer Datenerhebung die Mitarbeit. Als sie sich dann aber die Krankenberichte über die von Lori erfassten Kinder vornahm, zeigte sich, dass die Zahl der bestätigten Autismusfälle in der Stadt geringer war, als sie ursprünglich hatte annehmen müssen. Von den 24 Kindern, die vom staatlichen Gesundheitsministerium untersucht wurden, erfüllten sechs »die Kriterien für Autismus oder *PDD-NOS* eindeutig nicht«, während sich bei sieben weiteren die Daten als nicht aussagefähig erwiesen.[45] In mehreren Fällen war die Nähe des Wohnorts zur Fabrik Foster Grant im besten Fall fragwürdig; tatsächlich hatten manche Eltern aus Loris Aufzeichnungen überhaupt nie in Leominster gewohnt. Nachdem sich keine chromosomalen Anomalitäten in der Gemeinde nachweisen ließen, äußerte das Team aus Stanford die Vermutung, dass keine Zunahme der Prävalenz für die erhöhte Zahl von Fällen verantwortlich sei, sondern »schlichte Änderungen bei der Definition von Autismus«. Langs Fazit lautete, dass die Geschichte vom »Leominsterer Autismus-Cluster« weitaus weniger eindeutig sei, als sie angenommen hatte. Der Medienzirkus war unterdessen längst weitergezogen.

David Ropeik, der seinerzeit für eine Lokalzeitung über den Fall berichtet hatte, berät heute zum Thema Risikowahrnehmung. Er sagt, nachdem er den Gang der Ereignisse in *Plastic City* mit eigenen Augen gesehen habe, könne er verstehen, weshalb so viele Menschen aus der Gegend – und so viele Zuschauer der *20/20*-Sendung – die Erklärung, ihre Kinder seien dem toxischen Vermächtnis der Stadt zum Opfer gefallen, so bereitwillig akzeptiert hätten. »Für Eltern ist es doch das Allerwichtigste, dass sie sich bestmöglich um ihr Kind kümmern. Wenn dann eine ernste Gefahr eintritt, gegen die man sich machtlos fühlt, hat man das dringende emotionale Bedürfnis nach Antworten und Lösungen«, sagt er. »Man ist offen für jeden Hinweis, jede Spekulation – *ist womöglich das Plastik schuld?* –, denn darin liegt ja ein Anflug von Hoffnung. Lori, die eine durchaus vernünftige Person ist, fand sich wohl oder übel damit ab, dass die Geschichte in Wahrheit komplizierter ist. Aber es kränkte sie, denn es fiel ihr unendlich schwer, sich damit abzufinden, dass ihr angesichts der Notlage ihrer Kinder die Hände gebunden waren.«[46]

## V

Der Skandal von Leominster zog weitere »Autismus-Cluster« nach sich, beinahe über Nacht häuften sich die Fälle im ganzen Land. Ein bemerkenswerter Cluster wurde aus New Jersey gemeldet, wo zwischen 1969 und 1979 63 Millionen Gallonen Klärschlamm in einer Deponie in Brick Township abgeladen worden waren. Niemand verfolgte die Ereignisse mit größerem Interesse als Bernard Rimland, der schon zwei Jahre vor Ausstrahlung der *20/20*-Sendung in seinem Newsletter über die Vorfälle von Leominster berichtet hatte.

Dass die Diagnosehäufigkeit praktisch vor seinen Augen rasant zunahm, forderte anfangs seinen Widerstand heraus. Als 1994 das *DSM-IV* erschien, sagte Rimland rundheraus: »Es ist nicht vernünftig anzunehmen, dass sich die Population [autistischer] Kinder zwischen den 1920er- und den 1990er-Jahren derart signifikant verändert hat.«[47] Doch änderte sich seine Einstellung bald radikal, und dank seiner Position als Autorität, die bei den Eltern autistischer Kinder größtes Vertrauen genoss, hatte er einen immensen Einfluss.

Gleichzeitig rückte er zusehends vom Mainstream der Medizin ab. Die 1990er-Jahre waren für Rimland eine frustrierende Zeit, in der sich der Schwerpunkt der Autismusforschung von Kensington nach London, zur Gruppe um Lora Wing verschob. Auf den potenziell enormen Einfluss von Wings *DSM*-Überarbeitungen ging er in seinem Newsletter kaum ein und konzentrierte sich stattdessen auf eine nebensächliche Kontroverse über den Gebrauch des Wortes »tiefgreifend« innerhalb der APA. (Für ihn war die Diagnose *PDD-NOS* »pseudowissenschaftlicher« Unsinn: Eine »nicht näher spezifizierte Entwicklungsstörung« sei doch viel zu unhandlich.[48]) Auch finanziell hatte das ARI einen schweren Stand. Ein misslicher Zufall hatte dafür gesorgt, dass ein Scheck über 75 000 Dollar, den die Produzenten von *Rain Man* seinem Institut zugedacht hatten, stattdessen an die Autism Society of America gegangen war, und die rückte ihn nicht mehr heraus – dagegen halfen nicht einmal ein Brief von Dustin Hoffman und ein von Rimland angestrengtes Gerichtsverfahren.[49]

1995, nach einer Flut von Anfragen besorgter Eltern, schrieb Rimland in seinem Newsletter unter der Balkenüberschrift »Gibt es eine Autismus-Epidemie?«: »Ja. Ich glaube, dass die Zunahme real und nicht einfach mit verschärfter Wahrnehmung zu erklären ist.« Dies demonstrierte er mit einer Tabelle, aus der hervorging, dass in den Jahren von 1965 bis 1969 nur ein Prozent der Eltern aus seinem Netzwerk ein unter dreijähriges Kind zur Diagnostizierung gebracht hatte. In den 1980er-Jahren (nach Veröffentlichung des *DSM-III* und des *DSM-III-R*) waren es bereits fünf Prozent, und nach Erscheinen des *DSM-IVs* stieg die Zahl auf sensationelle 17 Prozent. Doch statt den Grund dafür in den geänderten Diagnosekriterien zu suchen, stellte er die haarsträubende These auf, Umweltverschmutzung, Antibiotika und Impfstoffe hätten einen Tsunami neuer Fälle verursacht, und verwies als dramatischstes Beispiel auf den »Cluster« von Leominster. Bei den Eltern schlug Rimlands Version der Ereignisse in der Stadt dauerhafte Wurzeln und ging in den epidemiologischen Mythos ein.[50]

Rimlands These von Umwelteinflüssen als möglicher Ursache von Autismus war nicht neu. Schon 1967 hatte er, nachdem nicht wenige Eltern von negativen Folgen der Diphtherie-Tetanus-Keuchhusten (Pertussis)-Impfung bei ihren Kindern berichtet hatten, eine zusätzliche Frage in die Evaluierungsformulare des ARI aufgenommen. Mit gutem Grund: In den Annalen des amerikanischen Gesundheitswesens war die DTP-Impfung in ihrer ursprünglichen Form der einzige in den USA weit verbreitete Impfstoff aus abgetöteten Bakterienzellen gewesen und als »extrem reaktogen«

berüchtigt:[51] Beängstigend häufig traten nach einer DTP-Impfung unerwünschte Reaktionen wie Krampfanfälle, Fieber, Schwellungen, Schockzustände und stundenlanges ohrenbetäubendes Geschrei auf. Verteufelt wurde der Ganzzellen-Impfstoff außerdem wegen fehlender Qualitätskontrollen, unzuverlässiger Wirksamkeit und anderen schwerwiegenden Problemen; besonders verheerend waren die immer wieder vorkommenden »schlechten Chargen«, bei denen die genannten Nebenwirkungen überdurchschnittlich häufig auftraten, bis sie von den CDC, den Zentren für Krankheitskontrolle und Prävention, schließlich vom Markt genommen wurden. Der Ganzzellen-Impfstoff wurde in den Vereinigten Staaten schließlich zugunsten der sehr viel besser verträglichen »azellulären« Form abgeschafft.

Zu Rimlands Kehrtwende in der Frage der gestiegenen Autismushäufigkeit hatte entscheidend ein Buch von Harris Coulter und Barbara Loe Fisher beigetragen: *DPT: A Shot in the Dark*. Anfang der 80er-Jahre war Fisher PR-Beraterin in Virginia und hatte einen Sohn, der mit zweieinhalb Jahren seine vierte DTP-Injektion sowie die Schluckimpfung gegen Polio erhielt. Bis zu diesem Tag, sagt seine Mutter, sei Christian ein fröhliches, geselliges, büchervernarrtes Kind gewesen, das in ganzen Sätzen gesprochen habe und bis 20 habe zählen können.[52] Nach der dritten DTP-Impfung sei an seinem Arm eine harte rote Schwellung aufgetreten, und eine Krankenschwester habe eine »schlechte Charge« dafür verantwortlich gemacht.[53]

Dann aber erfolgte jene vierte Impfung, und innerhalb von Stunden trat eine signifikante Änderung ein: Bleich und blaulippig saß er, leer vor sich hin starrend, in seinem Kinderstuhl, und als seine Mutter ihn ansprach, verdrehte er nur die Augen und schlief ein. Sie trug ihn in sein Bett, wo er fest schlief, bis ihn Fisher sechs Stunden später aufweckte; er war aber desorientiert und verschlief noch einmal einen halben Tag, was seine Mutter später als klassische Impfreaktion beschrieb. Während der folgenden Tage und Wochen aber sei Chris ein völlig anderes Kind geworden, sagte sie 1999 vor einem Untersuchungsausschuss des US-Kongresses. Er lächelte nie mehr, hatte offensichtliche Konzentrationsschwierigkeiten, verlor jedes Interesse an seinen geliebten Büchern und erkrankte an mehreren kräftezehrenden Infektionen. Schließlich wurden diverse Lernstörungen diagnostiziert, darunter auch ADHS.

Zwei Jahre nach der fatalen Impfung sah Fisher eine NBC-Spezialsendung mit dem Titel »Impfroulette DTP«, und es fiel ihr wie Schuppen von den Augen. Die Sendung ließ eine Parade von Experten aufmarschieren, die das Risiko von Keuchhusten (allein im Jahr 1934 waren 7 500 Kinder von insgesamt 265 000 Erkrankten daran gestorben)[54] bagatellisierten, während sie die Risiken der Impfung aufbauschten; zwischendurch gab es noch qualvolles Filmmaterial von gehirngeschädigten, wahrscheinlich dauerhaft betreuungsbedürftigen Kindern. Gordon Stewart, vorgestellt als Mitglied des britischen Komitees für Arzneimittelsicherheit, nannte den Impfstoff ein »krudes Gebräu aus buchstäblich sämtlichen Bakterien und ihren widerwärtigen Produkten«. Bobby Young, der als ehemaliger Impfforscher bei der US-Arzneimittelbehörde FDA angekündigt wurde, warnte sogar vor der DTP-Impfung: Sie könne aus einem gesunden Kind ein dahinvegetierendes »Gemüse« machen; und Lea Thompson wiederum vermutete, es sei nur ein Zufall, dass nach der großflächigen Einführung von Impfungen die Zahl der Todesfälle aufgrund von Erkrankungen wie Keuchhusten abgenommen habe: In Wahrheit seien dafür verbesserte sanitäre Anlagen verantwortlich. Gewappnet mit dem Wissen, dass »die Impfung schlimmer ist als die Krankheit«, hätten sich schlaue britische Mütter bereits gegen die Impfung ihrer Kinder entschieden, fügte sie hinzu. Als Tochter einer Krankenschwester fühlte sich Fisher »betrogen von einer Ärzteschaft, die ich mein ganzes Leben lang verehrt hatte«.[55]

In Wahrheit hatte Thompson, die für die Sendung mit einem Emmy ausgezeichnet wurde, die Referenzen ihrer handverlesenen Gewährsleute systematisch übertrieben oder verzerrt.[56] Young zum Beispiel hatte niemals im Auftrag der FDA mit bakteriellen Impfstoffen geforscht, und Stewart hatte dem Komitee lediglich Daten geliefert; ansonsten war er in Großbritannien als militanter Impfgegner bekannt.[57]

Nach der Erstausstrahlung auf WRC-TV in Washington wurde »Impfroulette« noch einmal flächendeckend von zahlreichen Lokalsendern ausgestrahlt und von *Today* ausführlich zitiert. Kinderärzte berichteten von elterlichen Ängsten, wie man sie seit der Poliofurcht der 50er-Jahre nicht mehr erlebt habe,[58] während Kongressabgeordnete von Wählern belagert wurden, die eine sofortige Änderung der nationalen Impfpolitik forderten.[59] Der Sender WRC-TV schlug Kapital aus dem wachsenden

Skandal, indem er besorgte Zuschauer miteinander vernetzte. Fisher war eine der Mütter, die anriefen; eine andere war Kathi Williams, deren Sohn ebenfalls heftig auf eine DTP-Impfung reagiert hatte. Zusammen mit Jeff Schwartz, einem betroffenen Vater, gründeten sie den »Verein unzufriedener Eltern«, der sich später in National Vaccine Information Center (NVIC) umbenannte und das organisatorische Machtzentrum der Bewegung wurde. (In seiner Öffentlichkeitsarbeit ist das NVIC sorgfältig darauf bedacht, sich niemals als »Impfgegner« zu bezeichnen; stattdessen nennt es sich »die älteste und größte Verbraucherorganisation, die für die Einführung aller erforderlichen Maßnahmen zur Senkung der Impfrisiken und für die umfassende Aufklärung der Bevölkerung eintritt«.)

Für die Niederschrift von *DPT: A Shot in the Dark* tat sich Fisher mit Harris Coulter zusammen, der seit jeher ein Feind des staatlich verordneten Impfprogramms ist und auf eine komplexe Vergangenheit zurückblickt. Auf den Webseiten von Impfgegnern wird er zwar häufig als Medizinhistoriker mit Yale-Abschluss bezeichnet, aber er hat nicht in Yale Medizin studiert, tatsächlich hat er nie auch nur eine einzige Vorlesung in Biologie, Physiologie oder Chemie besucht und hatte während seines Studiums niemals die Absicht, sich mit der Geschichte des Fachs zu beschäftigen:[60] Er studierte russische Philologie.

Anfang der 60er-Jahre, auf dem Höhepunkt des Kalten Kriegs, lebte Coulter in Moskau, wo er die offiziellen Erklärungen des Kremls für das US-Außenministerium übersetzte.[61] (Bei den Anhörungen der Warren-Kommission, die den Mord an John F. Kennedy untersuchte, war er der amtlich bestellte Dolmetscher von Marina Oswald, der Ehefrau des als Mörder beschuldigten Lee Harvey Oswald.) Während eines Urlaubs in Paris erlitt Coulters Frau Catherine einen Allergieschub; sie suchten aber keinen Arzt auf, sondern einen Homöopathen, denn Catherine Coulter hatte mit der Schulmedizin keine guten Erfahrungen gemacht. Der Homöopath gab ihr ein Mittel, das »Wunder wirkte«: Nach einmaliger Einnahme habe sie sogar Fisch essen können, der bis dahin stets Nesselausschläge bei ihr ausgelöst habe.[62]

Überzeugt und fasziniert von der Homöopathie kehrte Coulter in die USA zurück. Als die Columbia-Universität seine Doktorarbeit ablehnte, erkämpfte er sich die Erlaubnis, stattdessen eine Dissertation über die Geschichte der Homöopathie zu verfassen.[63] Die Homöopathie, so sein Fazit, sei der allopathischen Medizin weit überlegen, aber im 19. Jahrhundert ins Hintertreffen geraten: Die verbreitete Korruption innerhalb des amerikanischen Ärzteverbands habe sie von ihrem Platz als maßgebendes Paradigma verdrängt. Seine Dissertation erschien als dritter Band der von ihm im Selbstverlag herausgebrachten Serie *Divided Legacy*.

Während der Recherchen zu *DPT: A Shot in the Dark* interviewte Fisher betroffene Familien, während Coulter den geschichtlichen Hintergrund lieferte. Heraus kam ein beängstigendes Buch, das die Kinderheilkunde als Horrorkabinett rücksichtsloser Ärzte, feiger Impfstoffhersteller, opportunistischer Forscher, zwielichtiger Staatsdiener, leidgeprüfter Eltern und leidtragender Kinder zeichnet: Letztere, die Hauptopfer, seien von angeblichen »Schutz«-Impfungen stumm, inkontinent, chronisch behindert gemacht worden. Das ganze Buch hindurch schrecken immer wieder kleine Kinder vor den Injektionsnadeln übereifriger Ärzte zurück und schreien in namenloser Angst, während die Spritzen in ihrem kleinen Gehirn Chaos und Unheil anrichten.

*DPT: A Shot in the Dark* war weitaus mehr als ein Enthüllungsbericht über die Risiken eines Impfstoffs – es war eine vernichtende Kritik, die nicht nur die gesamte Schulmedizin in Bausch und Bogen verurteilte, sondern auch die Gepflogenheit der Peer-Review-Begutachtung und den Einsatz placebokontrollierter klinischer Studien im Rahmen des Arzneimittelzulassungsprozesses. Für Coulter war das Buch die überfällige Rache der Homöopathie an der AMA, dem amerikanischen Ärzteverband, ein Ruf zu den Waffen gegen eine inhumane Gesellschaft, die das Mehrheitswohl über das Schicksal einer unter Impfunverträglichkeiten leidenden Minderheit stellt. »Eines weiß ich ganz sicher«, sagt eine im Buch zitierte Mutter, »dass Gott mir ein perfektes Kind geschenkt hat. Ich war überglücklich, als mein Junge auf die Welt kam. Wunderschön war er, mit zehn Zehen und zehn Fingern. Gott hat mir ein vollkommenes Kind geschenkt, und der Mensch hat herumgepfuscht und Gottes vollkommenes Werk beschädigt.«

Die Idee, dass Kinder mit Lernschwächen beschädigtes Gut seien, zieht sich durch das gesamte Buch; die Autoren sprechen nicht von Legasthenikern oder Autisten, sondern nennen sie »impfgeschädigte«, hilflos im eigenen Körper gefangene Wesen. »Sie versteht alles, aber sie bringt es nicht heraus«, sagt eine andere Mutter. »Man sieht es in ihren kleinen Augen. Es ist alles da, aber sie bringt es nicht so heraus, wie sie will. Manchmal bemüht sie sich so ungeheuer, dass ihr Stimmchen zu zittern anfängt. Man sieht, dass es da ist, aber es steckt fest.«

Das Erscheinen des Buchs löste einen öffentlichen Aufschrei aus, der in eine Reihe von Anhörungen vor dem Kongress und eine Flut von Reformen mündete. 1986 wurde das Bundesgesetz gegen Impfschäden bei Kindern verabschiedet, das neben einer staatlichen Entschädigung ein sogenanntes Impfstoffnebenwirkungsberichterstattungssystem (VAERS) einführte, damit die Gesundheitsbehörden und Konsumenten Probleme im Zusammenhang mit den landesweiten Impfkampagnen nun nachverfolgen können: In dieser Hinsicht hat das Buch also sein Ziel erreicht. Coulter war jedoch mit seinem Lebenswerk noch nicht annähernd zufrieden: Seine weiteren Veröffentlichungen wurden zunehmend extrem.

Auf dem Höhepunkt der Aids-Epidemie stellte er die Hypothese auf, dass nicht das HI-Virus die Krankheit auslöse; sie sei vielmehr eine Form von Syphilis, die speziell Drogenkonsumenten befalle, außerdem Personen, »die eine homosexuelle Lebensweise pflegen [...] was eine erhebliche Medikamenteneinnahme voraussetzt«.[64] In *A Shot in the Dark* ist von Autismus kaum die Rede, dafür umso mehr in seinem nächsten Buch, *Vaccination, Social Violence, and Criminality*. Darin behauptet er, die steigende Zahl der Fälle von Autismus, Homosexualität, Fettleibigkeit, Legasthenie, ADHS, Drogenmissbrauch, Epilepsie, Jugendkriminalität und unmotivierten Morden sei Ausdruck einer Enzephalitis-Epidemie, die ihrerseits eine Folge der staatlichen Zwangsimpfungen sei. Außerdem, behauptete er, seien diese Fakten innerhalb der Ärzteschaft durchaus bekannt, würden jedoch absichtlich verschwiegen und vertuscht. Tatsächlich sei die Verschwörung derart weitreichend, dass »sich der Albtraum, in den uns das Impfprogramm gestürzt hat, noch gar nicht abschätzen lässt«.

Eines Abends im Februar 1995 sah Rimland eine Fernsehsendung über Impfrisiken, in der sich mehrere Mütter auf Coulter und sein Werk beriefen.[65] Er besorgte sich die Bücher umgehend und kam zu dem Schluss, dass Coulter das Rätsel um die wachsende Zahl von Autisten gelöst habe. Im Herbst desselben Jahres verfasste er seinen ganzseitigen Leitartikel, in dem er seine Überzeugung von einer regelrechten Autismus-Epidemie darlegte.

Rimlands Unterstützung verschaffte Coulters Hirngespinsten von Autismus, Enzephalitis und Impfstoffen einen ungeahnten Bekanntheitsgrad; die unappetitlichen Aspekte wie der behauptete Zusammenhang zwischen Autismus und Kriminalität fielen dabei bequemerweise unter den Tisch. Coulter hatte unterdessen sein nächstes Betätigungsfeld entdeckt und half jetzt einem russischen Immunologen bei der Entwicklung eines Krebsimpfstoffs aus der menschlichen Plazenta. Das Resultat der Versuchsreihen, die an Patienten in Moskau und auf den Bahamas durchgeführt wurden, war unklar und jedenfalls gemischt: Etliche Patienten starben so oder so.[66] Coulter ließ sich jedoch nicht beirren und interpretierte die Reaktionen der Patienten auf die Impfung (Fieber, Kopfweh, vermehrte postoperative Schmerzen) als anschauliche Demonstration der homöopathischen Prinzipien.

## VI

Während Rimland in den späten 90er-Jahren seinen Teil dazu beitrug, Coulters Theorien den Eltern autistischer Kinder schmackhaft zu machen, war in England der junge Gastroenterologe Andrew Wakefield am Werk: Er injizierte der Mehrheitsmeinung derartige Ideen mit der Behauptung, er habe die Masern-Mumps-Röteln-Impfung (MMR) als Ursache von Gehirnschäden entlarvt.

Am 28. Februar 1998 hielt Wakefield am Royal Free Hospital in Hampstead, London, eine Pressekonferenz ab. Anlass war die Veröffentlichung seiner neuen Fallstudie in der angesehensten medizinischen Fachzeitschrift *The Lancet*. Damit die Konferenz auch ganz bestimmt zur Sensation würde, hatte die PR-Abteilung der Klinik die ungewöhnliche Maßnahme ergriffen, den Journalisten vorab ein 20-minütiges Werbevideo mit anschaulichen Aufnahmen von offensichtlich leidenden Kindern zu schicken; dazu gab es eine Pressemitteilung, in der unter anderem stand: »Forscher von der Royal-Free-Klinik haben womöglich ein neues Syndrom entdeckt, das eine entzündliche Darmerkrankung mit Autismus in Verbindung bringt.« Natürlich war der Konferenzraum brechend voll.

Wakefield hatte offensichtlich die beste Ausgangsposition für einen Durchbruch in der pädiatrischen Gastroenterologie. 1987 wurde er Leiter der Studiengruppe für chronisch-entzündliche Darmerkrankungen (CED) am Royal Free, die in erster Linie den Zusammenhang zwischen Viren und Morbus Crohn erforschte. Eine Reihe von Studien, die Wakefield und Kollegen in den 90er-Jahren publizierten, untersuchte das Masernvirus als möglichen Mitverursacher von Morbus Crohn und CED. Diese Arbeiten galten anfangs als bahnbrechend; sie trugen der Royal-Free-Klinik viel Medieninteresse ein und versprachen sie von ihrem rückständigen Image zu befreien.[67] Doch schon nach kurzer Zeit waren Wakefields Ergebnisse sehr umstritten – sie ließen sich entweder nicht reproduzieren oder wurden von anderen Forschern direkt widerlegt.

Wakefield aber suchte weiter unbeirrt nach der Masern-Crohn-Verbindung, und der *Lancet*-Artikel schien schließlich seine Theorie zu bestätigen: Bei der Auswertung von 25 000 Patientendaten, die in den 1940er-Jahren an der Uniklinik von Uppsala zusammengetragen worden waren, stießen Wakefield und sein Koautor Anders Ekbom auf drei interessante Fälle von Morbus Crohn, die pränatal mit dem Masernvirus in Kontakt gekommen waren. Aus diesen drei Fällen zogen Wakefield und Ekbom einen gewagten Schluss: »Unsere Studie weist darauf hin, dass der Kontakt mit dem Masernvirus *in utero* ein erhebliches Risiko darstellt, später an Morbus Crohn zu erkranken; ein derart früher Kontakt scheint das Risiko einer umfangreichen, aggressiven Krankheit nach sich zu ziehen.«[68]

Wakefield richtete nun sein Augenmerk auf den MMR-Impfstoff, der aus lebenden, in ihrer Virulenz abgeschwächten Viren hergestellt wird, und von nun an stieß seine Forschung auf scharfe Kritik bei den britischen Gesundheitsbehörden, denen natürlich bewusst war, wie gefährlich und potenziell katastrophal es war, das Vertrauen der Öffentlichkeit in die Unbedenklichkeit einer Impfung zu erschüttern, die jedes Jahr weltweit Millionen Leben rettet. (Die WHO schätzt, dass allein im Jahr 2000 30 bis 40 Millionen Menschen an Masern erkrankten; rund 777 000 starben daran, die meisten im subsaharischen Afrika, wo die Impfhäufigkeit und der Standard der ärztlichen Versorgung niedrig sind.[69]) Arie Zuckerman, der Dekan von Wakefields Fakultät, äußerte irgendwann gegenüber dem staatlichen Gesundheitsinspekteur, Chief Medical Officer Kenneth Calman, seine Sorge wegen der »unerwünschten Kontroversen«, die Wakefield mit seiner Arbeit über Morbus Crohn und den MMR-Impfstoff auslöse.[70] Verglichen mit dem, was am Horizont dräute, war diese Kontroverse ein Sturm im Wasserglas.

1995 erhielt Wakefield einen Anruf, der ihn erschütterte. Die Anruferin hatte einen autistischen Sohn, und er konnte sich anfangs nicht erklären, weshalb sie ihn, einen Gastroenterologen, anrief: »Ich wusste ja nichts über Autismus«, räumte er später ein.[71] Die Mutter erklärte, ihr Sohn habe erhebliche Darmprobleme und leide unter Durchfällen und Inkontinenz, bis zu zwölfmal täglich; er scheine Schmerzen zu haben und sei gewalttätig, häufig gegen sich selbst. Bis zur Kombinationsimpfung gegen Masern, Mumps und Röteln habe er sich vollkommen normal entwickelt, kurz nach der Injektion aber heftiges Fieber bekommen; von da an sei es steil bergab gegangen, inzwischen könne er nicht mehr sprechen.[72] Wakefield sagte später, nachdem er »innerhalb von zwei Tagen fünf solche Anrufe« erhalten habe, sei ihm gar nichts anderes übrig geblieben, als sich näher mit Autismus zu beschäftigen. Es stellte sich heraus, dass ihm seine wissenschaftlich umstrittenen Arbeiten über Morbus Crohn unter Impfgegnern großen Respekt eingetragen hatten und dass die anrufenden Mütter alle demselben Netzwerk angehörten.

Wie die Uppsala-Studie stützte sich auch die Forschung des Jahres 1998 auf eine sehr kleine Gruppe von Patienten: in diesem Fall zwölf Kinder. Mit zurückhaltenden Formulierungen und zahlreichen Einschränkungen berichtete sein Team, das Einsetzen von Symptomen »autistischen Verhaltens« sei »von den Eltern« in acht von zwölf Fällen mit einer MMR-Impfung in Zusammenhang gebracht worden. Alle Kinder hätten Darmanomalien aufgewiesen, die von »uneinheitlicher chronischer Entzündung« bis zu »Ulzeration« reichten. In der Mehrzahl der Fälle seien die Kinder »nach einer Phase scheinbarer Normalität« dramatisch regrediert.

Aufbauend auf seiner früheren Forschung über Viren, Impfstoffe und Darmentzündungen sowie auf der Arbeit anderer Wissenschaftler, stellte Wakefield die Hypothese auf, partiell verdaute Proteine aus Getreide und Milchprodukten, sogenannte Opioidpeptide, gelangten durch die beschädigte Darmwand ins Blut der betroffenen Kinder und damit auch in das sich entwickelnde Gehirn, wo sie die Bildung der Neuronenbahnen und das Wachstum störten, was sich in jähem und dramatischem Verlust bereits erworbener Fähigkeiten äußere.[73] Wakefield nannte dieses Syndrom »autistische Enterokolitis«.

Die Idee, dass Opioidpeptide die Gehirnentwicklung stören, war nicht neu; bekannt war sie zumal unter den Klinikern und gut informierten Eltern in Rimlands Netzwerk, die das Krankheitsbild unter dem Namen »Leaky-Gut-Syndrom« kannten und sich seit Jahren ärgerten, dass die Magen-Darm-Probleme ihrer Kinder und deren heikle Nahrungsvorlieben von den Ärzten meist als einer von vielen unerklärlichen Aspekten einer mysteriösen Krankheit abgetan wurden. Karyn Seroussis Rat folgend, verzichteten viele Eltern bei der Ernährung ihrer Kinder konsequent auf Getreide- und Milchprodukte (als Quellen von Gluten bzw. Kasein) und reduzierten damit nicht nur Krämpfe, Durchfälle, Magenblähungen erheblich, sondern berichteten auch, dass sich dadurch das Sozialverhalten der Kinder verbessert habe. Allerdings wäre es kein Wunder, wenn Kinder, die auf einer derart einseitigen Ernährung bestehen wie Henry Cavendish mit der Hammelkeule, Joseph Sullivan mit den Cheese Curls und Leo Rosa mit seinem Nan, irgendwann Magen-Darm-Probleme entwickeln würden.

Dazu kommt, dass Fieberattacken, Ausschläge, Krämpfe und andere meist rasch abklingende Impfreaktionen (die für Eltern natürlich erschreckend sind) in den Annalen der Immunologie ausgiebig dokumentiert sind, wie Coulter und Fisher in ihrem Buch ausführen. Es stimmt, dass diese unerwünschten Reaktionen in seltenen Fällen weder harmlos noch vorübergehend sind, sondern zu lebenslanger Behinderung und sogar zum Tod führen. Die Tatsache, dass die moderne Medizin auf Kosten-Nutzen-Abwägungen aufbaut (die meisten lebensrettenden Medikamente haben erhebliche Nebenwirkungen, und jeder größere chirurgische Eingriff und die damit verbundene Narkose sind potenziell tödlich), war eben der Grund, weshalb Coulter die Homöopathie bevorzugte: Vielleicht heilt sie nicht, aber sie bringt auch niemanden direkt um. Der neuartigste Aspekt an Wakefields Artikel war die uneingeschränkte Zuversicht, mit der er das Zusammentreffen disparater Phänomene in eine Theorie der Kausalität von Autismus verwandelte.

Nachdem die Gutachter eines frühen Entwurfs Bedenken wegen bestimmter Formulierungen in der Studie und deren möglicher Auswirkungen geäußert hatten, verlangte der Herausgeber von *The Lancet* eine Neufassung und deklarierte den dann gedruckten Artikel als »Frühbericht« und somit spekulativ.[74] Im Abschnitt »Diskussionen« bemerkten die Autoren: »Wir konnten keinen Zusammenhang zwischen dem Impfstoff gegen Masern-Mumps-Röteln und dem beschriebenen Syndrom nachweisen. Derzeit werden jedoch virologische Studien durchgeführt, die diesem Missstand vielleicht abhelfen. Sollte ein Kausalzusammenhang zwischen der Masern-Mumps-Röteln-Impfung und dem infrage stehenden Syndrom bestehen, so dürfte mit einem Anstieg der Inzidenz seit der Einführung dieses Impfstoffs im Jahr 1988 zu rechnen sein. Publizierte Hinweise reichen für den Nachweis eines häufigeren Vorkommens oder eines Zusammenhangs mit der MMR-Impfung nicht aus.«[75]

Im Werbevideo und während der Pressekonferenz aber äußerte sich Wakefield nicht annähernd so zurückhaltend oder vorsichtig, sondern verkündete, seine Studie sei der neueste Hinweis darauf, dass die Unbedenklichkeit der MMR-Impfung fragwürdig sei. Als ein Mann von beachtlichem Körperbau mit tief liegenden blauen Augen und forscher, selbstsicherer Art[76] benahm sich Wakefield wie einer, der über hitzige Debatten erhaben ist. Auf der Pressekonferenz warf er seine gesamte Gravität in die Waagschale, um den MMR-Impfstoff in Zweifel zu ziehen, und wagte sich noch viel tiefer ins Reich der Spekulation vor, als der Wortlaut des Artikels nahegelegt hatte.

»Für mich ist das alles eine Frage der Moral«, sagte er ernst. »Seitdem die Debatte über die MMR-Impfung ausgebrochen ist, kann ich den Einsatz des Kombinationsimpfstoffs nicht länger befürworten.« Einen ähnlich ominösen Ton hatte er im Werbevideo angeschlagen: Seine Studie habe »auf jeden Fall ein Fragezeichen hinter den Impfstoff« gesetzt; zwar gebe es »keinen erwiesenen Zusammenhang als solchen«, sie hätten jedoch »den Verdacht, dass durchaus einer bestehen kann. [...] Ich muss sagen, dass ich persönlich die Unbedenklichkeit der Kombiimpfung tatsächlich bezweifle.«[77]

Wie nicht anders zu erwarten, schlugen die meisten Reporter im Raum alle Bedenken gegen Wakefields Ergebnis in den Wind oder bagatellisierten sie; stattdessen schlugen sie den Tonfall des Horrorfilms an: »Panik vor Masernimpfung nach Warnung von Wissenschaftlern«, posaunte die Schlagzeile des Londoner *Evening Standard;* »Ärzte warnen vor neuer Impfgefahr für Kinder«, schrie der Londoner *Independent;* »Unentdeckte Darmkrankheit stürzt Babys ins Elend«, klagte der *Guardian,* und der *Daily Record* heulte: »Masernimpfung hat meinen Sohn zum Autisten gemacht!« Die wie immer zu starker Übertreibung neigende *Daily Mail* wiederum, die mit Schlagzeilen wie »Meine zwei kleinen Jungs sind Autisten und meine wunderbare Ehe liegt in Scherben: Impfstoff hat unser Leben ruiniert!« schon seit Monaten Massenpanik hervorgerufen hatte, verlangte jetzt, als hätte der Verband der Kinderärzte Alarm geschlagen: »Nach neuen Ängsten: Ärzte fordern Verbot der Dreifach-Kombiimpfung!«

Diese Berichterstattung schlug natürlich hohe Wellen und versetzte die Eltern autistischer Kinder in helle Aufregung. Für Rimland war die Wakefield-Studie der rauchende Colt, auf den er gewartet hatte, und viele Mitglieder seines Netzwerks gelangten während der nächsten Jahre zu der Überzeugung, Autismus sei das Ergebnis eines doppelten Angriffs: einer Impfung, die nicht nur quecksilberhaltiges Konservierungsmittel enthält, sondern auch lebende Viren. Aktivisten wie Fisher richteten ihr ganzes Streben auf das Verbot des Konservierungsmittels Thiomersal, um das weltweit eine heftige Debatte tobte. Während die Gesundheitsbehörden den entsetzten Eltern eilends versicherten, der Impfstoff sei völlig unbedenklich, donnerte Rimland in einer Pressemitteilung: »Es ist völlig aberwitzig zu behaupten, der Zusammenhang zwischen zahlreichen Fällen von Autismus und Impfung sei reiner Zufall. Dr. Wakefields Gruppe hat unser Verständnis von einem möglichen Mechanismus beträchtlich erweitert.«[78]

Nach einem Aufschrei diverser Organisationen wie Fishers Impfungsinformationszentrum verlangten das Zentrum für Krankheitskontrolle in Atlanta und der amerikanische Kinderärzteverband von den Impfstoffherstellern, auf Thiomersal in Zukunft zu verzichten, woraufhin das Konservierungsmittel rasch ausgemustert wurde; auch in Europa wird es kaum noch in Impfungen verwendet. Zwar zeigten spätere Studien, dass die wachsende Zahl der Autismusfälle davon unberührt blieb,[79] doch hatte die Vorsichtsmaßnahme die keineswegs beabsichtigte Wirkung, dass sie Wakefields Theorie sozusagen von offizieller Seite einen Authentizitätsstempel aufdrückte, sodass sich die Kunde von einem Zusammenhang zwischen Autismus und Impfungen über die Mailverteiler und Webseiten von Elternvereinigungen in Windeseile ausbreitete.[80] Genährt wurden sie über die wichtigsten Pressekanäle von einem endlosen Strom »ausgewogener« Geschichten von Journalisten, auf die der David-gegen-Goliath-Aspekt an der Sache einen unwiderstehlichen Reiz ausübte: Visionärer Arzt tritt, unterstützt von einer Armee kriegerischer Mütter, gegen die Verschwörung zwischen Big Pharma und Staatsvertretern an.[81] Im November 2000 bezichtigte Wakefield in der TV-Sendung *60 Minutes* die MMR-Kombinationsimpfung als Auslöser einer Autismus-Epidemie, und dazu gab es schlimme Vorher-Nachher-Aufnahmen eines Jungen, der angeblich infolge einer Impfung Autist geworden war.

Weltweit sorgte der Fall dafür, dass die Schutzimpfungen gegen Masern, Mumps und Keuchhusten zurückgingen. Ein Kind durch eine Woche Masern zu schleusen schien Eltern in Ländern, in denen diese übertragbaren Infektionen selten sind, ein geringer Preis, wenn sich dadurch das Desaster einer Entwicklungsstörung mit lebenslangen Folgen vermeiden ließ. Im Selbstverlag erschienen zahlreiche Bücher wie *Melanie's Marvelous Measles:* Dessen Autorin, Stephanie Messenger, entführt »Kinder zwischen 4 und 10 Jahren auf eine Reise, die ihnen die Wirkungslosigkeit von Impfungen vor Augen führt und sie lehrt, Kinderkrankheiten anzunehmen«. Auch »Windpockenpartys« wurden veranstaltet, zu denen Selbsthilfegruppen über das Internet ihre Mitglieder einluden, damit die Kinder sich absichtlich ansteckten und somit immunisierten.[82]

Aus Wakefields Fallserie wurde einer der einflussreichsten Zeitungsartikel in der Geschichte des Gesundheitswesens – beachtliche Leistung für einen, der zugibt, nichts über Autismus gewusst zu haben, ehe er mit der Studie anfing. Aber es war nicht nur der einflussreichste, sondern auch der am gründlichsten und einhelligsten widerlegte Artikel.[83] Nachforschungen und Ermittlungen, die der Journalist Brian Deer, die britische

Ärztekammer, das *British Medical Journal* und andere Wächter in den Jahren nach seinem Erscheinen lostraten, deckten zahlreiche Mängel auf – in der Methodologie, der Ethik und der Art des Berichtens.

Kinder, die in der Studie als bis zur Impfung »normal« bezeichnet wurden, waren in Wahrheit bereits wegen Händeflatterns und verzögerter Sprachentwicklung als womöglich entwicklungsgestört aufgefallen. Zwei Kinder, bei denen nach der Impfung angeblich eine autistische Enterokolitis festgestellt worden war, hatten niemals die Diagnose Autismus erhalten. Auch bei der Berechnung der Zeit zwischen Verabreichung des Impfstoffs und Einsetzen der Regression war Wakefield kreativ gewesen; er ließ es so aussehen, als seien die Symptome innerhalb von Tagen nach der Impfung aufgetreten, während aus seinen eigenen Aufzeichnungen hervorging, dass Wochen und Monate vergangen waren. Der Vater eines in der Studie beschriebenen Jungen sagte zu Deer: »Sollte mein Sohn tatsächlich Patient Nummer 11 sein, dann ist dieser *Lancet*-Artikel ein von A bis Z erfundenes Machwerk.«[84]

Noch vernichtender war Deers Entdeckung, dass Wakefield den *Lancet*-Herausgebern eine nicht unerhebliche finanzielle Vereinbarung mit Anwälten, die eine Sammelklage gegen Impfstoffhersteller vorbereiteten, verschwiegen hatte. Als diese und andere Unregelmäßigkeiten ans Licht kamen, distanzierten sich zehn der an der Studie beteiligten dreizehn Autoren von der Behauptung, es sei ein Zusammenhang zwischen Autismus und MMR gefunden würden, und *The Lancet* zog 2004 den Artikel schließlich zurück.[85] Wakefield wurde 2010 die ärztliche Zulassung in Großbritannien entzogen, und die Herausgeber des *British Medical Journal* nannten seine Studie 2011 öffentlich einen »raffiniert geplanten Betrug«.[86]

Immer wieder versuchten unabhängige Wissenschaftler, einen Zusammenhang zwischen Autismus und dem MMR-Impfstoff nachzuweisen, und nie gelang es. 2003 führten Forscher im Auftrag der Zeitschrift *Archives of Pediatrics and Adolescent Medicine* eine systematische Metaanalyse an einem Dutzend epidemiologischer Studien durch und kamen zu folgendem Schluss: »Die bisher vorliegende Literatur gibt keinen Hinweis auf eine Verbindung zwischen ASD [Autismusspektrum-Störung] und MMR-Impfung. Während das Risiko, aufgrund einer MMR-Impfung an Autismus zu erkranken, theoretisch bleibt, sind die Folgen der Impfverweigerung durchaus real.«[87]

Von ihrem Büro im Lorna Wing Centre for Autism knapp außerhalb Londons aus verfolgten Lorna und Judith den Impfstreit mit dem Gefühl tragischer Unvermeidlichkeit. Für sie stand außer Zweifel, dass die Hauptursache der gestiegenen Zahl von Fällen die von ihnen geänderten *DSM*-Kriterien war. Als ich 2011 mit den beiden Forscherinnen beim Tee zusammensaß und in den stillen Garten hinausblickte, den sie für die Kinder im Zentrum angelegt hatten, fühlte ich mich wie im Auge eines Hurrikans, der über den Rest der Welt hinwegfegte.

»Alles eine Frage der Diagnose«, sagte Lorna entschieden.[88] Sie hatte von vornherein damit gerechnet, dass die geschätzte Prävalenz von Autismus zunähme, wenn sie Kanners enge Definition seines Syndroms auf Kinder und Erwachsene mit geringeren Beeinträchtigungen erweiterte. Genau darum ging es ihr ja: Sie wollte, dass mehr Menschen von der Diagnose erfasst würden, damit sie und ihre Angehörigen nicht länger ohne Unterstützung auskommen mussten, wie es in den 1960er-Jahren der Fall gewesen war. »Diese Menschen gab es ja immer«, sagte sie.

Judith pflichtete ihr bei. »Es überraschte uns nicht, als plötzlich von einer Epidemie die Rede war«, sagte sie. »Natürlich wächst die Zahl der Diagnosen, wenn man das Spektrum erweitert, das ist doch klar. Das haben wir immer gesagt, aber es hörte uns niemand zu.«

Auch die Verwischung der Grenzen zwischen Autismus und Exzentrizität habe zwangsläufig zu dem verbreiteten Eindruck geführt, die Krankheit weite sich aus, meinte Lorna. Nachdem sie das Konzept des Asperger-Syndroms entwickelt hatten, begannen Lorna und Judith auch bei den Menschen ihrer Umgebung bestimmte Merkmale des Syndroms wahrzunehmen, besonders in den Familien der Kinder, die zu ihnen ins Zentrum gebracht wurden, und bei Angehörigen technischer Berufe: ganz normale, durchaus verbreitete Eigenschaften. »Es ist wirklich sehr schwer, Grenzen zu ziehen, auf jeden Fall zwischen Kanner und Asperger«, sagte Lorna, »aber ebenso zwischen Asperger und Normalität.«

Ein weiterer Grund, weshalb autistische Menschen sichtbarer geworden seien, meinte Judith, sei die seit einigen Jahrzehnten fließend gewordene Trennung der Geschlechterrollen. »In Großbritannien waren traditionell die Männer berufstätig und wurden von ihren nichtberufstätigen Ehefrauen umhegt. Die Frauen betreuten Familie und Heim, die Männer brachten das Geld nach Hause«, sagte sie. »Ich erlebe unendlich viele Männer, die hierher zur Diagnostizierung kommen und sagen, sie wären früher nicht im Traum auf die Idee gekommen, dass sie ein Problem haben könnten, denn sie waren von Familie und Gesellschaft geschützt.«

Und wenn, fügte Lorna unter Verweis auf Simon Baron Cohens-Theorie von der assortativen Paarung hinzu, »ein Anflug von Autismus« wesentliche Erfolgsvoraussetzung in den Wissenschaften und in der Kunst sei, wie Asperger versichert hatte, dann habe das Internet »eine evolutionäre Tendenz in dieser Richtung« vermutlich sogar beschleunigt.

Sie machte sich allerdings keine Illusionen darüber, wie behindernd die Kernmerkmale des Autismus selbst bei bestmöglicher Versorgung und Förderung sein können. Als ich mit ihr sprach, hatten Lorna und ihr Mann John ihre geliebte Tochter bereits beerdigt: Susie starb 2005, im Alter von 49, nachdem sie infolge der hormonellen Veränderungen der Wechseljahre den Zwang entwickelt hatte, ungeheure Mengen Flüssigkeit zu sich zu nehmen; die eigentliche Todesursache war ein Herzinfarkt. John starb fünf Jahre später an Morbus Alzheimer, von seiner Frau liebevoll bis ganz zuletzt zu Hause betreut. Lorna starb 2014, im Alter von 85.

An dem Tag, an dem ich sie in der Klinik besuchte, empfing mich Lorna bemerkenswert jugendlich und fröhlich in einem blumenbedruckten Kleid. Sie erzählte, wie sie 1980, kurz vor Aspergers Tod, mit ihm in der Cafeteria des Maudsley Hospital Tee getrunken hatte. (»Bezaubernd und höflich«, beschrieb sie ihn, »einer, der gut zuhören konnte.«) Seiner Schrift ist es zu verdanken, dass es ihr und den anderen Gründereltern der National Autistic Society gelang, die Welt für ihre Kinder zum Besseren zu verändern.

Das Heimtückischste an Wakefields Fallstudie und dem Feuersturm, den sie auslöste, war aber, dass sie die von Eltern wie Lorna Wing und Ruth Sullivan ins Leben gerufene Bewegung kaperten und von ihrer ursprünglichen Zielsetzung abbrachten, der Forderung nach Dienstleistungen und besonderer schulischer Förderung; stattdessen wurden jetzt gehässige Debatten über Impfungen geführt. In diesen Autismuskriegen wurde praktisch jedes andere Thema – zum Beispiel dass es allmählich dringend nötig wurde, autistische Teenager durch geeignete Förderung auf das Berufsleben vorzubereiten – vom Tisch gefegt.

Auch die Angst vor einer Epidemie verzerrte die Richtung der Autismusforschung. Die überwiegende Mehrheit der vom National Institute of Mental Health und anderen US-Institutionen wie *Autism Speaks* in Auftrag gegebenen Studien widmet sich der endlosen Suche nach möglichen Ursachen und Risikofaktoren, während Projekte zur Verbesserung der Lebensqualität autistischer Menschen stets unterfinanziert sind.

Das ändert sich aber allmählich. Mithilfe der Techniken, die ihnen frühere Generationen weitergaben, und mit Unterstützung von Eltern, die nicht länger der Meinung sind, ihre Kinder müssten vor allem geheilt werden, nehmen Autisten heute ihr Schicksal zunehmend selbst in die Hand.

# 11
# Im autistischen Raum

*Unser Leben lang waren wir allein in einer Welt*
*von Aliens. Was für eine Freude es ist,*
*auf einmal Gleichgesinnte zu finden!*

A. E. van Vogt, *Slan*

Auf einer Konferenz von Autismusexperten und -pädagogen in Chapel Hill, North Carolina, betrat im Mai 1989 eine schlaksige, rötlich blonde Frau in Westernkleidung das Rednerpult. Thema der Veranstaltung, das der Filmstart von *Rain Man* fünf Monate zuvor nahegelegt hatte, waren »hochfunktionale Individuen mit Autismus«, und diesen Erwartungen entsprach die angekündigte Rednerin in jeder Hinsicht. »Ich bin eine vierundvierzigjährige Autistin, die mit dem Entwurf von Anlagen für die Nutztierhaltung international Karriere gemacht hat«, begann sie. »Ich habe an der University of Illinois in Urbana promoviert und bin jetzt Assistenzprofessorin an der Fakultät für Tierzucht der Colorado State University.«[1] Ihr Name war Temple Grandin, und bekannt war sie bis zu diesem Zeitpunkt nur in autistischen Kreisen.

Ruth Sullivan hatte sie ein paar Jahre zuvor auf dem Weg zu einer Konferenz im Flughafenterminal von St. Louis entdeckt, wo sie Eltern belauschte, die einander Geschichten von ihren Kindern erzählten. Obwohl die NSAC bereits seit zwei Jahrzehnten existierte, hatte Sullivan nie eine erwachsene Frau erlebt, die sich als Autistin bezeichnete; auch später, als sie alle mit dem Bus zu ihrem Hotel fuhren, kam sie gar nicht auf die Idee, Grandin könnte Autistin sein. »Hätte ich damals gewusst, was ich heute weiß, hätte ich es bemerkt«, erinnert sich Sullivan. »Aber Temple war einfach nur zurückhaltend, womöglich schüchtern; sie war adrett gekleidet und drückte sich sehr gut aus. Erst als sie in ihrem Zimmer verschwand, traf mich die Erkenntnis wie ein Schlag.«[2] Die Einladung, eine Diskussion am runden Tisch zu moderieren, war der Anstoß zu Grandins Karriere als öffentliche Rednerin.

»In diesem riesigen Bankettsaal standen gut zwanzig runde Tische, an denen eifrig diskutiert wurde, aber als ich zu reden anfing, wurde es mucksmäuschenstill«, sagt Grandin. »An allen Tischen drehten sich die Leute zu mir und hörten zu.«[3] (20 Jahre später wurde diese Szene für die preisgekrönte Filmbiografie *Temple Grandin* mit Claire Danes nachgestellt.) »Wenn man Temple Fragen stellte, war es so, als spräche man mit allen unseren Kindern gleichzeitig«, sagt Sullivan. »Keines von ihnen konnte sagen, was *sie* sagen konnte.«

Während sie auf ihre unnachahmlich ruppige und offenherzige Art den in Chapel Hill versammelten Experten und Betroffenen ihr Leben erzählte, gab sie mehr über den Alltag einer Autistin preis, als es Jahrzehnte klinischer Beobachtung und Spekulation vermocht hatten. Dass diese kompetente und redegewandte Universitätsdozentin bis zum Alter von drei kein Wort gesprochen und während ihrer Teenagerjahre unter schweren Verhaltensstörungen gelitten hatte, machte deutlich, dass Etiketten wie »hoch-« und »niedrigfunktionaler« Autismus viel zu sehr vereinfachten. Der Einweisung ins Heim war Grandin nur deshalb entgangen, weil der Neurologe, der sie als Erster untersuchte, nicht Autismus, sondern einen Gehirnschaden diagnostiziert hatte.

Es sei, begann Grandin, ein verhängnisvolles Missverständnis, wenn nonverbalen Kindern unterstellt werde, sie nähmen ihre Umgebung absichtlich nicht wahr. »Wenn mich ein Erwachsener ansprach, verstand ich alles, was gesagt wurde, aber ich brachte kein Wort heraus«, sagte sie. »Meine Mutter und meine Lehrer zerbrachen sich den Kopf, warum ich andauernd schrie. Aber Schreien war meine einzige Kommunikationsmöglichkeit.« Die empirischen Methoden, mit denen man die Sinneswahrnehmungen des autistischen Menschen zu erfassen versuche, seien völlig unzulänglich, sagte sie. Die Hörprüfungen, denen sie als Kind unterzogen wurde, ergaben keinerlei Auffälligkeit ihres Gehörs; sie aber habe erlebt, dass sie von bestimmten Geräuschen regelrecht bombardiert worden sei – so als sei »ein Hörgerät auf ›superlaut‹ gestellt worden«. Der Grund, warum sie sich als kleines Mädchen in der Kirche so häufig danebenbenommen habe, seien die ungewohnten Unterröcke, Röcke und Strümpfe gewesen, die sie zum Sonntagsgottesdienst habe tragen müssen – ein einziges Kratzen und Schaben auf der Haut.

Explizit nannte sie ihren Autismus nicht »psychische Erkrankung«, sondern »Behinderung« und wählte damit statt des stigmatisierenden Vokabulars der Psychiatrie einen empathischen Begriff. Doch sie erklärte nicht nur die besonderen Herausforderungen, vor denen Menschen mit Autismus stehen, sondern beschrieb auch ihr bildliches Denken und Erinnern und die praktischen Vorteile, die sie daraus für ihre berufliche Laufbahn gezogen habe. »Wenn jemand das Wort ›Katze‹ sagt«, erklärte sie, »sehe ich individuelle Katzen vor mir, die ich gesehen oder von denen ich gelesen habe. Nie denke ich an eine Universalkatze. Dass ich Einrichtungen für Tiere in der Landwirtschaft entwerfe, maximiert meine Spezialbegabungen und minimiert meine Defizite [...] Visuelles Denken ist ein klarer Vorteil, wenn man Vorrichtungen für die Nutztierhaltung entwirft. Ich kann ›sehen‹, wie sich sämtliche Bestandteile einer Anlage ineinanderfügen, und erkenne mögliche Probleme auf der Stelle.« Sie erwähnte den berüchtigten Fall des Hyatt Regency in Kansas, in dem 1981 zwei Verbindungsgänge über der Hotellobby eingestürzt waren, was über 100 Todesopfer gefordert hatte, und sagte, die Katastrophe hätte sich vermeiden lassen, wenn wenigstens ein Mitglied im Planungsteam ein visuell denkender Mensch wie sie gewesen wäre.

Sie folgte den Ursprüngen ihrer Begabungen durch den Stammbaum ihrer Familie, erzählte von ihrem Urgroßvater väterlicherseits, dem Begründer der weltweit größten Genossenschaftsfarm für Weizenanbau, als unkonventionellem Querdenker, und von ihrem Großvater mütterlicherseits, einem ansonsten überaus reservierten Ingenieur, der an der Erfindung des Autopiloten in Flugzeugen mitgewirkt habe.[4] Ihre drei Geschwister, sagte sie, dächten ebenfalls in Bildern, und eine Schwester, eine begabte Innenarchitektin, sei Legasthenikerin. Dass sie die Vorzüge atypischen Denkens aufzeigte, bedeutete einen Wendepunkt: Diese Sichtweise wich deutlich von der Auffassung der meisten Psychologen ab, die bei der Erstellung des kognitiven Profils ihrer Klienten deren Stärken lediglich als »Inselbegabungen« bezeichneten – punktuelle Außergewöhnlichkeit in einem Meer der Inkompetenz. Grandin stellte stattdessen die These auf, dass Menschen mit Autismus, Legasthenie und anderen Abweichungen von der kognitiven Norm Beiträge zur Gesellschaft leisten könnten, zu denen die sogenannten Normalen niemals fähig wären.

Sie beendete ihren Vortrag mit einer Danksagung an ihre Mentoren, allen voran ihre Mutter, Eustacia Cutler, die unbeirrbar an ihr Potenzial geglaubt und viele Kämpfe ausgefochten habe, damit die Tochter ihre Chance auf Bildung und Ausbildung bekäme. Sie dankte auch William Carlock, ihrem Naturkundelehrer an der High School, der ihre Begeisterung für Kühe in die richtige Bahn gelenkt und sie auf die Tierzuchtwissenschaft gebracht habe. Die Wende in ihrem jungen Leben, erzählte sie, habe sie eines Sommers auf der Ranch ihrer Tante erlebt, als sie beobachtet habe, wie rasch die verängstigten Kälber sich beruhigt hätten, sobald sie in den Behandlungsstand getrieben und dort fixiert worden seien. Wie viele autistische Menschen quält sich auch Grandin mit chronischen Ängsten, und als sie die Kälber beobachtete, fragte sie sich, ob es sie nicht ebenfalls beruhigen würde, wenn sie sich in diese enge Konstruktion zwängte, in der man sich, ob Tier oder Mensch, nicht bewegen kann. Mithilfe ihrer Tante setzte sie ihre Idee um, und das Gefühl festen Drucks, den das sie umgebende Gestänge auf sie ausübte, brachte eine erhebliche Linderung der »Nervenanfälle«. Ermutigt von Carlock, baute sie sich später einen ähnlichen Apparat aus Sperrholzplatten.

Wie nicht anders zu erwarten, missfiel dem Schulpsychologen ihre Erfindung; er wisse nicht recht, ob das Ding »der Prototyp eines Mutterleibs oder ein Sarg« sei, sagte er. (»*Wir* halten uns doch nicht etwa für eine Kuh oder so was?«, fragte er sie, und Grandin schoss sofort zurück: »Halten *Sie* sich denn für eine Kuh?«[5]) Die Schulleitung versuchte Eustacia klarzumachen, dass der Apparat, den ihre Tochter sich da gebaut hatte, eine »kranke« Zwangsvorstellung sei; man solle ihn ihr wegnehmen. Grandin aber wusste, dass sie auf dem richtigen Weg war. Geborgen und gehalten von den Wänden ihrer »Pressmaschine«, verlor sie nicht nur viel von ihren Ängsten, sondern fühlte sich den Menschen in ihrer Umgebung emotional näher. »Zum ersten Mal in meinem Leben«, sagte sie, »schien es mir sinnvoll zu lernen.«[6]

Als eine der ersten Erwachsenen, die sich öffentlich als Autisten identifizierten, trug Grandin viel dazu bei, die jahrzehntealten Mauern der Scham und des Stigmas einzureißen. Ein fast vergessener Aspekt ihres »Coming-out« zeigt uns aber, wie leicht sie immer wieder den Boden unter den Füßen verlor. Für die meisten Kliniker war damals die Vorstellung einer beruflich erfolgreichen Autistin mit Doktortitel bestenfalls unglaubwürdig. Daher präsentierte sich Grandin in Chapel Hill als jemand, der vom Autismus »genesen« sei – dies mit Unterstützung Rimlands, der ihren 1986 erschienenen Lebensbericht *Emergence* (dt. *Durch die gläserne Tür*) als »das erste von einer genesenen Autistin verfasste Buch« vorstellte.[7]

Bald wurde ihr allerdings klar, dass sie keineswegs genesen war: Sie hatte lediglich gelernt, und das unter großen Mühen, sich an die gesellschaftlichen Normen ihrer Umgebung anzupassen. »Damals, als ich diese frühen Aussagen machte, war mir überhaupt nicht klar, wie anders mein Denken ist«, sagt Grandin. »Anfang der 90er-Jahre hatte ich viele Konstruktionsprojekte für Schlachthöfe, und ich konnte immer im Geist den Entwurf zeichnen und mit dem fertigen Gerät einen Probelauf machen. Als ich mich bei Kollegen umhörte, wie sie beim Entwerfen vorgehen, sagten sie mir, sie zeichnen das Fließband für die Fleischzerlegung, aber die Förderbänder im Geist in Bewegung setzen, das können sie nicht. Ich kann es.«[8]

Eine ähnliche Offenbarung erlebte sie, als sie eine Sprachtherapeutin fragte, was ihr bei dem Wort »Kirchturmspitze« in den Sinn komme. »Ich war schockiert, als sie sagte: ›Irgendwas Giebelförmiges‹«, erinnert sich Grandin. »Ich sah Bilder von ganz bestimmten Kirchturmspitzen.« Sie legte sich die Vorstellung einer leistungsstarken Workstation zurecht, die sie im Kopf hatte und die fähig war, nicht nur blitzschnelle Suchläufe durch eine riesige Bibliothek gespeicherter Bilder vorzunehmen, sondern auch aus den Skizzen auf ihrem Schreibtisch 3-D-Videos herzustellen.

Noch eine interessante Beobachtung machte sie: Viele Eltern, die zu den Autismuskonferenzen kamen, waren technisch auffällig begabt. »Schon früh lernte ich eine Familie mit zwei schwer autistischen Kindern kennen, die nicht sprachen. Dad war Softwareentwickler und Mom Chemikerin. Beide superschlau«, sagt sie. »Und solche Fälle traf ich zuhauf. Mit der Zeit kam ich zu der Einsicht, dass die Merkmale des Autismus entlang eines

Kontinuums verlaufen. Je mehr Merkmale die Eltern mitbringen, desto konzentrierter ist die genetische Veranlagung der Kinder. Es hat Vorteile, wenn man nur Ansätze davon hat, aber wenn es zu viel ist, ist das Ergebnis schwerer Autismus.« Wenn man versuche, den Autismus aus dem Genpool auszurotten, warnt sie, bestehe für die Zukunft der Menschheit die Gefahr, damit genau die Eigenschaften zu beseitigen, die jahrtausendelang Kultur, Wissenschaft und Technik vorangebracht hätten. Der Hersteller der ersten steinernen Speerspitze sei wahrscheinlich kein Alleinunterhalter am Lagerfeuer gewesen, sondern ein einsamer Autist, der an der hinteren Höhlenwand saß und beharrlich über die subtilen Unterschiede zwischen Gesteinsarten brütete.

> Sensibilisierte autistische Erwachsene und ihre Eltern sind oft voller Groll wegen ihres Schicksals. Vielleicht fragen sie sich, warum die Natur oder Gott derart schreckliche Zustände wie Autismus, manisch-depressive Erkrankungen und Schizophrenie erfunden hat. Doch die Folgen, die es hätte, wenn wir die dafür verantwortlichen Gene ausrotten, sind womöglich verheerend. Denn womöglich sind Personen mit dem einen oder anderen solchen Merkmal kreativer als andere, vielleicht sind sie sogar genial. Wenn die Wissenschaft diese Gene eliminiert, herrschen vielleicht bald Buchhalter über die Welt.[9]

Zwei Jahre später erhielt sie in ihrem Büro in der tierwissenschaftlichen Fakultät der Colorado State University illustren Besuch: Oliver Sacks war eigens aus New York gekommen, wo er sich zu der Zeit mit dem Profil des jungen Savants und Künstlers Stephen Wiltshire befasste. Dank der Erkenntnisse der Londoner Gruppe um Lorna Wing, Uta Frith und andere entwickelten sich auch seine Ansichten über Autismus rasch weiter. Als er zum ersten Mal *Durch die gläserne Tür* las, verdächtigte er Margaret Scariano, offiziell Grandins Koautorin, die alleinige Urheberin zu sein. »Das autistische Denken, wurde damals vermutet, sei unfähig sich und andere zu verstehen und daher auch unfähig zu echter Innen- und Rückschau«, erklärte er. »Wie konnte ein autistischer Mensch eine Autobiografie schreiben? Das kam einem vor wie ein Widerspruch in sich.«[10] Nachdem er aber ein paar Dutzend ihrer Artikel gelesen hatte, musste er einräumen, dass Grandins charakteristische Stimme – sie trat als unbezähmbar neugierige, aber unbeteiligte Beobachterin auf, als eine »Anthropologin auf dem Mars«, wie sie sagte – vollkommen konsistent war. Sie schrieb ihren eigenen, unverwechselbaren Stil.

Nach Jahrzehnten im Schatten kämpfte sich der vergessene Asperger-Stamm endlich ans Licht. Sacks hatte, ehe er Grandin kennenlernte, mehrere Sommerlager für autistische Kinder besucht und sich mit einem kalifornischen Paar bekannt gemacht, von ihm »die B.s« genannt, die aus ihrem Zuhause eine Zuflucht für Außerirdische gemacht hatten. Als Mr. und Mrs. B. einander am College kennenlernten, waren sie überzeugt, einander seit einer Million Jahren zu kennen: Als *Star-Trek*-Fans pflegten sie zu sagen, sie seien gemeinsam auf die Erde heruntergebeamt worden. Ihre zwei Söhne waren, wie sich bald zeigte, Autisten – der eine sprach nicht, der andere hatte das Asperger-Syndrom –, und daher stellten sie sich ein Trampolin in den Garten, auf dem die ganze Familie nach Herzenslust springen und mit den Armen wedeln konnte. Ihre Wände waren mit surrealistischen Cartoons geschmückt, in den Bücherregalen stapelten sich Science-Fiction-Romane, und in der Küche hingen gelbe Zettel mit pedantischen Anweisungen fürs Kochen und Tischdecken. Sacks hielt sie zuerst für den Ausdruck eines Bedürfnisses nach Ordnung und Routine, bis ihm klar wurde, dass sie ein familieninterner Scherz über Leute waren, die glaubten, Autisten seien nicht in der Lage, Humor zu kapieren.

Die B.s waren sich bewusst, dass ihnen die Sitten und Gebräuche der nichtautistischen Gesellschaft undurchsichtig waren – um ihre Kollegen nicht zu beunruhigen, äfften sie bei der Arbeit »Menschenverhalten« nach, wie Mr. B. es ausdrückte. Sacks zufolge aber waren sie zu der Einsicht gelangt, dass man ihren Autismus »nicht nur als pathologischen Zustand sehen und als Syndrom diagnostizieren dürfe, sondern darüber hinaus als ein ganz eigenes Sein, als vollkommen andere Lebensart oder Identität betrachten müsse, die sich ihrer selbst (mit Stolz) bewusst sein sollte«.[11] Im Kreis anderer Mitglieder ihres Stamms und in einer auf ihre Bedürfnisse zugeschnittenen Umgebung fühlten sie sich keineswegs behindert – nur anders als ihre Nachbarn.

Sacks, der Grandin in ihrem Element erleben wollte, blieb mehrere Tage und begleitete sie zu Viehzucht- und Schlachtbetrieben, an deren

Ausstattung sie mitgearbeitet hatte, saß mit ihr Bier trinkend und Spareribs essend in einem Cowboy-Restaurant und besuchte sie zu Hause, wo er unerschrocken in ihre Pressmaschine stieg, um sie auszuprobieren: Er empfand ein »wohltuendes, beruhigendes« Gefühl in der mechanischen Umarmung.[12] Sie unternahmen gemeinsame Wanderungen in den Bergen, auf denen er von ihrer Kenntnis einheimischer Vögel, Pflanzen und Gesteinsarten beeindruckt war, sie hingegen von seiner staunenden, ehrfürchtigen Bewunderung angesichts der landschaftlichen Pracht ganz unbeeindruckt blieb. Andererseits nahm sie amüsiert zur Kenntnis, dass der herausragende Neurologe beinahe so exzentrisch war wie sie. »Er war wie ein freundlicher, zerstreuter Professor, der gedanklich meistens irgendwo anders ist«, erinnert sie sich. »Wenn er im Wald pinkeln gehen musste, verkündete er, dass er jetzt ›den Boden düngen‹ werde. Er ließ mich extra anhalten, um im See zu schwimmen, und dann merkte er gar nicht, dass ihn die Strömung direkt auf eine Talsperre zutrieb. Ich habe ihm wahrscheinlich das Leben gerettet.«

Ihr Zusammenspiel hinterließ bei Sacks einen so tiefen Eindruck, dass er aus der ursprünglich geplanten Fußnote zu der Wiltshire-Story ein ausführliches Profil machte, das seinem nächsten Bestseller den Titel gab: *Eine Anthropologin auf dem Mars*. Nachdem die Fallberichte autistische Menschen 50 Jahre lang mit Begriffen beschrieben hatten, die zu Robotern oder »Idioten« gepasst hätten, stellte Sacks eine von ihnen, Temple Grandin, in ihrer ganzen Menschlichkeit vor – begeisterungsfähig, launig, zärtlich, leidenschaftlich in ihrer Arbeit, überschwänglich, sehnsüchtig, philosophisch über ihr Vermächtnis sinnierend und bei Bedarf auch hinterlistig (um ihn in einen Betrieb einschmuggeln zu können, setzte sie ihm einen Schutzhelm auf und wies ihn an, sich als Klempner auszugeben). Er würdigte die verbreitete Theorie, wonach »Autismus vor allem eine Störung der Affekte oder der Empathie« sei, schilderte aber auch ihre tiefe Seelenverwandtschaft mit anderen behinderten Menschen und mit Tieren, deren Schicksal in einer Gesellschaft, die beide Gattungen für weniger als menschlich hält, ihr eng miteinander verwoben erscheine.

In einer Studie für ihre Universität analysierte Grandin, inwieweit das Verhalten von Angestellten in der industriellen Fleischproduktion gegenüber Rindern in Mastparzellen, auf Auktionen und in Schlachthöfen durch Gesellschaft und Umgebung beeinflusst ist. In miserabel konzipierten Anlagen, in denen Tiere auf glitschigem Boden ausrutschen oder zwischen zufallenden Gattern gefangen werden, sind auch die dort beschäftigten Menschen zunehmend unempfindlich gegenüber der Not der Tiere und machen hemmungslos von Peitschen und elektrischen Viehtreibern Gebrauch. In Staaten, in denen Nutztiere grundsätzlich schlecht behandelt werden, lässt sich beobachten, dass auch Behinderte häufig angepöbelt, schlecht behandelt, diskriminiert werden.[13]

Grandin kam zu der Einsicht, dass ihre tiefe Verbundenheit mit den Tieren etwas wesentlich Autistisches ist, aber auch eine wesentliche Voraussetzung für ihre Arbeit. »Könnte ich mit den Fingern schnippen und Nichtautistin werden, würde ich darauf verzichten – ich wäre ja nicht mehr ich«, sagte sie zu Sacks. »Der Autismus macht mich doch auch aus.«[14] Unterdessen war sie drauf und dran, die bekannteste und anerkannteste Autistin der Welt zu werden. Nach Erscheinen der *Anthropologin auf dem Mars* wurde Sacks mit Zuschriften von Lesern überschwemmt, die in seinen Schilderungen komplexer, dennoch dem autistischen Spektrum angehörender Erwachsener sich, Angehörige oder Kollegen wiedererkannten. »Es war überwältigend, als sei ein Schleusentor geöffnet worden«, erinnert sich Kate Edgar, die viele Jahre lang Sacks' Assistentin und Lektorin war. »Es bestand ein riesiges, lange aufgestautes Bedürfnis, einen Namen für diesen Strauß von Eigenschaften bei erwachsenen Menschen zu haben und aus einer wirklich akzeptierenden Perspektive über Autismus sprechen zu hören.«

Die Aussicht darauf, dass Grandin bei den Autismusexperten Gehör fände, war jedoch eher gering. Es galt die einhellige Überzeugung, dass die Diagnose Autismus ein schlimmeres Schicksal sei als ein Todesurteil, und daran hielten selbst Teile des Ärztestandes eisern fest. Noch 2001 sprach Walter Spitzer von der McGill University, einer der angesehensten Vertreter der modernen Epidemiologie, von Autismus als einer »tödlichen Krankheit [...] einer toten Seele in einem lebendigen Körper«.[15]

Tatsächlich führte die Erweiterung der Diagnosekriterien dazu, dass die Medien sich ganz neue entmenschlichende Stereotypen einfallen ließen. Die erste Erwähnung des Asperger-Syndroms in einer englischsprachigen Zeitung, dem *Toronto Star*, im Jahr 1989 berichtete von »seltsamen« und »unbeholfenen« »Schwachköpfen«, den *nerds*, die zwanghaft Bücher verschlängen, ohne sie zu verstehen, unfähig seien, Freundschaften zu schließen, und grundlos in Tränen oder Gelächter ausbrächen, »wie Schlaganfallpatienten mit bleibenden Gehirnschäden«.[16] Die zweite Erwähnung, im *Sydney Morning Herald*, eröffnete mit dem Satz: »Es ist die Pest jener, die nicht fühlen können.«[17] Im deutschen Sprachraum war der mehr oder minder autistische »Nerd« spätestens 2004 zum festen Begriff geworden, als er nämlich Eingang in den Duden gefunden hatte.

Selbst unter Autisten klappte das Umdenken nicht ohne Weiteres. Als in den 1990er-Jahren Eltern-Selbsthilfegruppen online gingen, brachten sie nach wie vor auf ihren Webseiten nur Bilder von ihren Kindern, als gäbe es keine autistischen Erwachsenen. Statt auch einmal auf die atypischen Begabungen einzugehen, die Grandin als so großen Vorteil in ihrem Beruf empfand, ritten die Vorträge, die auf den Konferenzen gehalten wurden, immer wieder nur auf den üblichen Defiziten und Beeinträchtigungen herum.

Ein junger Mann, der ebenfalls an jenem Tag in Chapel Hill Grandins Vortrag hörte, war entschlossen, dies zu ändern. Und er legte damit den Grundstein zu einer Einrichtung, die für frühere Generationen undenkbar gewesen wäre: einer Zuflucht, in der Menschen aus dem Spektrum einfach abhängen und sie selbst sein können, in der sie ihre Besonderheit ausleben dürfen und nicht unter dem Druck stehen, soziale Kontakte pflegen, ihr autistisches Verhalten unterdrücken, »sich normal verhalten« zu müssen.

## II

Jim Sinclair war, nachdem er seine Diagnose erhalten hatte, 1200 Meilen weit gefahren, weil er die Hoffnung hatte, dort in North Carolina auf seinesgleichen zu treffen. Den Luxus, sich als Teil der Mehrheit zu fühlen, hatte er nie gehabt: Er fiel nicht nur ins autistische Spektrum, sondern war geschlechtsneutral geboren worden. Auf Anraten des Arztes hatten seine Eltern ihn weiblich erzogen, er aber hatte sich nie weiblich gefühlt. Als er einmal, noch ein Kleinkind, auf dem Schoß seines Vaters saß, der ihm von »Daddys kleinem Mädchen« vorsang, sprang er vehement herunter und schrie: »Nein!« Es war seine erste selbstbestimmte Tat.

In der dritten Klasse las Sinclair ein Buch über Würmer und wusste danach, dass auch Regenwürmer Hermaphroditen sind: Seither legte er immer größten Wert darauf, jeden Wurm, den er nach einem Regen auf dem Asphalt oder Gehsteig fand, in Sicherheit zu bringen. »Regenwürmer waren die ersten Lebewesen, mit denen ich mich identifizieren konnte«, sagt er.[18]

Schon sehr früh begann er sich auch mit anderen behinderten Menschen zu identifizieren. Einmal sah er einen Blinden mit ausgreifenden Schritten die Straße entlanggehen. »Ich war total überrascht, dass er so sicher und souverän marschierte«, sagt er. »Die Fortbewegung eines Blinden hatte ich mir vollkommen anders vorgestellt.« Im Keller seiner Großeltern entdeckte er einen Stock und tastete sich damit, die Augen geschlossen, durch den Raum. Doch seine Großmutter erwischte ihn dabei und schalt ihn, er solle sich schämen. Er verstand nicht, warum sie wütend auf ihn war. Später, als er sechs war, bekamen er und sein Bruder Johnny-West-Figuren geschenkt. Bei einer dieser Plastik-Cowboyfiguren ging der Arm ab, und er verarztete sie, indem er aus dem »Lasso« eine Schlinge improvisierte; einer anderen Figur, die ein Bein verloren hatte, bastelte er einen kleinen Rollstuhl. »Schon ganz früh«, sagt er, »war ich davon überzeugt, dass man Leute nicht wegwirft, wenn sie kaputt sind.«

Ein Jahr später sah er den Film *Run Wild, Run Free* mit Mark Lester als Philip, der mit drei Jahren, traumatisiert von seiner dominanten Mutter, das Sprechen einstellt – eine damals typische Vorstellung von Autismus.[19] Sinclair fühlte sich Philip tief verbunden; im Film verlässt der Junge am Ende seine Muschelschale dank geduldiger Anleitung eines älteren Mannes und seiner Liebe zu einem wilden weißen Fohlen.

Unterdessen brachten Sinclairs Eltern ihren Jungen zu diversen Ärzten und Therapeuten, die herausfinden sollten, warum es ihm so schwerfiel, sich verständlich zu machen. Er war offensichtlich intelligent und wortgewandt – zu intelligent und wortgewandt für die Diagnose Autismus, bekamen sie immer wieder zu hören. Aber wenn er angespannt oder überfordert war und mit den Händen flatterte oder sich vor und zurück wiegte, schrien sie ihn an: »Hör bloß mit diesem autistischen Gehabe auf!« Er lernte sein Verhalten zu kontrollieren, wurde davon aber nur noch unruhiger und aufgeregter. Seine Lehrer meinten, begabte Kinder beobachteten oft die Interaktionen Gleichaltriger von der Seite, um sich dann im richtigen Moment einzuschalten. Aber er wollte sich ja überhaupt nicht einschalten – viel lieber war ihm, wenn er irgendwo für sich sein konnte.

Was nur Sinclair wusste, war, dass er bis zum Alter von zwölf hauptsächlich eine Form von Echolalie praktiziert und eigentlich nur Vorgesagtes wiederholt hatte. »Man musste mir erst die Wörter vorgeben«, sagt er, »dann konnte ich mir diejenigen aussuchen, die ich für einen bestimmten Kontext brauchte. Ich nahm Wörter aus einem Schulbuch oder Wörter, die ein Lehrer gesagt hatte, und plapperte sie nach; auf diese Weise bekam ich gute Noten. Aber neue Wörter selbstständig zusammensetzen, das konnte ich nicht gut.« Eine seiner ersten eigenständigen Äußerungen gegenüber seinen Eltern war: »Ich bin kein Mädchen«, womit er sie aber nur umso mehr gegen sich aufbrachte. Er lehnte es ab, die Bat-Mizwa mitzumachen, die jüdische Zeremonie anlässlich der religiösen Mündigkeit der Mädchen, was in einen Riesenkrach mit seiner Familie ausartete. »Es fand dann überhaupt keine Feier statt, weil ich mich weigerte, unter falschen Voraussetzungen mitzumachen«, sagt er. »Ich blieb standhaft.«

Als Sinclair und die gleichaltrigen Kinder Teenager waren, kamen ihm die komplexen Regeln der Gesellschaft zunehmend unverständlich vor. Wurde er von anderen schikaniert, was ziemlich häufig vorkam, riet ihm seine Mutter: »Sei nett zu ihnen, dann freunden sie sich schon mit dir an.« Aber er begriff nicht, weshalb er sich mit Leuten anfreunden sollte, die ihn so schlecht behandelten.

Als Sinclair zu studieren anfing, half alle Mühe, als Nichtautist durchzugehen, nichts mehr. Die beruhigend vertrauten Strukturen und Gewohnheiten des Familienlebens fehlten, und er merkte, wie die Verhaltensweisen, die er mit so viel Mühe unterdrückt hatte, mit Macht zurückkehrten. »die Selbststimulation in der Öffentlichkeit nahm enorm zu – damit hatte ich ganz bewusst aufgehört, als ich elf war, weil mir klar war, dass sie mich ins Heim stecken würden, wenn ich in der Schule dauernd mit dem

Oberkörper wippte«, sagt er. »Als dann alles zusammenkam, Studium, Teilzeitjob, eigene Wohnung, selber einkaufen müssen, Wäsche machen, alles, da musste ich mich entscheiden: entweder die Selbststimulation im Supermarkt unterdrücken oder Essen einkaufen – beides gleichzeitig ging nicht. Eine Zeit lang dachten die Ärzte, ich hätte Anfälle, denn ich trieb mich ja an, ich zwang mich zu all diesen Dingen, aber irgendwann ging es nicht mehr; ich machte einfach dicht und konnte überhaupt nicht mehr reagieren.«

Früher oder später verlor er seinen Job an der Uni und war eine Zeit lang obdachlos. Er versuchte zu ergründen, warum sein Leben in allen Bereichen in sich zusammenfiel, und las eine von der UCLA herausgegebene Informationsbroschüre über Autismus, aber die Beschreibungen passten nicht auf ihn, fand er. »Ich sah mich nicht als jemanden, der keine Empathie hat, der keine emotionalen Bindungen eingehen kann und nicht an seinen Mitmenschen interessiert ist«, sagt Sinclair. Dann aber sah er den Film *Portrait of an Autistic Young Man*, sah, wie Joseph Sullivan mit seinen Mitmenschen umging, und hatte das Gefühl einer Offenbarung. »Zum ersten Mal im Leben konnte ich bei jemandem, den ich beobachtete, die Körpersprache verstehen«, sagt er. Außerdem meinte er zu erkennen, was Rimland und die anderen Experten im Film nicht erkannten: dass Joseph versuchte, über sein Verhalten zu kommunizieren. »Immer wieder sagten sie so was wie: ›Da sieht man es, er nimmt überhaupt nichts wahr.‹ Aber auf mich machte Joseph einen ganz anderen Eindruck. Mir schien, dass er zuhörte und um Aufklärung bat, weil er nicht kapierte, worum es ging.«

Sinclair machte sich auf die Suche nach anderen autistischen Erwachsenen, doch in den Jahren vor dem Internet waren sie nicht leicht zu finden. Er abonnierte eine vierteljährlich erscheinende Druckschrift, die erst *The Residual Autism Newsletter* hieß und später in *The MAAP* (für *more able autistic people*, »Die fähigeren Autisten«) umbenannt wurde, und begann den Herausgebern Gedichte und Briefe zu schicken, weil er hoffte, auf diese Weise in Kontakt mit Menschen zu kommen, denen es so ging wie ihm.

Den Newsletter gab Susan Moreno, Mutter von Beth, 1984 zusammen mit anderen Eltern heraus. Wie viele Eltern von sogenannten »hochfunktionalen« Kindern hatten auch Susan und ihr Ehemann Marco jahrelang einen Kliniker gesucht, der bereit war, ihrer Tochter eine Diagnose zu stellen.[20] Die meisten Psychologen, an die sie sich bisher gewandt hatten, hatten Autismus sofort ausgeschlossen, denn Beth konnte ja sprechen; allerdings war ihr Vokabular extrem begrenzt. »Sie konnte nicht einmal Sätze wie ›Mein Hals tut weh‹, ›Ich habe Angst‹ oder ›Die Babysitterin war gemein zu mir‹ sagen«, berichtet Susan. Meist habe sie nur Substantive wiederholt.

Die Morenos hatten keine Ahnung, dass ihre Tochter lesen konnte, bis sie eines Tages, als sie ein Autobahnverkehrsschild passierten, herausplatzte: »Chicago, Fahrbahnverengung links!« Als Susan Beths Lehrerin informierte, dass das Mädchen lesen könne, erhielt sie die kühle Antwort: »Nun, Mrs. Moreno, wir lieben manchmal unsere Kinder so sehr, dass wir anfangen, uns Illusionen über die wahre Welt und die wahren Fähigkeiten unserer Kleinen zu machen. Dem Kind hilft das aber nicht, und den Eltern ebenso wenig.« Zwei Wochen später rief die Lehrerin an und entschuldigte sich: Beth, erzählte sie, habe der ganzen Klasse die Überschriften auf einer Serie von Dias laut vorgelesen. Nachdem Beth drei Monate lang auf einen Termin bei Lovaas und Ed Ritvo zur Begutachtung gewartet hatte, erhielt sie schließlich ihre Diagnose.

Doch selbst mit einer amtlichen Diagnose schlug Susan nach wie vor Skepsis ausgerechnet vonseiten der Menschen entgegen, von denen sie sich Unterstützung erhofft hatte: den anderen Eltern und den Experten von der Autism Society of America. »Auf Kongressen schrieb ich immer mit und versuchte das Material mit dem Lernverhalten und den Bedürfnissen meiner Tochter in Einklang zu bringen«, sagt sie. »Wenn ich eine Frage zu stellen wagte, ja wenn ich überhaupt nur erwähnte, dass Beth reden konnte, hieß es immer sofort: ›Ihr Kind ist nicht autistisch. Ich weiß nicht, was Ihrer Tochter fehlt, aber autistisch ist sie nicht.‹ Einmal ist mir ein Experte aus dem Konferenzraum nachgegangen; draußen sprach er mich an und sagte: ›Ich erkläre Ihnen jetzt mal, warum Ihre Tochter keine Autistin ist.‹ Von da an saß ich immer ganz hinten und hielt den Mund.«

Bis sie irgendwann 1982, auf einer Tagung der ASA in Omaha, eine Nachricht am Schwarzen Brett entdeckte, mit der Eltern anderer »hochfunktionaler« Kinder zum Erfahrungsaustausch eingeladen wurden. Susan dachte, sie werde den Raum bis auf die Initiatoren des Treffens leer vorfinden. Stattdessen erschien ein gutes Dutzend Paare, die sich so sehr den Kontakt mit anderen betroffenen Eltern wünschten, dass sie alle irgendwann aus dem Raum gescheucht wurden, weil sie kein Ende fanden. Zwei Jahre später stellte Susan den Newsletter auf die Beine: Sie tippte, kopierte und verschickte eigenhändig.

*The MAAP* betrat Neuland: Hier erschienen Aufsätze und Gedichte, die von Autisten stammten. Dass die Autoren aber anonym blieben, verhinderte die Kontaktaufnahme untereinander – worauf Sinclair die Herausgeberin in einem Brief aufmerksam machte. Mit einem Gedicht, das er Moreno zur Veröffentlichung schickte, weckte er das Interesse des Mitbegründers von *TEACCH*, Gary Mesibov, der ihn auf die Konferenz in Chapel Hill einlud und bat, einen Essay über seine Erfahrungen zu schreiben. Unter den Vortragenden war, neben Grandin, auch Lorna Wing, die hier den amerikanischen Klinikern das Konzept des autistischen Kontinuums vorstellte.[21]

Das Gedränge und die Lautstärke, die in Chapel Hill herrschten, überforderten Sinclair. Eine Mutter sagte zu ihm, sie würde ihn gern ihrem Sohn vorstellen, der sich aber leider im Hotelzimmer versteckt habe. Sinclair hätte sich am liebsten selbst versteckt, wie er ihr gestand. Eine andere Mutter erzählte, ihr Sohn sei Mitglied der Honor Society für Geschichte, der Ehrengesellschaft zur Auszeichnung besonders guter Studenten, doch ein Psychologe sei der Meinung gewesen, es fehle ihm an den nötigen sozialen Fähigkeiten, um ein guter Historiker zu werden; stattdessen solle er doch lieber Bibliothekar werden: Wie solle sie ihm das erklären? Sinclair antwortete, ihr Sohn sei doch erwachsen und habe das Recht, selbst zu entscheiden.

Er freundete sich auch mit einer jungen Frau an, Anne Carpenter, die bis zu ihrem fünften Lebensjahr nicht gesprochen hatte. Sie hatte die übliche Odyssee der Fehldiagnosen hinter sich, war sogar als geistig retardiert eingestuft worden und hatte dennoch ein Studium abgeschlossen. Sie war wegen Unbotmäßigkeiten wie »zu vielem Fragen« aus mehreren, zunehmend anspruchslosen Jobs (wie dem Eingeben von Daten, Reinigen von Leiterplatten, dem Herstellen von Webgürteln) geflogen, hatte aber auch keinen Anspruch auf eine Arbeitsunfähigkeitsrente, weil sie in keine der verfügbaren Kategorien passte.[22] Erst als sie Grandins *Durch die gläserne Tür* las, hatte sie auf einmal einen Namen für das, was mit ihr los war: »Es war, als steckte meine ganze Persönlichkeit in diesem Buch.«

Sinclair lernte noch zwei weitere erwachsene Autisten kennen, von denen er Wertvolles lernte. Sie lebten zusammen in einer Wohngemeinschaft und teilten ein leidenschaftliches Interesse an Landkarten, obwohl sie nicht fahren konnten; sie wollten wissen, wie er von Lawrence nach Chapel Hill gekommen sei. Mit einem Routenplaner, sagte er; er habe sich ein Navigationsgerät besorgt. »Sie fragten mich aus: welche Autobahnen ich gefahren bin, ob auf dieser oder jener Straße, bis ich kapiert habe, dass sie die Strecke in- und auswendig kannten, viel besser als ich«, sagt er. Tags darauf zählte der eine alle Verwaltungsbezirke in North Carolina und Kansas mit gleich lautenden Namen auf, und Sinclair wusste sofort, dass der Mann über sein Spezialgebiet versuchte, mit ihm in Verbindung zu treten – eine typisch autistische Art des kulturellen Austauschs.

Sinclairs Bericht über die Konferenz erschien, neben Beiträgen von Lorna Wing und Catherine Lord, in einer *TEACCH*-Anthologie. Dass er gebeten wurde, sich gleichsam nach außen zu stülpen, seine Innenansicht von Autismus gegenüber Experten darzulegen, die ein halbes Jahrhundert lang definiert hatten, was autistisches Leben ist, war überaus befriedigend. »Autist sein heißt ja nicht, dass man kein Mensch ist. Es heißt aber, dass das, was für andere Leute normal ist, für mich nicht normal ist; und umgekehrt«, schrieb er und verglich sich mit einem »Außerirdischen, der ohne Orientierungshilfe auf der Erde gestrandet ist«.[23]

Ein Jahr nach Chapel Hill wurde Sinclair zu einem von der Autismusgesellschaft veranstalteten Diskussionsforum in Kalifornien eingeladen, aber während er dort saß und Fragen beantwortete, fühlte er sich durchaus nicht wie ein nach außen gestülpter Autismusexperte, sondern wie ein »Zoobewohner, der sein Leben erzählt«, sagt er: Er musste intime Details seiner Biografie einem Publikum preisgeben, das darauf trainiert war, jeden Aspekt seines Lebens durch die Brille der Pathologie zu betrachten – keine Erfahrung, die nach Wiederholung drängte.

Statt auch auf der nächsten Tagung, in Indianapolis, als Alibiautist in Diskussionsrunden zu sitzen, tat sich Sinclair mit anderen Abonnenten des *MAAP*-Newsletters zusammen, um während der gesamten Veranstaltung Präsenz zu zeigen. »Ich hatte die Idee, dass bei möglichst jeder Veranstaltung wenigstens einer von uns im Publikum sitzt«, sagt er. »Wenn nach dem Vortrag die Fragen kamen, wollten wir uns melden, als Autist vorstellen und dann eine Frage stellen oder einen hilfreichen Kommentar abgeben, damit die Leute überhaupt merkten, dass wir da waren.«

Nach einem Vortrag über Sexualität – ein Thema, das noch ein paar Jahre zuvor auf jedem Autismuskongress als irrelevant abgetan worden wäre – meldete sich eine Frau zu Wort: Ein Psychologe habe ihr gesagt, ihr Sohn brauche keine Sexualaufklärung, denn Autisten kämen mit Berührung ohnehin nicht zurecht. Da stand Anne Carpenter auf, ergriff das Mikrofon und sagte: »Das stimmt überhaupt nicht. Ich bin selber Autistin, vierunddreißig Jahre alt, und habe sehr wohl die Hoffnung, bald zu heiraten und dann auch Kinder zu bekommen.«

Dass Carpenter eine Frau war, war an sich schon bemerkenswert, denn Autistinnen waren seit Aspergers Zeiten für die Kliniker so gut wie unsichtbar gewesen. Eine andere Frau aus der Gruppe war Kathy Lissner: Ihren Eltern hatte man seinerzeit mitgeteilt, der IQ ihrer kleinen Tochter bewege sich im Bereich der »Idiotie«, und sie werde wahrscheinlich niemals lesen und schreiben, ja nicht einmal sprechen können. Jetzt, mit 24, studierte sie am College, wohnte in einem eigenen Apartment und dachte sich Science-Fiction-Geschichten über Außerirdische mit Namen wie »1945 minus 19« aus. Sie schämte sich keineswegs ihrer Schrullen, sondern trug ihre Exzentrizität ostentativ zur Schau. »Wenn ›normal‹ heißt, egoistisch zu sein, unaufrichtig zu sein, zu morden, Waffen zu tragen, Krieg zu führen«, sagte sie, »dann will ich lieber nicht normal sein.«[24]

## III

1992 kam Donna Williams, Abonnentin des *MAAP*-Newsletters, aus Australien in die USA, um für ihre Autobiografie zu werben, die unter dem Titel *Nobody Nowhere* (deutsch: *Ich könnte verschwinden, wenn du mich berührst*) erschienen war. Wie Grandin hatte auch sie sich zeit ihres Lebens wie eine Anthropologin gefühlt, die den Umgang der Menschen untereinander aus der Ferne beobachtet und ihre ganze Kraft aufwenden muss, um im Trommelfeuer wirrer Sinneseindrücke, die auf sie einstürmen, eine Bedeutung zu erkennen. Das Buch, das als persönliches Tagebuch begonnen hatte, wurde zum Bestseller. Die *New York Times* bezeichnete seine Verfasserin als »Geisteskranke«, deren Autismus »mit der Zeit abgeklungen« sei.[25]

Williams legte während ihrer anstrengenden Lesereise ein paar freie Tage ein und flog nach St. Louis, um dort Lissner und Sinclair zu treffen. Bis dahin war keiner von ihnen je außerhalb einer Tagung mit anderen autistischen Erwachsenen zusammengetroffen, und das Erlebnis erwies sich als Offenbarung.

Von außen betrachtet, passierte gar nichts Spektakuläres. Sie gossen Tee auf, und Stunden später standen die Becher immer noch unberührt auf dem Boden, weil die drei auf einmal vergessen hatten, was man mit Tee anfängt, oder weil sie interessantere Beschäftigungen gefunden hatten. Es wurde kaum Essen zubereitet oder verzehrt, alle trivialen Verrichtungen des Alltags gerieten in Vergessenheit. Die drei kommunizierten in ihrer Privatsprache, die sie sich jeweils zurechtgelegt hatten, um subjektives Erleben zu beschreiben, stellten überraschend viele Überschneidungen fest und führten Sinclairs drei Hunde aus. Am meisten Spaß aber machte ihnen die gemeinsame Selbststimulation.

Wenn sie an Mitglieder der *MAAP*-Liste schrieb, steckte Williams gern irgendeine glitzernde oder farbenfrohe Kleinigkeit ins Kuvert, sozusagen als visuelle Beigabe; und jetzt, als sie bei Lissner auf dem Boden saß, sortierte sie glitzernde Gegenstände zu hübschen Mustern. Sie betrachtete sie durch ein Kaleidoskop und geriet regelrecht in Ekstase: Die anderen müssten sich das unbedingt ansehen, sagte sie. »Als Autist verstehe ich so was ja angeblich nicht«, bemerkte Sinclair dazu, »aber für mich sah es ganz danach aus, als wollte jemand etwas Schönes mit seinen Freunden teilen.«[26] Genau das Verhalten, das so lange als grundsätzlich antisozial gegolten hatte, verkehrte sich in einer Gruppe von Autisten ins Gegenteil – zumal wenn kein Arzt in der Nähe war, der es für krankhaft erklärte. Nachdem er gesehen hatte, welche Freude Williams die Reflexe des Sonnenlichts auf einer Coladose machten, schickte er ihr später einen mit roten Pailletten verzierten Gürtel.

In ihrem nächsten Buch, *Somebody Somewhere* (deutsch: *Wenn du mich liebst, bleibst du mir fern*), schrieb Williams, in St. Louis habe sie sich gefühlt, als sei sie endlich heimgekommen. »Gemeinsam kamen wir uns vor wie ein verlorener Stamm. ›Normal‹ ist es, mit Menschen zusammen zu sein, die so sind wie man selber«, schrieb sie. »Wir alle empfanden die Zusammengehörigkeit zwischen uns, fühlten uns verstanden [...] alles, was wir von anderen sonst nicht bekamen. Es war wirklich traurig, dass wir uns wieder trennen mussten.«[27]

Für Sinclair war die entspannte Umgebung, in dem ihr Zusammensein stattfand, sein erstes Erlebnis im »autistischen Raum«, wie er sagte.[28] Bald begann er damit, eine Zuflucht für Autisten zu errichten, und dies in einem Neuland, das den allermeisten völlig unbekannt war – sie wussten nicht einmal von seiner Existenz: im Internet.

Sinclair war einer der ersten eingestanden autistischen Menschen, die online gingen. Er meldete sich bei einer digitalen Mailingliste an, die von der St. John's University in New York betrieben und hauptsächlich von Eltern und Experten gelesen wurde. Ihr Initiator, Ray Kopp, war Vater einer von Rechts wegen blinden Tochter, die jahrelang erfolglos versucht hatte, eine genauere Diagnose als nur das Etikett »entwicklungsverzögert« zu bekommen.[29] Kopp rief die Liste 1992 mit dem Dyslexieexperten Robert Zenhausern ins Leben.[30] Kurz vor Aufnahme des Asperger-Syndroms ins *DSM* lautete eine der meistgestellten Fragen im Forum, ob es sein könne, dass sich das Kanner-Syndrom ins Erwachsenenalter fortsetzte.

Zusammen mit Williams und Lissner rief Sinclair nun die erste von Autisten betriebene Organisation der Geschichte ins Leben; sie nannten sie Autism Network International. Von Anfang an waren ihre Gründer der Meinung, ANI solle sich für Menschenrechte und Selbstbestimmung von Menschen rund um den Globus einsetzen, nicht nur für jene, die als hochfunktional galten wie die Mitglieder von *The MAAP*. Als Kinder waren die ANI-Gründer alle als »niedrigfunktional« eingestuft worden, und später hatten alle ein Studium abgeschlossen. Funktionstüchtigkeit, das wussten sie, verändert sich nicht allein im Lauf eines Lebens, sondern auch von Tag zu Tag. Selbst ein schwatzhafter »fähigerer Autist« kann vorübergehend die Sprache verlieren, und der Begriff »niedrigfunktional« verdeckt oft Talente und Begabungen, die in einer geeigneteren Umgebung oder mit alternativen Kommunikationsmethoden sehr wohl zum Vorschein kommen können.

Wie jede entstehende Subkultur brachte auch diese sich bildende Gemeinschaft ihren eigenen gruppeninternen Jargon hervor. Der eine Neologismus, der sich am raschesten durchsetzte, ist der Begriff »neurotypisch«[31] zur Benennung nichtautistischer Personen, der zum ersten Mal im Newsletter der Gruppe verwendet wurde. Der Begriff ist absichtlich dem psychiatrischen Vokabular nachgebildet und zeigt, dass Autisten durchaus zu Ironie und Sarkasmus fähig sind, während damals die Überzeugung vorherrschte, sie hätten keinen Sinn für Humor.

Die Autistin Laura Tisoncik trieb die Ironie auf die Spitze und stellte 1998 eine offiziell wirkende Website ins Netz, die angeblich vom Institut zur Erforschung neurologisch typischer Menschen betrieben wurde. »Das neurotypische Syndrom ist eine neurobiologische Störung, die sich in extremem Sozialverhalten, Wahnvorstellungen von der eigenen Überlegenheit und zwanghafter Herbeiführung von Gleichförmigkeit äußert«, hieß es auf der Seite. »Therapien sind derzeit nicht bekannt.«[32]

Nach dem Vorbild der radikalen Gehörlosen bezeichneten sich auch die Mitglieder des ANI nicht mehr als »Menschen mit Autismus«, sondern nannten sich »die Autistischen«. »Die Aussage ›Person mit Autismus‹ unterstellt, dass Autismus etwas Schlechtes sei – so schlecht, dass er kein Wesensmerkmal eines Menschen ist, sondern ein Zuviel«, bemerkte Sinclair. »Aber wir reden von Linkshändern, nicht von ›Menschen mit Linkshändigkeit‹, von sportlichen und musikalischen Menschen, nicht von ›Menschen mit Sportlichkeit‹ oder ›Personen mit Musikalität‹ [...] Erst wenn die Meinung vorherrscht, dass die betreffende Eigenschaft negativ sei, wollen die Leute sie unbedingt vom Menschen trennen.«[33]

Die Einführung von E-Mails, elektronischen Bulletin Boards und letztlich dem World Wide Web mit seinen ganzen Foren und Chatrooms bot der wachsenden Community neu diagnostizierter Teenager und Erwachsener eine natürliche Heimat, in der sie in ihrem eigenen Tempo und mit einer Sprache kommunizieren konnten, die sie als angemessener empfanden als das gesprochene Wort. Carolyn Baird, Mutter von vier Kindern und Betreuerin der St.-John's-Liste, sprach im Namen zahlreicher Gleichgesinnter, als sie zu einem holländischen Journalisten sagte:

> Autistische Menschen fühlen sich zum Computer offenbar von Natur aus hingezogen. Viele waren ja auch schon vor dem Aufkommen des Internets in computerbezogenen Bereichen beschäftigt. Der große Reiz eines Computers ist, dass es nur eine einzige richtige Art gibt, ihm Befehle zu erteilen – anders als der Mensch missversteht er nicht, was man ihm sagt, um dann etwas ganz anderes zu machen.
>
> Vielen von uns hat dieses Medium die Chance gegeben, einfach akzeptiert zu werden wie jeder andere auch, zum ersten Mal in unserem Leben; und zum ersten Mal bekamen wir eine Vorstellung davon, wie es ist, mit unserer Art zu denken akzeptiert zu werden und nicht danach beurteilt zu werden, wie wir sprechen.[34]

Die ANI-Gruppe trat bald auch regelmäßig auf Konferenzen in Erscheinung. Sie bauten Stände auf und verteilten Broschüren und Anstecker mit Aufschriften wie »Ich bin nicht nur SCHRÄG, ich bin AUTISTISCH« und »Ich habe Verhaltenstherapien überlebt«. Ihre Informationstische wurden zu kleinen Oasen – autistische Räume, in denen man sich erholen konnte von den neugierigen Blicken, den Parfümschwaden, den rempelnden, hautnahen Körpern, den unvorhersehbaren Beifallsstürmen und der ständigen Erinnerung daran, dass das Leben ein einziges tragisches Rätsel ist. Während die »NTs«, die »neurotypischen« Konferenzbesucher, an üppigen Bankettischen und vor promigespickten Comedy-Bühnen Schlange standen, machten sich die Autistischen paarweise davon, um in stillen Fluren und Garderoben zu plaudern und gemeinsam zu »stimmen«, und sie übernachteten beim anderen auf dem Fußboden des Hotelzimmers oder einzeln im Auto wie verarmte Science-Fiction-Fans auf den Worldcons der 1940er-Jahre.

Auf einer Konferenz in St. Louis verschaffte ein Verbündeter (und Elternteil) der Gruppe Zugang zum leer stehenden, weil zu der Zeit instandgesetzten obersten Stockwerk eines Bürogebäudes nahe dem Kongresszentrum.[35] Zwischen staubigen Schutthaufen und Rigipsplatten rollten die Autistischen ihre Isomatten und Schlafsäcke aus, zündeten ein paar Sturmlampen an und stellten leere Kartonagen in Kühlschrankgröße auf, falls sich jemand für eine Weile in einen geschlossenen Raum zurückziehen musste. Nachdem sie den ganzen Tag die Fragen von Eltern und Psychologen beantwortet hatten, war es die reinste Erleichterung, sich mit den eigenen Stammesgenossen an einen Ort zurückzuziehen, der ihnen wie eine verzauberte Höhle nach Einbruch der Dunkelheit vorkam. Als jemand durchs Fenster auf einen ehemaligen Funkturm deutete und sagte, der stehe zum Verkauf, antwortete Sinclair: Nachdem sie jetzt alle an einem Ort versammelt seien, könnten sie ans Mutterschiff appellieren, sie jetzt endlich heimzuholen.

Jede aufstrebende Bewegung braucht ein Manifest, und Sinclair verlas eines auf dem ersten internationalen Autismuskongress 1993, das den Gang der Geschichte veränderte. Ein paar Jahre zuvor hatte er einen Vortrag von Susan Moreno gehört, in dem sie über die Herausforderungen sprach, die ihre Tochter Beth an sie stelle, zumal in puncto Schulbildung: Wie man die richtige Schule finde, das passende Klassenzimmer, den geeigneten Lehrer, die Lehrerin – eine Prüfung, sagte sie, die sie erlebe wie die Suche nach dem Heiligen Gral.[36]

Dann sprach sie über die Auswirkungen der Diagnose auf die Eltern am Beispiel der Arbeit des Psychologen Kenneth Moses, der häufig auf Kongressen der NSAC sprach und ein prominenter Befürworter der Auffassung war, dass die Eltern eines behinderten Kindes um das perfekte Kind trauern müssten, das sie nicht hätten. »Es ist, als sei das Kind, das sie sich erträumt haben, auf einmal verschwunden und ersetzt worden durch ein Kind mit einer völlig anderen Zukunft«, sagte Moreno. »Genau so war es für Marco und mich. Es brach uns das Herz, wir waren wütend, wir fühlten uns schuldig, hatten Angst. Diese einzigartige Trauer ist keine Erfahrung, die klar definierte Stadien durchläuft und dann aufhört. Sie bleibt, wird schwächer und wieder stärker, und die Eltern empfinden sie unterschiedlich intensiv für den Rest ihres Lebens.«[37]

Trauer und Ratlosigkeit sind keine seltenen Gefühle bei Eltern behinderter Kinder, vor allem in den ersten Lebensjahren des Kindes, doch

Moses vertrat eine wirklich extreme Auffassung: Er kleidete den aus dem Mittelalter stammenden Aberglauben, wonach ein behindertes Kind ein Wechselbalg sei, der Wöchnerin von einem Teufel oder Dämon anstelle des eigenen Kindes untergeschoben, in moderne psychologische Begriffe. In einem 1987 erschienenen maßgeblichen Artikel mit dem Titel »Die Wirkung von Behinderungen beim Kind: Der Kampf der Eltern« lotete er die damit einhergehenden Gefühle wie Enttäuschung, Depression und Groll am Beispiel von Eltern aus, die zu ihm in die Praxis kamen. Für diese Klienten sei die Geburt eines »geschädigten« Kindes der Tod ihrer Hoffnung auf die Zukunft der Familie.

> Eltern – alle Eltern – hängen mit Träumen, Fantasien, Illusionen und Zukunftsprojektionen an ihren Kinder. Kinder sind unsere zweite Chance, das höchste »Erzeugnis« unseres Lebens, Abbild und Erweiterung unseres ganzen Seins. Behinderung zerschmettert unsere innig gehegten Wünsche.[38]

In seinen Seminaren ermutigte Moses seine Klienten, ihre Wut auf das Kind und ihre Enttäuschung herauszulassen, das sei Teil des Prozesses. Er schilderte Eltern, die sich um eine positive Haltung gegenüber ihrem behinderten Kind bemühten, und bezeichnete diese Einstellung als eine »großartige«, hart errungene Form von Verdrängung; er habe sie am eigenen Leib erlebt. Tatsächlich wurde sein zweites Kind, ein Junge, mit Zerebralparese geboren, und Moses erlebte seine Ankunft als niederschmetternde Enttäuschung. Es sei als das Kind »gemeint« gewesen, das ihn hätte lehren sollen, sich zu entschleunigen, nicht mehr so viel zu arbeiten. »Nach zehn Jahren an der Front hatte ich selbst ein behindertes Kind [...] Ich hatte davon geträumt, dass dieses Kind für mich etwas täte, das von zentraler Bedeutung für mein Leben wäre, und stattdessen hatten wir ein behindertes Kind, und es war genau das Gegenteil.«[39]

Moses war nicht der Einzige, der die Theorie vertrat, behinderte Kinder könnten psychologisches Gift für ihre Eltern sein. »Es gibt eine Grenze«, schrieb Mary A. Slater von der Universität Wisconsin, »jenseits deren sich Eltern nicht mehr auf förderliche Weise emotional auf ein behindertes Kind einlassen können.«[40]

Am Ende ihres Vortrags riet Moreno zu einer differenzierteren Wahrheit: Ihre Tochter und die Ansprüche, die sie an ihre Eltern stelle, seien eine niemals zu erwartende Bereicherung ihres Lebens gewesen. Dass sie sich rückhaltlos für Beths Wohl eingesetzt habe, sagte sie, habe ihr Herz in einer Weise geöffnet, die den meisten Eltern normaler Kinder verwehrt bleibe.

> Ich musste fünf Jahre lang warten, bis meine Tochter mich zum ersten Mal ansah. Dieser Augenblick, im April 1977, war ein reines Wunder. Es war Schlafenszeit, wir waren mitten in der Gutenachtgeschichte, die sie jeden Abend bekam, und genau an der Stelle, an der ich sagte: ›… und Beth ging schlafen und wusste dabei, dass ihre Mami und ihr Daddy sie lieb haben‹, fügte ich noch hinzu: ›Ach Beth, ich wünschte, du könntest mir *ein Mal* sagen, dass du mich auch lieb hast!‹ In dem Moment öffnete sie die Augen, blickte mich direkt an und sagte: ›Lieb Mama.‹ Es war das Intensivste, Froheste, Wunderbarste, was ich jemals erlebt habe. Zum ersten Mal in ihrem jungen Leben wusste ich, dass ›jemand zu Hause war‹. Nur wer mit autistischen Menschen gelebt oder eng zusammengearbeitet hat, wird genau verstehen, was ich damit meine. Es ist niemals eine Selbstverständlichkeit, wenn sie mich ansieht, und dabei tut sie es heutzutage oft.
>
> Ich werde es niemals für selbstverständlich halten, dass meine Tochter sich die Hände wäscht. Ich habe sechs Jahre gebraucht, um es ihr beizubringen. Jetzt halte ich das Händewaschen für die erstaunlichste und wunderbarste Sache … Was ich damit sagen will, ist dies: Ich habe gelernt, dass in sehr, sehr geringen Kleinigkeiten allerhöchste Freude ist.[41]

Sinclair, der im Publikum saß und mitschrieb, empfand die Aussage, die Geburt eines autistischen Kindes sei Anlass zu Trauer, als Verrat: begangen von einer vermeintlichen Verbündeten. Seine Notizen arbeitete er später zu einem Vortrag aus, den er dem Organisationsausschuss für den nächsten landesweiten Kongress vorlegte. Er wurde abgelehnt, weil, so die Begründung, Grandin bereits einen ähnlichen Vortrag eingereicht habe. Im Jahr darauf, als ein Kongress in Toronto anstand, schickte Sinclair den Text seines Vortrags, dem er den Titel »Trauert nicht um uns« gegeben hatte, an die kanadische Autismusgesellschaft, und er wurde angenommen.

Unterdessen war Autismus im öffentlichen Bewusstsein zunehmend präsent – im selben Maß, wie die Zahl der Diagnosen zunahm. In jenem Frühjahr veröffentlichte Lorna Wing einen Artikel über den potenziellen Einfluss des autistischen Spektrums auf die Forschung; ihr Fazit lautete, dass die traditionelle Prävalenzschätzung, die auf Variationen von Kanners Kriterien beruhte – 5 von 10 000 Kindern –, wohl auf nahezu das Zehnfache revidiert werden müsste.[42]

Auch das ANI-Netzwerk wuchs schnell, und das *Internationale* daran war kein Dünkel – ein frühes Mitglied war beispielsweise Sola Shelly, Forscherin und Mutter eines autistischen Sohns, die ihrerseits die Autistische Gemeinschaft Israels begründete.[43] Im Juli machte sich eine Fahrzeugkarawane auf den Weg nach Norden, zum Kongress, den 2 300 Abgeordnete aus 75 Ländern besuchten, sogar aus Norwegen und Australien waren sie gekommen. Sinclair reiste mit einem autistischen Teenager, dessen Mentor er gewesen war, fand sich zum ersten Mal in der Elternrolle, in der er für den Jungen verantwortlich war. »Nach diesem Erlebnis konnte ich nachfühlen, was Eltern mitmachen«, stöhnte er. »Ich weiß noch, wie ich diesen Jungen ansah und mich mit Schrecken fragte, was ihm in dieser Welt wohl alles passieren würde.«

Dann aber stand er auf dem Podium und machte sich daran, mehrere zählebige Mythen zu zerstreuen, zuallererst Lovaas' Ansicht, es gebe so etwas wie ein normales Kind, das in der »autistischen Schale« gefangen sei und auf Rettung warte. Ganz verkehrt, sagte Sinclair: Autismus sei »eine Seinsweise [... die] jedes Erleben färbt, jede Empfindung, jede Wahrnehmung, jeden Gedanken, jedes Gefühl und jede Begegnung – einfach jeden Aspekt des Lebens«.[44]

Ein gewisser Kummer sei wohl normal, räumte er ein, betonte aber, wie wichtig es sei, dass Eltern ihre Erwartungen an ein Idealkind von dem realen Kind trennten, das ihrer Liebe und Unterstützung bedürfe. Ausgedehnte Trauer signalisiere dem Kind eine gefährliche Botschaft: dass es so, wie es sei, nicht genüge.

> Das ist es nämlich, was wir hören, wenn Sie unsere Existenz betrauern. Das ist es, was wir hören, wenn Sie um Heilung beten. Und wenn Sie uns sagen, was Sie sich am meisten für uns erhoffen und erträumen, dann

> wissen wir, was Sie sich aus tiefstem Herzen wünschen: dass wir eines Tages aufhören zu sein und dass an unserer Stelle hinter unseren Fassaden Fremde einziehen, die Sie lieben können.[45]

Gewiss, sagte er, ein autistisches Kind sei für Eltern eine besondere Herausforderung, denn das Kind lebe in einer anderen Welt, seine subjektiven Erfahrungen unterschieden sich radikal von denen seiner Eltern. Aber das Leiden, das man mit Autismus in Verbindung bringe, sei doch großenteils dadurch bedingt, dass autistischen Personen und ihren Angehörigen immer wieder die notwendige Unterstützung verweigert werde. *Darüber* sollten Eltern sich aufregen, sagte er, *dafür* sollten sie ihre geballte Macht einsetzen: um diesen Zustand zu ändern. »Wir brauchen Sie. Wir brauchen Ihre Hilfe und Ihr Verständnis«, sagte er. »Ja, Autismus hat etwas Tragisches: nicht weil wir sind, wer wir sind, sondern wegen der Umstände unserer Existenz [...] Trauern Sie, wenn es sein muss, um Ihre verlorenen Träume. Aber trauern Sie nicht um *uns*. Wir leben. Wir sind real. Und wir warten auf Sie.«

Sinclair erhielt viel Applaus für seinen Vortrag, und bis zum Ende des Kongresses scharten sich Eltern um den ANI-Stand, darunter auch die Liedermacherin Connie Deming; sie schenkte ihm eine Abschrift des Lieds »*Butterflies*«, das sie für ihren Sohn David geschrieben hatte. »Ich habe in dieser einen Stunde, die ich mit den Leuten hier gesprochen habe, mehr über meinen Sohn erfahren als durch sämtliche Expertengespräche früher«, sagt sie. »Sie waren mitfühlender, genauer, verständnisvoller.«[46]

Aber erst einmal gab es einen Rückschlag. Eltern von der St.-John's-Liste waren nicht damit einverstanden, dass ihre autistischen Kinder »Kabelkapazität vergeudeten«, weil sie sich begeistert im Netz über den Kongress austauschten. Es brachen regelrechte Flamewars aus, die noch monatelang anhielten, und die Autistischen, die gern behilflich gewesen waren und alle Fragen der Eltern beantwortet hatten, fühlten sich verraten.

ANI rief daher eine eigene Liste ins Leben, ANI-L, die 1994 online ging. Eltern und Fachleute durften sich eintragen, mussten sich aber strikt an die Regeln und Prinzipien der Listenbetreiber halten. »Wir legen Wert auf die Feststellung, dass autistisches Leben einen eigenen, nicht antastbaren Wert hat«, hieß es in der FAQ-Rubrik. »Diskussionen darüber, wie autistische Menschen ›weniger autistisch‹ und ununterscheidbar von nichtautistischen würden, wie Autismus gar zu ›heilen‹ wäre, wie sich verhindern ließe, dass in der Zukunft autistische Menschen geboren werden, entwerten uns und unser Leben als Autistinnen und Autisten. Solche Themen eignen sich nicht für diese Liste.«

ANI-L war gleichsam eine ökologische Nische und wirkte als Evolutionsbeschleuniger für eine autistische Kultur. 1995 bat eine Organisation von Eltern »hochfunktionaler« Kinder Sinclair, für einen bevorstehenden Kongress eine Vortragsreihe zu organisieren. Er veröffentlichte den Auftrag über die Liste, deren Mitglieder daraufhin überlegten, wie sich die Veranstaltung insgesamt für Autistische zugänglicher und komfortabler gestalten ließe. Ein eigener Ruheraum für Leute, die sich eine Zeit lang entspannen oder überhaupt ganz ausklinken mussten, wurde gefordert. Und es wurde eine genial einfache Lösung für ein komplexes Problem gefunden. Selbst sehr sprachgewandte autistische Erwachsene kämpfen gelegentlich mit sprachlicher Kommunikation, ganz besonders in der chaotischen Atmosphäre eines Kongresses, die einfach in jeder Hinsicht zu viel ist. Daraus entstand die Idee, den Kongressteilnehmern einen kleinen Vorrat zweifarbiger Zettel auszuhändigen, auf der einen Seite gelb und auf der anderen rot, damit sie unter Stress ihre Bedürfnisse und Wünsche auch nonverbal mitteilen konnten; Rot bedeutete: »Bitte nicht ansprechen«, und Gelb hieß: »Bin nur für Bekannte zu sprechen, nicht für Fremde.« (Später gab es auch noch grüne Zettel, die bedeuteten: »Bin für Kommunikation zu haben, aber es fällt mir schwer, den Anfang zu machen, also nur zu!«) Diese farbkodierten Kommunikationssignale heftete man sich in einer Plastikhülle an die Kleidung wie ein Namensschild, und sie erwiesen sich als derart hilfreich, dass sie seither weltweit auf allen Veranstaltungen von und für autistische Personen Verwendung finden. Die *Autreat*- (»*autistic retreat*«) ähnlichen grünen Etiketten fanden jüngst sogar Eingang auf den Kongressen von Perl-Programmierern.[47]

Seitdem ANI existiert und sich engagiert, sind autistische Menschen in ganz anderem Ausmaß auf Veranstaltungen für Eltern und Fachleute vertreten. Hinter den Kulissen aber rumorte es damals gewaltig. Ein Organisator bat Sinclair sogar, »niedrigfunktionalen« Autistischen nahezulegen, der Veranstaltung fernzubleiben, auch wenn sie in Begleitung ihrer Eltern kämen; Sinclair ignorierte die Aufforderung. Dennoch stellte sich allmählich heraus, dass auch die Schaffung kleiner autistischer Inseln auf NT-Veranstaltungen, die Einführung farbiger Anstecker und der Rückzug in stille Garderoben nicht alle Probleme lösen konnten. Für autistische Menschen war es an der Zeit, einen eigenen Kongress zu veranstalten.

Der erste *Autreat* fand Ende Juli 1996 im Camp Bristol Hills in Canandaigua, New York, statt. Still und abgelegen, umgeben von der landschaftlichen Schönheit der Finger-Lakes-Region, bot das Camp eine vergleichsweise reizarme Umgebung, wie sie in den meisten urbanen Kongresszentren kaum herzustellen ist.

Das Kongressthema lautete »Es lebe die autistische Kultur!«, und es kamen an die 60 Teilnehmer. Die Gruppe war so mannigfaltig, wie das autistische Spektrum breit ist; es waren nichtsprechende Erwachsene darunter, die mittels Buchstabentafel kommunizierten, ein Stadtplaner, der auf dem Internationalen Flughafen von Los Angeles beschäftigt war, und der verstorbene Fotograf Dan Asher, der die Pionierzeit von Punk und Reggae in New York dokumentiert und sich währenddessen an der Lower East Side herumgetrieben hatte, vorzugsweise im Bunker des Schriftstellers William Burroughs.[48] Es gab auch Vorträge über »Aktivismusstrategien«, Aufklärung der Vollzugsbehörden, die Kultur der Gehörlosen und deren Geschichte, die interessante Parallelen mit der entstehenden autistischen Kultur aufwies.

Der Kongress begann mit einem Orientierungstreffen, auf dem Sinclair die Richtlinien erläuterte, die zum Schutz des autistischen Raums entwickelt worden waren. Fotos und Videos waren nur mit eigens erfragter Erlaubnis gestattet und nur im Freien, damit kein Blitzlicht einen Anfall auslöste. Zigarettenrauch und Parfüm waren verboten. Respekt vor dem Einsamkeitsbedürfnis und der Privatsphäre jedes Individuums galt als selbstverständlich, und dank der an der Kleidung getragenen Kommunikationsschildchen sah jeder auf den ersten Blick, wer ansprechbar war und wer nicht. Alle Veranstaltungen waren optional, auch das Orientierungstreffen; das übergeordnete Prinzip lautete: »Gelegenheit, aber kein Zwang.«

Für Valerie Paradiz, Professorin am Bard College, die mit ihrem sechsjährigen Sohn Elijah am ersten *Autreat* teilnahm, war das Erlebnis ein Meilenstein; danach verstand sie nicht nur ihren Sohn, sondern auch sich selbst besser. Auf der Fahrt zum Treffen hörten sie den Soundtrack von Elijahs Lieblingsfilm *Pinocchio* vier Mal hintereinander, und das ließ ihn ruhig bleiben, obwohl sie auf unbekannten Straßen zu einem unbekannten Ort unterwegs waren. Während des Orientierungstreffens fasste Valerie den Entschluss, ihrem Sohn die Führung zu überlassen: »Es war mir sofort klar, dass Elijah und ich am Beginn eines großen Experiments standen. Er sollte vorausgehen, ich wollte folgen. Ich würde jedes Spiel mit ihm machen, das er spielen wollte, und so lang, wie er Lust hatte. Ich würde stundenlang mit ihm in unserer Hütte liegen und *Pinocchio* hören. Nichts anderes gab es für mich zu tun.«[49]

Während Valerie und Elijah durch das Camp streiften, sahen sie Menschen jeden Alters, allein und in Gruppen, die vollkommen zufrieden wirkten. Die einen lagen lesend in der Sonne, andere machten Musik. Manche marschierten flott die Wege entlang, andere spazierten mit Therapietieren herum, wieder andere fuhren im Rollstuhl. Manche redeten laut und flatterten mit den Händen, andere tippten still auf der Buchstabentafel. Aus Notwendigkeit tolerierte der autistische Raum ein breites Spektrum von Verhaltensweisen, denn Autistische unterscheiden sich voneinander noch mehr als von den NTs. Alle, die am *Autreat* teilnahmen, hatten ihre je eigenen Fähigkeiten und leidenschaftlichen Interessen, denen sie seit Jahren in Einsamkeit und mit mönchischer Hingabe nachgingen. »Jeder Einzelne war ein Stern am Himmel«, sagte Valerie, »und Elijah war Teil dieses Universums.«[50]

*Autreat* wurde zum jährlich wiederkehrenden Ereignis und war der Prototyp für ähnliche Kongresse in anderen Ländern, so etwa *Autscape* in England und das Projekt *Empowerment* in Schweden.[51] Am häufigsten berichteten die Teilnehmer dieser Veranstaltungen von der Erfahrung, dass sie sich nicht behindert *fühlten*, obwohl sich körperlich, neurologisch ja nichts verändert hatte.

## IV

Aus Veranstaltungen wie dieser und der Myriade autistischer Räume, die online entstanden, ging eine neue Idee hervor; es war, wie sich zeigte, eine Idee, die so alt war wie Aspergers Überzeugung, dass es schon immer Menschen mit den von ihm beschriebenen Zügen gegeben habe, die abseits stehen und auf ihre stille Weise einen unverzichtbaren Beitrag zu der Welt leisten, die sie verspottet und ihnen aus dem Weg geht. Ende der 1990er-Jahre gab eine Studentin der Anthropologie und Soziologie in Australien, Judy Singer, die selbst viele autistische Züge aufweist, der neuen Idee einen Namen: *Neurodiversität.*

Ein paar Jahre zuvor hatte sie von ihrem Rabbiner als Denkanstoß eine Aufgabe erhalten:[52] Sie sollte sich eine Neufassung der Zehn Gebote ausdenken, die besser sei als die Version Gottes. Anlass war der Gedenktag Schawuot, an dem sich die Juden daran erinnern, wie Moses und mit ihm das jüdische Volk auf dem Berg Sinai die Zehn Gebote empfingen. Singer, die sich als kulturell jüdisch empfindet, aber von organisierter Religion nicht viel hält, sagt, sie sei erst einmal davor zurückgeschreckt, weil sie fürchtete, ihre Version würde »tendenziös auf Allwissenheit ausgerichtet sein«.[53] Doch sie hatte Chuzpe genug, um ein Erstes Gebot zu formulieren, das ihr Engagement für die Gesundheit der Umwelt in Worte fasste: *Ehre die Vielfalt, auf dass du nicht endest wie der Kaktus in der Wüste.*

Der Rabbiner habe ihren Vorschlag ignoriert, sagt Singer. Solche Fälle von gescheiterter Kommunikation seien bei ihr gang und gäbe, schon immer. Als Kind fand sie, dass ihre Mutter sich völlig abwegig verhielt, was die Tochter in ständige, nervenaufreibende Verwirrung stürzte; sogar die Körpersprache der Mutter war ihr unerklärlich, und als sie ihrem Vater nahelegte, seine Frau zum Psychiater zu bringen, lehnte der mit der Begründung ab: »Die Menschen sind verschieden, du musst sie akzeptieren, wie sie sind.« Dabei brachte es sogar ihn auf die Palme, dass seine Frau unfähig war, die Gefühle anderer wahrzunehmen. Fast jeden Tag fuhr einer aus der Familie sie an: »Wieso kannst du nicht *einen* Tag lang einfach normal sein?«[54]

Die Verschrobenheit der Mutter wurde meist auf äußere Umstände geschoben, vor allem auf die Tatsache, dass sie Auschwitz-Überlebende war: In der Familie war das ein Tabuthema, nicht einmal die eigene Tochter durfte Fragen stellen. Als sie, die Tochter, älter war, begann sie Psychologiebücher zu wälzen, weil sie hoffte, den »Fall« ihrer Mutter irgendwann doch zu knacken.

Dann bekam Singer selbst eine Tochter. Als das Kind zwei war, stand fest, dass seine Entwicklung nicht den typischen Verlauf nahm. Singer las einen Artikel über frühkindlichen Autismus, der in vielerlei Hinsicht das Verhalten ihrer Tochter exakt beschrieb; doch es bestand auch ein entscheidender Unterschied. Kanners erstes, wesentliches Merkmal des von ihm beschriebenen Syndroms war das völlige Fehlen von »affektivem Kontakt« mit anderen; Singers Tochter aber war ein liebevolles, anhängliches kleines Mädchen. Dennoch ließen die Parallelen sich nicht leugnen. Singer vertraute ihren Argwohn einer Freundin an. Es sei doch viel wahrscheinlicher, sagte die Freundin, dass Singer die Fehlanpassungen ihrer Herkunftsfamilie an die nächste Generation weitergebe, und sie werde aus dem ewigen Kreislauf nur dann einen Ausweg finden, wenn sie sich ihren eigenen Anteil daran bewusst mache. Singer aber fühlte sich keineswegs schuldig; sie empfand sich als eine herzliche, aufmerksame Mutter. Dennoch musste sie bald feststellen, dass ihr Freundeskreis sich von ihr abwandte.

Als die Tochter älter wurde, zeigte sie zunehmende Ähnlichkeiten mit ihrer Großmutter. Singer aber dachte nicht an Neurosen und Dysfunktionen, sie dachte an Vererbung. Sie hatte selbst Schwierigkeiten, schnell zu sprechen, und in ihrer unmittelbaren Umgebung und überhaupt in der Gesellschaft von Menschen fühlte sie sich oft fremd. Vielleicht gab es ja tatsächlich eine organische Besonderheit, die in ihrer Familie von Generation zu Generation weitergegeben wurde.

Die Wende brachte ein Buch mit dem Titel *Disability: Whose Handicap?* von Ann Shearer, einer jungschen Analytikerin in London, die der Frage nachging, inwiefern Menschen, die körperlich und/oder kognitiv anders sind, von der Gesellschaft systematisch behindert, ausgegrenzt und dämonisiert werden. Singer las Berichte über Misshandlungen von Behinderten über Jahrhunderte hinweg und weinte, als sie ihren eigenen Anteil an der Ausgrenzung erkannte, selbst in der eigenen Familie. Shearer schrieb: »Wie sehr ein Handicap einschränkt, hängt entweder davon ab, wie gut die Umgebung an die Bandbreite der sich in ihr bewegenden Personen angepasst ist, oder von den Chancen, die man ihnen einräumt, damit sie besser zurechtkommen, oder von beidem.«[55] Unterstützung bekam Singer von einer Beraterin, die selbst poliogeschädigt war und sie ermutigte, die Konflikte mit ihrer Mutter nicht unbedingt als Familienfluch zu verstehen, sondern im Rahmen eines umfassenderen gruppendynamischen Prozesses.

Nachdem bei ihrer Tochter mit neun Jahren das Asperger-Syndrom diagnostiziert worden war, begann Singer auch an sich autistische Züge wahrzunehmen. Sie las Williams' *Ich könnte verschwinden, wenn du mich berührst* und Sacks' Beschreibung von Grandin und begriff, dass Autismus keineswegs Unfähigkeit zur Empathie bedeutet und dass das autistische Spektrum eine Vielzahl intellektueller Begabungen umfasst. Es war, als hätte sie endlich »ihr Volk« gefunden.

Singer trug sich in eine Mailliste ein, die sich »InLv« nennt, »Unabhängiges Leben im Autistischen Spektrum«, und von dem niederländischen Softwareprogrammierer Martijn Dekker betrieben wird. Die Forumsbeiträge bewegten sich über die gesamte Skala relevanter Themen, von Berufsleben und Arbeitsmarkt bis hin zu der Frage, woher NTs wissen, wann der richtige Moment ist, um einem Gesprächspartner in die Augen zu schauen. (Die Diskutierenden kamen zu dem Schluss, dass es am Anfang und am Ende obligatorisch sei, zwischendurch lediglich optional.) Viele regelmäßig Beitragende waren Frauen.[56] InLv war ebenfalls ein fruchtbares Gezeitenbecken, das die Evolution der autistischen Kultur beförderte.

Menschen mit Dyslexie, Dyskalkulie, ADHS und einer Vielzahl weiterer Schwächen (in der Anfangszeit von ANI »Cousins« genannt) waren ebenfalls eingeladen, sich in die Liste einzutragen. Das kollektive Ethos von InLv, sagte der Schriftsteller und Forumsteilnehmer Harvey Blume in der *New York Times* 1997, sei der »neurologische Pluralismus«. Er war der erste Mainstream-Journalist, der die Bedeutung von Onlineforen für neurologisch anders geartete Menschen erkannte. »Die Folgen des Internets für Autistische«, sagte Blume voraus, »dürfte in ihrer Größenordnung eines Tages vergleichbar sein mit der Ausbreitung der Gebärdensprache unter Gehörlosen.«[57]

Blume und Singer, die sich erst über das Forum, später auch telefonisch austauschten, entwickelten das treffend, aber unhandlich formulierte Konzept des neurologischen Pluralismus weiter. Auch Singer dachte über die Parallelen zwischen Autistischen und Gehörlosen nach, vor allem darüber, welchen Zuwachs an Kraft es für beide Gruppen bedeutete, wenn sie nicht versuchten, sich an die Mehrheitsgesellschaft anzupassen und als normal durchzugehen, sondern wenn sie im Gegenteil ihr Anderssein hervorhoben. Bei diesen Gesprächen mit Blume fand sie den Begriff »Neurodiversität«.

Sie hatte die Hoffnung, dass sich der Begriff als solcher und die Anerkennung der Neurodiversität innerhalb der Behindertenbewegung als Schlachtruf ebenso rasch durchsetzten wie andere politische Slogans – etwa *Black is beautiful, Gay is good* und *Sisterhood is powerful,* die in den 1960er- und 70er-Jahren Massen auf die Beine gebracht hatten. »Mich interessierte das Aktivistische, Befreiende daran«, erklärte Singer 2008 gegenüber dem Autor Andrew Solomon. »Ich wollte für neurologisch atypische Menschen dasselbe bewirken, was der Kampf für die Frauen- und die Schwulenrechte für die jeweilige Bevölkerungsgruppe getan hatte.«[58] In ihrer Abschlussarbeit an der University of Technology in Sydney, der sie den Titel *Odd People In* gab, stellte sie die These auf, dass das »versteckte« Rebellionspotenzial der Neurodivergenten viel größer sei, als die traditionellen Schätzungen über die Häufigkeit von Autismus nahelegten:

> Man denke nur an die vielen »ausgegrenzten Schrägen«, an die Menschen, die »von einem anderen Planeten« zu stammen scheinen, die »anders ticken«. Sie sind die schlauen, aber sozial unbrauchbaren Nerds in der Schule, die Pedanten, die sich jedem Versuch, sie von ihren Spezialgebieten abzubringen, widersetzen. Man denke an die vielen Leute, die starr danebenstehen und zuhören und nicht wagen, sich ins Gespräch einzumischen, weil die Zeitskala, auf der sie leben, anscheinend eine ganz andere ist.[59]

Blume war auch derjenige, der den Begriff in der Presse einführte. 1998 schrieb er in der Zeitschrift *Atlantic*: »NT ist nur *ein* möglicher Schaltplan des Gehirns und dort, wo es um Hightech geht, womöglich sogar unterlegen [...] Kann sein, dass Neurodiversität in jeder Hinsicht für die menschliche Spezies ebenso wichtig ist wie die Biodiversität für das Leben im Allgemeinen. Wer kann sagen, welche Form von Verdrahtung zu jedem Zeitpunkt die beste ist?«[60]

Seiner Ansicht nach würden nicht nur mehr autistische Menschen in der Welt sichtbar, sondern die Welt werde selbst autistischer – und das sei auch gut so. Die Rache der Nerds nehme Gestalt an als eine Gesellschaft, in der sich jeder, der Zugang zu PC und Modem habe, weniger behindert durch die Beschränkungen von Zeit und Raum fühlen könne.

Es war ein weiter Weg seit der Zeit, als Kanner von seinem päpstlichen Stuhl an der Johns Hopkins herab verkünden konnte, er habe in seiner gesamten Laufbahn nur 150 echte Fälle von Autismus erlebt. Jetzt war Aspergers Zeit gekommen.

2004 gründeten zwei Teenager, Alex Plank und Dan Grover, einen der ersten autistischen Räume im Netz und nannten ihn *Wrong Planet*. Beide sind Digital Natives und gehen mit dem Instrumentarium, das ihre neurologischen Cousins früherer Generationen für sie geschaffen haben, völlig selbstverständlich um.[61] Als Linux-Programmierer noch zu Highschool-Zeiten verfasste Plank bis zu seinem 16. Lebensjahr Dutzende Wikipedia-Artikel und mehr als 10 000 Bearbeitungen; er schrieb über katholische Heilige, afroamerikanische Aktivisten gegen die Sklaverei, Missionare in Oregon, fiktionale Spezies, die Scottsboro Boys, das Frauenwahlrecht, Banana Yoshimoto, die Konföderationsartikel, Nacktkiemer, griechische Mythologie, Thoreau, die Kabbala, die Kryptozoologie und viele weitere Themen.[62] Und er wurde genauso schikaniert, lächerlich gemacht und ausgegrenzt wie viele seiner atypischen Altersgenossen.

Als Kind und Jugendlicher war Plank sicher gewesen, dass sein sozialer Status als »Trottel vom Dienst« die zwangsläufige Nebenwirkung jeder Hochbegabung sei. Erst als er einmal in den Unterlagen seiner Eltern wühlte, erfuhr er, dass bei ihm ein Asperger-Syndrom diagnostiziert worden war. »Mir hatte man immer gesagt, ich sei was ganz Besonderes«, sagt Plank, »und auf einmal bekam ich dieses Etikett angehängt. Ich kam mir sofort vor wie ein Versager. Bis ich irgendwann beschloss, es allen zu zeigen.«

Er hängte sich Apple-Plakate mit Helden wie Einstein, Jim Henson und Miles Davis und der Botschaft »*Think Different*« an die Wand und surfte im Netz auf der Suche nach anderen jungen Autisten, fand aber außerhalb der Foren für Eltern so gut wie nichts. Bis er zufällig auf eine Website stieß, die sich *Aspergia* nannte und wie eine verzauberte Insel für Menschen mit Autismus daherkam. »Dort traf ich auf einen Gleichaltrigen aus Vermont. Ich sagte: ›Die Site ist kacke.‹ Und er drauf: ›Ganz genau, das können wir besser.‹ Das war Dan. Wir beschlossen, eine neue Website zu machen.«[63]

Mittels Instant-Messaging-Kommunikation und Open-Source-Tools erkundigten sie sich in diversen Foren nach sozialer Kompetenz, Erfahrungen mit Schikanen und Ängsten und gaben den Mitgliedern Gelegenheit, eigene Geschichten und Gedichte zum Besten zu geben. Nachdem sie die besten Moderatoren von *Aspergia* abgeworben und die Foren mit begeisterter Propaganda für die neue Website geflutet hatten (woraufhin Aspergia sofort massiv an Zulauf verlor), verbreiteten sie über eine Online-Pressemeldung, dass die Gründer von *Wrong Planet* erst 15 und 17 seien (Grover beziehungsweise Plank). »Ziel ist es, Asperger-Leuten den Druck zur Anpassung zu nehmen«, sagte Grover in der Pressemitteilung. »Am besten ist, ihr lernt eure Besonderheit zu eurem Vorteil zu nutzen und euren Platz in der Welt zu finden.«[64] (Später wurde er erfolgreicher Software-Unternehmer und verkaufte seine interaktive Noten-App »Etude« an Steinway & Sons, den altehrwürdigen Klavier- und Flügelbauer,[65] während Plank die Schauspielerin Diane Kruger für die beliebte TV-Serie *The Bridge* bei der Entwicklung der Figur der Sonya Cross beriet, einer Polizistin mit Asperger-Syndrom.)

Zwei junge Männer, die einerseits zu schüchtern waren, um ein Mädchen am Samstagabend ins nächste Multiplexkino einzuladen, brachten es andererseits fertig, ihr Werk in den sozialen Medien zu promoten, indem sie sich eine Platzierung bei Googles AdSense und AdWords kauften, sodass ein in Sachen Autismus ahnungsloser Reporter erst einmal automatisch zu *Wrong Planet* weitergeleitet wurde. Gleichzeitig wurde dadurch ein ansehnlicher Geldstrom generiert. Die Community wuchs langsam und stetig, bis Slashdot, der webbasierte Nachrichtenticker, einen Link zu Planks Interview mit Bram Cohen einrichtete;[66] Cohen ist der autistische Gründer von BitTorrent, dem kollaborativen Filesharing-Protokoll, das schätzungsweise ein Drittel des gesamten Datenverkehrs der USA verteilt.[67] Nun kamen die Neumitglieder zu Tausenden.

Junge Leute aus dem autistischen Spektrum liefen in Scharen den Online-Communitys wie *Wrong Planet* zu und verkündeten ihre Diagnose nicht als Grund zu Bestürzung und Trauer, sondern als Anlass zur Freude, weil jetzt endlich ihr Leben ins Blickfeld gerückt war. Abzuwarten blieb nur, ob aus einer Gruppe intelligenter junger Leute, die auf ihre Tastatur einhackten, eine gesellschaftliche Kraft werden konnte, die bedeutend genug war, um der Rhetorik von Krankheit und Störung, die nach der Veröffentlichung der Wakefield-Studie erheblich zugenommen hatte, etwas entgegenzusetzen. Konnte eine Ansammlung von Einzelgängern zur Bewegung werden?

## V

Im Dezember 2007 tauchte in Manhattan eine Serie ominöser Plakate auf. Sie lasen sich wie eine Lösegeldforderung: »Wir haben Ihren Sohn. Wir werden dafür sorgen, dass er zeit seines Lebens nicht selbst für sich sorgen und nicht mit seinen Mitmenschen verkehren kann. Das ist erst der Anfang.« Ein anderes warnte: »Wir haben Ihren Sohn. Wir vernichten seine Fähigkeit zu sozialer Interaktion und treiben ihn in totale Isolation. Jetzt sind Sie am Zug.«[68] Die erste Nachricht war mit »Autismus« unterzeichnet, die zweite mit »Asperger-Syndrom«. Die Plakate – pro bono hergestellt vom Marketing- und Werberiesen BBDO, der die Macher der Serie *Mad Men* inspiriert hat[69] – waren nicht theatralischer oder stigmatisierender als die Botschaften, mit denen Fundraising-Organisationen wie *Autism Speaks* seit Jahren die Welt überschwemmt und Autismus mit Krebs, Mukoviszidose und anderen potenziell tödlichen Krankheiten gleichgesetzt hatten. (Tatsächlich hatte BBDO schon für *Autism Speaks* ähnliche Arbeit geleistet.[70]) In diesem Fall aber war der Sponsor der Anzeigen das renommierte Child Study Center an der New York University, das mithilfe einer groß angelegten Kampagne die Öffentlichkeit auf die »stille Epidemie« psychischer Krankheiten bei Kindern aufmerksam machen wollte. Der Pressemitteilung zufolge wurden zwölf Millionen Kinder in Amerika »von einer psychiatrischen Störung in Geiselhaft genommen«.[71] »Es ist wie mit Aids«, sagte der Leiter des Zentrums, Harold Koplewicz, gegenüber der *New York Times*. »Es betrifft jeden, und jeder muss sich informieren.«[72]

Dann aber geschah Unerwartetes. Eine noch ganz junge Organisation, das Autistic Self Advocacy Network (ASAN), entfachte zusammen mit gleichermaßen empörten Eltern über Mails und Blogs einen Proteststurm gegen die NYU, der sich gegen die herabsetzenden Formulierungen der Plakatkampagne richtete. Prominente Behindertenaktivisten schlossen sich an. Diese gut koordinierte Offensive schien aus dem Nichts zu kommen, und Koplewicz war anfänglich überzeugt, sie abwehren zu können. Gegenüber Reportern prahlte er noch damit, dass die Website des Child Study Center während der ersten zehn Tage der Kampagne doppelt so häufig aufgerufen worden sei wie sonst.[73] Er besprach sich mit Kollegen und sagte gegenüber den Medien, er habe nicht die Absicht, den Schwanz einzuziehen: Bald kämen die Plakate auch in andere Städte, dazu gedruckte Anzeigen in *Newsweek* und anderen landesweiten Publikationen.[74] »Ich dachte, wir kämpfen gegen die Ignoranz«, sagte er. »Ich hätte nicht gedacht, dass wir gegen erwachsene Patienten kämpfen.«

Tatsächlich war es so, dass zum ersten Mal in der Geschichte autistische Menschen ohne Hilfe einer Elternorganisation, die sich zu ihrem Sprachrohr machte, eine Autismusdiskussion in den Mainstream-Medien entfachten. Initiator des Protests war weder ein Kind noch ein Elternteil noch ein »erwachsener Patient«, sondern Ari Ne'eman ein schlauer, ausgebuffter und entschlossener 19-jähriger Stratege, der Mitbegründer des Autistic Self Advocacy Network.

Ne'eman, ein stämmiger, gut aussehender junger Mann, bei dem man unwillkürlich an einen Rabbinatsstudenten denkt, hatte wirklich einen weiten Weg zurückgelegt, seitdem er jeden Tag eineinhalb Stunden zu einer Spezialschule für Kinder mit besonderen Bedürfnissen gefahren war, statt einfach zu Fuß die fünf Minuten zur nächsten Schule zu gehen.

Das erste Wort, das Ne'eman als Baby gesprochen hatte, war »*abba*« gewesen, was auf Hebräisch »Vater« bedeutet. Seine Mutter war als Teenager nach Israel gegangen, um Fallschirmspringerin beim Militär zu werden, und hatte dort ihren künftigen Ehemann kennengelernt, einen Chipkartenentwickler, der am Jom-Kippur-Krieg teilgenommen hatte. Mit zweieinhalb verliebte sich der kleine Ari, wie so viele Kinder, in Dinosaurier; doch anders als die meisten Gleichaltrigen konnte er ein gewaltiges geflügeltes Skelett im Naturgeschichtlichen Museum in New York korrekt als Pterodaktylus identifizieren. Noch in der Grundschule beschlossen er und sein Freund Aryeh (die lautliche Ähnlichkeit der Namen gefiel beiden), die weltweit jüngsten Waffenlieferanten zu werden. Im Internet bestellten sie eine Vakuum-Laufzeitröhre zur Erzeugung von Mikrowellen, die zum Glück an die falsche Adresse geliefert wurde; danach hatte Ne'eman monatelang Hausarrest. (Von da an bezeichneten er und Aryeh den Vorfall als die »Magnetron-Sache«.)

Eine Geschichte auf Kassette, die sein Vater gern beim Autofahren hörte, hinterließ bei Ne'eman einen tiefen Eindruck, und er nahm sie sich zu Herzen. Ein junger jüdischer Mann, der sich von seiner Religion lossagt, erhält von seinem Großvater die Warnung: »Vergeude keine Zeit, vergeude keine Zeit.« In der jüdischen Ganztagsschule lernte Ne'eman den Ausdruck »*Tikkun Olam*«, womit eine Lebensweise gemeint ist, die zur »Reparatur der Welt« beiträgt.

Nach der Asperger-Diagnose, mit zwölf Jahren, musste er diese Schule, die er liebte, verlassen. Nicht er hatte sich verändert, aber die Haltung seiner gesamten Umgebung war über Nacht eine andere geworden. »Auf einmal war ich keiner mehr, dem ein riesiges Potenzial zugetraut wurde«, erinnert sich Ne'eman, »sondern jemand, der die Leute mit jeder womöglich positiven Eigenschaft überraschte. Vorher hatten alle vor allem gesehen, was ich gut konnte, was ich vom Leben erwartete, die Gebiete, die mich interessierten. Nach der Diagnose nahmen alle nur noch zur Kenntnis, was mir nicht so leicht fiel und worin ich mich von anderen unterschied – und das war oft dasselbe, was den Leuten vorher als positiv aufgefallen war. Von einem Tag auf den anderen hatten sich die Chancen, die mir geboten wurden, komplett verändert.«[75]

Auf der Suche nach Erklärungen las er online Sinclairs Aufsatz »Trauert nicht um uns« und andere Texte von Neurodiversitätsaktivisten der ersten Stunde. Er begann auch die Geschichte der Behindertenbewegung zu recherchieren, denn ihm war aufgefallen, dass viele seiner Schwierigkeiten nicht »Symptome« seines Autismus waren, sondern sich aus dem

Umgang der Gesellschaft mit Menschen ergaben, die nicht den Standarderwartungen an »Normalität« entsprachen.

Er las von Behindertenpionieren wie Ed Roberts, der 1953 als Jugendlicher an Kinderlähmung erkrankt war. Vom Hals abwärts bewegungsunfähig, musste er in einer Eisernen Lunge schlafen. Gegen den Widerstand eines Dekans, der zu ihm sagte: »Wir haben es schon früher mit Krüppeln probiert, aber das funktioniert nicht«,[76] wurde er an der Universität Berkeley aufgenommen. Die Universitätsverwaltung erlaubte ihm schließlich, seine Eiserne Lunge in einem Flügel des Cowell Hospital aufzustellen, wo sich bald ein Dutzend weitere Quadriplegie-Betroffene niederließ, die sich *»The Rolling Quads«* nannten[77] – die erste Selbsthilfegruppe im Universitätsbereich für behinderte Studenten. Die Pionierleistung von Roberts und den *Rolling Quads* bildete die Grundlage der *Independent-Living*-Bewegung, die von dem Prinzip ausgeht, dass die wahren Behindertenexperten die Menschen mit Behinderungen sind, weil sie am besten qualifiziert sind, ihren Schicksalsgefährten praktischen Rat zu geben.

Auch ein anderes Polioopfer beeindruckte Ne'eman sehr, Judy Heumann: Sie verklagte mit Erfolg die oberste Schulbehörde in New York, die ihr mit der Begründung, sie könne im Fall eines Feuers ihre Schüler nicht aus dem Gebäude begleiten, die Lehrerlaubnis verweigerte. Sie gründete außerdem eine Selbsthilfegruppe: »Behinderte in Aktion« war eine der führenden Organisationen, die eine breite Protestkampagne inszenierten, um Präsident Nixon zur Unterzeichnung des *Rehabilitation Act* von 1973 zu nötigen, des bahnbrechenden Gesetzes, das die Diskriminierung aufgrund von Behinderungen auf allen staatlichen oder staatlich geförderten Stellen verbietet.[78] Das Gesetz wurde zum Modell für Dutzende ähnliche Gesetze weltweit, unter anderem das US-Behindertengesetz von 1990. Unter Präsident Obama wurde Heumann als Sonderbotschafterin für Behindertenrechte engagiert.

Für Ne'eman waren Menschen wie Roberts und Heumann nationale Helden wie Martin Luther King jr.; dennoch empfand er eine seltsame Diskrepanz zwischen der autistischen Gemeinschaft und der breiteren Behindertenbewegung. Abgesehen von ein paar Verweisen auf die Gehörlosenkultur in der frühen ANI-Literatur wurde Autismus noch immer nicht unter dem sozialen, sondern praktisch ausschließlich unter dem medizinischen Aspekt diskutiert, ganz besonders auf dem Höhepunkt der »Autismus-Kriege«, als sich so gut wie alle Medienberichte nur um den Impfstreit drehten.

»Ich wollte vor allem deshalb mehr über die Neurodiversitätsbewegung wissen, weil ich das Gefühl hatte, dass das, was mit mir passierte, nicht richtig war, aber ich kannte mich zu wenig aus, um zu verstehen, inwiefern es nicht richtig war. Und ich wusste auch nicht, was ›richtig‹ sein sollte«, sagt Ne'eman. »Ich dachte immer, das stimmt doch alles überhaupt nicht – nicht nur für mich, sondern für viele Leute. Und ich wollte nicht einfach nur raus, ich fand es skandalös, dass es überhaupt ein ›drin‹ gab.«

Für Menschen mit Asperger-Syndrom erwies sich »drinnen« und »draußen« sogar als noch komplexer und vielschichtiger, als er zuerst gedacht hatte. In der Highschool sagte Ne'eman einmal zu einem Freund: »Ich überlege, Aktivist zu werden, weil autistische Menschen wirklich als Minderheit diskriminiert werden, und dagegen muss man was tun. Wir müssen uns organisieren.« Sein Freund sah ihn an und sagte: »Ari, du weißt noch nicht mal, dass du total anders bist. Du hast garantiert keine Gemeinsamkeiten mit anderen Autisten.« Die Variabilität des Spektrums machte jeden Organisationsversuch schwierig, weil ständig Streitfragen auftraten, die Keile zwischen die verschiedenen Fraktionen trieben. Manche »Hochfunktionale« scheuten keine Mühe, um sich von den »Niedrigfunktionalen« zu distanzieren, und von »Behinderung« wollten sie sowieso nichts hören.[79] Ne'eman aber lehnte, wie Jim Sinclair vor ihm, diese Herangehensweise ab: Es komme ja allen autistischen Menschen zugute, wenn ihnen das Stigma genommen und der Zugang zu Unterstützung und Bildung erleichtert werde.

Ne'eman brachte es fertig, wieder an der Regelschule in der Nachbarschaft aufgenommen zu werden, zwar nur für eine Unterrichtsstunde jeden Nachmittag, was ihm aber eine ganze Welt außerstundenplanmäßiger Aktivitäten eröffnete. Er meldete sich zu allen Kursen an, die mit Politik und Staatskunde zu tun hatten, wie *Model United Nations, Model Congress,* Debattierclub, Scheinprozess und Künftige Wirtschaftsführer Amerikas. Im Sommer 2006 begann er Autismuskongresse zu besuchen und war enttäuscht, wie wenig Interesse die Prominenz der autistischen Welt an politischen Themen bekundete; sie kamen ihm zunehmend vor wie »Profiautisten«. Politische Diskussionen auf diesen Veranstaltungen beschränkten sich meist auf geplante Online-Petitionen und Mailbotschaften an Kongressabgeordnete. Eines Tages kam ihm die Erleuchtung; er saß in Manhattan in einem Atrium und las zwei Briefe hintereinander, der eine vom Gouverneur von New Jersey, Jon Corzine, der ihn als Schülervertreter in die staatliche Kommission für Sonderpädagogik berief, der andere von der Universität für Medizin und Zahnmedizin in New Jersey, die Ne'eman zur Planung eines Autismusprogramms für Erwachsene einlud, und er sagte sich: »Wenn ich das mache, dann nicht nur als Ari. Dann repräsentiere ich eine größere Gruppe von Leuten und agiere als Verbindungsmann, der ihnen allen einen Weg öffnet.«

Daraus entstand der Entschluss, zusammen mit Mitstreitern eine Organisation zu gründen, die autistische Menschen bei politischen Debatten vertritt. Einer der Ersten, die er zu dem Zweck kontaktierte, war Scott Robertson, ein Student, den er ein paar Monate zuvor kennengelernt hatte. »Ich brachte das Politische ein und Scott den Hintergrund. Zusammen waren wir ein Spitzenteam. Wir redeten beide über unsere persönliche Erfahrung, aber wir benutzten sie als Zeichensetzung im Gespräch über Sachthemen. Große Anerkennung! Er war ein autistischer Profi, kein Profiautist.« ASAN wurde 2006 gegründet und lockte bald weitere Mitglieder an, darunter Paula Durbin-Westby, die dann in einen Koordinationsausschuss in Washington berufen wurde, der in der Politik des Gesundheitsministeriums die autistischen Belange vertritt und sich an der Festsetzung der Forschungsziele beteiligt.

Die »Lösegeld-Kampagne« war die gemeinschaftliche Initiation für das ASAN: Beweis dafür, dass die Menschen, die früher als »Patienten« gegolten hatten, die Bedingungen einer öffentlichen Diskussion über Autismus durch eine mächtige Institution neu definieren konnten.

Am 6. Dezember, einen Tag nach Beginn der Anzeigenkampagne des Child Study Center mit einem Galadiner für 800 Personen, an dem prominente Gäste wie Hillary Clinton und die Moderatorin der *CBS Evening News* Katie Couric teilnahmen,[80] trafen in ASANs Mailbox die ersten Nachrichten ein, die eine Reaktion verlangten. Ne'eman mailte dem

Child Study Center und formulierte höflich seine Bedenken; er hinterließ auch telefonische Nachrichten, erhielt aber keine Antwort. Wiederum zwei Tage später ging eine Rundmail an alle ASAN-Mitglieder mit Kontaktnummern und Mailadressen und dem Aufruf, das Child Study Center, den Direktor des NYU Medical Center, die Agentur BBDO und die beiden Sponsoren, die das Asperger-Institut der NYU unterstützten, mit Nachrichten zu bombardieren.[81]

Eltern, die sich ebenfalls von der Kampagne gekränkt fühlten, begannen die Blogosphäre aufzuheizen. Eine Bloggerin, die sich MOMNOS nannte, reagierte auf die mit »Autismus« signierte Anzeige so:

> Lieber Autismus,
> meinen Sohn hast du nicht; ich habe ihn.
> Ich werde dafür sorgen, dass er niemals allein durch Autismus definiert wird, und ich werde ihm helfen zu erkennen, dass sein Autismus zwar manches unglaublich schwierig macht, aber ihm auch bemerkenswerte Begabungen beschert hat. Ich werde dafür sorgen, dass wir an seinen Schwierigkeiten arbeiten. Ich werde dafür sorgen, dass wir seine Begabungen feiern.
> Das ist erst der Anfang.

Kristina Chew, die Altphilologin, die mit der Akzeptanz ihres Sohnes Charlie wiederum Shannon Rosa geholfen hatte, Leos Autismus zu akzeptieren, schrieb in ihrem Blog *Autism Vox*:

> Das soll eine »Sensibilisierungskampagne« sein, aber sie sensibilisiert die Öffentlichkeit nur für einen einzigen sehr düsteren Aspekt, den das Leben als autistischer Mensch und der Umgang mit einem autistischen Kind mit sich bringen. Kommt doch mal für einen Tag in unsere Familie; wahrscheinlich werdet ihr mehr als ein paar Momente der Angst und des Missmuts und nicht wenig Lärm erleben, aber hoffentlich spürt ihr auch den grenzenlosen Wunsch meines Sohnes, sein Bestes zu geben, über seine Nöte hinwegzulächeln und in halb verstandenen, halb nachgeahmten Formulierungen zu sprechen; hoffentlich spürt ihr auch seine Geduld und seine andauernde Anstrengung – er hört nicht auf, sich zu

> bemühen. Es ist keine Familie, aus der Charlie oder Jim oder ich gerettet werden müssten.[82]

Ne'eman brachte die gesamten 24 Stunden seines 20. Geburtstags am 10. Dezember damit zu, ASANs Reaktion zu koordinieren. Die Erfolgschancen der Gruppe schienen mager. Die NYU war mächtig, und die BBDO-Kampagne stellte einen Wert von Hunderttausenden Dollar dar. Demgegenüber hatte das ASAN noch nicht einmal ein Büro gemietet oder ein Bankkonto eröffnet. Um andere Behindertenaktivisten zur Unterzeichnung eines Protestschreibens zu bewegen, rief Ne'eman kurzerhand Bob Kafka an, den nationalen Direktor von ADAPT, einer der führenden Behindertenorganisationen der USA mit Niederlassungen in 30 Bundesstaaten. Kafka stimmte sofort zu, 13 weitere Organisationen schlossen sich rasch an. Nachdem Ne'eman noch immer keine Antwort von der NYU erhalten hatte, gab ein ASAN-Vertreter das Protestschreiben persönlich bei der Empfangsdame ab, die am Rand des Nervenzusammenbruchs zu sein schien, während hinter ihr ununterbrochen das Telefon läutete. Unterdessen brachten das *Wall Street Journal*, die *New York Times*, die *Daily News* und andere Pressekanäle bereits Berichte über die Auseinandersetzung. Nach Tausenden Anrufen, Briefen und Mails aus dem ganzen Land war das Child Study Center endlich bereit, die Kampagne zu stoppen.

Es war der erste von vielen Siegen für das ASAN. 2010 nahm Ne'eman, nachdem ihn Präsident Obama persönlich nominiert hatte, schließlich seinen Sitz im National Council on Disability (NCD) ein, dem Beratungsgremium innerhalb des US-Bildungsministeriums, das für die Herstellung von Chancengleichheit für behinderte Menschen zuständig ist. Seit einigen Jahren wirkt das ASAN also entscheidend bei der Formulierung der Behindertenpolitik in den USA mit. 2014, als Präsident Obama per Dekret den Mindestlohn für Mitarbeiter von Firmen anhob,[83] die Auftragnehmer des Staates sind, verkündete der Arbeitsminister, Arbeitnehmer mit Behinderungen und Stundenlöhnen unterhalb der Mindestgrenze (manchmal nur ein paar Cent in der Stunde) seien von der Lohnerhöhung ausgenommen. Prompt stellte das ASAN eine Koalition verschiedener Organisationen auf die Beine, darunter die Amerikanische Bürgerrechtsunion, der Gewerkschaftsdachverband AFL-CIO und der Nationale Gehörlosenverband, die das Weiße Haus von der Notwendigkeit überzeugten, die ministerielle Entscheidung rückgängig zu machen und behinderte Arbeitnehmer nicht auszuschließen.[84]

Als die American Psychiatric Association (APA) ihren neuen Kriterienkatalog für das *DSM-V* erstellte, arbeiteten ASAN-Mitglieder mit dem Unterkomitee zusammen, um dafür zu sorgen, dass die Anpassungsstrategien autistischer Teenager und Erwachsener nicht gegen sie verwendet würden und die Diagnose verhinderten, während andere Überarbeitungen, die sie vorschlugen, die Bedürfnisse traditionell unterdiagnostizierter Bevölkerungsteile hervorhoben, zu denen auch Frauen und Farbige zählen. Knapp 80 Jahre nach der Entdeckung des autistischen Kontinuums durch Aspergers Team an der Heilpädagogischen Abteilung der Wiener Universitätskinderklinik spiegelten die APA-Kriterien endlich die gesamte Breite des Spektrums.

Ironischerweise trat genau das Syndrom, das Aspergers Namen nach Jahrzehnten der Unsichtbarkeit in den 1990er-Jahren zum Alltagsbegriff machte, in derselben *DSM*-Ausgabe nicht mehr in Erscheinung, denn es war nun in die Autismusspektrum-Störung eingegangen. Dass jedoch die APA autistische Menschen in den Entscheidungsprozess einbezog, war ein passender Tribut an den Mann, der mit »nicht erziehbaren« Schülern wie Harro seine innovativen Unterrichtsmethoden entwickelt hatte.

Während der Begriff der »Neurodiversität« auf dem Campus der Universitäten Fuß fasst, hat sich das ASAN zu einem Inkubator für die nächste Generation von Behindertenaktivisten und vor allem -aktivist*innen* entwickelt. Lydia Brown, Absolventin des Sommerausbildungslagers der Organisationen und 2013 vom Weißen Haus ausgezeichnet, berichtete dem UN-Sonderberichterstatter für Folter,[85] und ihre Aussage erhöhte den öffentlichen Druck auf das Judge-Rotenberg-Betreuungscenter, wo autistische Kinder noch immer mit Elektroschocks behandelt werden. Eine andere Absolventin, Kris Guin, gründete eine Organisation, die sie Queerability nannte und die sich mit LGBT-Thematiken (Lesben, Schwule, Bisexuelle, Transgender) beschäftigt.

Julia Bascom wiederum, auch sie ASAN-Mitglied, veröffentlichte eine bahnbrechende Anthologie mit Texten von Betroffenen aller Couleur,

*Loud Hands*: ein breites Spektrum autistischer Perspektiven über Themen wie die Frage, was es heißt, als »niedrigfunktionierend« diagnostiziert zu werden, oder den Schaden, den Organisationen wie *Autism Speaks* anrichten, wenn sie autistische Menschen als Tragödie und Last für die Gesellschaft anschwärzen. »Einer der abscheulichsten Streiche, die unsere Kultur autistischen Menschen spielt, ist die Entfremdung von uns selbst«, schrieb Bascom. »Wir Autisten«, fügte sie hinzu, »sind nicht länger bereit, Zuschauer unserer eigenen Geschichten zu sein.«[86]

## VI

Für Eltern wie Craig und Shannon Rosa bietet die Neurodiversitätsbewegung neue Möglichkeiten, ihren Kindern eine bessere Zukunft zu erkämpfen, die nicht auf der Hoffnung auf Heilung beruhen. Auch hat sie jungen Menschen aus dem autistischen Spektrum etwas gegeben, das frühere Generationen nie hatten: Identifikationsfiguren, Vorbilder für ein glückliches, kreatives und sozial engagiertes Leben mit Autismus.

Auf einem Kongress im Mai 2011 lernte Shannon einen Professor von der Adelphi University kennen, Stephen Shore. Der hatte mit 18 Monaten auf einmal sein Sprachvermögen verloren, und ein Jahr später wurde bei ihm eine »atypische Entwicklung mit ausgeprägten autistischen Tendenzen« diagnostiziert; seine Ärzte empfahlen die Unterbringung in einem geeigneten Heim. Seine Eltern lehnten ab und dachten sich stattdessen ein umfassendes Interventionsprogramm für ihn aus; dabei lag der Schwerpunkt auf Musik, Bewegung und diversen Techniken, die ihm helfen sollten, den verwirrenden Angriff vielfältiger Reize auf seine Sinne zu verarbeiten. Mit vier konnte er wieder sprechen, und etliche Jahre später schloss er sein Studium der Sonderpädagogik an der Universität Boston mit einem Doktorat ab.

Während des Kongresses hatte Shannon zu ihm gesagt, sie sei dringend auf der Suche nach einem Musiklehrer für Leo, und im Oktober kam er selbst zu den Rosas nach Hause und gab Leo die erste Unterrichtsstunde. Shore, inzwischen in den 50ern, ist ein geistreicher, umgänglicher Mann, der seine autistischen Verschrobenheiten genussvoll auslebt. (Sein höchstes Lob, dessen Witz nur für Autisten und Eingeweihte zu verstehen ist, lautet: »Sehr stimmig.«) Als Shore ins Zimmer kam, nahm ihn Leo erst nicht zur Kenntnis, erwärmte sich dann aber sehr schnell für seinen neuen Lehrer. Bei Kindern wie Leo, deren Ausdrucksfähigkeit beschränkt ist, kann Musik, wie Shore feststellte, ein natürlicheres Kommunikationsmedium sein als Sprache.

Als Erstes setzte sich Shore mit Stift, Papier, Lineal und einem Block Klebezettel an den Tisch und forderte Leo auf, sich zu ihm zu setzen. Er verlor nicht die Geduld, als Leo erst noch eine Weile durchs Zimmer kreiste, bis er sich zu ihm setzen konnte. Shore forderte Leo auf, mithilfe des Lineals eine gerade Linie zu ziehen und dann drei weitere, senkrechte Linien, sodass ein Gitter entstand. Dann sollte er den ersten Buchstaben des Alphabets nennen. »A!«, sagte Leo und musste nun in das erste Kästchen ein A schreiben. Das gelang, und am Ende hatte Leo das Gitter mit den ersten sieben Buchstaben des Alphabets gefüllt, was den Tönen auf dem Keyboard seiner Schwester entsprach. (Wobei man erklärungshalber hinzufügen muss, dass unser *h* in Amerika ein *b* ist, und unser *b* schreibt sich dort *B6*.) Nun nahm Shore sieben Klebezettel, die mit denselben Buchstaben beschriftet waren, und begann sie auf die entsprechenden Tasten zu kleben. Leo begriff das Muster sofort und beendete die Reihe. Shore lobte ihn.

Niemals zwang ihn Shore zu irgendetwas, das Leo nicht wollte. Wenn Leo eine Minute lang vor Aufregung hüpfte, war das in Ordnung: Shore benahm sich, als hätten sie alle Zeit der Welt. Die kleinen Aufgaben, die Leo erhielt, waren Lohn für sich, denn sie setzten auf eine klassische autistische Stärke: Mustererkennung. Gemeinsam machten sie aus den 88 Keyboard-Tasten eine Landkarte, die Leo erkunden konnte, indem er die Töne spielte. Shannon sagt, nie habe jemand ihren Sohn so schnell »geknackt«. (Shore wiederum sagt, neurotypische Kinder zu unterrichten falle ihm schwerer, weil ihm ihre Art des Denkens fremd sei.) Am Ende der einen Unterrichtsstunde konnte Leo eine einfache Tonfolge spielen – und er hatte gelernt, dass er etwas, das er noch nie zuvor getan hatte, gut machen konnte.

Eine der wichtigsten Lektionen, die wiederum Shannon und Craig auf ihrer Reise mit Leo gelernt haben, ist Geduld. Statt seinen Entwicklungsbogen mit einer idealtypischen Abfolge von Meilensteinen zu vergleichen, akzeptieren sie inzwischen, dass er sich nach seinem eigenen Tempo entwickelt. Zwei Schritte nach vorn, drei zurück – und eines Tages ein Riesensprung in seine Zukunft, als hätte er seine Energie eigens dafür aufgespart.

Damit Eltern, die mit ihrem Kind erst am Beginn der Reise stehen, nicht dieselbe Tortur durchmachen müssen wie die Rosas, stellten Shannon und ihr Freundeskreis eine Website ins Netz, die sie »Autismusführer für denkende Leute« nannten. Die behandelten Themen umfassen ein breites Spektrum (von »Ausflüge, Reisen und Autismus« bis »Wann sind Medikamente die richtige Entscheidung für Ihr Kind?«). Es werden keine zweifelhaften Therapien schöngefärbt oder befürwortet. Es geht nur um Fakten, dargestellt von Menschen, die schon einen kleinen Vorsprung haben.

Manche, die Beiträge zu der Seite verfassen, gehören selbst dem autistischen Spektrum an, andere sind autistische Eltern autistischer Kinder, wie Carol Greenburg. Ich besuchte Carol, ihren Mann, John Ordover, und ihren Sohn Arren zu Hause in Brooklyn; die Wohnung war geschmückt mit Artefakten, die ihre gemeinsame Begeisterung für Science-Fiction spiegelten, darunter die Nachbildung eines Gehirns in einem sprudelnden Aquarium. Als Teenager hatten sich Carol und John auf einer *Star-Trek*-Convention kennengelernt, hatten Jahre später geheiratet und wurden schließlich Herausgeber von *Star-Trek*-Büchern.

Als junges Mädchen schwärmte Carol für *Star Trek*, weil sie in der aus verschiedenen Rassen und Spezies bestehenden Crew der *Enterprise* eine Metapher für eine Inklusionsgesellschaft sah. »Im *Star-Trek*-Universum wurde niemand außen vor gelassen, niemand wurde ausgegrenzt, niemand war zu abartig. Eigentlich im Gegenteil – je irrer man war, desto cooler war man, weil man mehr einzubringen hatte«, sagt sie. »Das war eine lebensrettende Botschaft für ein Kind, das für sein Anderssein schikaniert wurde. Sehen Sie sich Geordi an, der ohne seinen Visor blind wäre – aber mit dieser Technologie sieht er sogar mehr als andere, er macht aus seiner Behinderung ein Talent. Ich hätte liebend gern auf der *Enterprise* gelebt.«

Wie nicht anders zu erwarten, war das Crew-Mitglied, das Carol am meisten faszinierte, Mr. Spock, der viel cooler war als die intriganten und chronisch unbeherrschten Menschen seiner Umgebung. (Wenn ihre

Mitschüler sich über sie lustig machten, pflegte sie sich zu fragen: »Was täte Spock jetzt?«) Als Arren seine Diagnose erhielt, begann sie im Netz über Autismus zu recherchieren und stieß immer wieder auf Botschaften an Eltern wie: »Seien Sie darauf gefasst, dass Sie in eine vollkommen andere Welt eintreten müssen, wenn Sie Ihr Kind verstehen wollen.« Und wenn sie dann die Beschreibung las, dachte sie: »Inwiefern anders?«

Carol selbst erhielt ihre Diagnose zwei Jahre später, mit 44. Jetzt berät und vertritt sie Familien in sonderpädagogischen Angelegenheiten, unterstützt sie während des Begutachtungsprozesses, arbeitet einen individualisierten Bildungsplan mit ihnen aus und begleitet sie zu den entsprechenden Sitzungen.

Als wir unser Interview beendeten, brach über Brooklyn die Nacht herein. Arren kam herunter und sagte: »Kerzen an, Kerzen an.« Beim ersten Mal hatten sich Carol und John wegen seines plötzlichen Interesses an offenem Feuer Sorgen gemacht, bis sie ihn dann »*Baruch*« flüstern hörten, das heißt »gelobt« und ist das erste Wort des Segensspruchs zum Sabbatbeginn, wenn die Lichter gezündet werden. Es war zwar nicht Sabbat, dennoch gingen Carol und Arren in die Küche, zündeten zwei Kerzen an und sangen gemeinsam die alten Gebete. »Wenn ich meinen Sohn ansehe«, sagt sie, »denke ich nie, dass er behindert ist. Er ist einfach neurologisch abgehängt, wie ich.«

Anfang 2012, an einem nieseligen, windigen, für San Francisco typischen Frühlingsnachmittag, besuchen Shannon und Leo mit Julia Bascom und Zoe Gross vom ASAN die kalifornische Akademie der Wissenschaften, die Cal Academy, die sich im Golden Gate Park befindet und einer von Leos Lieblingsorten ist, weil es ihm das Aquarium angetan hat, ein Rundum-Panorama-Aquarium, das durch ein Tunnel unterquert wird: Dort kann Leo rücklings auf einer Bank liegen und zu glitzernden Fischschwärmen hinaufblicken. Ein Planetarium gibt es dort auch, und er sagt: »Ich will in den *Weltraum*!«

Freunde wie Julia und Zoe sind in der Lage, Leos Welt in Begriffe zu übersetzen, die Shannon versteht. Einmal hat sie ein Video ihres Sohnes gepostet, der auf einem Spielplatz auf der obersten Etage eines Kletterturms ungestüm im Kreis marschierte, und Zoe kommentierte:

> Oh, wow, tolles Video. Das Marschieren ist köstlich (»köstlich« ist ein Wort für Essen, aber hier akzeptabel, weil ich von einer angenehmen und nahrhaften Komponente der Sinneskost spreche). Man muss eine ganz bestimmte Kreisgröße marschieren, damit man ein Druckgefühl im Körper spürt, während man sich nach innen lehnt, um den Kurs zu halten – der Kreis, den Leo hier macht, scheint mir perfekt für seine Größe.[87]

Leo genießt es auch sichtlich, mit Menschen zusammen zu sein, die auf derselben Wellenlänge sind wie er. Wenn sich Zoe im Panorama-Aquarium niedersetzt, setzt sich auch Leo hin. (Sie trägt Kopfhörer, um das an öffentlichen Orten herrschende Sperrfeuer aus Lärm zu dämpfen.) Zart fährt er mit den Fingerspitzen über ihren Unterarm, während er, wie meistens, auf einem Strohhalm herumkaut, und sie streicht ihm ihrerseits über den Unterarm. Dann legt er sich, bequem eingerollt, auf die Bank, den Kopf in ihrem Schoß, was sie zulässt, und blickt zu den Fischen hinauf. Nach einer Weile dreht er sich auf den Bauch und späht durch die schmalen Ritzen in der Bank und genießt einen stillen Moment für sich. Auch das ist ihr recht. Irgendwann richtet er sich auf und setzt sich so, dass er ihr zugewandt ist, verschränkt behutsam seine Finger mit den ihren und beginnt sich vor und zurück zu wiegen, eine menschliche Wippe. Erst als eine laute Kinderschar in den feierlichen Ort eindringt, finden sie es an der Zeit zu gehen.

Leo regt sich ein bisschen auf, als seine Mutter sagt, sie hätten nicht genug Zeit, um heute »in den Weltraum« zu gehen, doch das Hauptfenster des Aquariums beschwichtigt ihn bald wieder, und er geht selig davor auf und ab, lehnt sich gelegentlich an die Glasscheibe und drückt sich eine Weile dagegen, als hätte diese Schranke zwischen zwei Elementen etwas Beruhigendes für ihn. (Später, als Leo, Zoe und Julia den Flur entlanggehen, tippen alle drei lässig an derselben Stelle die Wand an, und es ist wie eine hilfreiche Koordinate, um den Körper im Raum zu verorten.)

Als wir das Museum verlassen, entdeckt Leo einen dicken, weißen, plüschigen Dinosaurier mit einem orangegestreiften Schal um den Hals, der einen unwiderstehlichen Reiz auf ihn ausübt. Er drückt das Gesicht an das Gesicht dieses unerhörten Wesens (in Wahrheit ein Museumsangestellter im Dinokostüm) und starrt es aus wenigen Zentimetern Entfernung an. Die Mitarbeiter der Cal Academy wissen, dass Kinder wie Leo Dinosaurier lieben, und zucken mit keiner Wimper. Als wir in den weichen Regen hinaustreten, beugt Shannon sich vor, küsst ihren Sohn auf den Kopf und sagt: »Das hast du gut gemacht, mein Freund.«

# 12
# Bau der *Enterprise:* Entwürfe für eine neurodiverse Welt

*Wir brauchen alle Mann an Deck,*
*um das Menschheitsschiff aufzurichten.*
Zosia Zaks

Was ist Autismus? Noch heute, acht Jahrzehnte nachdem Gottfried von seiner Großmutter in Aspergers Klinik gebracht wurde, weil ihr sein Verhalten ein Rätsel war, ist diese Frage nicht vollständig beantwortet: Viele Aspekte sind ungeklärt. Aber es gibt auch etliche Punkte, in denen Kliniker, Eltern und Neurodiversitätsaktivisten übereinstimmen.

Heute halten die meisten Forscher Autismus nicht für ein einzelnes, einheitliches Ganzes, sondern für einen Verbund zugrunde liegender Umstände, die miteinander eine typische Konstellation von Verhaltensweisen und Bedürfnissen erzeugen und sich in unterschiedlichen Stadien der Entwicklung eines Individuums unterschiedlich manifestieren. Um diesen Bedürfnissen und Erfordernissen angemessen Rechnung zu tragen, braucht es, wie Asperger schon 1938 voraussagte, oft lebenslange Unterstützung durch Eltern, Pädagogen und die Gemeinschaft. Mit derselben vorausschauenden Einsicht erkannte Asperger, dass die Züge des Autismus »überhaupt nicht selten« sind. Tatsächlich stellen autistische Menschen, wenn wir von gegenwärtigen Prävalenzschätzungen ausgehen, eine der weltweit größten Minderheiten dar. In den USA gibt es etwa ebenso viele Menschen mit unterschiedlich stark ausgeprägten autistischen Zügen, wie es Juden gibt.[1]

Auch eine gründliche Revision der Geschichte rechtfertigt Aspergers Auffassung, die Züge des Autismus hätten seit jeher zur menschlichen

Spezies gehört, auch wenn die betroffenen Personen häufig an den Rand der Gesellschaft gedrängt wurden. Während des 20. Jahrhunderts verbargen sie sich häufig hinter einer Vielzahl konkurrierender Etiketten – Sucharewas »schizoide Psychopathie«, »kindliche Schizophrenie« nach Despert und Bender, »Kinder mit eingegrenzten Interessen« nach Robinson und Vitale, Grandins ursprünglich diagnostizierter »minimaler Gehirnschaden« sowie viele weitere hier nicht erwähnte Diagnosen, die, wie die »multiple Persönlichkeitsstörung«, außer Gebrauch geraten sind. Im Gefolge des Impfstreits aber brandmarkt die Gesellschaft Autismus nach wie vor als Anomalie unserer Zeit – die einzige Störung in unserer einzigartig gestörten Epoche; Ursache sei ein tragisches Zusammenwirken von genetischer Veranlagung und Risikofaktoren, die sich irgendwo in unserer toxischen modernen Welt verbergen: Luftverschmutzung, maßloses Videospielen, denaturierte Lebensmittel.

Unsere DNA erzählt eine andere Geschichte. In letzter Zeit gelangten Forscher zu der Feststellung, dass die meisten Fälle von Autismus keineswegs auf seltene De-novo-Mutationen, also spontane genetische Veränderungen, die erstmalig bei einem Familienmitglied auftreten und nicht ererbt sind, sondern im Gegenteil auf uralte Gene zurückgehen, die in der Bevölkerung weit verbreitet sind und in manchen Familien lediglich konzentrierter auftreten als in anderen.[2] Was immer Autismus ist – er ist kein singuläres Produkt der moderne Zivilisation, sondern ein eigenartiges Erbe aus ferner Vergangenheit, das durch Millionen Jahre der Evolution weitergegeben wurde.

Neurodiversitätsaktivisten meinen, wir sollten dieses Erbe nicht für einen Irrtum der Natur halten, ein Rätsel, das gelöst und mit Techniken wie Präimplantationsdiagnostik und selektiver Abtreibung beseitigt werden müsse, sondern für einen wertvollen Bestandteil des genetischen Erbes der Menschheit; und zugleich sollte die Gesellschaft jene Aspekte am Autismus verbessern, die ohne entsprechende Formen von Unterstützung ausgesprochen behindernd sein können. Ihr Vorschlag lautet, dass man, statt jährlich eine Million Dollar in die Erforschung der Autismusursachen zu investieren, lieber autistischen Menschen und ihren Familien helfen solle, damit sie glücklicher, gesünder, produktiver und sicherer leben können als gegenwärtig.

Der Prozess hat gerade erst angefangen. Stellen wir uns vor, die Gesellschaft hätte das Thema Bürgerrechte vor sich hergeschoben, bis die Genetik dem Rassenbegriff die Grundlage entzogen hätte, oder wir hätten Rollstuhlfahrern den Zugang zu öffentlichen Gebäuden mit der Begründung verweigert, eines Tages werde dank wissenschaftlichen Fortschritts jeder Mensch auf eigenen Beinen gehen können. Als Form von Behinderung betrachtet, die kein unergründliches Rätsel ist, sondern ziemlich verbreitet, ist Autismus am Ende gar nicht so rätselhaft. Angemessene Formen von Hilfestellung, Unterstützung, Unterbringung zu finden übersteigt keineswegs die Fähigkeiten einer Gesellschaft, wie die Geschichte der Behindertenbewegung zeigt. Aber zuerst müssen wir lernen, intelligenter über Menschen nachzudenken, die anders denken.

Wir könnten Neurodiversität, um sie zu verstehen, nicht länger auf einzelne Schubladen verteilen, die wir mit Etiketten wie *Legasthenie* und *ADHS* versehen, sondern sie uns als eines von mehreren menschlichen Betriebssystemen vorstellen. Das Gehirn ist vor allem ein wunderbar anpassungsfähiger Organismus und in der Lage, seine Erfolgschancen auch noch angesichts entmutigender Einschränkungen zu maximieren.

Wenn auf einem Computer kein Windows läuft, heißt das ja nicht, dass er nicht funktioniert. Nicht alle Züge atypischer menschlicher Betriebssysteme sind Programmfehler. Aus autistischer Sicht ist das »normale« Hirn leicht ablenkbar, zwanghaft sozial und leidet unter mangelnder Aufmerksamkeit für Details und für Routine. Aus genau diesem Grund erleben Menschen aus dem autistischen Spektrum die neurotypische Welt als gnadenlos unvorhersehbar und chaotisch, als dauernd viel zu laut aufgedreht und voller Menschen mit geringem Respekt vor der Privatsphäre anderer.

Der Hauptgrund, weshalb das Internet in der Lage war, die Welt innerhalb einer einzigen Generation zu verwandeln, ist seine sogenannte »Plattformunabhängigkeit«. Dem Internet ist es gleichgültig, ob auf Ihrem häuslichen PC oder Mobilgerät Windows, Linux oder die neueste Version des Apple-Systems iOS läuft. Alle Protokolle und Standards wurden dafür konzipiert, dass sich mit ihnen das Potenzial für Innovation an den Rändern maximieren lässt.

Eine wachsende Allianz von autistischen Aktivisten, Eltern und Pädagogen, die sich das Konzept der Neurodiversität zu eigen gemacht hat, schlug in neuerer Zeit eine Reihe von Innovationen als Fundament einer offenen Welt vor, die für ein recht breites Spektrum menschlicher Betriebssysteme konzipiert ist.

Die physische Gestaltung einer solchen Welt bestünde aus einer Vielzahl *sinnesfreundlicher Umgebungen* nach Maßgabe der Prinzipien, die in autistischen Räumen wie *Autreat* entwickelt wurden. In einer Inklusionsschule zum Beispiel gäbe es Ruheräume, die ein Schüler, eine Schülerin im Fall einer momentanen Überforderung aufsuchen könnte, um den Zusammenbruch zu vermeiden. In Klassenräumen wären störende Sinnesreize wie das Summen von Neonröhren auf ein Minimum beschränkt. Es wäre sogar erlaubt, die individuelle sensorische Privatsphäre mittels lärmreduzierender Kopfhörer, Sonnenbrillen und anderer erschwinglicher und minimal störender Hilfsmittel abzugrenzen.

2011 startete der Theatre Development Fund, ein gemeinnütziges Unternehmen aus New York City, eine Initiative, um Broadway-Produzenten zu »autismusfreundlichen« Aufführungen von Straßenfegern wie *Mary Poppins* und *König der Löwen* zu ermutigen: Das heißt, auf der Bühne werden Stroboskoplicht und Pyrotechnik allenfalls sparsam eingesetzt, im Theaterfoyer gibt es Ruheräume, und den Eltern wird im Voraus die Zusammenfassung der Handlung zur Verfügung gestellt, damit die Kinder wissen, was sie erwartet.

Diese Veranstaltungen waren so erfolgreich, dass inzwischen sogar große Kinoketten überall in den USA reizarme Filmvorführungen anbieten: Das ist nicht nur eine menschenfreundliche Idee, sondern auch kluges Marketing, denn die Familien autistischer Kinder scheuen oft vor Kino- und Restaurantbesuchen zurück, weil sie fürchten, die anderen Besucher zu stören. Die Nachfrage nach diesen Sondervorführungen ist unverändert hoch.

An den Schulen hat die Digitalisierung neue Horizonte eröffnet, weil Lehrmaterial einer Vielzahl unterschiedlicher Lernformen angepasst werden kann. Manche Kinder lernen am besten durch Lesen, andere durch Zuhören und Sprechen; dank Tablet-PC und individualisierbarer Software ist in allen Kernfächern beides möglich.

Pädagogen wie Thomas Armstrong, Autor des Buchs *Neurodiversity in the Classroom*, sind der Auffassung, dass mehr Wert auf die frühkindliche Bildung gelegt werden sollte, weil die frühen schulischen Erfahrungen des Menschen über späteren Erfolg oder Misserfolg im Leben mitentscheiden. Zu häufig, so Armstrong, sei ein individualisierter Bildungsplan ausschließlich auf die Defizite eines Kindes ausgerichtet, statt sich auf die Stärken zu konzentrieren, anhand deren Lehrer die Interessen des Kindes wecken und Vertrauen bilden können.

Viele autistische Menschen profitieren vom praktischen Unterricht. Der Aufstieg der Maker-Bewegung, der es darum geht, mit eigenen Mitteln, ohne den Einsatz kostspieliger Spezialausrüstung, technische Probleme zu lösen, war für Menschen aus dem autistischen Spektrum ein Geschenk des Himmels. 2012 feuerte Präsident Obama während der Science Fair im Weißen Haus eine »Marshmallow-Kanone« ab, die der 14-jährige Autist Joey Hudy entworfen und eigenhändig gebaut hatte.

Auch am Arbeitsplatz spielt Neurodiversität eine zunehmend wichtige Rolle. Zum Beispiel stellt das in Dänemark gegründete Unternehmen Specialisterne gezielt Mitarbeiter aus dem autistischen Spektrum ein, um deren spezielle Fähigkeiten dem Markt zugänglich zu machen. Specialisterne war darin so erfolgreich, dass es inzwischen Niederlassungen in Großbritannien, den USA und Deutschland gibt; jüngst wurde auch eine strategische Allianz mit dem deutschen Softwareunternehmen SAP geschlossen, um dem Bedarf der rasch wachsenden Technologieindustrie in Indien gerecht zu werden. Statt Bewerber der aufreibenden Prozedur des Vorstellungsgesprächs zu unterziehen, setzt Specialisterne sie vor einen Tisch voller Mindstorm-Roboter von Lego, die für die Erledigung einfacher Aufgaben programmiert werden können, und lässt ihnen freie Hand: Auf diese Weise müssen die Bewerber nicht viele Worte machen, sondern können ihre Talente einfach vorführen.

Neurodiversitätsaktivisten drängen auch auf stärkere Präsenz in der Politik: »Nichts über uns ohne uns« lautet ihr Slogan, zumal nachdem Fundraising-Organisationen wie *Autism Speaks* immer gegen die Beteiligung autistischer Erwachsener waren – die jedoch in der besten Position sind, um zu entscheiden, welche Art Forschung autistischen Menschen und ihren Angehörigen am meisten zugutekäme.

»Nichts über uns ohne uns« bezieht sich auch auf die wissenschaftliche Praxis. In den letzten Jahren legte der Psychiater Laurent Mottron von der Universität Montréal mit der Unterstützung seiner wichtigsten Mitarbeiterin, der autistischen Forscherin Michelle Dawson, mehrere bahnbrechende Studien über Autismus vor. Dawson erfüllt etliche unverzichtbare Aufgaben im Labor, nicht zuletzt hält sie Mottron über den Stand der Forschung auf dem Laufenden (»Sie liest alles und vergisst nichts«, sagt er); auch prüft sie Versuchsplanung und -design auf Fehler und Verzerrungseffekte durch mögliche Voreingenommenheiten und setzt sich überhaupt für höhere wissenschaftliche Standards auf dem Gebiet ein. »Viele Autisten, denke ich, sind für die akademische Wissenschaft sehr gut geeignet«, schrieb Mottron 2011 in *Nature.* »Ich bin überzeugt, dass sie nicht trotz, sondern *wegen* ihres Autismus wertvolle Beiträge zur Wissenschaft leisten.«[3]

Die Errichtung einer Welt, die den Bedürfnissen und besonderen Talenten der unterschiedlichsten Menschen entgegenkommt, hat eben erst begonnen, doch anders als bei langfristigen Projekten wie der Erforschung der internen beziehungsweise externen Faktoren, die an der Entstehung komplexer Phänomene wie Autismus beteiligt sind, kommt hier der praktische Erfolg den autistischen Menschen und ihren Angehörigen unmittelbar zugute. Und nicht zuletzt sind diese Innovationen oft unvergleichlich kostengünstiger als millionenschwere Forschungsprojekte.

Bei der Generation autistischer Menschen, die in den 1990er-Jahren ihre Diagnose erhielten und jetzt erwachsen werden, kann die Gesellschaft nicht länger behaupten, Autismus sei aus dem Nichts aufgetaucht wie der schwarze Monolith in *2001: Odyssee im Weltraum.* Es ist noch viel zu tun.

# EPILOG
## Der Bürgermeister von Kensington

Bernie Rimlands Schreibtisch sieht mehr oder minder so aus, wie er ihn verlassen hat, begraben unter Aktenordnern und Briefen von Eltern aus aller Welt. Das Zimmer, das einst vom Dröhnen seiner Stimme erfüllt war, wenn er nachts am Telefon einer Mutter, einem Vater Mut zusprach, ist unheimlich still; es ist fast, als sei er nur kurz aus dem Raum gegangen. Im Hauptquartier des Autismus-Forschungsinstituts mit seinen signierten *Rain-Man*-Andenken und den Regalen voller verstaubter Broschüren ist es heute sehr ruhig geworden.

Auf einmal aber schwingt die Tür auf, und ein fit wirkender, jungenhafter Mann mit grauen Schläfen kommt herein und schüttelt mir die Hand. Das ist Mark, Bernies Sohn, der hergekommen ist, um die letzten Vorbereitungen für die Vernissage zu treffen, die am nächsten Tag in der Galerie nebenan stattfindet. Zuvor aber setzen wir uns zum Plaudern auf seine Lieblingsbank draußen im sonnigen Park. Bewohner des Viertels, auch wenn sie keine Ahnung haben, welche Rolle Mark und sein Vater in der Geschichte des Autismus spielten, lächeln und winken dem Mann zu, den sie den »Bürgermeister von Kensington« nennen.

Trotz der trüben Zukunftsprognosen in seiner Kindheit führt Mark jetzt ein kreatives, ausgefülltes Leben. Obwohl Marks Vater keinen Hehl aus seiner Meinung machte, autistische Kinder seien am besten im Heim untergebracht,[1] war Mark nie in einer Anstalt. Er wohnt heute mit seiner Mutter Gloria, seinem jüngeren Bruder Paul und seinen zwei geliebten Katzen in einem Haus in der Nähe des Büros. Unter der Woche besucht er das St. Madeleine Sophie's Center in El Cajon; es entstand 1966 auf Betreiben von Nonnen und Familien, die der gängigen Auffassung widersprachen, entwicklungsgehemmte Kinder seien unerziehbar. Als Mark

21 war, überraschte er seine Mutter eines Tages mit einem leuchtenden Aquarell von einem Adler, das er aus dem Zentrum mitbrachte. »Wo hast du das denn her?«, fragte sie. »Ich bin jetzt Künstler«, antwortete er.

Ein anderes Bild von ihm inspirierte seine Schwester Helen zu einem Kinderbuch: *The Secret Night World of Cats* (»Die geheime Nachtwelt der Katzen«) heißt es, und es geht darin um eine Tigerkatze, die durchs Schlafzimmerfenster davonhuscht und, immer mit ihrer neugierigen Besitzerin, der kleinen Amanda, im Schlepptau, allerlei Abenteuer in der städtischen Wildnis erlebt. Mark arbeitete ein Jahr lang mit seiner Kunstlehrerin an den Illustrationen, die er auf herkömmliche Weise und digital erstellte; besonders entzückte ihn, wie Salzkörner in feuchter Wasserfarbe Sterne am Nachthimmel nachbilden. Die Gestalten in seinen Bildern verbreiten ein überirdisches Leuchten, als hätte er nicht nur ihre Formen und Umrisse wiedergegeben, sondern auch ihre innere Lebenskraft.

In St. Madeleine Sophie's hat er gelernt, den Athleten in ihm zu kanalisieren, er betreibt fünf Wettkampfsportarten (Schwimmen, Skifahren, Basketball, Volleyball und Hockey) und nimmt auch an den Special Olympics teil. Er hat einen Job in der Galerie mit Souvenirladen, die zum Center gehören, und oft kommen Leute einfach zum Plaudern vorbei. Abends hört er Musik, liest über seine Lieblingsbands (meistens Gruppen aus den 1960ern – die Beatles, Beach Boys, Doors) und macht sich dann auf den Weg zum Kensington Café, wo ihm die Kellnerin schon seinen Eistee einschenkt, wenn sie ihn hereinkommen sieht. Ryan Dean, ein junger Maler, der Mark im Café kennengelernt hat, hilft ihm bei Alltagsangelegenheiten und hat immer ein Notizbuch zur Hand, in dem er Marks Bemerkungen zum Leben festhält – die oft amüsant und tiefsinnig sind, eine Art *Tao nach Mark Rimland* mit Lebensregeln wie »Schaffe mit Faulheit«.

Während wir auf der Bank sitzen und über seine Katze Sierra reden (»Sie schreit wie ein Baby, wenn wir sie nicht streicheln, weil sie nicht weiß, dass man auch noch was anderes zu tun hat, als sie zu streicheln«), über *Die Simpsons*, für die er schwärmt, den Zoo von San Diego (»Ich hab das Gefühl, es gibt dort nicht mehr so viele Klammeraffen wie früher«) und seine unvergessliche Erinnerung daran, wie er in Beverly Hills mit einem Aufzug fuhr, um Dustin Hoffman zu treffen (»Es war am 17. März 1988, einem Donnerstag«), ist klar, dass Mark nach wie vor ausgeprägt autistisch ist, aber ebenso klar ist, dass er sich in seiner Haut wohlfühlt. Er weiß ganz genau, wie viele Schritte es von seiner Haustür bis zum Café sind, und gelegentlich, wenn er zweifelt, ob sein Gesprächspartner ebenso aufrichtig ist wie er, sagt er: »Och, du machst dich doch über mich lustig« – so zum Beispiel, als ich den Schauplatz von *Schlaflos in Seattle* versehentlich nach San Diego verlege. Als ich ihn frage, ob er vor einem Vortrag bei einem Kongress Lampenfieber habe, sagt er: »Ich lasse meinem Glück keine Nervosität in die Quere kommen.«

Erschöpft von den endlosen inneren Kämpfen innerhalb der Autismus-Community, gibt seine Mutter so gut wie kein Interview mehr; dennoch ist sie bereit, sich zusammen mit Stephen Edelson zum Frühstück im Kensington Café mit mir zu treffen. Auch mit über 80 ist sie agil und wach und hat blitzende blaue Augen und ein ätzendes Lachen. Bei Bagels und Tee frage ich sie, ob es etwas gebe, das sie gern gewusst hätte, als Mark jung gewesen sei.

»Ja!«, sagt Gloria stolz. »Wie gut er eines Tages geraten würde. Zum Wichtigsten, was ich von seinen Lehrern gelernt habe, gehört es, auf seine Stärken zu setzen, statt seine Defizite korrigieren zu wollen. Bernard und ich waren immer so auf alles konzentriert, was Mark *nicht* konnte – ›Könnte er nur reden!‹, sagten wir. Dann lernte er reden, und es kam das Nächste: ›Könnte er nur lesen!‹ Aber nachdem er entdeckt hatte, wie gern er malt, kam auch alles andere. Es ist doch wunderbar, etwas zu machen, das man gut kann.«

Nachdem Edelson in den 1990er-Jahren zusammen mit Rimland *Defeat Autism Now!* auf den Weg gebracht hat, rät er Eltern heute, »sofort kehrtzumachen«,[2] wenn ihnen ein Arzt Heilung verspricht. Jahrelang war er mit Valerie Paradiz verheiratet, die mit ihrem Sohn Elijah zum ersten *Autreat* kam. Paradiz entwirft jetzt Lehrpläne für junge Leute, um ihnen beizubringen, wie sie in der Schule effizient für sich und ihre Bedürfnisse einstehen.

Kurz vor seinem Tod 2006 sagte Rimland zu einem Reporter von einer Lokalzeitung, sein größter Wunsch wäre es, seinen Sohn »normal« zu machen. Dabei hatten er und Gloria ihrem Sohn schon etwas viel Besseres geschenkt als »Normalität«: eine Gemeinschaft, die ihn als den akzeptiert, der er ist. Auf halbem Weg der Reise durch sein Leben besitzt Mark das Kostbarste und am schwersten Erreichbare, das der Mensch sich erhoffen kann: Er ist auf der Erde zu Hause.

# DANK

Dieses Buch wäre nie entstanden ohne die Ermutigung, Unterstützung und Geduld meines Mannes Keith Karraker; meiner Verlegerin Megan Newman; meiner Agentin Beth Vesel; sowie meiner Mutter, meiner Schwester und meines verstorbenen Vaters, Leslie, Hillary und Donald Silberman. Besonderen Dank schulde ich den autistischen Menschen und ihren Angehörigen und Verbündeten, die mir tiefen Einblick in ihr Leben gewährten: Shannon, Craig, Leo, Zelly und India Rosa; den Mitarbeitern und Mitgliedern des Asperger/Autimus-Netzwerks; Alysia Abbott, Jeff Howe und Finn; Julia Bascom; Peter, Liz und Tyler Bell; Samantha Bodwell; Lydia Brown; Michael Buckholtz; Laura Butler; Matt Carey; Kerima Cevik; Kristina Chew; Rachel Cohen-Rottenberg; Liz Ditz; Todd, Erika und Sam Drezner; Adam Feinstein; Lee Felsenstein; Chen Gershuni; Temple Grandin; Dan Grover; Carol Greenburg, John Ordover und Arren; Zoe und Rob Gross; Scott Holman; Janet Lawson und den Autistry Studios; Russell Lehmann; Karla McLaren; Colin Meloy, Carson Ellis und Hank; Ari Ne'eman und den Mitgliedern von ASAN; Jennifer Byde Myers; Alex Plank; Barbara Platt; Dora Raymaker; Mark und Gloria Rimland; Scott Robertson; John Elder und Jack Robison; Marc Rosen; Jason Ross; Jim St. Leger; Ralph und DJ Savarese; Kathleen Seidel und neurodiversity.com; Sola Shelly; Rudy Simone; Jim Sinclair; Lynne Soraya; Ruth Christ Sullivan; Nick Walker; Michael Forbes Wilcox; und Emily Willingham.

Dankbar bin ich auch den Klinikern, Forschern, Pädagogen, Autoren und Experten, die mir großzügig ihre Zeit und ihr Wissen zur Verfügung stellten, damit ich dieses Buch schreiben konnte: Thomas Armstrong; Tony Attwood; Simon Baron-Cohen; Jon Brock; Geraldine Dawson; Stephen Edelson und dem Autism Research Institute; Brock und Fernette Eide; Graham Farmelo; Al Filreis; Uta Frith; Morton Ann Gernsbacher; Judith Gould; Roy Richard Grinker; Bennett Leventhal; Susan Moreno; Barry Morrow; Laurent Mottron; Christina Nicolaidis; Sally Ozonoff; Valerie Paradiz; Samantha Pierce; David Ropeik; Mark Roithmayr; Oliver Sacks; Marc Sirkin; Darold Treffert; Garret Westlake; den Mitarbeitern der Williams Syndrome Association und Campern von Whispering Trails; und Lorna Wing. Danke auch jenen, die Interviews für mich abschrieben und Texte übersetzten: Abby Royle und Eric Jarosinski.

Zur Erinnerung an Lorna Wing (1928–2014)

# ANMERKUNGEN

## Einleitung:

### JENSEITS DES *GEEK*-SYNDROMS

1 Steve Silberman, »Scripting on the Lido Deck«, *Wired*, Heft 8.10, Oktober 2000.
2 Doug Sheppard, »Beginner's Introduction to Perl«, 2000; http://www.perl.com/pub/2000/10/begperl1.html
3 Larry Wall im Gespräch mit dem Autor, 2000.
4 Larry Wall, Jon Orwant und Tom Christiansen, *Programming Perl*, O'Reilly Media, 3. Aufl., 2000, S. xix.
5 Judy Estrin, *Closing the Innovation Gap: Reigniting the Spark of Creativity in a Global Economy*, McGraw-Hill, 2008.
6 Der Name Sophia ist erfunden und auch die Namen weiterer Personen in diesem Buch wurden geändert, um die Privatsphäre der Betreffenden zu schützen.
7 Clara Claiborne Park, *Eine Seele lernt leben*, deutsche Übersetzung von Margitta de Hervás, Bern: Scherz, 1982, S. 69.
8 Oliver Sacks, *Eine Anthropologin auf dem Mars. Sieben paradoxe Geschichten*, deutsche Übersetzung von Hainer Kober, Alexandre Métraux und Jutta Schust, Reinbek: Rowohlt, 1995, S. 346.
9 Temple Grandin, *Ich bin die Anthropologin auf dem Mars. Mein Leben als Autistin*, deutsche Übersetzung von Stefan Gebauer, München: Knaur, 1997, S. 167.
10 Simon Baron-Cohen, Sally Wheelwright et al., »Is There a Link between Engineering and Autism?«, *Autism*, Bd. 1, Nr. 1, Juli 1997, S. 101–109.
11 Dorothy Bishop, »Which Neurodevelopmental Disorders Get Researched and Why?«, *PLoS ONE*, Bd. 5, Heft 11, November 2010.
12 Simons Foundation, »About Us«, https://www.simonsfoundation.org/about-us/
13 Pressemitteilung von *Autism Speaks*, »Partnership aims to sequence 10.000 autistic genomes«, 13. Oktober 2011.
14 Emily Willingham, »This Just In ... Being Alive Linked to Autism«, *The Biology Files*, 27. Oktober 2011; http://biologyfiles.fieldofscience.com/2011/10/this-just-in-being-alive-linked-to.html
15 Stephen Scherer, Dalila Pinto et al., »Functional Impact of Global Rare Copy

Number Variation in Autism Spectrum Disorders«, *Nature*, Bd. 466, Juli 2010, S. 368–372.

16 Liz Szabo, »Researchers Find Genes Related to Autism«, *USA Today*, 10. Juni 2010.

## 1
## DER GENIUS VON CLAPHAM COMMON

1 George Wilson, *The Life of the Hon. Henry Cavendish: Including Abstracts of His More Important Scientific Papers, and a Critical Inquiry into the Claims of All the Alleged Discoverers of the Composition of Water*, gedruckt für die Cavendish Society, 1. Januar 1851.

2 Sir John Barrow, *Sketches of the Royal Society and the Royal Society Club*, London: John Murray, 1849.

3 Christa Jungnickel und Russell McCormmach, *Cavendish: The Experimental Life*, Lewisburg, Pennsylvania: Bucknell, 2001.

4 Michael Brian Schiffer, *Draw the Lightning Down: Benjamin Franklin and Electrical Technology in the Age of Enlightenment*, University of California Press, 2006, S. 119.

5 W. S. Harris, *On the Nature of Thunderstorms; and on the Means of Protecting Buildings and Shipping Against the Destructive Effects of Lightning*, London: John W. Parker, 1743.

6 Henry Cavendish, *The Electrical Researches of the Honourable Henry Cavendish, F.R.S.: Written Between 1771 and 1781*, Ulan Press, Nachdruck 2011.

7 Christa Jungnickel und Russell McCormmach, *Cavendish (Memoirs of the American Philosophical Society)*, American Philosophical Society, Dezember 1996.

8 Frederick Seitz, »Henry Cavendish: The Catalyst for the Chemical Revolution«, *Notes and Records of the Royal Society*, 2005, S. 59.

9 Henry Lord Brougham, *Lives of Men of Letters and Science Who Flourished in the Time of George III.*, Philadelphia, 1845.

10 George Wilson, a. a. O., S. 167.

11 George Wilson, a. a. O., S. 166; S. 167.

12 George Wilson, a. a. O., S. 185–6.

13 George Wilson, a. a. O., S. 167.

14 Christa Jungnickel und Russell McCormmach, *Cavendish: The Experimental Life*.

15 Russell McCormmach, *The Personality of Henry Cavendish*, Archimedes, Bd. 36, Springer, 2014, S. 100.

16 Russell McCormmach, a. a. O., S. 8.

17 Russell McCormmach, a. a. O., S. 270.

18 Russell McCormmach, a. a. O., S. 75.

19 Russell McCormmach, a. a. O., S. 7.

20 John Timbs, *English Eccentrics and Eccentricities*, Bd. 1, hrsg. v. R. Bentley, 1866.

21 Frederick Seitz, a. a. O.

22 George Wilson, a. a. O., S. 172.

23 Russell McCormmach, a. a. O., S. 100.

24 Jonathan Andrews, *The History of Bethlem*, Psychology Press, 1997, S. 272.

25 Graham Farmelo, *The Strangest Man: The Hidden Life of Paul Dirac, Mystic of the Atom*, Basic Books, 2009.

26 Graham Farmelo, a. a. O., S. 58.

27 Graham Farmelo, a. a. O.

28 Graham Farmelo, a. a. O.

29 Oliver Sacks, »Henry Cavendish: An Early Case of Asperger Syndrome?«, *Neurology*, Bd. 57, Oktober 2001, S. 1347.

30 Ruth Christ Sullivan im Gespräch mit dem Autor, 2012.

31 Graham Farmelo, a. a. O., S. 422.

32 Graham Farmelo im persönlichen Kontakt mit dem Autor, 4. März 2013.

33 Freeman Dyson, »Silent Quantum Genius«, *The New York Review of Books*, 25. Februar 2010.

34 Tyler Cowen, *Create Your Own Economy*, Dutton, 2009; Rebecca Macatee, »Daryl Hannah Breaks Her Silence About Her Autism Struggle«, *E! Online*, 27. September 2013; http://www.eonline.com/news/464173/daryl-hannah-breaks-her-silence-on-autism-struggle; Simon Singh, »Interview with Richard Borcherds«, *The Guardian*, 28. August 1998.

35 Jerry Seinfeld in NBC *News*. Nach einigem Medienrummel nahm Seinfeld diese Bemerkung schließlich wieder zurück und erklärte, er habe sich mit einer dramatisierten Schilderung des Lebens von Menschen auf dem Spektrum »identifiziert«; http://www.nbcnews.com/nightly-news/jerry-seinfeld-brian-williams-i-think-im-spectrum-n212941

## 2

## DER JUNGE, DER GRÜNE STROHHALME LIEBT

1 Amanda C. Brandone et al., *Children's Needs III: Development, Prevention, and Intervention*, National Association of School Psychologists, 2006.

2 Kennedy Krieger Institute, »80 Percent Autism Divorce Rate Debunked in First-Of-Its Kind Scientific Study«, 19. Mai 2010.

3 Scot Sea, »Planet Autism«, *Salon.com*, 27. September 2003; http://www.salon.com/2003/09/27/autism_8/

4 Mai Tran und Mike Anton, »Stress Pushed Man to Kill Son, Himself, Family Says«, *Los Angeles Times*, 31. Juli 2002.

5 Catherine Maurice, *Ich würde euch so gern verstehen! Eine Mutter kämpft um ihre autistischen Kinder*, deutsche Übersetzung von Dagmar Hartmann, München: List, 1993, S. 70.

6 N. Tinbergen und E. A. Tinbergen, *»Autistic« Children: New Hope for Cure*, Allen & Unwin, 1983.

7 Nikolaas Tinbergen, »Ethology And Stress Diseases«, Nobelpreisrede, 12. Dezember 1973.

8 Dorothy V. M. Bishop, »Forty years on: Uta Frith's contribution to research on autism and dyslexia, 1966–2006«, *The Quarterly Journal Of Experimental Psychology*, Bd. 61, Nr. 1, 2008, S. 16–26.

9 N. Tinbergen und E. A. Tinbergen, a. a. O.

10 Martha Welch, »Festhaltetherapie«; https://de.wikipedia.org/wiki/Festhaltetherapie

11 Ole Ivar Lovaas, »Behavioral Treatment and Normal Intellectual and Educational Functioning in Children with Autism«, *Journal of Consulting and Clinical Psychology*, Bd. 55, 1987, S. 3–9.

12 *Urinary Peptides Final Report*, The Great Plains Laboratory, revidierte Fassung vom 24. Oktober 2001.

13 Holly Bortfield, »What is Yeast Overgrowth?«; http://www.tacanow.org/family-resources/what-is-yeast-overgrowth/

14 Ellen Cutler, »The BioSET System: Three Basic Treatments. Organ-specific detoxification, enzyme therapy, and desensitization«; http://www.drellencutler.com/pages/articles/?ArticleID=215

15 Amy Lester, »Mom: Son Recovers from Autism«, *News9*; http://www.news9.com/story/8341532/mom-son-recovers-from-autism

16 National Center for Complementary and Alternative Medicine, Dept. of Health and Human Services, »The Use of Complementary and Alternative Medicine in the United States: Cost Data«, 2007; http://nccam.nih.gov/news/camstats/costs/costdatafs.htm

17 Tonya Passarelli, »Complementary and Alternative Medicine in the United States«, Case Western Reserve University, April 2008.

18 Susan E. Levy und Susan L. Hyman, »Complementary and Alternative Medicine Treatments for Children with Autism Spectrum Disorders«, *Journal of Child and Adolescent Psychiatry*, Bd. 17, Nr. 4, Oktober 2008.

19 Hideo Honda, Yasuo Shimizu und Michael Rutter, »No Effect of MMR Withdrawal on the Incidence of Autism: a Total Population Study«, *Journal of Child Psychology and Psychiatry*, Bd. 46, Heft 6, Juni 2005; P. Ip, V. Wong et al., »Mercury Exposure in Children with Autistic Spectrum Disorder: Case-Control Study«, *Journal of Child Neurology*, Juni 2004.

20 Tom Chivers, »MMR – Autism Scare: So, Farewell Then, Dr. Andrew Wakefield«, *Telegraph*, 24. Mai 2010.

21 Autism Research Institute, *Treatment Options for Mercury/Metal Toxicity in Autism and Related Developmental Disabilities: Consensus Position Paper*, Februar 2005.

22 *Leo Rosa: Summary Progress Report*, 3. Juni 2004.

23 Gespräch des Autors mit Kristina Chew, 2014.

24 Leo Kanner, »Autistic Disturbances of Affective Contact«, *Nervous Child*, Bd. 2, 1943, S. 217–250.

25 Jenny McCarthy und Jerry Kartzinel, *Healing and Preventing Autism: A Complete Guide*, Dutton, 2009; Allison Kugel, »Jenny McCarthy on Healing Her Son's Autism

and Discovering Her Life's Mission«, *PR.com*, 9. Oktober 2007; http://www.pr.com/article/1076

## 3

## WAS SCHWESTER VIKTORINE WUSSTE

1 Hans Asperger, *Die »Autistischen Psychopathen« im Kindesalter*, Habilitationsschrift, 1943 eingereicht bei der Medizinischen Fakultät der Universität Wien, abgedruckt in: *Archiv für Psychiatrie und Nervenkrankheiten*, Bd. 117, 1944, S. 76–136, Zitat S. 85; http://www.neurodiversity.com/library_asperger_1944.pdf

2 Anni Weiss, »Qualitative Intelligence Testing as a Means of Diagnosis in the Examination of Psychopathic Children«, *American Journal of Orthopsychiatry*, Bd. 5, Heft 2, April 1935, S. 154–179.

3 Maria Asperger-Felder, »›Zum Sehen geboren, zum Schauen bestellt‹: Hans Asperger (1906–1980: Leben und Werk)«, in: Rolf Castell (Hrsg.), *Hundert Jahre Kinder- und Jugendpsychiatrie. Biografien und Autobiografien*, Göttingen, 2008, S. 99–117.

4 »News and Comment«, *American Journal of the Diseases of Children*, Bd. 52, Nr. 3, September 1936, S. 674.

5 Helmut Gruber, *Red Vienna. Experiment in Working Class Culture, 1919–1934*, Oxford University Press, 1991.

6 »I See Psychoanalysis, Art and Biology Coming Together: An Interview with Eric Kandel«, *Der Spiegel*, 11. Oktober 2012.

7 Valerie Bruck, Georg Frankl, Anni Weiss, Viktorine Zak, »Erwin Lazar und sein Wirken«, *Zeitschrift für Kinderforschung*, Bd. 40, 1. Januar 1932, S. 211–218; Zitat S. 215; http://goobiweb.bbf.dipf.de/viewer/fullscreen/ZDB024493198_0046/223/

8 Ingegärd Fried, »Mellansjö School-home: Psychopathic Children Admitted 1928–1940, Their Social Adaptation Over 30 Years: a Longitudinal Prospective Follow-up«, *Acta Paediatrica*, Bd. 84, Ergänzungsheft 408, April 1995.

9 August Aichhorn, *Verwahrloste Jugend*, Wien, 1925; Nachdruck Bern: Huber, 2005; https://archive.org/stream/VerwahrlosteJugend.DiePsychoanalyseInDerFrsorgeerziehung/19_Aichhorn_1925_Verwahrloste_Jugend_djvu.txt

10 Harriette Chick, »Clemens Pirquet and His Work: Director Of The Vienna University Kinderklinik, 1911–1929«, *The Lancet*, Bd. 213, Heft 5508, März 1929.

11 Siehe Hinweis zu Aufsatz von Jekelius aus dem Jahr 1936 in »Encopresis«, *Acta Paediatrica*, Bd. 55, Ergänzungsheft S169, September 1966.

12 Uta Frith (Hrsg.), *Autism and Asperger Syndrome*, Cambridge University Press, 1991.

13 Georg Frankls biografische Akte, Alan Mason Chesney Medical Archives, Johns Hopkins University.

14 Maria Asperger-Felder, a. a. O., S. 111.

15 Uta Frith, a. a. O.

16 Joseph J. Michaels, »The Heilpedagogical Station of the Children's Clinic at the University Of Vienna«, *American Journal of Orthopsychiatry*, 1935.
17 Joseph J. Michaels, a. a. O.
18 Anni Weiss-Frankl, »Play Interviews with Nursery School Children«, *American Journal of Orthopsychiatry*, Bd. 11, Heft 1, Januar 1941, S. 33–39.
19 Melanie Klein, »The Importance of Symbol-formation in the Development of the Ego«, *International Journal of Psychoanalysis*, Bd. 9, 1930.
20 Anni Weiss-Frankl, a. a. O.
21 Uta Frith, a. a. O.
22 Hans Asperger, a. a. O., S. 128.
23 Hans Asperger, a. a. O., S. 105.
24 Hans Asperger, a. a. O., S. 126.
25 Hans Asperger, a. a. O., S. 117.
26 Hans Asperger, a. a. O., S. 112.
27 G. J. Sucharewa, »Die schizoiden Psychopathien im Kindesalter«, übersetzt von Sula Wolff, *Monatsschrift für Psychiatrie und Neurologie*, Bd. 60, 1926, S. 235–261.
28 Eugen Bleuler, *Dementia Praecox oder Gruppe der Schizophrenien*, Leipzig: Deuticke 1911.
29 Ingegärd Fried, a. a. O.
30 Hans Asperger, a. a. O., S. 118.
31 Hans Asperger, a. a. O., S. 128.
32 Hans Asperger, a. a. O., S. 129.
33 Simon Baron-Cohen et al., *Prenatal Testosterone in Mind: Amniotic Fluid Studies*, Cambridge: MIT Press, 2004.
34 Timothy M. Krahn und Andrew Fenton, »The Extreme Male Brain Theory of Autism and the Potential Adverse Effects for Boys and Girls with Autism«, *Journal of Bioethical Inquiry*, Bd. 9, Heft 1, März 2012.
35 »Asperger Syndrome Fact Sheet«, National Institutes of Health; http://www.ninds.nih.gov/disorders/asperger/detail_asperger.htm
36 Hans Asperger, a. a. O., S. 115–116.
37 Siehe Uta Friths Fußnote in: Hans Asperger, »Autistic Psychopathy in Childhood«, *Autism and Asperger Syndrome*, Cambridge University Press, 1991, S. 72.
38 Hans Asperger, a. a. O., S. 115.
39 Hans Asperger, »Problems of Infantile Autism«, *Communication: Journal of the National Autistic Society*, Bd. 13, 1979.
40 Édouard Séguin, »New Facts and Remarks concerning Idiocy: Being a Lecture delivered before the New York Medical Journal Association, October 15, 1869«, *American Journal of the Medical Sciences*, Bd. 59, Heft 120, Oktober 1870.
41 Anni Weiss, »Qualitative Intelligence Testing as a Means Of Diagnosis in the Examination of Psychopathic Children«, *The American Journal of Orthopsychiatry*, Bd. 5, Heft 2, April 1935.

42 Hans Asperger, *Heilpädagogik*, Wien: Springer, 1953.
43 Maria Asperger-Felder, a. a. O., S. 99.
44 Ebd.
45 Maria Asperger-Felder, a. a. O., S. 100.
46 Maria Asperger-Felder, a. a. O., S. 101.
47 Hans Asperger, *Die »Autistischen Psychopathen« im Kindesalter*, S. 135.
48 Edzard Ernst, »A Leading Medical School Seriously Damaged: Vienna 1938«, *Annals of Internal Medicine*, Bd. 122, Nr. 10, Mai 1995.
49 Edwin Black, *War Against the Weak: Eugenics and America's Campaign to Create a Master Race*, New York, 2003.
50 *The Scientific Monthly*, Bd. 13, Nr. 2, August 1921.
51 Übersichtsplan der Ausstellung beim »Zweiten Internationalen Kongress für Eugenik« aus dem Eugenik-Archiv in Cold Spring Harbor, Long Island, NY.
52 C. C. Little, »The Second International Congress of Eugenics«, Carnegie Institution of Washington, 1921.
53 William K. Gregory, »Biographical Memoir of Henry Fairfield Osborn (1857–1935)«, Vortrag bei der Herbstversammlung der National Academy of Sciences, 1937.
54 Robin McKie, »Piltdown Man: British archaeology's greatest hoax«, *The Observer*, 4. Februar 2012.
55 Henry Fairfield Osborn, »The Second International Congress of Eugenics Address of Welcome«, *Science*, New Series, Bd. 54, Nr. 1397, 7. Oktober 1921.
56 Edwin Black, a. a. O.
57 Alexander Graham Bell, »Upon the Formation of a Deaf Variety of the Human Race«, Vortrag vor der Academy of Sciences in New Haven, 13. November 1883.
58 James B. Watson und Andrew Berry, *DNA: The Secret of Life*, New York, 2003.
59 Edwin Black, a. a. O.
60 C. C. Little, a. a. O.
61 Dokumente des Eugenics Record Office, 1670–1964, American Philosophical Society.
62 Martin W. Barr, »Some Notes on Asexualization«, *Journal of Mental and Nervous Disease*, Bd. 1, 1920.
63 Michael Burleigh, *The Third Reich: A New History*, New York: Hill and Wang, 2000.
64 Götz Aly, *Die Belasteten. »Euthanasie« 1939–1945. Eine Gesellschaftsgeschichte*, Frankfurt/Main: S. Fischer, 2013, S. 28–30.
65 Alfred Hoche und Karl Binding, *Die Freigabe der Vernichtung lebensunwerten Lebens*, Leipzig: Verlag Felix Meiner, 1920; http://www.staff.uni-marburg.de/~rohrmann/Literatur/binding.html
66 Edwin Black, a. a. O.
67 Madison Grant, *Der Untergang der großen Rasse. Die Rassen als Grundlage der Geschichte Europas*, deutsche Übersetzung von Rudolf Polland, München: Julius Friedrich Lehmann, 1925 (englisches Original 1916).

68 Madison Grant, a. a. O., S. 45.

69 Adolf Hitler, *Mein Kampf*, S. 447; https://deutschermensch.files.wordpress.com/2015/07/mein-kampf-deutsch.pdf

70 Géza von Hoffmann, *Die Rassenhygiene in den Vereinigten Staaten von Nordamerika*, München: Lehmann, 1913.

71 Edouard Calic (Autor), R. H. Barry (Übersetzer), *Unmasked: Two Confidential Interviews with Hitler*, Chatto & Windus, 1971.

72 Das »Gesetz zur Verhütung erbkranken Nachwuchses« trat am 14. Juli 1933 in Kraft, veröffentlicht vom Reichsausschuss für den Volksgesundheitsdienst durch die Reichsdruckerei 1935; zu den »Betreuungsgerichten« siehe Edwin Black, *IBM and the Holocaust*, New York: Random House, 2001; Robert Proctor, *Racial Hygiene: Medicine Under the Nazis*, Cambridge: Harvard University Press, 1988.

73 Maria Asperger-Felder, a. a. O., S. 103.

74 Maria Asperger-Felder, a. a. O., S. 102.

73 Gabriel M. Ronen et al., »From Eugenic Euthanasia to Habilitation of ›Disabled‹ Children: Andreas Rett's Contribution«, *Journal of Child Neurology*, Bd. 24, Nr. 1, Januar 2009.

76 Maria Asperger-Felder, a. a. O., S. 104.

77 Radomír Luža, *The Resistance in Austria: 1938–1945*, University of Minnesota Press, 1984.

78 Leo Spitzer, *Hotel Bolivia: The Culture of Memory in a Refuge from Nazism*, New York: Hill and Wang, 1998.

79 Edzard Ernst, a. a. O.

80 »Nationalsozialismus und Medizin«, Rede von Dr. F. Hamburger vor deutschen Medizinern, *Wiener klinische Wochenschrift*, Nr. 6, 1939.

81 G. E. R. Gedye, *Fallen Bastions*, Faber & Faber, 1939.

82 Ludwig Sertorius, »Mit den deutschen Soldaten im befreiten Österreich«, *Die Wehrmacht*, Jahrgang 2, Nr. 6, März 1938, S. 4.

83 Ebd.

84 G. E. R. Gedye, a. a. O.

85 Walter Birkmeyer, »Über die Vererbung der Nervenkrankheiten«, *Wiener klinische Wochenschrift*, Nr. 42, Jahrgang 51, 1938, S. 1150–1151, Zitat S. 1151.

86 Wolfgang Neugebauer, »Rassenhygiene in Wien 1938«, *Wiener klinische Wochenschrift*, Sonderheft, März 1998; zu Eduard Pernkopfs Vortrag siehe Foto in *The War Against the Inferior: On the history of Nazi medicine in Vienna*; http://gedenkstaettesteinhof.at/en/exibition/04-persecuted-and-expelled

87 Edzard Ernst, a. a. O.

88 »University of the ›Reich‹ (1938–1945)«, An Historical Tour of the University of Vienna; http://www.univie.ac.at/archiv/tour/19.htm; Edzard Ernst, a. a. O.

89 Sabine Hildebrandt, »How the Pernkopf Controversy Facilitated a Historical and Ethical Analysis of the Anatomical Sciences in Austria and Germany: A Recommenda-

tion for the Continued Use of the Pernkopf Atlas«, *Clinical Anatomy*, Bd. 19, Nr. 2, 2006, S. 91–100.

90 Hans Asperger, »Das psychisch abnorme Kind«, *Wiener klinische Wochenschrift*, 51. Jg., Nr. 49, 1938, S. 1314–17.

91 Adam Feinstein, *A History of Autism: Conversations with the Pioneers*, John Wiley & Sons, 2010.

92 Maria Asperger-Felder, a. a. O., S. 104.

93 Robert J. Lifton, *The Nazi Doctors: Medical Killing and the Psychology of Genocide*, Basic Books, Da Capo Press, 1988.

94 Ebd.

95 Robert J. Lifton, a. a. O.; Susanne E. Evans, *Forgotten Crimes: The Holocaust and People with Disabilities*, New York: Ivan R. Dee, 2004.

96 Susanne E. Evans, a. a. O.

97 Ebd.

98 Francis R. Nicosia und Jonathan Huener (Hrsg.), *Medicine and Medical Ethics in Nazi Germany: Origins, Practice, Legacies*, New York und Oxford: Berghahn Books, 2002.

99 Henry Friedlander, *The Origins of Nazi Genocide: From Euthanasia to the Final Solution*, University of North Carolina Press, 1995.

100 Götz Aly et al., a. a. O.

101 Henry Friedlander, a. a. O.; George R. Martin, »Electroconvulsive Shock in a Rural Setting«, Vortrag am James A. Quillen VA Medical Center, Tennessee.

102 Kate Connolly, »Unquiet grave for Nazi child victims«, *The Guardian*, 29. April 2002.

103 Susanne E. Evans, a. a. O.

104 Zu den »Kinderfachabteilungen« zählte zum Beispiel Kalmenhof, eine ehemalige »Idiotenanstalt« in Hessen-Nassau; siehe Lutz Kaelber, *Child Murder in Nazi Germany: The Memory of Nazi Medical Crimes and Commemoration of »Children's Euthanasia« Victims at Two Facilities (Eichberg, Kalmenhof), Societies*, Bd. 2, Nr. 3, 2012; zu den Öfen siehe Samuel Totten, William S. Parsons und Israel W. Charny (Hrsg.), *Century of Genocide: Eyewitness Accounts and Critical Views*, New York und London: Garland Publishing, 1997.

105 Samuel Totten, William S. Parsons und Israel W. Charny (Hrsg.), a. a. O.

106 Herwig Czech, *Nazi Medical Crimes at the Psychiatric Hospital Gugging*, Executive Committee of the Institute of Science and Technology, Austria, 2007.

107 Viktor E. Frankl, *Der Mensch vor der Frage nach dem Sinn*, München: Piper, 1979, S. 219.

108 Maria Asperger-Felder, a. a. O., S. 105.

109 Gespräch des Autors mit Tony Attwood, der die Schilderung von Maria Asperger-Felder bestätigte.

110 Hans Asperger, »Die ›Autistischen Psychopathen‹ im Kindesalter«, *Archiv für Psychiatrie und Nervenkrankheiten*, Bd. 117, 1944, S. 76–136.

111 Maria Asperger-Felder, a. a. O., S. 108.

112 Adam Feinstein, a. a. O.

## 4

## FASZINIERENDE EIGENTÜMLICHKEITEN


1 Roger Penrose, *The Road to Reality*, Vintage Books, 2005.

2 Johann Benedict Listing, *Vorstudien zur Topologie, Göttinger Studien*, 1847.

3 Ming Li, *An Introduction to Kolmogorov Complexity and Its Applications*, Springer, 3. Auflage, 2008.

4 Leo Kanner, »Early Infantile Autism: S. Spafford Ackerly Lecture«, University of Louisville, Kentucky, 16. Mai 1972.

5 Leo Kanner, *Freedom from Within* (Arbeitstitel), unveröffentlichte Memoiren. Melvin Sabshin Library and Archives, American Psychiatric Association, Arlington, Virginia.

6 Adam Feinstein, *A History of Autism: Conversations with the Pioneers*, John Wiley & Sons, 2010, S. 19.

7 Leo Kanner, *Freedom from Within.*

8 Andreas Ströhle et al., »Karl Bonhoeffer (1868–1948)«, *American Journal of Psychiatry*, 2008.

9 K. J. Neumärker, »Leo Kanner: His Years in Berlin, 1906–24. The Roots of Autistic Disorder«, *History of Psychiatry*, Bd. 14, 2003.

10 K. J. Neumärker, a. a. O.

11 Leo Kanner, *Freedom from Within.*

12 R. R. Dourmashkin, »What caused the 1918–30 epidemic of encephalitis lethargica?«, *Journal of the Royal Society of Medicine*, Bd. 90, September 1997, S. 515–520.

13 Leo Kanner, *Freedom from Within.*

14 Ebd.

15 Ebd., S. 269.

16 Leo Kanner, »A Psychiatric Study of Ibsen's *Peer Gynt*«, *The Journal of Abnormal Psychology and Social Psychology*, Bd. 19, Nr. 4, Januar 1925, S. 373–382.

17 »General Paralysis In Primitive Races«, *The British Medical Journal*, Bd. 2, Nr. 3439, 4. Dezember 1926, S. 1064.

18 George S. Adams und Leo Kanner, »General Paralysis Among the North American Indians: A Contribution to Racial Psychiatry«, *American Journal of Psychiatry*, 1926.

19 Kristin N. Harper et al., »On the Origin of the Treponematoses: A Phylogenetic Approach«, *PLoS Neglected Tropical Diseases*, Bd. 2, Nr. 1, Januar 2008, S. e148; http://www.plosntds.org/article/info%3Adoi%2F10.1371%2Fjournal.pntd.0000148

20 John M. Spaulding, »The Canton Asylum for Insane Indians: An Example of Institutional Neglect«, *Journal of Hospital and Community Psychiatry*, Bd. 37, Nr. 10, Oktober 1986, S. 1007–1011.

21 »Hiawatha Diary«; http://nativeamericannetroots.net/diary/1203

22 Anne Perkins, »Psychoses of the American Indians Admitted to Gowanda State Hospital«, *Psychiatric Quarterly*, Bd. 1, Heft 3, 1927, S. 335–343.

23 Gert H. Brieger (Hrsg.), *Medical America in the Nineteenth Century: Readings from the Literature,* Johns Hopkins University Press, 1970.
24 »Psychobiology, Psychiatry, and Psychoanalysis: The Intersecting Careers of Adolf Meyer, Phyllis Greenacre, and Curt Richter«, *Medical History,* 2009.
25 Frank G. Ebaugh, »Adolf Meyer's Contribution to Psychiatric Education«, *Bulletin of the Johns Hopkins Hospital,* 1951.
26 Cheryl A. Logan, »The Altered Rationale for the Choice of a Standard Animal in Experimental Psychology: Henry H. Donaldson, Adolf Meyer, and ›the‹ Albino Rat«, *History of Psychology,* Bd. 2, Nr. 1, Februar 1999.
27 Praktisch jedes Bild von Kanner, das zu seinen Lebzeiten entstand, zeigt diesen traurigen Ausdruck; siehe z. B. die Aufnahmen auf YouTube; http://www.youtube.com/watch?v=Hr1HF6a0w40
28 Edward A. Park, »A Child Psychiatric Clinic in a Paediatric Department«, *Canadian Medical Association Journal,* Bd. 38, Nr. 1, 1938, S. 74–78.
29 Mark Jackson, *Allergy: The History of a Modern Malady,* Reaktion Books, 2007.
30 Leo Kanner, »Outline of the History of Child Psychiatry«, in: Solomon R. Kagan (Hrsg.), *Victor Robinson Memorial Volume: Essays on the History of Medicine,* Froeben Press, 1948, S. 171.
31 Leo Kanner, *Child Psychiatry,* Springfield: Charles C. Thomas, 1947.
32 »*Child Psychiatry* by Leo Kanner«, rezensiert von Virginia Kirk, *The American Journal of Nursing,* Bd. 36, Nr. 5, Mai 1936, S. 515.
33 »Spare the Rod, but Don't Spoil the Child: Psychiatrist's Advice«, *The Washington Post,* 4. Dezember 1935.
34 Nicholas Sammond, *Babes in Tomorrowland: Walt Disney and the Making of the American Child, 1930–1960,* Duke University Press, 2005, S. 109.
35 John B. Watson, *Psychological Care of Infant and Child,* Norton & Company, 1928.
36 Leo Kanner, *In Defense of Mothers,* New York, 1941, S. 7.
37 Leo Kanner, *Freedom from Within,* Teil VI, S. 387.
38 Jay Joseph, »The 1942 ›euthanasia‹ debate in the American Journal of Psychiatry«, *History of Psychiatry,* Bd. 16, Nr. 171, 2005.
39 Ebd.
40 »Voyage of the St. Louis« (Ergänzungslektüre), United States Holocaust Memorial Museum; https://www.ushmm.org/wlc/en/article.php?ModuleId=10005267
41 Leo Kanner, *Freedom from Within.*
42 David L. Edsall und Tracy Putnam, »The Emigré Physician in America, 1941«, *Journal of the American Medical Association,* Bd. 117, Nr. 22, S. 1881–1888.
43 »The Rise and Fall of Brody«; http://www.ukraine.com/lviv-oblast/brody/
44 Dan Olmsted und Mark Blaxill, *The Age of Autism,* New York: St. Martin's Press, 2010.
45 Leo Kanner, »Autistic Disturbances of Affective Contact«, *Nervous Child,* Bd. 2, 1943, S. 217–250.

46 Dan Olmsted und Mark Blaxill, a. a. O.; Leo Kanner, »Early Infantile Autism«, Vortrag 1972.

47 John Donvan und Caryn Zucker, »Autism's First Child«, *The Atlantic*, Oktober 2010.

48 Marvin R. Calder, *Mississippi State Sanatorium: Tuberculosis Hospital, 1916–1976*, Florence, Mississippi: The Messenger Press, 1986.

49 Brief von Leo Kanner an Adolf Meyer, 3. März 1939, Alan Chesney Medical Archives, Johns Hopkins University.

50 Siehe z. B. D. Arn van Krevelen, »Early Infantile Autism and Autistic Psychopathy«, *Journal of Autism and Childhood Schizophrenia*, Bd. 1, Heft 1, Januar–März 1971, S. 82–86. Kanner war Herausgeber des *Journal of Autism and Childhood Schizophrenia*.

51 Siehe z. B. »Mental Clinic Held at Winchester Hall«, *The Frederick Post*, 18. Mai 1939.

52 Brief von Anni Weiss-Frankl an Adolf Meyer, 4. Dezember 1940, Alan Chesney Medical Archives, Johns Hopkins University.

53 Brief von Leo Kanner an Adolf Meyer, 3. März 1939, Alan Chesney Medical Archives, Johns Hopkins University.

54 »News and Notes«, *The American Journal of Psychiatry*, Bd. 96, Nr. 3, November 1939, S. 736–746.

55 Leo Kanner, »Autistic Disturbances of Affective Contact«.

56 Leo Kanner, *Child Psychiatry*, 4. Auflage, Clarence C. Thomas Publisher, 1966, S. 537.

57 Leo Kanner, »Autistic Disturbances of Affective Contact«.

58 Leo Kanner, *In Defense of Mothers*, S. 104.

59 John Donvan und Caryn Zucker, a. a. O.

60 Howard Potter, »Schizophrenia in Children«, *The American Journal of Psychiatry*, Bd. 89, 1933, S. 1253–1270.

61 J. Louise Despert, »Schizophrenia in Children«, *Psychiatric Quarterly*, Bd.12, Nr. 2, 1938, S. 366–371.

62 J. Louise Despert, a. a. O., S. 366.

63 Carol Eadie Hartwell, »The Schizophrenogenic Mother Concept in American Psychiatry«, *Psychiatry*, Bd. 59, Nr. 3, Herbst 1996, S. 274–297.

64 J. Louise Despert, »Schizophrenia in Children«, S. 369.

65 John Donvan und Caryn Zucker, a. a. O.

66 Leo Kanner, »The Conception of Wholes and Parts in Early Infantile Autism«, ursprünglich erschienen 1953, Nachdruck in: Leo Kanner, *Childhood Psychosis*, Winston and Sons, 1973, S. 63–68.

67 Gil Eyal et al., *The Autism Matrix*, Cambridge: Polity Press, 2010, S. 85.

68 Gottfried Keller, *Der grüne Heinrich*, 1. Band, 5. Kapitel; http://gutenberg.spiegel.de/buch/der-grune-heinrich-erste-fassung-6293/7; zitiert in: Leo Kanner, »Emotionally Disturbed Children: A Historical Review«, *Child Development*, Bd. 33, Nr. 1, März 1962, S. 97–102.

69 Dan Olmsted und Mark Blaxill, a. a. O., S. 173–174.

70 Louise Despert, »Prophylactic Aspect of Schizophrenia in Childhood«, *Nervous Child*, Nr. 1, 1942, S. 199–231.

71 Leo Kanner, »Early Infantile Autism«, *The Journal of Pediatrics*, Bd. 25, Heft 3, September 1944, S. 211–217.

72 Leo Kanner, »Autistic Disturbances of Affective Contact«.

73 George Frankl, »Language and Affective Contact«, *Nervous Child*, Bd. 2, Nr. 3, April 1943.

74 Laura Geggel, »Risk of Epilepsy in Autism Tied to Age, Intelligence«, SFARI.org, 19. August 2013; https://spectrumnews.org/news/risk-of-epilepsy-in-autism-tied-to-age-intelligence/

75 Wendell Muncie, »Review of The 1944 Year Book of Neurology, Psychiatry and Endocrinology«, *The Quarterly Review of Biology*, Bd. 21, Nr. 2, Juni 1946, S. 205–206.

## 5

## DIE ERFINDUNG TOXISCHER ELTERNSCHAFT

1 Leo Kanner, »Problems of Nosology and Psychodynamics of Early Infantile Autism«, *American Journal of Orthopsychiatry*, Bd. 19, Nr. 3, Juli 1943, S. 416–426.

2 Brief von Anni Weiss-Frankl an Adolf Meyer, 4. Dezember 1940, Alan Chesney Medical Archives, Johns Hopkins University.

3 Leo Kanner, »The Birth of Early Infantile Autism«, *Journal of Autism and Childhood Schizophrenia*, April–Juni 1973, Bd. 3, Heft 2, S. 93–95.

4 Hans Asperger, *Autism and Asperger Syndrome*, Cambridge University Press, 1991.

5 Dan Olmsted und Mark Blaxill, *The Age of Autism*, St. Martin's Press, 2010.

6 »Dr. Theodore Lidz, a noted specialist on schizophrenia, dies«, *Yale Bulletin and Calendar*, Bd. 29, Nr. 21, 2. März 2001; Deborah Weinstein, *The Pathological Family: Postwar America and the Rise of Family Therapy*, Cornell University Press, 2013, S. 31.

7 Leo Kanner, »Autistic Disturbances of Affective Contact«, *Nervous Child*, Bd. 2, 1943, S. 217–250.

8 Leon Eisenberg, Vorwort zu Leo Kanner, *Childhood Psychosis: Initial Studies and New Insights*, Winston and Sons, 1973, S. ix.

9 Wendell Muncie, »Review of *The 1944 Year Book of Neurology, Psychiatry and Endocrinology*«, *The Quarterly Review of Biology*, Bd. 21, Nr. 2, Juni 1946, S. 205–206.

10 Leo Kanner, »Early Infantile Autism«, *The Journal of Pediatrics*, Bd. 25, Heft 3, September 1944, S. 211–217.

11 Edward A. Park, »A Child Psychiatric Clinic in a Paediatric Department«, *Canadian Medical Association Journal*, Bd. 38, Nr. 1, 1938, S. 74–78.

12 Dan Olmsted und Mark Blaxill, a. a. O., S. 186.

13 J. Louise Despert, »Schizophrenia in Children«, *Schizophrenia in Children*, New York, 1968, S. 4.

14 Leo Kanner und Leon Eisenberg, »Early Infantile Autism (1943–1955)«, in: Leo Kanner, *Childhood Psychosis: Initial Studies and New Insights*, Washington D.C.: Winston and Sons, 1973, S. 93.

15 Leo Kanner, *Child Hood Psychosis*, S. 77–90.

16 W. Goldfarb und M. M. Dorsen, *Annotated Bibliography of Childhood Schizophrenia*, Basic Books, 1956.

17 Lauretta Bender, »Childhood Schizophrenia: Clinical Study of One Hundred Schizophrenic Children«, *American Journal of Orthopsychiatry*, Bd. 17, Heft 1, Januar 1947, S. 40–56.

18 Leo Kanner, »Infantile Autism and the Schizophrenias«, *Behavioral Science*, Bd. 10, Heft 4, 1965, S. 418.

19 Dorothy Bomberg, S. A. Szurek und Jacqueline Etemad, »A Statistical Study of a Group of Psychotic Children«, *Clinical Studies in Childhood Psychoses*, Bruner/Mazel, 1973, S. 303–345.

20 Ebd.

21 Hilde L. Mosse, »The Misuse of the Diagnosis Childhood Schizophrenia«, *American Journal of Psychiatry*, Bd. 114, 1958, S. 791–794.

22 Leo Kanner, »Problems of Nosology and Psychodynamics of Early Infantile Autism«.

23 »Frosted Children«, *Time*, 26. April 1948.

24 Leon Eisenberg, »The Fathers of Autistic Children«, *American Journal of Orthopsychiatry*, Bd. 27, Nr. 4, Oktober 1957, S. 715–724.

25 Leo Kanner und Leon Eisenberg, »Early Infantile Autism (1943–1955)«, *American Journal of Orthopsychiatry*, Bd. 26, 1956, S. 55–65.

26 Christian Fleck und Albert Müller, »Bruno Bettelheim and the Concentration Camps«, *Journal of the History of the Behavioral Sciences*, Bd. 33, Nr. 1, Winter 1997, S. 1–37; Bruno Bettelheim, »Berggasse 19«, in: Bruno Bettelheim, *Freud's Vienna*, Vintage, 1991, S. 21; deutsch: *Themen meines Lebens: Essays über Psychoanalyse, Kindererziehung und das jüdische Schicksal*, DVA, 1990.

27 Nina Sutton, *Bettelheim: A Life and a Legacy*, Westview Press, 1996, S. 80.

28 Nina Sutton, a. a. O., S. 85.

29 Sarah Boxer, »The Man He Always Wanted to Be«, *The New York Times*, 26. Januar 1997.

30 Bruno Bettelheim, »Individuelles und Massenverhalten in Extremsituationen«, in: Bruno Bettelheim, *Erziehung zum Überleben. Zur Psychologie der Extremsituation*, deutsche Übersetzung von Edwin Ortmann, Rudolf Hermstein und Brigitte Weitbrecht, München: dtv, 1982, S. 86–87.

31 Jacqueline Seevak Sanders, »Autism at the Orthogenic School and in the Field at Large (1951–1985)«, *Residential Treatment for Children & Youth*, Bd. 14, Heft 2, 1996.

32 Jacqueline Seevak Sanders, a. a. O.

33 Nina Sutton, a. a. O., S. 265.

34 Richard Pollak, *The Creation of Dr. B*, Touchstone, 1997, S. 332.

35 Ronald Angres, »Who, Really, Was Bruno Bettelheim?«, *Commentary*, Oktober 1990.

36 Bruno Bettelheim, *Die Geburt des Selbst. Erfolgreiche Therapie autistischer Kinder,* München: Kindler, 1977.

37 Jacqueline Seevak Sanders, a. a. O.

38 Lauretta Bender, »Theory and Treatment of Childhood Schizophrenia«, *Acta paedopsychiatrica,* Bd. 34, 1968, S. 298–307.

39 Siehe z. B. »Until the late 1970s, children with autism were often labeled as having ›childhood schizophrenia‹«; »Multiplex Developmental Disorder«, Autism-Programm in Yale; http://www.childstudycenter.yale.edu/autism/information/cdd.aspx

40 Rudolf Ekstein und Dorothy Wright, »The Space Child: A Note on the Psychotherapeutic Treatment of a ›Schizophrenoid‹ Child«, *Bulletin of the Menninger Clinic,* 1952.

41 Frederick J. Hacker und Elisabeth R. Geleerd, »Freedom and Authority in Adolescence«, *American Journal of Orthopsychiatry,* Bd. 15, Heft 4, Oktober 1945.

42 J. Franklin Robinson und Louis J. Vitale, »Children with Circumscribed Interest Patterns«, *American Journal of Orthopsychiatry,* Bd. 24, Heft 4, Oktober 1954, S. 755–766.

43 Herbert Herskovitz (Konferenzvorsitzender), »Childhood Schizophrenia: Round Table, 1953«, *American Journal of Orthopsychiatry,* Bd. 24, Nr. 3, S. 484–528.

44 George Frankl, »Autism in Childhood: An Attempt of an Analysis«, Spencer Library, University of Kansas Archives.

45 Leo Kanner und Leon Eisenberg, »Notes on the Follow-up Studies of Autistic Children«, ursprünglich 1955 veröffentlicht, Nachdruck in: Leo Kanner, *Childhood Psychosis: Initial Studies and New Insights,* Washington D.C.: Winston, 1973, S. 77–90.

46 Leo Kanner und Leon Eisenberg, »Early Infantile Autism (1943–1955)«.

47 David Corcoran, »Thiells Journal; Graves Without Names for the Forgotten Mentally Retarded«, *The New York Times,* 9. Dezember 1991.

48 Leo Kanner, »Follow-up Study of Eleven Autistic Children Originally Reported in 1943«, *Journal of Autism and Childhood Schizophrenia,* Bd. 1, Nr. 2, 1971, S. 119–145.

49 Leo Kanner, »Follow-up Study of Eleven Autistic Children«, S. 185.

50 Dirk Arn van Krevelen, »Early infantile autism and autistic psychopathy«, *Journal of Autism and Childhood Schizophrenia,* Bd. 1, Heft 1, Januar–März 1971, S. 82–86.

51 Leo Kanner, »Review: *The Autistic Child,* by Isaac Kugelmass«, *Journal of Nervous & Mental Disease,* Bd. 152, Heft 5, Mai 1971, S. 370–371.

52 Leo Kanner und Leon Eisenberg, »Childhood Problems in Relation to the Family: Summary of a Seminar«, *Pediatrics,* Bd. 20, Nr. 1, Juli 1957, S. 155–164.

53 Adam Feinstein, *A History of Autism: Conversations with the Pioneers,* 2010, S. 47.

## 6

## PRINZEN DES ÄTHERS

1 Siehe Uta Friths Fußnote in: »Autistic Psychopathy in Childhood«, S. 72.

2 Mike Ashley und Robert A. W. Lowndes, *The Gernsback Days,* Wildside Press, 2004, S. 16.

3 Ed Raser, »The Gernsback Story«, Nachdruck in: *QST*, April 2008.
4 Andrea Thompson, »The Dirt on Mars Lander Soil Findings«, *Space.com*, 2. Juli 2009.
5 Erik Washam, »Lunar Bat-men, the Planet Vulcan and Martian Canals«, *Smithsonian*, Dezember 2010.
6 Percival Lowell, *Mars as the Abode of Life*, Macmillan, 1908.
7 Sam Moskowitz, *Explorers of the Infinite: Shapers of Science Fiction*, World Publishing Company, 1963.
8 Mike Ashley und Robert A. W. Lowndes, a. a. O., S. 18.
9 Mike Ashley und Robert A. W. Lowndes, a. a. O., S. 20.
10 Electro Importing Company: *Catalogue Nr. 7*, 1. Auflage, 1910, Vorwort.
11 Daniel Stashower, »A Dreamer Who Made Us Fall in Love with the Future«, *Smithsonian*, 1984, Nachdruck August 1990.
12 Mike Ashley und Robert A. W. Lowndes, a. a. O., S. 20.
13 Everett Franklin Bleiler, *Science-Fiction: The Gernsback Years*, Kent State University Press, 1998.
14 »Hugo Gernsback is Dead at 83; Author, Publisher, and Inventor«, *The New York Times*, 20. August 1967.
15 Nikola Tesla, »My Inventions«, *The Electrical Experimenter*, Experimenter Publishing Company, New York, 1919.
16 John B. Kennedy, »When Woman is Boss: An Interview with Nikola Tesla«, *Colliers*, 30. Januar 1926.
17 Nikola Tesla, a. a. O.
18 Nikola Tesla, a. a. O., Nachdruck 2011, S. 13.
19 Everett Franklin Bleiler, a. a. O.; Mike Ashley und Robert A. W. Lowndes , a. a. O., S. 117.
20 De Witt Douglas Kilgore, *Astrofuturism: Science, Race, and Visions of Utopia in Space*, University of Pennsylvania Press, 2003; Paul Malmont, »Without You, There's No Future«; Tor.com; http://www.tor.com/blogs/2011/07/without-you-theres-no-future
21 »British Scientists Now Read Wonder«, *Fantasy Review*, Bd. II, Nr. 9, Juni–Juli 1948.
22 Victor Wallis, »Introduction«, *Socialism and Democracy Journal*, 6. April 2011.
23 Brian W. Aldiss, *The Detached Retina: Aspects of SF and Fantasy*, Syracuse University Press, 1995.
24 Everett Franklin Bleiler, a. a. O., S. xiv.
25 Jack Speer, »Investigation in Newcastle«, 1944.
26 Harry Warner, *All Our Yesterdays*, Advent, 1969; Dalvan Coger, »The Legendary Slan Shack«, *Mimosa*, Juni 1998.
27 Harry Warner, a. a. O.
28 Gary Westfahl, »*Homo aspergerus*: Evolution Stumbles Forward«, *Locus Online*, 6. März 2006.
29 Harlan Ellison (Drehbuch), »The City at the Edge of Forever«, *Star Trek*, Staffel 1, Folge 28, 1967.

30 David B. Williams, »Looking for Degler«, *Mimosa* 30, August 2003.

31 Arnie Katz, »Those Fabulous ›Handicapped‹ Fans«, *Fanstuff* #33, 17. März 2013.

32 Jim Kepner, *Rough News, Daring Views*, The Haworth Press, 1998.

33 Korrespondenz des Autors mit Gary Westfahl, 2013.

34 Hugo Gernsback, »The Future: Electronic Mating«, *Sexology*, Februar 1964.

35 Hugo Gernsback, »How to Write ›Science‹ Stories«, *Writer's Digest*, Februar 1930, Nachdruck in: Gary Westfahl (Hrsg.), *Science Fiction Studies*, Juli 1994.

36 Gary Westfahl, *The Mechanics of Wonder*: *The Creation of the Idea of Science Fiction*, Liverpool University Press, 1998, S. 131.

37 Larry Steckler (Hrsg.), *Hugo Gernsback: A Man Well Ahead of His Time*, BookSurge Publishing, 2007, S. 191.

38 Paul O'Neil, »Barnum of the Space Age: The Amazing Hugo Gernsback, Prophet of Science«, *Life* Magazine, 9. September 1963.

39 »Nikola Tesla, 86, Prolific Inventor«, *New York Times*, 8. Januar 1943; Meyer Berger, »About New York«, *The New York Times*, 6. Januar 1958.

40 Hugo Gernsback, »Your Boy and Radio«, *Radio News*, Dezember 1924.

41 Clinton DeSoto, *Calling CQ*, New York: Doubleday, Doran & Company, 1941.

42 Robert Hedin im Gespräch mit dem Autor, 2013.

43 Judith C. Gorski, »From a Female Viewpoint«, *QST*, Januar 1978.

44 »Lenore Jensen; Actress, Ham Radio Operator«, *Los Angeles Times*, 8. Mai 1993.

45 Mark Morris Goodman, »I Am a Survivor«, Asperger's Association of New England; http://www.aane.org/asperger_resources/articles/adults/i_am_a_survivor.html

46 NASA Space Science Data; http://nssdc.gsfc.nasa.gov/nmc/spacecraftSearch.do?launchDate=1967&discipline=All

47 Steven Levy, *Hackers: Heroes of the Computer Revolution*, O'Reilly Media, 2010, S. 11.

48 J. McCarthy, M. L. Minsky, N. Rochester und C. E. Shannon, »A Proposal For the Dartmouth Summer Research Project on Artificial Intelligence«, 31. August 1955.

49 Philip Hilts, *Scientific Temperaments*, Simon and Schuster, 1982.

50 Henry Jenkins, »Spacewars and Beyond: How the Tech Model Railroad Club Changed the World«; http://henryjenkins.org/2007/10/spacewars_and_beyond_how_the_t.html#sthash.vNI7iDoK.dpuf

51 John Markoff, »John McCarthy, 84, Dies; Computer Design Pioneer«, *New York Times*, 25. Oktober 2011.

52 Persönliches Gespräch des Autors mit Jean Hollands.

53 Kip Crosby, »Oral History of Lee Felsenstein«, hrsg. v. Dag Spicer, Mai 2008, Computer History Museum, S. 2.

54 Lee Felsenstein im Gespräch mit dem Autor, 2014.

55 »An Interview with John Markoff: What the Dormouse Said«, *Ubiquity*, August 2005.

56 Ivan Illich, *Tools For Conviviality*, Harper & Row, 1973; deutsche Übersetzung von Nils Thomas Lindquist: *Selbstbegrenzung. Eine politische Kritik der Technik*, Reinbek: Rowohlt, 1975.

57 Stewart Brand, »Spacewar: Fanatic Life and Symbolic Death Among the Computer Bums«, *Rolling Stone*, 7. Dezember 1972; Kip Crosby, »Convivial Cybernetic Devices: An Interview with Lee Felsenstein«, *The Analytical Engine*, Newsletter der Computer History Association of California, Bd. 3, Nr. 1, November 1995.

58 Scott Fahlman, »Smiley Lore«; https://www.cs.cmu.edu/~sef/sefSmiley.htm

59 Faltblatt zu »Community Memory« von Mark Szpakowski und Loving Grace Cybernetics; http://www.well.com/~szpak/cm/cmflyer.html

60 Jon Plutte, »The First Community Memory«, Interview mit Lee Felsenstein, Computer History Museum, 2011; http://www.computerhistory.org/revolution/the-web/20/377/2328

## 7

## DER KAMPF GEGEN DAS MONSTER

1 Pearl S. Buck, *Geliebtes, unglückliches Kind*, übersetzt von Fritz Pasternak und Marianne Schön, Hamburg: Zsolnay, 1958; zitiert aus der TB-Ausgabe München: Heyne, 1983, S. 13

2 Patricia Morris Buckley, »Dr. Bernard Rimland is Autism's Worst Enemy«, *San Diego Jewish Journal*, Oktober 2002.

3 Bernard Rimland, »The Modern History of Autism: A Personal Perspective«, in: Johnny L. Matson (Hrsg.), *Autism in Children and Adults*, Brooks/Cole Publishing, 1994, S. 1.

4 Edward Dolnick, *Madness on the Couch*, Simon and Schuster, 1998, S. 219.

5 Lloyd Grove, »A World Unto Himself: One Family's Agonizing Fight to Help Their Autistic Child«, *Washington Post*, 5. August 1984; Gloria Rimland im Gespräch mit dem Autor, 2012.

6 Stephen Edelson, »Bernard Rimland's *Infantile Autism*: The Book That Changed Autism«, Autism Research Institute, 2014.

7 Bernard Rimland in einem undatierten Brief an Leo Kanner (Anfang der 1960er-Jahre), Autism Research Institute.

8 Rimland wählte das Wort »scheinbar« nicht, weil er Kanners diagnostische Fähigkeiten infrage stellte, sondern weil er den Begriff »Autismus« im ursprünglichen Sinn verwendete – als eine Beschreibung von Verhalten und nicht als Terminus für eine Störung.

9 Bernard Rimland, »Application for Fellowship at the Center for Advanced Study in the Behavioral Sciences«, Stanford University, 23. Juli 1964. In einem Brief vom 23. Juli 1964 an Ralph W. Tyler, den Direktor des Center for Advanced Study in the Behavioral Sciences an der Stanford University, erklärte Rimland, die 40 Fachartikel über Psychometrie, die er für die Navy geschrieben habe, »würden außerhalb ihres unmittelbaren Kontextes nicht als wichtig gelten«.

10 Bernard Rimland im Vorwort zu *Infantile Autism: The Syndrome and Its Implications for a Neural Theory of Behavior*, Appleton-Century-Crofts, 1964.

11 Bernard Rimland, *Infantile Autism*, S. 13.

12 Bernard Rimland, *Infantile Autism*, S. 108.

13 C. M. Freitag, »The Genetics of Autistic Disorders and its Clinical Relevance: a Review of the Literature«, *Molecular Psychiatry*, Bd. 12, 2007, S. 2–22.

14 Bernard Rimland, *Infantile Autism*, S. 127.

15 Bernard Rimland, »The Modern History of Autism: A Personal Perspective«, S. 6.

16 Simon Baron-Cohen, Sally Wheelwright, Carol Stott, Patrick Bolton und Ian Goodyer, »Is There a Link Between Engineering and Autism?«, *Autism*, Bd. 1, 1997, S. 153–163.

17 Kathrin Hippler und Christian Klicpera, »A Retrospective Analysis of the Clinical Case Records of ›Autistic Psychopaths‹ Diagnosed by Hans Asperger and His Team at the University Children's Hospital, Vienna«, *Philosophical Transactions: Biological Sciences*, Bd. 358, Nr. 1430, *Autism: Mind and Brain* (28. Februar 2003), S. 291–301.

18 Bernard Rimland, *Infantile Autism*, S. 40, 57.

19 D. S. Mandell, J. Listerud et al., »Race Differences in the Age at Diagnosis Among Medicaid-eligible Children with Autism«, *Journal of the American Academy of Child and Adolescent Psychiatry*, Bd. 41, Nr. 12, 2002, S. 1447–1453.

20 Details in diesem Abschnitt stammen aus: Siegried A. Centerwall und Willard R. Centerwall, »The Discovery of Phenylketonuria: The Story of a Young Couple, Two Retarded Children, and a Scientist«, *Pediatrics*, Bd. 105, Nr. 89, 2000.

21 Stephen Edelson im persönlichen Austausch mit dem Autor, ausgehend von einem Gespräch mit Gloria Rimland.

22 Leon Eisenberg, »The Autistic Child in Adolescence«, *American Journal of Psychiatry*, Bd. 112, 1956, S. 607–612.

23 Eric V. Larsson und Scott Wright, »In Memoriam: O. Ivar Lovaas (1927–2010)«, *Behavior Analyst*, Bd. 34, Nr. 1, Frühjahr 2011, S. 111–114.

24 Paul Chance, »Poet with a Cattle Prod«, *Psychology Today*, Januar 1974; Gloria Rimland im Gespräch mit dem Autor.

25 Richard Simpson, »An Interview with O. Ivar Lovaas«, *Focus On Autistic Behavior*, Bd. 4, Nr. 4, Oktober 1989.

26 Robert Ito, »The Phantom Chaser«, *Los Angeles Magazine*, April 2004.

27 Paul Chance, a. a. O.

28 Michael D. Wesolowski, »Pioneer Profiles: A Few Minutes with Sid Bijou«, *Behavior Analyst*, Bd. 25, Nr. 1, Frühjahr 2002, S. 15–27.

29 Tristram Smith und Svein Eikeseth, »O. Ivar Lovaas: Pioneer of Applied Behavior Analysis and Intervention for Children with Autism«, *Journal of Autism and Developmental Disorders*, Bd. 41, 2011, S. 375–378.

30 O. Ivar Lovaas, »The Development of a Treatment-Research Project For Developmentally Disabled and Autistic Children«, *Journal of Applied Behavior Analysis*, Nr. 26, Winter 1993, S. 617–630.

31 O. Ivar Lovaas, »Strengths and Weaknesses of Operant Conditioning Techniques for the Treatment of Autism«, *Research and Education: Top Priorities for Mentally Ill Children. Proceedings of the Second Annual Meeting and Conference of the National Society for Autistic Children*, 1971.

32 O. Ivar Lovaas, »The Development of a Treatment-Research Project For Developmentally Disabled and Autistic Children«, S. 620.

33 Paul Chance, a. a. O.

34 Edward L. Anderson und Robert Aller, *Behavioral Treatment of Autism* (Dokumentarfilm), Focus International, 1988; Tristram Smith und Svein Eikeseth, a. a. O.; Paul Chance, a. a. O.

35 O. Ivar Lovaas, *Teaching Developmentally Disabled Children: The ME Book*, Austin: PRO-ED, 1981.

36 Bernard Rimland, »In Defense of Ivar Lovaas«, Autism Research Institute International newsletter, Bd. 1, Nr. 1, 1987.

37 Ebd.

38 David Ryback im Gespräch mit dem Autor, 2013.

39 Todd Risley und Montrose M. Wolf, »Experimental Manipulation of Autistic Behaviors and Generalization into the Home«, Vortrag vor der American Psychological Association, Los Angeles, September 1964.

40 Bernard Rimland, »The Modern History of Autism: A Personal Perspective«.

41 Kevin B. Lemley und Linus S. Pauling, »Thomas Addis (1881–1949): A Biographical Memoir«, Washington D. C.: National Academy of Sciences, 1994.

42 *Vitamin C and the Common Cold* (1970, deutsch: *Vitamin C und der Schnupfen*, 1972), *Vitamin C and Cancer* (1979) und *How to Live Longer and Feel Better* (1986, deutsch: *Das Vitamin-Programm*, 1990).

43 Jane E. Brody, »Vitamin C Sales Booming Despite Skepticism on Pauling«, *The New York Times*, 5. Dezember 1970.

44 H. Hemilä und E. Chalker, »Vitamin C for Preventing and Treating the Common Cold«, *The Cochrane Collaboration*, 31. Mai 2013.

45 Stephen Lawson, »Linus Pauling and the Advent of Orthomolecular Medicine«, *Journal of Orthomolecular Medicine*, Bd. 23, 2. Quartal, 2008; Verdienste für die Isolation des Vitamins B12 erwarb sich auch Mary Shaw Shorb.

46 Linus Pauling, »Orthomolecular Psychiatry«, *Science*, 19. April 1968; *Journal of Orthomolecular Medicine*, Bd. 23, 2. Quartal, 2008.

47 Stephen M. Edelson und Bernard Rimland (Hrsg.), *Recovering Autistic Children*, San Diego: Autism Research Institute, 2. Auflage, 2006.

48 Ruth Christ Sullivan im Gespräch mit dem Autor, 2012.

49 Frank Warren, »The Role of the National Society in Working with Families«, in: Eric Schopler und Gary B. Mesibov (Hrsg.), *The Effects of Autism on the Family*, New York und London: Plenum Press, 1984.

50 »How to Teach Infants to Read«, *Saturday Evening Post*, 20. November 1965; zum Voicewriter siehe auch Robert Messenger, *The World of Typewriters (1714–2104)*, Australian Typewriter Museum Canberra; http://oztypewriter.blogspot.com/

51 Mary Goodwin, »Autism, Brain Damage, Mental Retardation: Observations with the Talking Typewriter«, *Research and Education: Top Priorities for Mentally Ill Children*.

*Proceedings of the Second Annual Meeting and Conference of the National Society for Autistic Children*, 1971.

52 Bernard Rimland, »The Modern History of Autism: A Personal Perspective«.

53 Ruth Christ Sullivan, »Parents as Trainers of Legislators, Other Parents, and Researchers«, in: Eric Schopler und Gary B. Mesibov (Hrsg.), *The Effects of Autism on the Family*, New York und London: Plenum Press, 1984.

54 S. Clarence Griffith und Christine Griffith, »How to Work with Your State Legislature«, *Proceedings of the Second Annual Meeting and Conference of the National Society for Autistic Children*, NSAC, 1971.

55 Stephen Rudley und Cynthia Lynes, »Benhaven: A School That Works for the Autistic«, *New York Magazine*, 8. Oktober 1969.

56 Amy Lettick, »Benhaven«, in: Eric Schopler und Gary Mesibov (Hrsg.), *Autism in Adolescents and Adults*, Plenum Press, 1983, S. 355–379.

56 Amy Lettick, »Pre-vocational Training Program at Benhaven«, *Proceedings of the Fourth Annual NSAC Congress*, 1972.

58 Ruth Christ Sullivan, »Parents as Trainers of Legislators, Other Parents, and Researchers«.

59 Siehe Frank Warren, »The Role of the National Society in Working with Families«, in: Eric Schopler und Gary B. Mesibov (Hrsg.), a. a. O.

60 Mary Coleman (Hrsg.), *The Autistic Syndromes*, North-Holland Publishing Company, 1976.

61 NSAC zählte im Jahr 1970 nur 2000 Mitglieder; Gil Eyal et al., *The Autism Matrix*, Cambridge: Polity Press, 2010, S. 186.

62 Clara Claiborne Park, »Special Report on the First NSAC Congress«, zitiert in: *Research and Education: Top Priorities for Mentally Ill Children. Proceedings of the Second Annual Meeting and Conference of the National Society for Autistic Children*, 1971.

63 »A Tribute to Eric Schopler (1927–2006)«; http://www.youtube.com/watch?v=D_THeWH0ox4

64 Ein Protokoll von Kanners Rede beim ersten Jahreskongress der NSAC stellte Ruth Christ Sullivan bereit.

65 Leo Kanner, *Childhood Psychosis: Initial Studies and New Insights*, Winston & Sons, 1973.

66 *Research and Education: Top Priorities for Mentally Ill Children. Proceedings of the Second Annual Meeting and Conference of the National Society for Autistic Children*, 1971.

67 ASA-Vorstand, »Autism Society of America Position Paper on the National Crisis in Adult Services for Individuals with Autism«, verabschiedet am 17. Juli 2001, aktualisiert im Mai 2007.

68 O. Ivar Lovaas et al., »Experimental Studies in Childhood Schizophrenia: Analysis of Self-Destructive Behavior«, *Journal of Experimental Child Psychology*, Nr. 2, 1965, S. 67–84.

69 Paul Chance, a. a. O.

70 O. Ivar Lovaas, Alan Litrownik und Ronald Mann, »Response Latencies to Auditory Stimuli in Autistic Children Engaged in Self-stimulatory Behavior«, *Behaviour Research*

*and Therapy*, Bd. 9, Heft 1, Februar 1971, S. 39–49; O. Ivar Lovaas, »Strengths and Weaknesses of Operant Conditioning in the Treatment of Autistic Children«, *Research and Education: Top Priorities for Mentally Ill Children. Proceedings of the Second Annual Meeting and Conference of the National Society for Autistic Children*, 1971.

71 O. Ivar Lovaas, »Strengths and Weaknesses of Operant Conditioning in the Treatment of Autistic Children«.

72 Cynthia Kim, »A Cognitive Defense of Stimming«; http://musingsofanaspie.com/2013/06/18/a-cognitive-defense-of-stimming-or-why-quiet-hands-makes-math-harder/

73 Lovaas hat in seinen publizierten Studien nie die Namen der Zwillinge genannt, doch hinter der Widmung seines Buchs über Lernstudien mit entwicklungsgestörten Kindern (*Teaching Developmentally Disabled Children: The ME Book*) scheinen sich die ersten Probanden seines UCLA-Projekts mit jungen Autisten zu verbergen, angefangen mit Beth.

74 O. Ivar Lovaas, Benson Schaeffer und James Q. Simmons, »Building Social Behavior in Autistic Children Using Electric Shock«, *Journal of Experimental Research in Personality*, Bd. 1, 1956, S. 99–109.

75 L. A. Geddes, »The First Stimulators – Reviewing the History of Electrical Stimulation and the Devices Crucial to its Development«, *Engineering in Medicine and Biology Magazine, IEEE*, Bd. 13, Heft 4, August-September 1994.

76 Todd R. Risley, »The Effects and Side Effects of Punishing the Autistic Behaviors of a Deviant Child«, *Journal of Applied Behavioral Analysis*, Nr. 1, 1968 (Hinweis: Risley erklärte in dem Artikel, die beschriebenen Experimente hätten 1963 begonnen).

77 Richard L. Solomon, »Punishment«, *American Psychologist*, Bd. 19, Nr. 4, April 1964, S. 239–253.

78 O. Ivar Lovaas, Gilbert Freitag et al., »Establishment of Social Reinforcers in Two Schizophrenic Children on the Basis of Food«, *Journal of Experimental Child Psychology*, Bd. 4, Heft 2, Oktober 1966, S. 109–125.

79 O. Ivar Lovaas, »Strengths and Weaknesses of Operant Conditioning in the Treatment of Autistic Children«.

80 Paul Chance, a. a. O.

81 Don Moser, »The Nightmare of Life with Billy«, *Life*, 7. Mai 1965.

82 Ruth Christ Sullivan, »Risks and Benefits in the Treatment of Autistic Children«, *Journal of Autism and Childhood Schizophrenia*, Bd. 8, Nr. 1, 1978.

83 David Ryback im Gespräch mit dem Autor, 2012.

84 James C. Griffin et al., »B. F. Skinner's Position on Aversive Treatment«, *American Journal of Mental Retardation*, Bd. 93, Nr. 1, 1988, S. 104–105.

85 Jon Bailey und Mary Burch, *Ethics for Behavior Analysts*, Taylor & Francis, 2011.

86 Oliver Sacks, »Die Zwillinge«, in: Oliver Sacks, *Der Mann, der seine Frau mit einem Hut verwechselte*, deutsch Übersetzung von Dirk van Gunsteren, Reinbek: Rowohlt, 1987.

87 Oliver Sacks im Gespräch mit dem Autor, 2013.

88 Oliver Sacks, »Der autistische Künstler«, in: Oliver Sacks, a. a. O., S. 280–281.

89 Oliver Sacks im Gespräch mit dem Autor, 2013.

90 Richard Green, *The »Sissy-Boy Syndrome« and the Development of Homosexuality*, New Haven und London: Yale University Press, 1987.
91 George Rekers und O. Ivar Lovaas, »Behavioral Treatment of Deviant Sex-Role Behaviors in a Male Child«, *Journal of Applied Behavior Analysis*, Bd. 7, Nr. 2, 1974, S. 173–190.
92 Jim Burroway, »What Are Little Boys Made Of?«, *Box Turtle Bulletin*, 2011; http://www.boxturtlebulletin.com/what-are-little-boys-made-of-main
93 Cynthya Brian Kate, »The Feminine Boy Project Still Threatens Gender Expression«, *The Stony Book Press*, 30. März 2010; http://sbpress.com/2010/03/feminine-boy-project/
94 Frank Rich, »A Heaven-Sent Rent Boy«, *The New York Times*, 16. Mai 2010.
95 Anderson Cooper, »The ›Sissy Boy‹ Experiment: Uncovering the Truth«, *AC 360*, Juni 2011; http://www.youtube.com/watch?v=A-irAT0viF0
96 George Rekers, »Treatment of Gender Identity Confusion in Children: Research Findings and Theoretical Implications for Preventing Sexual Identity Confusion and Unwanted Homosexual Attractions in Teenagers and Adults«, Grundsatzreferat, NARTH Kongress, West Palm Beach, Florida, 2009.
97 Gary W. LaVigna und Anne M. Donnellan, *Alternatives to Punishment: Solving Behavior Problems with Non-aversive Strategies*, Ardent Media, 1986, S. 6.
98 Chloe Silverman, *Understanding Autism*, Princeton University Press, 2012, S. 111.
99 O. Ivar Lovaas, *The Autistic Child: Language Development Through Behavior Modification*, Irvington Publishers, 1977, S. 119.
100 Richard Simpson, »An Interview with O. Ivar Lovaas«.
101 O. Ivar Lovaas, »Strengths and Weaknesses of Operant Conditioning in the Treatment of Autistic Children«.
102 O. Ivar Lovaas, *Teaching Developmentally Disabled Children*, S. 4.
103 O. Ivar Lovaas, »Behavioral Treatment and Normal Educational and Intellectual Functioning in Young Autistic Children«, *Journal of Consulting and Clinical Psychology*, Bd. 55, Nr. 1, 1987, S. 3–9.
104 Daniel Goleman, »Research Reports Progress Against Autism«, *The New York Times*, 10. März 1987.
105 Edward L. Anderson und Robert Aller, *Behavioral Treatment of Autism*.
106 Bernard Rimland, »In Defense of Ivar Lovaas«.
107 Adam Feinstein, *A History of Autism: Conversations with the Pioneers*, John Wiley & Sons, 2010, S. 134–5.
108 Ebd.
109 Bernard Rimland, »An Orthomolecular Study of Psychotic Children«, *The Journal of Orthomolecular Psychiatry*, Bd. 3, 1974, S. 371–377.
110 Steve Silberman, »The Placebo Problem«, *Wired*, September 2009.
111 Bernard Rimland, »An Orthomolecular Study of Psychotic Children«.
112 Earnest Wells Richardson, »A Hierarchical Clustering Technique«, United States Naval Postgraduate School, 1971, S. 58.

113 Werbung für Deanol siehe u. a. *Canadian Medical Association Journal*, Bd. 80, Nr. 12, 1959, S. 73.

114 »Council on Drugs: New and Nonofficial Drugs«, *JAMA*, Bd. 172, Nr. 14, April 1960, S. 1518–1519.

115 J. D. Moriarty und J. D. Mebane, »Clinical Uses of Deanol (Deaner): A New Type of Psychotropic Drug«, *American Journal of Psychiatry*, Bd. 115, Nr. 10, April 1959, S. 941–942.

116 Bernard Rimland, »Progress in Research«, Protokoll der 4. Jahresversammlung der National Society for Autistic Children, 1972.

117 Stephen Edelson und Bernard Rimland, *Recovering Autistic Children*, Autism Research Institute, 2006, S. 23.

118 Stephen Edelson im Gespräch mit dem Autor.

119 S. Krishnaswami, M. L. McPheeters und J. Veenstra-VanderWeele, »A Systematic Review of Secretin for Children with Autism Spectrum Disorders«, *Pediatrics*, Bd. 127, Nr. 5, 2011, S. e1322–1325.

120 Leo Kanner und Leon Eisenberg, »Early Infantile Autism (1943–1955)«, *American Journal of Orthopsychiatry*, Bd. 26, 1956, S. 55–65.

## 8
## DIE VERWISCHTEN LINIEN DER NATUR

1 Peter Bell, Gespräch mit dem Autor, 2012.

2 David King, *Moving On from Mental Hospitals to Community Care: A Case Study of Change in Exeter*, Nuffield Trust, 1991.

3 Bonnie Evans, »How Autism Became Autism: The Radical Transformation of a Central Concept of Child Development in Britain«, *History of the Human Sciences*, Bd. 26, Nr. 3, 2013, S. 3–31.

4 Aline Reed, »Heart and soul: Charles Dickens on the Passion and Power of Fundraising«, SOFII; www.sofii.org/node/829.

5 Mitzi Waltz, *Autism: A Social and Medical History*, Palgrave Macmillan, 2013.

6 Mildred Creak et al., »Discussion: Psychoses in Childhood«, *Proceedings of the Royal Society of Medicine*, Bd. 45, Nr. 11, November 1952, S. 797–802.

7 E. J. Anthony, »An Experimental Approach to the Psychopathology of Childhood Autism«, *British Journal of Medical Psychology*, Bd. 21, 1958, S. 211–225.

8 Leo Kanner, »Infantile Autism and the Schizophrenias«, *Behavioral Science*, Bd. 10, Heft 4, 1965.

9 Adam Feinstein, *A History of Autism: Conversations with the Pioneers*, John Wiley & Sons, 2010, S. 168.

10 Lorna Wing, »The History of Ideas on Autism: Legends, Myths, and Reality«, in *Autism*, Bd. 1, Nr. 13, 1997, S. 13–23.

11 Lorna Wing und Judith Gould, Gespräch mit dem Autor, 2011.
12 Philip Graham, »Obituary: Dr. Mildred Creak«, *The Independent*, 6. November 1993.
13 »Contribution and Legacy of John Wing (1923–2010)«, *The British Journal of Psychiatry*, Bd. 198, 2011, S. 176–178.
14 Lawrence Goldman (Hrsg.), *Oxford Dictionary of National Biography 2005–2008*, Oxford University Press, 2013, S. 344–346.
15 Adam Feinstein, a. a. O., S. 88.
16 Helen Allison, »Perspectives on a Puzzle Piece«, National Autistic Society, 1987.
17 Adam Feinstein, a. a. O., S. 89.
18 *Oxford Dictionary*, a. a. O., 344.
19 Adam Feinstein, a. a. O., S. 162.
20 Richard Thomas, »Today's Neuroscience, Tomorrow's History: A Video Interview with Sir Michael Rutter«, History of Modern Biomedicine Research Group, 2007.
21 J. K. Wing, N. O'Connor und V. Lotter, »Autistic Conditions in Early Childhood: A Survey in Middlesex«, *British Medical Journal*, Bd. 3, 1967, S. 389–392.
22 Lorna Wing, »The Continuum of Autistic Characteristics«, in: Eric Schopler und Gary B. Mesibov (Hrsg.), *Diagnosis and Assessment in Autism*, Plenum Press, New York/London, 1988.
23 Lorna Wing, »The Relationship Between Asperger's Syndrome and Kanner's Autism«, in: Uta Frith (Hrsg.), *Autism and Asperger Syndrome*, Cambridge University Press, 1991.
24 Lorna Wing und Judith Gould, Gespräch mit dem Autor, 2011.

## 9
## DER *RAIN-MAN*-EFFEKT

1 Barry Morrow, Gespräch mit dem Autor, 2013.
2 Barry Morrow, »Everybody's Bill«, *School of Social Work Newsletter*, University of Iowa, Sommer 1977.
3 Sackters familiärer Hintergrund und seine Jahre in Faribault sind dokumentiert in: Thomas Walz, *The Unlikely Celebrity: Bill Sackter's Triumph over Disability*, Southern Illinois University Press 1998.
4 Fragebogen der Southbury Training School, Gesundheitsministerium des Staates Connecticut, ausgefüllt von einem Faribault-Mitarbeiter, 15. August 1966.
5 Jane Birks, »Parents Fight for Children with Developmental Disabilities«, Minnesota Historical Society Library, 1999.
6 Darold Treffert, *Islands of Genius*, Kingsley, 2010, S. 120–122.
7 *The Real Rain Man*: Dokumentarfilm von Focus Productions, Bristol, England, 2006.
8 David Wright, *Mental Disability in Victorian England: The Earlswood Asylum, 1847–1901*, Oxford: Oxford University Press, 2000.
9 Darold Treffert, »Dr. J. Langdon Down and ›Developmental‹ Disorders«, Wisconsin

Medical Society; www.wisconsinmedicalsociety.org/professional/savant-syndrome/resources/articles/dr-j-landon-down-and-developmental-disorders/

10 Darold Treffert, *Islands*, a. a. O., S. 126.

11 Barry Morrow, persönliche Mitteilung.

12 Anne Brand, »Reportage« über das ursprüngliche *Rain-Man*-Drehbuch; mit freundlicher Genehmigung von Barry Morrow, 18. September 1986.

13 Richard Meryman, »Before They Were Kings«, *Vanity Fair*, März 2004.

14 Ebd.

15 Marjorie Van de Water, »Electric Shock, a New Treatment«, *The Science News-Letter*, Bd. 38, Nr. 3, 20. Juli 1940, S. 42–44.

16 Richard Meryman, »Interview: Dustin Hoffman«, *Playboy*, Bd. 22, Heft 4, April 1975.

17 Hendrik Hertzberg, *New Yorker*, 21. Januar 2013.

18 Alex Simon, »Barry Levinson: Making Out Like Bandits«, *Venice Magazine*, Oktober 2001.

19 Sherri Dalfonse, »Dustin and me«, *Washingtonian*, Juli 1992.

20 Ebd.

21 Kevin Guthrie, Gespräch mit dem Autor, 2014.

22 Gail Mutrux, Gespräch mit dem Autor, 2014.

23 Darold Treffert, »*Rain Man*, the Movie/*Rain Man*, Real Life«; www.wisconsinmedicalsociety.org/professional/savant-syndrome/resources/articles/rain-man-the-movie-rain-man-real-life/

24 Sue Reilly, »›Rain Man‹ validates the feelings of many touched by autism«, *Los Angeles Daily News*, 15. Januar 1989.

25 Edward Guthman, »The Real Press Junket«, *San Francisco Chronicle*, 15. Juli 2001.

26 Bernard Rimland, »*Rain Man* and the Savants' Secrets«, *Autism Research Review International*, Bd. 2, Nr. 3, 1988.

27 Autism Services Center, »Joseph's Story«; www.autismservicescenter.org/about/josephs_story

## 10

## PANDORAS BÜCHSE

1 Lorna Wing, »Past and future research on Asperger syndrome«, in: A. Klin, F. Volkmar und S. Sparrow (Hrsg.), *Asperger Syndrome*, New York: Guildford Press, 2000, S. 418.

2 Alix Spiegel, »The Dictionary of Disorder«, *New Yorker*, 3. Januar 2005.

3 Hannah S. Decker, *The Making of DSM-III: A Diagnostic Manual's Conquest of American Psychiatry*, Oxford University Press, 2013, S. 27.

4 M. Wilson, »DSM-III and the Transformation of American Psychiatry: A History«, *American Journal of Psychiatry*, Bd. 150, Nr. 3, März 1993, S. 399–410.

5 Thomas Szasz, *The Myth of Mental Illness*, Harper & Row, 1961.

6 Alix Spiegel, a. a. O.

7 Ebd.

8 W. H. Green, M. Campbell et al., »A Comparison of Schizophrenic and Autistic Children«, *Journal of the American Academy of Child and Adolescent Psychiatry*, Bd. 23, S. 399–409.

9 Robert Spitzer, zitiert in: Gary Greenberg, *The Book of Woe*, Blue Rider Press, 2013, S. 41.

10 Roy Richard Grinker, *Unstrange Minds*, Basic Books, 2008, S. 31.

11 James G. Hollandworth, *The Physiology of Psychological Disorders*, Springer, 1990, S. 17.

12 Christopher Gillberg und Lorna Wing, »Autism: Not an Extremely Rare Disorder«, *Acta Psychiatrica Scandinavica*, Bd. 99, 1999, S. 399–406.

13 »Ambitious Outsider: An Interview with *Ambit* Editor Martin Bax«, *3 A. M.* Magazin, 2002.

14 »Market for Disabled Children's Services. A Review«, PricewaterhouseCoopers LLP, 2006.

15 Lorna Wing, »Autistic Spectrum Disorders«, *British Medical Journal*, 10. Februar 1996.

16 Morton Ann Gernsbacher, Michelle Dawson und H. Hill Goldsmith, »Three Reasons Not to Believe in an Autism Epidemic«, *Current Directions in Psychological Science*, 2005.

17 Susan L. Parks, »Psychometric Instruments Available for the Assessment of Autistic Children«, in: Eric Schopler und Gary Mesibov (Hrsg.), *Diagnosis and Assessment of Autism*, Plenum Press: New York and London, 1988, S. 123–136.

18 Eric Schopler, »The Anatomy of a Negative Role Model«, in: Gary Brannagan und Matthew Merrens, *The Undaunted Psychiatrist: Adventures in Research*, McGraw Hill, 1993, S. 182.

19 Aubrey W. Metcalfe, »An Experience with the Rimland Checklist for Autism«, in: S. A. Szurek und I. N. Berlin (Hrsg.), *Clinical Studies in Childhood Psychoses*, Brunner/Mazel, 1973, S. 469–470.

20 Susan L. Parks, »Psychometric Instruments«, a. a. O.

21 Eric Schopler, »Anatomy«, a. a. O.

22 Gil Eyal et al., *The Autism Matrix*, Polity Press, 2010, S. 235.

23 Marjorie Charlop und Linda Haymes, »Speech and Language Acquisition and Intervention: Behavioral Approaches«, in: Johnny Matson (Hrsg.), *Autism in Children and Adults*, Brooks/Cole, 1994, S. 213.

24 Tony Attwood, *The Complete Guide to Asperger's Syndrome*, Jessica Kingsley Publishers, 2006, S. 36.

25 Fred R. Volkmar und Ami Klin, »Clinical Case Conference: Asperger's Disorder«, *American Journal of Psychiatry*, Februar 2000, 157, S. 262–267.

26 Ebd.

27 Tony Attwood, persönliche Mitteilung, 2014.

28 Beispielsweise William Reed und Michael Wise, *DSM-IV Videotaped Clinical Vignettes*, Bde. 1 und 2, Brunner/Mazel Studios.

29 Roy Richard Grinker, *Unstrange Minds*, Basic Books, 2008, S. 140.

30 Michael B. First und Harold Alan Pincus, »The *DSM-IV* Text Revision: Rational and Potential Impact on Clinical Practice, *Psychiatric Services*, Bd. 53, Nr. 3, März 2002.
31 Ebd.
32 Funding Universe, »Foster Grant, Inc. History«; www.fundinguniverse.com/company-histories/fostergrant-inc-history/
33 Martha E. Lang, »Welcome to the Plastic City: Community Responses to the Leominster Autism Cluster« (Dissertation), Guilford College, Brown University, Mai 1998.
34 Gilbert P. Tremblay, *Combing Through Leominster's History*, Leominster Historical Commission Book Committee, Office of the Mayor, 2006, S. 145–174.
35 Martha E. Lang, a. a. O.
36 Ebd.
37 *Anderson v. W. R. Grace: Background/About the Case*, Seattle University School of Law; www.law.seattleu.edu/centers-and-institutes/films-for-justice-institute/lessons-from-woburn/about-the-case.
38 Mary Coleman (Hrsg.), *The Autistic Syndromes*, Amsterdam 1976.
39 C. Gillberg et al., »Autism in Thalidomide Embryopathy: A Population Study«, *Developmental Medicine and Child Neurology*, Bd. 36, Nr. 4, April 1994, S. 351–356.
40 David Ropeik, Gespräch mit dem Autor, 2013.
41 »The Street Where They Lived«, *20/20*, ABC News, 13. März 1992.
42 »The Street Where They Lived«, *20/20*, ABC News, 20. März 1992.
43 Ebd.
44 Martha E. Lang, a. a. O.
45 Ralph Ranalli, »Panel: Half of Leominster Autism Claims Verifiable«, *The Boston Herald*, 15. Mai 1992.
46 David Ropeik im Gespräch mit dem Autor, 2013.
47 Bernard Rimland, »The Modern History of Autism: A Personal Perspective«, in: Johnny L. Matson (Hrsg.), *Autism in Children and Adults*, Wadsworth Publishing, 1994, S. 5.
48 Bernard Rimland, »Plain Talk About PDD and the Diagnosis of Autism«, in: *Autism Research Review International*, Bd. 7, Nr. 2, 1993, S. 3.
49 »Hoffman Couldn't Retrieve Donation«, *Rome News-Tribune*, 13. August 1997.
50 Siehe z. B. Kenneth Bock und Cameron Stauth, *Healing the New Childhood Epidemics: Autism, ADHD, Asthma, and Allergies*, Ballantine Books, 2008.
51 Seth Mnookin, *The Panic Virus*, Simon & Schuster, 2011, S. 69.
52 Aussage von Barbara Loe Fisher, U. S. House Government Reform Committee, Washington, D. C., 3. August 1999.
53 Stellungnahme von Barbara Loe Fisher, Institute of Medicine Immunization Safety Committee National Academy of Sciences, Washington, D. C., 11. Januar 2001.
54 Peter Huber, »Junk Science in the Courtroom«, *Forbes*, 8. Juli 1991, S. 68.
55 Stellungnahme Fisher, a. a. O.
56 Lea Thompson, Produzentin, WRD-TV 1982, »DPT: Vaccine Roulette«, Auszug.

57 Elizabeth Rasche Gonzales, »TV Report on DTP Galvanizes US Pediatricians«, *Journal of the American Medical Association*, Bd. 248, Nr. 1, 2. Juli 1982.

58 Ebd.

59 Elsa Walsh, »State Defends Vaccine«, *Washington Post*, 30. Juni 1982.

60 »An interview with Harris Livermore Coulter«, *Homeopathy Monthly*, 1996.

61 John S. Reshetar jr., Review, »On Resolutions: Soviet Communist Party History and Politics as Reflected in Official Documents, edited by Harris Coulter and Robert Ehlers«, *Slavic Review*, Bd. 35, Nr. 2, Juni 1976, S. 321–325.

62 William Berno, »Harris Coulter Interview: History, Vaccinations, and ›Mongrel Prescribing‹«, durchgeführt während der Kreuzfahrt zum Thema »Homeopathy at Sea«, Oktober 1995; www.whale.to/vaccines/coulterint.html

63 »Interview with Harris Livermore Coulter«, a. a. O.

64 Harris L. Coulter, *AIDS and Syphilis: The Hidden Link*, North Atlantic Books, 1987.

65 Bernard Rimland, »Children's Shots: No Longer a Simple Decision«, *ARRI Newsletter*, Bd. 9, Nr. 1, 1995.

66 Harris Coulter, Valentin Govallo et al., »VG-1000. A Therapeutic Vaccine for Cancer«, in: Avshalom Mizrahi, Stephen Fulder und Nimrod Sheinman, *Potentiating Health and the Crisis of the Immune System*, Springer US, 1997, S. 199–205.

67 In seinem Buch *Callous Disregard. Autism and Vaccines – The Truth Behind a Tragedy* (Skyhorse Publishing, 2010) schrieb Wakefield, die medizinische Fakultät sei »ein paar Jahre lang im akademischen Kalmengürtel dahingedümpelt«.

68 Anders Ekbom, Peter Daszak, Wolfgang Kraaz und Andrew J. Wakefield, »Crohn's Disease After In-Utero Measles Virus Exposure«, in: *The Lancet*, Bd. 348, Nr. 9026, August 1996, S. 515–517.

69 Walter A. Orenstein, »The Clinical Significance of Measles: A Review«, *Journal of Infectious Diseases*, Bd. 189, Suppl. 1, 2004, S. S4–S16.

70 Mark A. Largent, *Vaccine: The Debate in Modern America*, Johns Hopkins University Press, 2012, S. 102 f.

71 Alan Golding, »Dr. Andrew Wakefield – In His Own Words«, April 2010; www.whale.to/a/dr_andrew_wakefield.html

72 Anthony Wile, »Dr. Andrew Wakefield on the Autism/Vaccine Controversy and His Ongoing Professional Persecution«, *The Daily Bell*, 30. Mai 2010.

73 Andrew Wakefield et al., »Ileal-Lymphoid-Nodular Hyperplasia, Non-Specific Colitis, and Pervasive Developmental Disorder in Children«, *The Lancet*, Bd. 351, Nr. 9103, 1998.

74 Seth Mnookin, »The Vaccine-Autism Fraud's Surprising History«, *The Daily Beast*, 13. Januar 2011; www.thedailybeast.com/articles/2011/01/13/mmr-vaccine-scare-andrew-wakefields-fraudulent-study.html

75 Andrew Wakefield, »Ileal-Lymphoid-Nodular Hyperplasia«, a. a. O.

76 Susan Dominus, »The Crash and Burn of an Autism Guru«, *New York Times*, 20. April 2011.

77 Brian Deer, Abschrift »Royal Free Facilitates Attack on MMR in Medical School Single Shots Videotape«; briandeer.com/wakefield/royal-video.htm.

78 »Parent Groups and Vaccine Policymakers Clash Over Research Into Vaccines, Autism and Intestinal Disorders«, *PR Newswire*, 3. März 1998.

79 K. M. Madsen et al., »Thimerosal and the Occurrence of Autism: Negative Ecological Evidence from Danish Population-Based Data«, *Pediatrics*, Bd. 112, 2003, S. 604–666.

80 Anna Kata, »Anti-vaccine Activists, Web 2.0, and the Postmodern Paradigm – An Overview of Tactics and Tropes Used Online By the Anti-vaccination Movement«, *Vaccine*, 2011.

81 Curtis Brainard, »Sticking with the Truth«, *Columbia Journalism Review*, 1. Mai 2013.

82 Melinda Wenner Moyer, »What to Do if You Get Invited to a Chickenpox Party«, *Slate*, 15. November 2013; www.slate.com/articles/double_x/the_kids/2013/11/chickenpox_vaccine_is_it_really_necessary.html

83 Susan Dominus, a. a. O.

84 Brian Deer, »Exposed: Andrew Wakefield and the MMR-Autism Fraud«; http://briandeer.com/mmr/lancet-summary.htm

85 Maggie McKee, »Controversial MMR and Autism Study Retracted«, *New Scientist*, 4. März 2004.

86 »Retracted Autism Study an ›Elaborate Fraud‹, British Journal Finds«, CNN Wire Staff. www.cnn.com/2011/HEALTH/01/05/autism.vaccines/

87 Kumanan Wilson et al., »Association of Autistic Spectrum Disorder and the Measles, Mumps, and Rubella Vaccine. A Systematic Review of Current Epidemiological Evidence«, *Archives of Pediatric and Adolescent Medicine*, Bd. 157, 7. Juli 2003, S. 628–663.

88 Lorna Wing und Judith Gould, Gespräch mit dem Autor, 2011.

## 11

## IM AUTISTISCHEN RAUM

1 Temple Grandin, »An Inside View of Autism«, in: Eric Schopler und Gary Mesibov (Hrsg.), *High-Functioning Individuals with Autism*, Plenum Press, 1992, S. 105–125.

2 Ruth Christ Sullivan im Gespräch mit dem Autor, 2013.

3 Temple Grandin im Gespräch mit dem Autor, 2014.

4 Tony Attwood, »In the Spotlight: Tony and Temple«, in: *Autism Asperger's Digest*, Future Horizons, Januar/Februar 2000; www.fenichel.com/Temple-Tony.html

5 Temple Grandin, unter Mitarbeit von Margaret Scariano, *Durch die gläserne Tür*, München 1994, S. 102 (Übersetzung: Manfred Jansen).

6 Ebd.

7 Bernard Rimland, »Vorwort«, in: Temple Grandin, *Durch die gläserne Tür*, S. 6.

8 Temple Grandin im Gespräch mit dem Autor, 2014.

9 Oliver Sacks, *Eine Anthropologin auf dem Mars*, Reinbek 1997, S. 401 (Übersetzung: Jutta Schust).

10 Ebd.

11 Oliver Sacks, a. a. O., S. 381.

12 Oliver Sacks, a. a. O., S. 365.

13 Temple Grandin, »Commentary: Behavior of Slaughter Plant and Auction Employees toward the Animals«, *Anthrozoos*, Bd. I, Nr. 4, 1998, S. 203–213.

14 Oliver Sacks, a. a. O., S. 406.

15 Walter Spitzer, »The Real Scandal of the MMR Debate«, *Daily Mail*, 20. Dezember 2001.

16 Marilyn Dunlop, »›Odd duck‹ Behavior in Families Perhaps Caused by Brain Disorder«, *Toronto Star*, 17. Februar 1989.

17 Stephen Juan, »The Cruel, Heartless Victims Of Asperger's: Only Human«, *Sydney Morning Herald*, 19. Juli 1990.

18 Jim Sinclair im Gespräch mit dem Autor, 2013.

19 David Rook, *Run Wild, Run Free/The White Colt*, Dutton 1969.

20 Susan Moreno im Gespräch mit dem Autor, 2013.

21 Lorna Wing, »Manifestations of Social Problems in High-Functioning Autistic People«, in: Eric Schopler und Gary Mesibov (Hrsg.), *High Functioning Individuals with Autism*, Plenum Press, 1992, S. 129–141.

22 Anne Carpenter, »Autistic Adulthood: A Challenging Journey, in: Eric Schopler und Gary Mesibov (Hrsg.), a. a. O., »Personal Essays«, S. 289–294.

23 Jim Sinclair, »Bridging the Gaps: An Inside-Out View of Autism (Or, Do You Know What I Don't Know?), in: Eric Schopler und Gary Mesibov (Hrsg.), a. a. O., S. 294–301.

24 Kathy Lissner, »Insider's Point of View«, in: Eric Schopler und Gary Mesibov (Hrsg.), a. a. O., S. 303–306.

25 Daniel Goleman, »A World of Her Own«, *New York Times*, 21. Februar 1993.

26 Jim Sinclair, »Social Uses of Fixations«, *Our Voice*, Bd. 1, Nr. 1, 1992.

27 Donna Williams, *Wenn du mich liebst, bleibst du mir fern*, Hamburg 1994, S. 203 (Übersetzung: Sabine Schulte).

28 Jim Sinclair, »Autism Network International: The Development of a Community and Its Culture«, 2005; www.autreat.com/History_of_ANI.html

29 Ray Kopp, »My Affiliation with Autism«; http://neurodiversity.com/parent_accounts.html

30 Autism List FAQ, archiviert auf http://kildall.apana.org.au/autism/autismlistfaq.html

31 Steve Cousins, »Neural Connections in Toronto«, *Our Voice*, Bd. 1, Nr. 3, 1993.

32 Institute for the Study of the Neurologically Typical, Muskie, 1998.

33 Jim Sinclair, »Why I Dislike Person-First Language«, Autism Network International, 1999.

34 Carolyn Baird im Gespräch mit Wouter Schenk, 8. Januar 1998.

35 Jim Sinclair, »Autism Network International: The Development of a Community and Its Culture«, 2005; www.autreat.com/History_of_ANI.html

36 Susan Moreno, »A Parent's View of More Able Individuals with Autism«, in: Eric Schopler und Gary Mesibov (Hrsg.), a. a. O., S. 91–104.

37 Ebd.

38 Kenneth Moses, »The Impact of Childhood Disability: The Parents' Struggle«, *Ways Magazine*, Frühling 1987.

39 Kenneth Moses, »Handicapping Conditions, Family Dynamics and Grief Counseling«, in: Mary A. Slater und Patricia Mitchell (Hrsg.), *Family Support Service: A Parent/Professional Partnership*, National Clearinghouse of Rehabilitation Training Materials, 1984, S. 22.

40 Mary A. Slater, »Handicapping Conditions and the Interplay of the Family, Professionals, and Community«, in: Mary A. Slater und Patricia Mitchell (Hrsg.), a. a. O., S. 9.

41 Susan Moreno, a. a. O.

42 Lorna Wing, »The Definition and Prevalence of Autism: A Review«, *European Child and Adolescent Psychiatry*, Bd. 2, Nr. 2, Januar 1993, S. 61–74.

43 Limor Gal, »Who Says Autism Is a Disease?«, *Haaretz*, 28. Juni 2007.

44 Jim Sinclair, »Don't Mourn For Us«, *Our Voice*, Bd. 1, Nr. 3, 1993.

45 Ebd.

46 Conny Deming im Gespräch mit dem Autor, 2014.

47 »My Pro-Tips for YAPC First-Comers«; https://www.pythian.com/blog/my-pro-tips-for-yapc-first-comers/.

48 Dan Ashers Teilnahme am *Autreat* 1996 wird erwähnt von Valerie Paradiz in: *Elijah's Cup: A Family's Journey into the Community and Culture of High-Functioning Autism and Asperger's Syndrome*, Jessica Kingsley, 2005. Zu seiner Kunst und Geschichte siehe Ben Berlow, »Dan Asher by Ben Berlow«, *BOMB*-Magazin, Bd. 112, Sommer 2010.

49 Valerie Paradiz, a. a. O., S. 137.

50 Valerie Paradiz, a. a. O., S. 138.

51 Hanna Bertilsdotter Rosqvist, Charlotte Brownlow und Lindsay O'Dell, »Mapping the Social Geographies of Autism – Online and Off-line Narratives of Neuro-shared and Separate Spaces«, *Disability and Society*, Bd. 28, Nr. 3, 2013.

52 Korrespondenz des Autors mit Judy Singer, 2013.

53 Ebd.

54 Judy Singer, »Why Can't You Be Normal for Once in Your Life?«, in: Marian Corker und Sally French (Hrsg.), *Disability Discourse*, Open University Press, 1999.

55 Ann Shearer, *Disability: Whose Handicap?*, Basil Blackwell Publisher, 1981, S. 61.

56 Martijn Dekker, »On Our Own Terms: Emerging Autistic Culture«; http://web.archive.org/web/20000928205753/http://trainland.tripod.com/martijn.htm

57 Harvey Blume, »Autistics Are Communicating in Cyberspace«, *New York Times*, 30. Juni 1997.

58 Andrew Solomon, »The Autism Rights Movement«, *New York Magazine*, 25. Mai 2008.

59 Judy Singer, »Odd People In: The Birth of Community Amongst People on the ›Autistic Spectrum‹«, Abschlussarbeit an der geistes- und sozialwissenschaftlichen Fakultät der TU Sydney, 1998.

60 Harvey Blume, »Neurodiversity: On the Neurological Underpinnings of Geekdom«, *The Atlantic*, September 1998.

61 Alex Plank und Dan Grover im Gespräch mit dem Autor, 2012.

62 Alex Plank; https://en.wikipedia.org/wiki/Alex_Plank

63 Alex Plank im Gespräch mit dem Autor, 2012.

64 Alex Plank and Dan Grover, »Autistic Teens Create Website for People with Asperger's Syndrome«, *PR Web*, 1. Juli 2004.

65 »Steinway & Sons Debuts Etude 2.0 iPad App for Learning and Playing Piano«, Pressemitteilung, 15. September 2011.

66 Alex Plank, »Asperger's Interviews: The Creator of BitTorrent«; http://wrongplanet.net/new-wrongplanet-net-aspergers-interviews-the-creator-of-bittorrent/

67 Ernesto, TorrentFreak, »The ›One Third of All Internet Traffic‹ Myth«; http://torrentfreak.com/bittorrent-the-one-third-of-all-internet-traffic-myth/

68 Andrew Solomon, »The Autism Rights Movement«, *New York Magazine*, 25. Mai 2008.

69 Kamau High, »Matthew Weiner's No Madman«, 30. Juli 2007; www.adweek.com/news/advertising/matthew-weiners-no-madman-89728

70 Suzanne und Bob Wright, »When PSAs Work: Autism Speaks«, *Advertising Age*, 17. Juni 2009.

71 »Millions of Children Held Hostage by Psychiatric Disorders«, *Business Wire*, 3. Dezember 2007.

72 Joanne Kaufman, »Campaign on Childhood Mental Illness Succeeds at Being Provocative«, *The New York Times*, 14. Dezember 2007.

73 Shirley Wang, »Ads About Kids' Mental Health Problems Draw Fire«, *The Wall Street Journal*, 14. Dezember 2007.

74 »Ads anger parents of autistic children«, UPI, 14. Dezember 2007.

75 Ari Ne'eman im Gespräch mit dem Autor, 2012.

76 Eve Kushner, »An Elegant Tribute«, *The Monthly*, März 2009; http://themonthly.com/feature-03-09.html

77 Rebecca Klumpp, »The Rolling Quads«, *Disability Bible*, April 2013; www.disabilitybible.com/disability-bible-listing/the-rolling-quads

78 »Fact Sheet: Your Rights Under Section 504 of the Rehabilitation Act«, US-Gesundheitsministerium, revidiert im Juni 2006; https://www.hhs.gov/sites/default/files/ocr/civilrights/resources/factsheets/504.pdf

79 Emine Saner, »It is Not a Disease, it is a Way of Life«, *The Guardian*, 6. August 2007.

80 »NYU Child Study Center Raises $9 Million and Celebrates 10th Anniversary«, Pressemitteilung des NYU Child Study Center, 5. Dezember 2007.

81 »An Urgent Call to Action: Tell NYU Child Study Center to Abandon Stereotypes Against People With Disabilities«, ASAN-Pressemitteilung, 8. Dezember 2007.

82 Kristina Chew, »Rescue Me: The NYU Child Study Center's Ransom Notes Ad Campaign«, 11. Dezember 2007; www.blisstree.com/2007/12/11/mental-health-well-being/rescue-me-the-nyu-child-study-centers-ransom-notes-ad-campaign/

83 Mike Elk, »Obama's Wage Hike For Federal Contractors Won't Apply to Disabled Workers«, *In These Times*, 30. Januar 2014; http://inthesetimes.com/working/entry/16205/obamas_wage_hike_for_federal_contractors_wont_apply_to_disabled_workers

84 Mike Elk, »After Outcry, White House Extends $10.10 Minimum Wage to Some Disabled Workers«, *In These Times*, 12. Februar 2014; http://inthesetimes.com/working/entry/16263/in_a_reversal_white_house_extends_10.10_minimum_wage_boost_to_some_disabled

85 Lydia Brown, »Compliance is Unreasonable: The Human Rights Implications of Compliance-Based Behavioral Interventions under the Convention Against Torture and Convention on the Rights of Persons with Disabilities«, *Torture in Healthcare Settings: Reflections on Special Rapporteur on Torture's Thematic Report*, Center for Human Rights and Humanitarian Law, Washington College of Law, 2013.

86 Julia Bascom, »Foreword«, in: Julia Bascom (Hrsg.), *Loud Hands: Autistic People, Speaking*, ASAN, 2012.

87 Zoe Gross, Kommentar zu Shannon Rosa, »Identifying and Accepting Happy Autistic Kids on the Playground«; www.squidalicious.com/2012/04/identifying-accepting-happy-autistic.html

## 12

### BAU DER *ENTERPRISE*: ENTWÜRFE FÜR EINE NEURODIVERSE WELT

1 John Elder Robison im Gespräch mit dem Autor, 2014.

2 Trent Gaugler, Lambertus Klei, Stephan J. Sanders et al., »Most Genetic Risk for Autism Resides with Common Variation«, *Nature Genetics*, 46, 2014, S. 881–885.

3 Laurent Mottron, »The Power of Autism«, *Nature*, Bd. 479, 3. November 2011.

## Epilog

### DER BÜRGERMEISTER VON KENSINGTON

1 Bernard Rimland, »Beware the Advozealots: Mindless Good Intentions Injure the Handicapped«, *Autism Research Review International*, Bd. 7, Nr. 4, 1993, S. 7.

2 Lisa Jo Rudy, »Biomedical Treatments for Autism from the Autism Research Institute: Interview with Stephen Edelson«, About.com, 23. September 2011; http://autism.about.com/od/treatmentoptions/a/DANQandA.htm

# REGISTER